# मनोवैज्ञानिक विकृतियाँ और होम्योपैथी

द्वितीय संशोधित एवं परिष्कृत संस्करण


## डॉ. पी. एस. सिन्हा

एम. डी. ( होम्योपैथिक रिपर्टरी )

प्रवाचक सह-विभागाध्यक्ष

केस टेकिंग एवं होम्योपैथिक रिपर्टरी विभाग,

शासकीय होम्योपैथिक चिकित्सा महाविद्यालय एवं चिकित्सालय

आयुष परिसर, भोपाल - 462003 ( म.प्र. )





Indra Publishing House

www.indrapublishing.com

**Published by:**

Indra Publishing House
E-5/21, Arera Colony,
Habibganj Police Station Road,
Bhopal 462016
Phone: +91 755 4059620, 4030921
Telefax : +91 755 4030921
Email : manish@indrapublishing.com
pramod@indrapublishing.com
Web. : www.indrapublishing.com



Title : मनोवैज्ञानिक विकृतियाँ और होम्योपैथी
Author : डॉ. पी. एस. सिन्हा
Text Design : Pramod Singh & Creative Team

First Print : 2014

ISBN : 978-93-82518-50-1

Published by Mr. Manish Gupta for Indra Publishing House, E-5/21, Arera Colony, Habibganj Police Station Road, Bhopal 462016 INDIA

# भूमिका

इस पुस्तक का प्रथम खण्ड होम्योपैथिक जगत को सुपुर्द करते हुए मुझे अपार हर्ष हो रहा है क्योंकि लम्बे अर्से से यह कमी खटक रही थी कि मनोविज्ञान का होम्योपैथी से इतना गहरा सम्बन्ध होते हुए भी एक भी अच्छी पुस्तक राष्ट्रभाषा "हिन्दी" में नहीं है। मानसिक बीमारियाँ तथा उनके इलाज का जिक्र हैनिमन साहब ने अपने "Organon of Medicine" के Aphorism 210-230 में किया है।

मेरा होम्योपैथी से संबंध वर्षों पहले से होते हुए भी निकट संबंध सन् 1979 से है। इस लम्बे समयान्तराल में मैं होम्योपैथी की सतत् अध्ययन, चिन्तन, चिकित्साक्रम आदि के बाद भी एक अच्छा होम्योपैथ नहीं बन सका, फिर भी होम्योपैथी को जानने तथा समझने का मेरा प्रयास जारी है। मैं होम्योपैथी के कितना करीब हूँ, यह तो होम्योपैथी के संदर्भ में मेरे विचार, मेरी लेखनी या स्वयं यह पुस्तक ही बता सकती है। ताजिन्दगी हर व्यक्ति अपूर्ण होता है, मैं भी जानकारी की अपूर्णता से पूर्णता की तरफ बढ़ने का प्रयास कर रहा हूँ। जब कोई मानव पूर्ण हो जाता है या अपूर्णावस्था में सीखना नहीं चाहता है तो कुछ भी नहीं सीखता है। मौत के समय कोई भी व्यक्ति कुछ भी नहीं सीखता। मेरी जानकारी अपूर्ण होने के नाते संभव है इस पुस्तक में त्रुटियाँ हों, सुझाव सादर आमंत्रित हैं।

आत्मकल्याण, मोक्ष, परमतत्त्व की प्राप्ति आदि अनेक भ्रान्तियाँ व्यक्तियों में पायी जाती हैं। स्कन्दपुराण के एक प्रसंगानुसार, देवर्षि नारद ने कात्यायन मुनि से कहा "हे मुनि श्रेष्ठ! सद्ज्ञान और भक्ति का एक ही लक्ष्य है कि मनुष्य सत्कर्मों में प्रवृत्त हो। स्वयं संयमी रहे और अपनी शक्ति से इन गिरे हुए लोगों को उठाने और उठे हुए को और ऊपर उठाने में नियोजित करे। सद्प्रवृत्तियाँ

ही सच्ची देवियाँ हैं जिन्हें जो जितनी श्रद्धापूर्वक आत्मसात् करता (अपनाता) है, वह उतनी ही विभूतियाँ अर्जित करता है। आत्मकल्याण और विश्वकल्याण की समन्वित साधना करने के लिए परोपकाररत रहना ही सर्वश्रेष्ठ है, चाहे व्यक्ति किसी भी आश्रम में हो।"

मेरी धारणा है कि विश्व में जितने भी धर्म-संप्रदाय हैं, सब-के-सब व्यक्ति को संयमित करने के लिए हैं जिनसे उस व्यक्ति का कोई भी कृत्य दूसरों के लिए कष्टदायी न हो। ठीक उसी प्रकार, जैसे- जितने भी प्रकार के विज्ञान हैं, सभी विश्वकल्याणार्थ ही हैं, भले ही उनके प्रयोग आज विश्वसंहारक हो रहे हैं।

एक पुरानी कहावत "खाली दिमाग शैतान का घर" यानि "An empty mind is a devil's workshop" है। ऐसे में प्रत्येक व्यक्ति को चाहिए कि वह अपना दिमाग खाली न रखे क्योंकि जल-धारा की तरह जो समय निकल जाएगा वह फिर नहीं आएगा। अतः हर पल को सही कार्यों में लगाना चाहिए। यदि सही रचनात्मक कार्यों में मन नहीं लगाया जाएगा तो वह विध्वंसात्मक कार्यों में लग जाएगा और उपर्युक्त कथन सत्य हो जाएगा। मानवमन के अनुरूप ही उसका शरीर, घर, आचार-विचार, रहन-सहन, लिबास आदि होते हैं। होम्योपैथिक नजरिये में सोरा, सिफलिस और साइकोसिस पहले मानव मन-मस्तिष्क को प्रभावित करते हैं, तत्पश्चात् शारीरिक रोग उत्पन्न होते हैं। अन्य चिकित्सा पद्धतियों के चिकित्सा क्रम में मन-मस्तिष्क पर विशेष ध्यान नहीं दिया जाता है जबकि होम्योपैथी की सफलता का रहस्य ही यही है। यदि मन-मस्तिष्क को होम्योपैथी से अलग कर दिया जाए तो यह बिना प्राणवायु अर्थात् निष्प्राण शरीर की तरह होगा।

इन्हीं कारणों से एक होम्योपैथ किसी रोग-विशेष का विशेषज्ञ नहीं होता है, वह तो मात्र एक होम्योपैथिक चिकित्सक बनता है। उसके कार्यक्षेत्र में रोगी का रहन-सहन, आचार-विचार, इच्छा-अनिच्छा, स्वप्न, भावना, धारणा आदि सभी कुछ आते हैं।

विश्व स्वास्थ्य संगठन ने एक स्वस्थ व्यक्ति को इस तरह परिभाषित किया है, "Health is a state of complete physical, mental and social well being and not merely the absence of disease or infirmity."

यह पुस्तक लिखने के क्रम में जिन लोगों के विचारों से तथा अन्य प्रकार से सहयोग प्राप्त हुए उनमें मेरी धर्म पत्नी श्रीमती रागिनी सिन्हा ''पिन्की'' श्री मुरलीधर मिश्रा, डॉ. सुरेश कुमार मिश्रा, डॉ. ए. के. सिंह, श्री शंकर प्रसाद श्रीवास्तव; मेरे अग्रजों डॉ. प्रेम निवास सिन्हा ''अरूण'' तथा श्री श्रीनिवास सिन्हा ''भूषण'' के प्रति आभार व्यक्त करता हूँ। पिता जी स्व० शुकदेव प्रसाद, मौसी जी स्व० गिरजा देवी एवं माताजी श्रीमती उमा देवी के चरण कमलों को मैं सतत् नमन करता हूँ, जिन लोगों की प्रेरणा तथा आशीष से मैं लेखनकार्य की ओर अग्रसर हुआ।

मुझे पूर्ण विश्वास है कि यह पुस्तक होम्योपैथी से जुड़े तमाम लोगों को लाभ पहुँचाएगी तथा स्वस्थ जीवन जीने के लिए प्रोत्साहित करेगी जिससे किसी भी मानव की जिन्दगी किसी के लिए कष्टदायक नहीं होगी।

**( डॉ. पी. एस. सिन्हा )**

**पताः- ग्रा.- विष्णुपुरा बाजार**
**पो० जलालपुर बाजार**
**( बिहार )**

# भूमिका

## संशोधित एवं परिष्कृत संस्करण

"मनोवैज्ञानिक विकृतियाँ और होम्योपैथी" का द्वितीय संशोधित एवं परिष्कृत संस्करण प्रस्तुत करते हुय मुझे अपार हर्ष हो रहा है। प्रथम संस्करण में केवल क्रियात्मक मनोवैज्ञानिक विकृतियों का जिक्र किया गया था। अन्य मनोविकृतियों का उसमें समावेश नहीं किया गया था। इस संस्करण में अन्य सभी मनोविकृतियों का समावेश किया गया है जिससे अब सारी उसकी कमियाँ दूर हो जायेंगी।

मस्तिष्क का पूरा नियंत्रण हर मानव-शरीर के ऐक्षिक एवं अनैऐक्षिक अंगों पर होता है। यदि किसी के हाथ-पैर आदि कार्य नहीं करे तो भी उसे नौकरी मिलती है पर यदि उसका मस्तिष्क असंतुलित हो जाये तो यदि वह नौकरी करता हो तो भी तत्क्षण उसे नौकरी से हटा दिया जाता है। मस्तिष्क के इच्छा के अनुरूप ही नाड़ी संस्थान कार्य करते हैं और ज्ञानतन्तुओं के माध्यम से उसी का वर्चस्व छोटे-बड़े सभी अँगों पर होता है। इस परिस्थिति में यदि उद्गम-स्थान (केन्द्र) मस्तिष्क में असंतुलन आ जाये तो वह स्थानीय नहीं होता है, उसका प्रभाव ज्ञानतन्तुओं के माध्यम से शरीर के विभिन्न अंगों पर होता है। ये मानसिक विकृतियाँ, शारीरिक तथा आँगिक विकृतियों के साथ मिल जाती हैं या शारीरिक तथा आँगिक विकृतियों के रूप में प्रदर्शित होती हैं।

पुराने जमाने में जब लोग "सादा जीवन उच्च विचार" में आस्था रखते थे तो उनके मन में प्रफुल्लता, निष्कपटता, निर्द्वन्द्वता आदि होती थीं। उनके मनसा, वाचा एवं कर्मणा में सामन्जस्य होता था जिनके कारण मानसिक विकृतियाँ कम या नहीं होती थीं पर आज मनसा, वाचा, कर्मणा के असंतुलित होने के कारण शारीरिक आँगिक रूप से बीमार लगने वाले लोगों के कारण शारीरिक तथा आंगिक कम, और मानसिक अधिक हैं।

स्वामी विवेकानंद के अनुसार रोगों का प्रमुख आधार परिस्थिति है। परिस्थिति द्वारा मन और मन द्वारा शरीर प्रभावित होता है। खराब परिस्थिति

में मन तथा शरीर दोनों पर खराब असर होता है और परिस्थिति मनोनुकूल होने पर मानव के मन-मस्तिष्क और शरीर पर अच्छा असर होता है। आज मनोनुकूल परिस्थितियाँ दुर्लभ-सी हो गयी हैं जिसके कारण मन बराबर बाहरी परिवेश से प्रभावित होता रहता है, मन के प्रभावित होने से शरीर भी अछूता नहीं रह पाता है; वह भी लड़खड़ा जाता है। इन परिस्थितियों में आहार, विहार और व्यवहार ये तीनों मानव शरीर को प्रभावित करने वाले उपादान हैं।

आयुर्वेद के अनुसार, शारीरिक रोगों के कारण वात्, पित्त, कफ, अपच, मलावरोध, ऋतु प्रभाव, विषाणुओं का आक्रमण-संक्रमण आदि हैं पर नवीनतम शोधें शरीर पर पूरी तरह मनःसत्ता का अधिकार मानती हैं और बताते हैं कि बाह्य कारणों से उत्पन्न रोगों को "शारीरिक जीवनी शक्ति (Vital force) स्वयं ही ठीक कर लेती है या मामूली उपचार से ही इन्हें ठीक कर लिया जाता है। जटिल रोग आमतौर से मानसिक विकारों के ही दुःष्परिणाम होते हैं।

होम्योपैथी में सोरा (Psora), साइकोसिस (Sycosis) तथा सिफिलिस (Syphilis) ही जटिल-जीर्ण रोगों की जननी है अर्थात् सभी प्रकार के मनोविकार भी मुख्यतः मियाज्मेटिक (Miasmatic) ही होते हैं; फलतः उन्हें ठीक करने के लिए मियाज्मेटिक औषधियों का चुनाव कर सेवन कराना ही सर्वोत्तम है। प्रसन्न और निश्चिन्त रहने वाले स्वस्थ और दीर्घजीवी होते हैं। इसके विपरीत क्षुब्ध रहने वाले अकारण दुर्बल होते जाते हैं और अकाल मत्यु के शिकार हो जाते हैं।

चिकित्सक तथा चिकित्सा शास्त्र के विषय में कहा जाता है किः

"क्वचिद्र्थः क्वचिद्धर्मः क्वचिद्मैत्रि, क्वचिद्यशः।
कर्माभ्यासः क्वचिद्च्येति, चिकित्सा नास्ति निष्फल।"

अर्थात्, चिकित्सा करने से अर्थ यानी धन प्राप्त होता है, यदि धन नहीं मिला तो धर्म होता है, यदि धर्म भी नहीं हुआ तो दोस्ती-मित्रता होती है, यदि मित्रता भी नहीं हुई तो चिकित्सा कर्म का अभ्यास हो जाता है, अनुभव प्राप्त होता है, जिसके कारण चिकित्सा कर्म कभी भी निष्फल नहीं होता है।

"कुचैलः, कर्कशः, स्तब्धः, निद्रालु स्वयमआगतः,
पंचवैद्या न पूज्यन्ते धन्वन्तरि समाऽपि।"

अर्थात्, गंदा रहने वाला, कर्कश बोलने वाला, भक (स्तब्ध) रहने वाला, निद्रालु, बिन बुलाये आने वाला, ये पाँच प्रकार के चिकित्सक यदि धन्वन्तरि के समान विद्वान भी हो जायें तो भी इनकी इज्जत नहीं होती है क्योंकि ये सभी असामान्य क्रियाऐं, मानसिक विकृतियों से संबंधित हैं।

बोलने की सार्थकता सुनने में है और लिखने की सार्थकता पढ़ने में है। यदि कोई अपना व्याख्यान देता चला जाय और उसे कोई सुने-समझे ही नहीं या आचरण में नहीं लाये तो सारा व्याख्यान बेकार सिद्ध होगा, ठीक उसी तरह लिखने की सार्थकता पाठकों के पढ़ने पर निर्भर करती है। कोई भी वक्तव्य, आलेख, पुस्तक आदि मानवता के लिए तथा मानवहित में हो साथ ही वह सहज-सरस तथा सुव्यवस्थित रूप में प्रस्तुत किया गया हो तो उसे सार्थक माना जाता है। इन कारणों से इन बिन्दुओं पर भी इस पुस्तक में ध्यान दिया गया है फिर भी संभव है कि त्रुटियाँ हों, सुझाव सादर आमंत्रित हैं।

मैं उन सभी लोगों को धन्यवाद देता हूँ जिनका प्रत्यक्ष या परोक्ष रूप से हमें सहयोग एवं प्रेरणा मिली। इन लोगों में प्रत्यक्ष रूप से लेखन कार्य में मदद करने वालों में मेरी धर्म पत्नी श्रीमती रागिनी सिन्हा "पिन्की", श्री ब्रजेश कुमार मिश्रा, श्री तीर्थराज शर्मा, श्रीमती मनीषा खरे, श्रीमती रेखा गिरी, आदि के प्रति मैं आभार व्यक्त करता हूँ।

मै भाई मनीष गुप्ता जी, तथा इन्द्रा पब्लिशिंग हाउस के सभी सदस्यों का अभारी हूँ जिनके मदद से सन् 1997 से इन्तजार के बाद पुस्तक का यह संस्करण प्रकाशित हो रहा है।

**(डॉ. पी. एस. सिन्हा)**
शासकीय होम्योपैथिक चिकित्सा
महाविद्यालय एवं चिकित्सालय,
आयुष परिसर, भोपाल (म.प्र.)

**निवासः-**
एफ-३४, शासकीय आवास, कोटरा
सुल्तानाबाद, भोपाल - 462003
(म.प्र.)
Emal:-drpssinha04@gmail.com

# दो शब्द

डॉ. पी. एस. सिन्हा की यह पुस्तक ''मनोवैज्ञानिक विकृतियाँ और होम्योपैथी'' अतिप्रशंसनीय है क्योंकि मातृभाषा हिन्दी में इस विषय पर अच्छी पुस्तक का अभाव था। यह पुस्तक होम्योपैथिक रिपर्टरी पर आधारित तथा होम्योपैथिक मैटेरिया मेडिका के असामान्य चरित्रगत लक्षणों के संग्रह-सी लगती है। इस पुस्तक में कुल उन्नीस अध्याय हैं जो सुव्यवस्थित रूप में प्रस्तुत किये गये हैं। इन कारणों से यह पुस्तक होम्योपैथिक छात्र-छात्राओं, चिकित्सकों एवं शिक्षकों के ज्ञानवर्धन और विषयवस्तु में दक्षता प्रदान करने में सहायक सिद्ध होगी साथ ही होम्योपैथिक जगत में इस पुस्तक को एक अच्छा स्थान मिलेगा ऐसा मेरा विश्वास है।

**डॉ. एस. के. मिश्रा**
**( प्रधानाचार्य एवं सी.ई.ओ. )**
**शासकीय होम्योपैथिक चिकित्सा**
**महाविद्यालय एवं चिकित्सालय,**
**आयुष परिसर, भोपाल ( म.प्र. )**

# दो शब्द

कम्प्युटर का एक सिद्धांत ''गिगो'' (GIGO=Garbage In, Garbage Out) है, जो बिल्कुल सही है। आप सही सोचेंगे तो सही कार्य सम्पादित होगा और गलत सोचेंगे तो गलत कार्य सम्पादित होगा, गलत भावनायें ही आयेंगी।

जब हम फिल्म दिखते हैं तो कभी हँसते हैं तो कभी रोते हैं जिसका कारण फिल्म में फिल्माये गये भावनात्मक दृश्यों का होना ही होता है जिसका सीधा असर देखने वालों के दिलो-वो-दिमाग पर होता है यानी ''इन-पुट'' के हिसाब से ही ''आउट-पुट'' होता है।

दार्शनिकगण इस जगत को दो भागों में विभक्त करते हैं - (1) विचार जगत (World of Thought) और (2) जड़ जगत (World of Matter)। हर प्रभाव जिसको हम अपने आँखों से देखते हैं उसका असर विचार जगत में होता है, अगर विचार जगत को जानने-पहचानने का दृष्टिकोण हम अपने अन्दर विकसित कर पायेंगे, परिमार्जित कर पायेंगे तो जड़ जगत में भी वैसे ही फल प्राप्त कर पायेंगे।

आज के चिकित्सा जगत में जितनी बीमारियाँ पायी जाती हैं उनमें मनोदैहिक बीमारियाँ यानी मानसिक कारणों से उत्पन्न शारीरिक बीमारियाँ सर्वाधिक हैं यानी मानसिक उलझनें शारीरिक बीमारियों के रूप में प्रदर्शित होती हैं। यदि चिकित्सक गण अपने-अपने ज्ञानशक्ति का उपयोग रोगी के ''केस टेकिंग'' के समय करके रोगी के मनोवैज्ञानिक कारणों को जान लें और तद्नुसार सुझाव-उपचार दें तो शारीरिक बीमारियों के उत्पन्न होने का प्रश्न ही नहीं उठता, यदि शारीरिक बीमारियाँ प्रारंभ हो भी गयी हों तो उन्हें समूल नष्ट कर रोगी को आरोग्य किया जा सकेगा।

महात्मा केन्ट साहब ने अपने दर्शनशास्त्र में लिखा है कि सारे लक्षण मानसिक लक्षणों के चारों-तरफ घूमते रहते हैं। अतः मानसिक लक्षण मनोविकृतियों के साथ-साथ समस्त मानसिक एवं शारीरिक विकृतियों को प्रत्येक रोगी में खोज निकालना प्रत्येक चिकित्सक का परम लक्ष्य होना चाहिए।

डॉ. पी. एस. सिन्हा की इस पुस्तक का मैंने गहन अध्ययन किया है। मेरा विश्वास है कि यह पुस्तक होम्योपैथिक जगत में ''क्लासिकल होम्योपैथिक चिकित्सा'' के लिए मेरूदण्ड साबित होगी। यह पुस्तक होम्योपैथी के छात्र-छात्राओं, एवं चिकित्सा शिक्षिकों के लिए विभिन्न प्रकार के मनोविकृतियों के उपचार में सहायक होगी एवं सी.सी.एच. के मापदण्डों के अनुसार छात्रों के अध्ययन-अध्यापन में भी सहायक सिद्ध होगी।

मैं तहेदिल से लेखक डॉ. सिन्हा के इस राजभाषा में उच्च कोटि की पुस्तक की सराहना करता हूँ और दिर्घायु होने की कामना इसलिए करता हूँ कि इस तरह की पुस्तकों के श्रेणी, होम्योपैथी में होम्योपैथों के लिए आ सके।

**( डॉ. बी. पी. पंडा )**
**एम.डी. ( होम्यो. )**
**( प्राचार्य )**
**राजकोट होम्योपैथिक मेडिकल**
**कॉलेज एवं हास्पिटल,**
**राजकोट ( गुजरात )**
**मो.न.** 09426977448

# दो शब्द

वर्तमान समय में मनोविकारों में तेजी से अभिवृद्धि हो रही है, इसका एक कारण आधुनिकता के साधनों से प्रभावित होकर व दूसरा कारण आहार विहार की अनियमितता की अज्ञानता के कारण जानकारी का अभाव भी है। तीसरा कारण पूर्व जन्म के कर्म अर्थात प्रारब्ध है। मानसिक विकारों का मूल कारण विकृत जीवन शैली है। षठ्विकारों में लोभ मूल है इस विषय पर पूर्व में भी मेरे अनुज डॉ. पी. एस. सिन्हा ने इस जगत को ग्रंथ उपलब्ध कराया है, जो आज कई देशों में दिशा ज्ञान विद्वानों को करा रही है। साथ ही वर्तमान में प्रकाशित होने जा रही मनोवैज्ञानिक विकृतियाँ और होम्योपैथी भी उनकी अखण्ड तपस्या का परिणाम है। जिसको उनका गहन अध्ययन व अनुभव प्रसाद कहना ही न्यायोचित होगा। अध्यात्म में शरीर धारण करने का मर्म ही कर्मशीलता है। और कर्मों का अधिष्ठाता मन है जो ज्ञानेन्द्रिय व कर्मेन्द्रियों को निर्देशित करता है साथ ही मन की पुष्टि अन्न से मानी गई है। अर्थात विकृत अन्न के ग्रहण उपरांत ही मानसिक कलेशों का उदय होता है। लेखक की वेशभूशा, खानपान, आचार-विचार सहज है। मुझे ऐसा आभास होता है कि होम्योपैथिक जगत के भीष्म का जन्म पूर्वजों के पुण्य व धर्म सम्मत आचरण व परमात्मा की असीम अनुकंपा से हुआ है। क्योंकि लेखक का विषय भौतिक शरीर की अदृश्य जीवनी शक्ति को स्वस्थ रखना है क्योंकि होम्योपैथी शक्ति रूपी औषधी है। इस शक्ति के बिना भौतिक शरीर न अनुभव कर सकता है, और न ही क्रिया कर सकता है। यह सम्पूर्ण शरीर में व्याप्त है चिकित्सा बाहर की न होकर भीतर की होना चाहिए इससे परिणाम सुखद होंगे क्योंकि रोग बाहर से उत्पन्न नही होते अपितु अन्दर ही उत्पन्न होते हैं। जब हमारी जीवनी शक्ति जो अदृश्य है वह विकार ग्रस्त होती है तब विकार का प्रभाव शरीर स्थित अंगों पर पड़ता है वही लक्षण हैं। जीवनी शक्ति तक पहुँच शक्तिकृत औषधी की है। जीवनी शक्ति अपने को

मानसिक लक्षणों द्वारा प्रकट करती हैं हम करते बाद में हैं, सोचते पहले हैं। सोचने से करना बनता है रोग के लक्षणों के मूल्यांकन में सबसें अहम लक्षण मानसिक लक्षण है। जीवनी शक्ति का प्रथम प्रकाश मानसिक लक्षणों से होता है। जीवनी शक्ति मानसिक लक्षणों से अपने आपको अभिव्यक्त करती है। शरीर के तीन स्तर हैं भौतिक, कारण और सूक्ष्म शरीर (Vital Body) देहावसान के पश्चात् आत्मा इस सूक्ष्म शरीर के साथ ही सब संस्कारों को लेकर दूसरे गर्भ में प्रवेश करता है। लेखक को इस लेखनी के लिए में साधुवाद देता हूँ।

**डॉ. एल. जे. पचौरी**
**( चिकित्सक )**
**योग व प्राकृतिक चिकित्सा ईकाई**
**शासकीय होम्योपैथिक चिकित्सा**
**महाविद्यालय, भोपाल**

# विषय - सूची


1. मनोवैज्ञानिक विकृतियाँ (Psychic Disorders) 17
2. चिन्ता (Anxiety) 38
3. बाध्यता (Psychasthenia) 53
4. डर-भय (Phobia) 66
5. उन्माद (Hysteria) 81
6. विषादात्मक प्रतिक्रियाएँ (Depressive Psychoses) 112
7. व्यामोह तथा स्थिर व्यामोह (Delusion & Paranoea) 121
8. विखंडित मानसिकता (Schizophrenia) 135
9. स्वप्न (Dreams) 150
10. गलतियाँ (Mistakes) 181
11. मानसिक दुर्बलता (Mental Subnormality) 195
12. स्नायु-दौर्बल्ता (Neurasthenia) 219
13. मद्यपानता एवं मादक पदार्थों का व्यसन (Alcoholism & Narcotic Addiction) 235
14. मद्यजन्य मनोविकृतियाँ (Toxic Psychoses) 284
15. मनोदैहिक विकृतियाँ (Psychosomatic Disorders) 286
16. ऑगिक मनोविकृतियाँ (Organic Psychoses) 319
17. मनोलैंगिक विकृतियाँ (Paraphilia) 407
18. असामान्य व्यवहार (Misbehaviour) 447
19. बुढ़ापे की मनोविकृतियाँ (Senile Psychoses) 463

# 01 मनोवैज्ञानिक विकृतियाँ (Psychic Disorders)

जीवन के संतोषप्रद सुख-सुविधा प्राप्त नहीं कर पाने की स्थिति में व्यक्ति के व्यवहारों में विकृतियाँ आ जाती हैं। संवेगात्मक तथा भावनात्मक कारणों से ये विकृतियाँ शारीरिक-रोगों से आरोग्यता प्राप्त करने तक के समय को भी प्रभावित करती रहती हैं। इनके कारण शारीरिक रोगों से मुक्ति जल्द नहीं मिल पाती है। इनके अधिकतर रोगियों के जीवनवृत जानने पर लगता है कि इन रोगियों का जीवन एक पहेली बनकर रह गयी है जो हल्की-सी विपरीत या विरोधी विचार-धारा के कारण उग्र हो जाती है। इनके कारण तन्त्रिकातापीय, संवेगात्मक तथा व्यक्तित्व-विघटन (Neurotic, Emotional and Personality Disorders) आदि व्यक्ति में पाये जाते हैं; जो रोगी के विभिन्न प्रकार के दबाव-भार के अनुसार बदलता रहता है। इसके अनेक कारण जैसेः शारीरिक बनावट, वातावरण, शारीरिक जैव-रसायन तथा मनो-जैविक संबंधी भी हो सकते हैं।

## मनोरोग-विज्ञान
## (Psychopathology)

मनोवैज्ञानिक लक्षणों के प्रकृति को जानने से पहले चिकित्सक या अन्य लोगों को मानसिक प्रक्रिया जान लेना अतिआवश्यक होता है। मानसिक स्वास्थ्य का सामान्य होना चेतन और अचेतन, ज्ञान और अज्ञान, सत्य और असत्य आदि के बीच स्थिरता ही है। दिन-प्रतिदिन के अनुभवों तथा दबावों के साथ-साथ कामनाओं (इच्छाओं) तथा उनके संतोष जो व्यक्ति के संतोषप्रद सामंजस्य जो एक न्यूनतम-सीमा के अन्दर भी हो सकता है पर निर्भर करता है अन्यथा

व्यक्ति में मानसिक उलझनें पैदा हो जाती हैं। इन उलझनों को संतोषप्रद हल द्वारा खत्म किया जा सकता है। वैचारिक भिन्नता के कारण यह उलझन और उग्र हो जाती है। फ्रायड (Freud) साहब विश्व के पहले मनोवैज्ञानिक थे जिन्होंने कामवासना को इन उलझनों का एक मात्र कारण बताया, जिसका खण्डन भी होता रहा है तथा आंशिक रूप से भ्रान्तियुक्त भी लगता है। ये उलझनें संवेगात्मक तनावों से युक्त होती है तथा व्यक्ति के मानसिकशक्ति को नष्ट करती हैं। कुछ लोग इन उलझनों को अपने ज्ञान-चेतना से बल पर सफलतापूर्वक हल कर लेते हैं जिसके कारण उस व्यक्ति पर इनका कुछ भी गलत प्रभाव नहीं पड़ता है जिससे उसकी मानसिक शक्ति सुरक्षित बच जाती है। दुर्भाग्यवश, वंशानुगत या सामाजिक कारणों से यदि कोई व्यक्ति इन उलझनों का हल निकालने में अक्षम हो जाता है तो वह अपनी मानसिक संतुलन खो बैठता है। यह एक स्थिर तथा सामान्य नमूना है। इसे मानसिक-प्रक्रिया (Mental Mechanism) कहते हैं।

मानसिक प्रक्रिया की अत्यधिक प्रभावी सामान्य दो विधियाँ दबाव (Repression) तथा शमन (Supression) करना है। उलझन पैदा करने वाले विषय को रोगी अपनी चेतन मन से बाहर निकाल देता है। फलतः ये उलझनें उसके अचेतन मन पर अपना कब्जा जमा लेती हैं, इसे दबाव कहते हैं। शमन में रोगी उलझन पैदा करने वाले अप्रिय विषय को भूलने का प्रयास करता है। वह अपने मन को किसी दूसरे कार्यों में पूर्णतः लगा लेता है। फलतः वह अपने उलझनों को पैदा करने वाले अप्रिय विषय को चेतन मन से लगभग भूल ही जाता है। प्रत्येक दबी हुई विचारें संवेगात्मक क्रियाओं को प्रभावित करती हैं जो भावना (Complex) कही जाती है। बिना परिवर्तन के ही व्यक्ति चेतनस्तर पर दबी हुई विचारों को प्रदर्शित करने नहीं देता है; फलतः व्यक्तित्वविद्यटन प्रारंभ हो जाता है। इस तरह दबी हुई इच्छाओं से बचने पर व्यक्ति में बिना अवलोकन किये ही न्याय करने की प्रक्रियाओं (Prejudices) का उदय हो जाता है। उपयुक्त क्रियाओं के कार्यान्वयन में मानसिक संतुलन खत्म नहीं होता है लेकिन इन बलों के परस्पर संबंध के प्रकारों के कारण विभिन्न प्रकार के स्नायविक लक्षणों (Nervous Symptoms) जैसे :- अत्यधिक चिन्ता, अकारण

अत्यधिक थकान (Fatiguability), उन्माद, बाध्यता आदि के लक्षण आ जाते हैं।

इसके सभी रोगी घृणितावस्था आने तक अपने शक्ति-सामर्थ्यों को छुपाए रहते हैं जिसे जानने के लिए चिकित्सकों को स्वयं प्रयत्न करना पड़ता है। चिकित्सकों को रोगी के उस शक्तिशोधन (Sublimation) के द्वारा उचित कार्यों में लगाने की सलाह दी जाती है जिससे वह धर्म, कला, संगीत आदि के तरफ उन्मुक्त हो असामान्य होने से बच जाता है जिसे परोपकारी कारण (Altriustic motive) कहा जाता है क्योंकि धार्मिक भावनाओं को जगाने के लिए भी संगीत, खुशबू, अंधकार-प्रकाश (ज्योति), एकान्त तथा विशेष प्रकार की मूर्तियों का उपयोग किया जाता है। उसके विचारों को प्राप्त करने के लिए युक्तिपूर्वक व्याख्या भी एक अन्य महत्वपूर्ण साधन है। मनोविकृति एक अचेतनात्मक क्रिया-कलाप है और विभिन्न प्रकार के वक्तव्य का प्रदर्शित करने में बचाव का विश्वास है या ये क्रियाएँ अवश्य ही असामान्य प्राप्त कारणों के प्रतिफल हैं। यह एक ऐसे विचारों का न्यायपरक प्रयास है या विवेकपूर्ण क्रियाओं और अतिसंवेग द्वारा किया गया कार्य उनके बचाव में विघ्न पैदा कर सकते हैं, इसी कारण कहा जाता है कि "जोश में होश का होना अति आवश्यक है।" बिना होश के जोश के कारण व्यक्ति असामान्य क्रिया-कलापों के प्रवृत हो जाता है। पूरा मानसिक जीवन सांकेतिक-क्रियाओं से प्रभावित होता है। संगीत और कला भी विभिन्न कलाकारों के अपने अनुभवों तथा धारणाओं की अभिव्यक्ति होती है। कोई भक्त भजन गाता है; भगवान का चित्रादि बनाता है वहीं रसिक-जन रसिक गाने गाते हैं तथा चित्रादि बनाते हैं। ये सब कुछ उनके अन्दर की भावनाओं, धारणाओं तथा अनुभवों पर आधारित होते हैं। इसी तरह अनेक स्वप्न भी सांकेतिक होते हैं, जिनका विश्लेषण बहुत आसान नहीं होता है। दूसरी तरफ कुछ चोर तथा कामीजन अपने बचाव के लिए भक्त-सा आचरण कर भजन गाते रहते हैं, भक्ति की बातें किया करते हैं। बचाव के अन्य प्रकारों में प्रक्षेपण (Projection) अत्यधिक महत्वपूर्ण है। भावना का संबंध व्यक्तित्व से होता है। इस तरीके से दूसरे लोगों की क्रियाओं को रोगी अपने आचरण व्यवहार के अनुरूप निर्धारित कर व्याख्या

करता है। उनके व्यवहार को प्रदर्शित करने हेतु वे प्रक्षेपण का सहारा भी लेते हैं। कभी-कभी उनकी इच्छाएँ काल्पनिक व्यक्तियों पर भी प्रक्षेपित की जाती हैं। इसका एक मात्र उद्देश्य यह होता है कि वे अपने जीवन को और अधिक आनंदित करें और तनाव भूल जाएँ।

दबाव को उलझनों के पृथक्करण (Dissociation) के द्वारा हटाया जा सकता है। दबाव के कारण रोगी में निद्राभ्रमण (Somnambulism) तथा स्मृतिलोप (Fugue) हो सकता है। मनोविकृति से संबंद्ध रोगियों में भ्रम उत्पन्न करने वाली कल्पना, विचार, पृथक्करण आदि भी हो सकते हैं।

उपयुक्त कारणों से रोगी वास्तविकता से दूर होता चला जाता है और अपने तर्कों से उसे उचित करार देता है तथा अपने को उचित अवस्था में कहता है, सामान्य बताता है तथा अन्य लोगों को अनुचित और असामान्य। इसका एक मात्र कारण यह है कि वह काल्पनिक दुनिया में विचरण करने लगता है जबकि मानसिक रूप से सामान्य लोग धरातल की बातें किया करते हैं।

शारीरिक कारणों का स्नायु-मनोरचनाओं से गहरा संबंध है जिस कारण मानसिक रूप से बीमार लोग सभी शारीरिक तथा स्थूल (आँगिक) कारणों का संयुक्त रूप होते हैं। किसी एक कारण से भी कोई मानसिक रूप से बीमार हो सकता है। यह भी देखा जाता है कि मानसिक रूप से बीमार परिवार में यह वंशानुगत भी होता है, भले ही बीमारी की गंभीरता कम या अधिक हो सकती है। इनमें उत्साह-विषाद-मनोविकृति (Mania-Melancholia-Psychosis) सर्वाधिक वंशानुगत होता है तथा मनोविदलता (Schizophrenia) न्यूनतम।

मनोविकृति से संबंधित परेशानियाँ परिपक्वता आने के उम्र यानी "गदह पचीसी" (Age of Adolescence) में अधिक मिलती है जब शारीरिक परिवर्तन-विकाश होते हैं लेकिन जैसे ही उसमें सामाजिक मान-प्रतिष्ठा विकसित होने लगते हैं तथा वह पुराने वातावरण से निकल कर नये वातावरण में जाना पसंद करता है। इस उम्र में मर्दों तथा औरतों में प्रजनन-तंत्र अपना कार्य प्रारंभ कर देते हैं, जिनका उन युवाजनों को विशेष जानकारी नहीं होती है फलतः कभी-कभी ये सामान्य क्रियाओं जैसेः स्वप्न में वीर्य-स्खलन होना, स्तन

में गाँठें आना आदि को भी बीमारी समझ बैठते हैं, चिन्तित हो जाते हैं, शर्म से किसी से परामर्श भी नहीं लेते हैं और अन्ततः हीन-भावना के शिकार हो जाते हैं। यह वही उम्र है जिसमें आदमी बनता या बिगड़ता है। इस उम्र में उसे सही दिशा-निर्देशों की जरूरत होती है। इस समय व्यक्ति अधिक भावुक तथा संवेगी होता है जिस कारण वह महानतम से घृणितम कार्य तक कुछ भी करने को तैयार होता है। उसे मात्र एक ललकार की जरूरत होती है। ललकारने वाला कैसा है? उसकी कामना कैसी है? यह उस पर निर्भर करता है। इस उम्र में मानसिक अस्वस्थता विशेष रूप से प्रभावी होने लगती है। इसी उम्र में अधिकतर लोग मद्यपानता या मादक पदार्थों के सेवन आदि के शिकार हो जाते हैं जो व्यक्तित्व-विघटन का एक प्रमुख कारण भी है।

## लक्षण विज्ञान
## (Symptomatology)

एक दिन एक पान दुकान पर मैं अपने कुछ मित्रों के साथ पान खाने गया, वहाँ एक स्टीकर लगा था "आपका व्यवहार ही आपका परिचय है।" यह देख मैं लगातार दो-चार मिनट तक सोचता रह गया, कितना कटु सत्य है। व्यक्तित्व की अँग्रेजी Personality है जिसे Personal properties भी कहते हैं अर्थात् व्यक्ति के समस्त गुण-अवगुणों का संग्रह ही उसका व्यक्तित्व है। इन गुण-अवगुणों को लक्षण कहते हैं, इसका विज्ञान ही लक्षण-विज्ञान है। इन लक्षणों में चिह्न-पहचान तथा लक्षणों (Sign and Symptoms) दोनों समाहित होते हैं। इसके तहत ही रोगी का व्यवहार, चेतना, संवेग, चिन्तन-प्रक्रिया, अनुभूति, स्मरणशक्ति, इच्छा-अनिच्छा, निद्रा-स्वप्न, व्यक्तित्व आदि सभी आ जाते हैं जो होम्योपैथिक चिकित्सा का आधार भी है। ये निम्न प्रकार हैं:

1. **क्रिया संबंधी विकृतियाँ-** रोगी के व्यवहार में अव्यवस्था के कारण उसमें अतिक्रियाशीलता तथा न्यूनक्रियाशीलता पायी जाती है। अतिक्रियाशीलता सभी प्रकार के उत्तेजना (Excitement), पागलपन (Mania), मनोविदलता (Schizophrenia) तथा पूरे शरीर के पक्षाघात (General Paralysis of Insane) का चरित्रगत लक्षण है। पागलपन के रोगियों में अति-वाचालता

पायी जाती है। वाह्य उत्तेजकों के प्रयोग से उसके विचार बदलते रहते हैं। अस्थिर नेत्र, उच्च-स्वर, रूकावट युक्त तथा हाँफती आवाज उत्तेजना का परिचायक है। मनोविदलता में रोगी के क्रियाओं या वक्तव्यों की पुनरावृत्ति होती रहती है जिसे "स्टिरिओटाइप" (Stereotype) कहते हैं, कुछ रोगी एक ही शब्द का प्रयोग बार-बार करते हैं। कुछ रोगियों में आग से खेलने, चोरी करने, मद्यपान करने का पागलपन (Pyromania, Kleptomania, Dipsomania) आदि की प्रवृति पायी जाती है। इन बाध्य क्रियाओं के कारण व्यक्ति का व्यवहार असामान्य हो जाता है।

2. **चेतना संबंधी विकृतियाँ (Disorders of Consciousness)-** इसमें रोगी वर्तमान वातावरण से काफी दूर होता है। वह वर्तमान की घटनाओं, खोजों आदि से असंबद्ध होता है जिसके कारण उसमें भ्रम की स्थिति (Confusion) उत्पन्न हो जाती है। मनोजन्य-मूल (Psychogenia-Origine) के कारण ही स्वप्न की अवस्था (Dream-State) तथा गोधूलिवेला-सी स्थिति रोगी में पायी जाती है। उसकी चेतना खत्म सी हो जाती है जिसके कारण उसे उसके आस-पास के लोगों तथा चीजों का ज्ञान खत्म सा हो जाता है जैसा कि मिर्गी तथा उन्माद के रोगियों में पाया जाता है। अचेतनता-मूर्छा (Delirium), मनोजन्य कारणों से भी होता है अन्य कारणों में मादक पदार्थों का सेवन, मद्यपान, चोट लगने (प्रायः सिर तथा मेरूदण्ड के चोट) ज्वर आदि महत्वपूर्ण हैं। रोगी को श्रवण तथा दृष्टि के संदर्भ में विभ्रम होने लगता है। उसे स्थान, समय तथा अन्य लोगों से संबंध के संदर्भ में अपने अस्तित्व के विषय में भ्रम हो जाता है। उसके अचेतनता के समय विस्मृति (Amnesia) कुछ खास समय के लिए पायी जाती है। मूर्छा (Stupor) में रोगी के सभी स्वेक्षानुरूपी क्रियाएँ (Spontaneous Activities) नहीं पायी जाती हैं।

3. **संवेगों की विकृतियाँ (Disorders of Emotion)-** रोगी में आनंदोन्माद (Enphoria or Ecstasy) तथा अस्वाभाविक रूप से अपने ठीक होने का अहसास होना पाया जाता है। उसमें उदासी, आशाहीनता (Hoplessness) या नैराश्य (Despair) आदि भी पाया जाता है भले ही उनकी तीव्रता

(Intensity) कम या अधिक हो। भय के तुलना में इन रोगियों को चिन्ता अधिक सताती है। आनन्द (Pleasure) या खेद (Sorrows) के अभाव के कारण रोगी में अनुभव शून्यता (Apathy) हो जाती है। मनोविदलता में खासतौर पर असंगत व्यवस्था या अयोग्यता (Inappropriateness) पायी जाती जाती है।

4. **विचार की विकृतियाँ (Disorder of Thought)**- रोगी में अपने परिजनों के प्रति व्यामोह (Delusion) हो जाता है कि वे लोग उसकी मदद नहीं कर रहे हैं। इस रोगी के दिमाग में बाध्यता आती रहती है जो उसे नियमित रूप से अपने कब्जे में रखती है। उसमें "शून्यवाद संबंधी विचार" (Nihilistic Ideas) पैदा हो जाते हैं जो विशेष रूप से परेशान करती हैं। जिसके कारण रोगी महसूस करता है कि वह विदेह हो गया है, वह मर चुका है, तो कभी महसूस करता है कि विश्व समाप्त हो चुका है।

5. **ज्ञान की विकृतियाँ (Disorders of Perception)**- बिना किसी बाह्य कारण के ही उसमें विभ्रम (Hallucination) की प्रचुरता पायी जाती है। कभी-कभी यह भ्रम (Illusion) सा लगता है। जीर्ण बीमारियों जैसेः मनोविदलता आदि में रोगी को गंध के संदर्भ में विभ्रम हो जाता है। उसे दुर्गंध भी सुगंध- सा लगता है। स्वाद के संदर्भ में भी भ्रम होना स्वाभाविक लगता है। छूने का विभ्रम प्रायः नशे की हालत में होता है। स्वाद के संदर्भ में भ्रम मद्यपानता के कारण बेहोशी (Delirium Tremens) या कोकेन सेवन करने वाले लोगों में पाया जाता है।

6. **स्मरण की विकृतियाँ (Disorders of Memory)**- भूलना यानी एम्नेसिया (Amnesia) प्रायः सिर में चोट लगने, मूर्छा (Seizure) या उन्मादित दौरा के कारण होता है। "एन्टिरोग्रेड एम्नेसिया" (Anterograde-Amnesia) में रोगी तत्काल की घटनाओं को भूल जाता है जबकि "रेट्रोग्रेड एम्नेसिया" (Retrograde-Amnesia) में रोगी पुरानी घटनाओं को भूल जाता है। "एन्टिरोग्रेड-एम्नेसिया" अमूमन आँगिक बीमारियों का लक्षण है। सम्पूर्ण चीजों का विस्मरण द्वितीयक मनोविदलता (Secondary Dementia) में पाया जाता है। "पाराम्नेसिया" (Para-Amnesia) गलत-स्मरण की

निशानी है; यह "कॉर्साकॉफ्स साइकोसिस" (Karsakoff's Psychosis) में मुख्य रूप से पाया जाता है। "हाइपरएम्नेसिया" (Hyper-Amnesia) स्मरण की असामान्य तीक्ष्णता प्रदर्शित करता है; यह अत्यधिक संवेगात्मक अवस्था में बढ़ सकता है साथ ही उत्साह कम होने (Hypo-Mania), स्थिर व्यामोह (Paranoea) तथा भयंकर मानसिक गड़बड़ी में पाया जाता है।

7. **व्यक्तित्व-विघटन (Disorders of Personality)-** रोगी अपने अस्तित्व को भूल जाता है, वह काल्पनिक दुनिया में विचरण करता है। वह यह भी मानने को तैयार नहीं होता है कि अन्य लोग अपने-अपने व्यक्तित्व निर्माण में लगे हैं। यह मनोविदलता में भी पाया जाता है। उसके मनसा-वाचा-कर्मणा में कोई सामंजस्य नहीं होता है। इस कारण रोगी सामान्य क्रिया-कलापों से दूर होता चला जाता है। उसमें दोहरा या अनेक व्यक्तित्व (Double or Multiple Personality) उभर आता है जो उसे और परेशानी में डाल देता है। व्यक्तित्वविद्यटन के रोगियों में निद्राभ्रमण, स्मृतिलोप (Fugue) आदि पाया जाता है। वह व्यक्तिगत तथा गुप्त रखने योग्य बातों को सार्वजनिक रूप से बताने लगता है जिसे (Depersonalisation) कहते हैं।

## मनोवैज्ञानिक विकृतियों के प्रकार

### (Types of Psychic Disorders)

1. **मनःस्नायविक विकृतियाँ (Psychoneurosis)-** यह मानसिक विकृति का पहला प्रकार है, इसमें न तीव्रता होती है न उग्रता। इसमें अकारण डर-भय होना, अधिक सिर-दर्द होना, थकावट का अनुभव करना, आशंका का शिकार होना आदि पाया जाता है। यह कई प्रकार का होता है जैसे- स्नायुदुर्बलता (Neurasthenia), चिन्ता-उन्माद (Anxiety-Hyteria), डर-भय (Phobia), बाध्यता (Psychasthenia) आदि।

2. **मनोविकृतियाँ (Psychosis)-** मनःस्नायविक विकृति के बाद मनोविकृतियों का स्थान मानसिक विकृति के दूसरे स्थान पर आता है। लेकिन यह मनःस्नायविक विकृतियों की अपेक्षा अधिक तीव्र तथा संगीन होता है। इसमें

व्यक्ति का सामाजिक एवं संवेगात्मक जीवन छिन्न-भिन्न हो जाता है। उसका व्यक्तित्व असंतुलित यानी विद्यटित हो जाता है। उसे यथार्थ का ज्ञान भी समाप्त हो जाता है। कल्पना के संसार में वह भ्रमण करने लगता है। रोगी यह मानने को तैयार नहीं होता है कि वह मानसिक रूप से अस्वस्थ है। उसका व्यवहार विचित्र तथा निरर्थक हो जाता है। यह कई प्रकार का होता है जैसे- मनोविदलता (Schizophrenia), स्थिर-व्यामोह (Paranoea), उत्साह-विषाद मनोविकृतियाँ (Mania-Melancholia Psychosis) आदि। धीमी-गति और नीचा-स्वर उदासी या विषाद का घोतक है।

3. **मानसिक दुर्बलता (Mental Deficiency)-** इसे दुर्बलबुद्धि (Feeble mindedness) भी कहा जाता है। इसमें दिमाग का विकास एक विशेष स्तर पर रूक जाता है। इसके कारण रोगी का शारीरिक विकास तो होता जाता है पर मानसिक विकास नहीं हो पाता है।

4. **लैंगिक विकृतियाँ (Sexual Perversion)-** जब किसी व्यक्ति की मैथुनेक्षा की पूर्ति सामान्य रूप से नहीं होती है तो वह इसके लिए अनेक असामान्य तरीकों को अपनाने लगता है जिसे लैंगिक विकृतियाँ कहते हैं।

5. **मनोविकारी व्यक्तित्व (Psychopathic Personality)-** कुछ लोगों के व्यवहार सामान्य लोगों से भिन्न होते हैं लेकिन उन्हें मनः स्नायविक विकृति या मनोविकृति के रोगियों की श्रेणी में नहीं रखा जा सकता है। उन रोगियों का व्यक्तित्व-विद्यटित हो जाता है। उनके प्रमुख लक्षण स्वभावतः कलहप्रिय होना, भले-बुरे का विचार नहीं करना, उदासीनता की प्रधानता का होना, नैतिकता का विघटित होना (moral defective) है। उसमें वंशपरम्परा तथा वातावरण दोनों का हाथ होता है।

6. **अपराध (Crime)-** जो लोग चोरी, डकैती, हत्या आदि अपराधों में लिप्त होते हुए सामाजिक तथा संवैधानिक नियमों का उलंघन करते हैं उन्हें अपराधी कहा जाता है; तथा इन क्रियाओं को अपराध की श्रेणी में रखा जाता है। कुछ लोग मानसिक दुर्बलता के कारण अपराधों में लिप्त होते हैं क्योंकि मानसिक दुर्बलता के कारण उन्हें भले-बुरे का ज्ञान नहीं रहता है। कुछ सामान्य लोग भी विषम परिस्थिति में अपराध कर बैठते हैं वहीं कुछ

लोगों में अपराध करने की प्रवृति पायी जाती है। एक अपराधी ने स्पष्ट रूप से स्वीकार किया कि मैं अपराधी हूँ, हत्या, डकैती के अनेक घटनाओं में मेरा हाथ है पर चाहते हुए भी मैं अब शरीफों की जिंदगी न जीने को मजबूर हूँ क्योंकि जब कोई शरीफ व्यक्ति एक बार भी अपराध में लिप्त हो जाता है तो अपराधिक दुनियाँ से पैर पीछे खीचने में असमर्थता-सी होती है। यह तभी संभव हो सकता है जब वह उस कार्यक्षेत्र (स्थल) को ही बदल दे और कहीं दूर जहाँ उसे पहचानने वाला कोई नहीं हो तभी वह शरीफ की तरह जीवन यापन कर सकता है।

7. **चरित्र विकृतियाँ (Character Disorders)-** कुछ लोगों में चरित्र-विघटन, सामाजिक एवं घरेलू विपरीत परिस्थितियों में उत्पन्न हो जाता है जो उसे तथा उसके परिजनों के परेशानी का कारण होता है। जैसे-मद्यपानता, मादक पदार्थों का व्यसन, वेश्यावृति तथा वेश्यागमन, अपराधिक प्रवृति (Criminality) आदि।

## असामान्य मनोविज्ञान का महत्त्व
## (Importance of Abnormal Psychology)

1. **व्यक्तिगत समस्याओं का समाधान-** प्रत्येक व्यक्ति के समक्ष कभी-न-कभी; किसी-न-किसी रूप से कोई विकट समस्या आ ही जाती है। इस समस्या से वह घबड़ा तथा बेचैन हो जाता है। असामान्य मनोविज्ञान के अध्ययन से वह अपनी समस्याओं तथा परिशानियों को अच्छी तरह समझ पाता है जिससे उसकी घबड़ाहट तथा बेचैनी कम हो जाती है। वह उन परेशानियों से बचने हेतु समाधान खोजने लगता है। अन्ततः वह व्यक्ति अपने व्यक्तिगत समस्याओं को सुलझाने में सफल हो जाता है।

2. **मानसिक रोगों के उपचार का शास्त्र (Psychiatry)-** इसके मदद से असामान्य लोगों का अध्ययन किया जाता है। इसके अध्ययन से मानसिक रोगों के लक्षण, स्वरूप, कारण एवं निदान के सभी कारगर उपायों की जानकारी मिलती है। मनोविज्ञान की यह शाखा मानसिक रोगों से ग्रसित

होने से बचाने का उपाय भी बतलाती है। इस प्रकार चिकित्सा क्षेत्र में इसका अत्यधिक महत्वपूर्ण स्थान हैं। यह भी पाया जाता है कि मानसिक रोगों का संबंध शारीरिक रोगों से होता है। इस अवस्था में दोनों प्रकार की चिकित्सा की जरूरत होती हैं इसका जिक्र "मनोदैहिक विकृतियाँ" तथा "आँगिक मनोविकृतिया" अध्याय के अन्तर्गत किया गया है।

3. **शिक्षा (Education)-** कुछ विद्यार्थी मानसिक-रोग, मानसिक दुर्बलता आदि के शिकार हो जाते हैं जिनके कारण ऐसे विद्यार्थी विद्यालय-महाविद्यालयों में अपना अभियोजन सफलता पूर्वक नहीं कर पाते हैं। इस परिस्थिति में ऐसे विद्यार्थियों का पता कर उनका उचित उपचार किया जाना चाहिए। मनोविज्ञान की इस शाखा से इन असामान्यताओं के कारणों को खोजा जाता है तथा इन्हें दूर करने में सहायता लिया जाता है। इस प्रकार शिक्षा के क्षेत्र में भी इसका महत्वपूर्ण योगदान है।

4. **समाज सुधार (Social-Reformence)-** समाज-विरोधी या अपराधी लोगों से समाज को हानि होती हैं ऐसे लोगों के सुधार में भी मनोविज्ञान की इस शाखा का महत्वपूर्ण स्थान है। व्यक्ति के समाज विरोधी आचरण तथा उसके व्यक्तित्व का विस्तृत अध्ययन इसमें किया जाता है। इसके अंतर्गत उसके लक्षणों कारणों तथा उपचार का भी अध्ययन किया जाता है। समाज सुधारकों को इसका अध्ययन करना अतिआवश्यक होता है।

5. **दूसरों के विषय में समझना-** इसके अध्ययन से व्यक्ति अपने आपको समझने के साथ-साथ दूसरों को भी समझने लगता है। वह व्यवहार कुशल हो जाता है। कुछ लोग मानसिक विकृतियों तथा असामान्यताओं के कारण अवांछनीय कार्य-व्यवहार करते हैं। यदि किसी व्यक्ति को असामान्य मनोविज्ञान का ज्ञान नहीं होता है तो वह उन अवांछनीय कार्य-व्यवहार करने वालों पर गुस्साने लगता है, बिगड़ने लगता है, भला-बुरा कहने लगता है। परन्तु एक असामान्य मनोवैज्ञानिक उस पर बिगड़ने के बदले सहानुभूति जताता है तथा उसे सामान्य बनाने हेतु उपाय बतलाता है।

6. **अपराध निरोध (Prevention of Crime)**- अपराध के विभिन्न कारणों में मानसिक-विकृति भी एक प्रमुख कारण है। यदि मानसिक विकृति के कारण अपराध करने वालों को कठोर शारीरिक तथा मानसिक दंड दिया गया तो यह अन्याय होगा। असामान्य मनोविज्ञान ऐसे अपराधियों को समझाने तथा उनके मानसिक विकृति का सही उपचार करती है जिससे रोगी में अपराध करने की प्रवृति ही समाप्त हो जाती है और वह सामान्य जीवन जीने लगता है, सामान्य कार्य-व्यवहार करने लगता है।

7. **कानून एवं धर्म (Law and Religion)**- जो व्यक्ति मानसिक रूप से बीमार होता हे उसे मत (वोट) लेने-देने का अधिकार नहीं होता है। यह रोगी जमीन-जायदाद भी खरीद-बेंच नहीं सकता है न दान कर सकता है। पर यह जानना अति-आवश्यक हो जाता है कि कौन मानसिक रूप से अस्वस्थ है और कौन स्वस्थ है? इसका उत्तर असामान्य मनोविज्ञान के अध्ययन के पश्चात ही मिलता है। फलतः कानून के क्षेत्र में भी असामान्य मनोविज्ञान का अतिमहत्वपूर्ण स्थान है।

मनोवैज्ञानिक स्तर पर स्वस्थ होना भी स्वास्थ्य की परिभाषा में है। इसी कारण अब साक्षात्कारों में मनोवैज्ञानिक-जाँच हेतु मनोवैज्ञानिकों को विशिष्ट साक्षात्कार दल में रखा जाता है। मनोवैज्ञानिक रूप से बीमारों के विषय में संत कवि तुलसी दास जी का अपने "राम चरित मानस" के लंका काण्ड के दोहा सं. 30 के बाद की चौपाइयों में कहना है कि:

**जौं अस करौं तदपि न बड़ाई। मुएहि बधें नहीं कछु मनुसाई।।**
**कौल कामबस कृपिन विमूढ़ा। अति दरिद्र अजसी अति बूढ़ा।।**
**सदा रोगबस संतत क्रोधी। विष्णु विमुख श्रुति संत विरोधी।।**
**तनु पोषक निंदक अघ खानी। जीवत सब सम चौदह प्रानी।।**

अर्थात् (1) वाम मार्गी यानी नियम विरूद्ध क्रिया करने वाला, (2) कामी, (3) कंजूस, (4) अत्यन्त मूढ़, (5) अतिदरिद्र, (6) बदनाम, (7) अतिबूढ़ा, (8) नित्य का क्रोधी, (9) निरंतर क्रोधयुक्त रहने वाला, (10) भगवान विष्णु यानी पालनकर्ता से विमुख, (11) वेद तथा संतों का विरोधी (12) अपना ही

शरीर पोषण करने वाला, (13) परायी निन्दा करने वाला और (14) पाप की खान यानी महापापी ये चौदह प्रकार के लोग जीते हुए भी मुर्दे के समान हैं।

उपयुर्क्त वर्णन में बुढ़ापा को छोड़कर सभी मनोविकृतियाँ ही हैं। जो जन्म लेता है वह यदि जिन्दा रहा तो अवश्य ही जवान होता है, बूढ़ा होता है और अंततः मृत्यु को प्राप्त हो जाता है। यही मानव जीवन का अंतिम सत्य है कि जन्म लेने वाले प्रत्येक व्यक्ति की मृत्यु होती हैं मृतप्राय कहने का तात्पर्य यह है कि जो मरा हुआ-सा है उससे किसी व्यक्ति को किसी प्रकार की उम्मीद नहीं करनी चाहिए। अतः उपर्युक्त सभी चौदहों तरह के लोगों से कोई उम्मीद नहीं करनी चाहिए क्योंकि ये लोग मृतप्राय माने जाते हैं।

मनोवैज्ञानिक विकृतियों का सही उपचार किया जाना चाहिए जिससे व्यक्ति का हर कृत्य उसके परिजनों, समाज, राज्य, देश-देशांतर के लिए हो, साथ ही अपने हित में भी हो। हाँ, कुछ कृत्य नियमानुसार करने पर नियम विरूद्ध क्रिया-कलाप वालों के लिए कष्टदायक तो होता ही है। जैसे- किसी चोर, डकैत, घोटालेबाज, बलात्कारी आदि को सजा मिलने पर उसे कष्ट तो होगा ही। इस संदर्भ में इंगलैण्ड के महान कवि स्पेन्सर साहब की उक्ति याद आ रही है- "Discipline is slightly cruel because it wants to purvades all over the world."

## अन्ततः मनोविकृतियों को निम्न प्रकार वर्गीकृत किया जाता हैः

### A. मनः स्नायविक विकृतियाँ (Psychoneuroses)-

i. चिन्ता (Anxiety)
ii. बाध्यता (Psychasthenia)
iii. डर-भय (Phobia)
iv. उन्माद (Hysteria)

### B. मनोदैहिक विकृतियाँ (Psychosomatic Disorders)

i. हृद्वाहिका विकृतियाँ (Cardiovascular Disorders)

ii. आमाशयान्त्र विकृतियाँ (Gastro-intestinal Disorders)
iii. श्वसन विकृतियाँ (Respiratory Disorders)
iv. त्वचा विकृतियाँ (Skin Disorders)
v. प्रजनन तंत्र संबंधी विकृतियाँ (Reproductive Disorders)
vi. मूत्र तंत्र संबंधी विकृतियाँ (Urinary Disorders)
vii. अन्तः स्रावी विकृतियाँ (Endocrinal Disorders)
viii. अधकपारी-दर्द (Migrane)
ix. मनोदैहिक गठिया (Psychosomatic Rheumatism)
x. मनोदैहिक ज्वर (Tension Fever)
xi. मनोदैहिक मिर्गी (Psychosomatic Epilepsy)

## C. मनोविकृतियाँ (Psychoses)

### (I) क्रियात्मक मनोविकृतियाँ (Functional Psychoses)

1. मनोविदलता (Schizophrenia or Dementia)
   a. मृगी संबंधी मनोविदलता (Epileptic Dementia)
   b. हस्तमैथुन संबंधी मनोविदलता (Masturbatic Dementia)
   c. आंशिक पक्षाघात विषयक मनोविदलता (Paretic Dementia)
   d. बुढ़ापाजन्य मनोविदलता (Senile Dementia)
   e. औपदंशिक मनोविदलता (Syphilitic Dementia)
2. विषादोन्माद (Melancholia or Depression)
3. उत्साहोन्माद यानी पागलपन (Mania)

### (II) आँगिक मनोविकृतियाँ (Organic Psychoses)

1. सामान्य उपदंश जन्य मनोविकृतियाँ (General Paresis Psychoses)
2. प्रामास्तिष्क धमनी काठिजन्य मनोविकृतियाँ (Cerebral Arteriosclerosis Psychoses)

3. बुढ़ापे की मनोविकृतियाँ (Senile Dementia Psychoses)
4. बुढ़ापे से पहले की मनोविकृतियाँ (Pre-senile Dementia Psychoses)
    a. पिक्स-डिजीज (Pick's Disease)
    b. एल्जिमर्स डिजीज (Alzheimer Disease)
5. कोरिया (Chorea)
6. पारकिंसोनिज्म (Parkinsonism)
7. मिर्गी (Epilepsy)
8. सेरेब्रल मलेरिया (ज्वर) (Cerebral Malarial Fever)
9. मस्तिष्क चोट (Head-injury)
10. मस्तिष्क शोध (ज्वर) (Encephalitis)
11. मस्तिष्क झिल्ली प्रदाह (Meningitis)
12. विटामिनों की कमी (Avitaminosis)
    a. पेलाग्रा (Pellagra)
    b. परनिसियस एनिमिया (Pernicious Anaemia)

## D. व्यक्तित्व विघटन (Personality Disorders)

i. मनोरोगात्मक व्यक्तित्व (Psychopathic Personality)
ii. मनोविदलतात्मक व्यक्तित्व (Schizoid Personality)
iii. उन्मादित व्यक्तित्व (Hysterical Personality)
iv. बाध्य व्यक्तित्व (Anaclastic Personality)
v. स्थिर व्यामोही व्यक्तित्व (Paranoid Personality)
vi. आघात प्रवण व्यक्तित्व (Vulnerable Personality)
vii. बहुव्यक्तित्व (Multiple Personality)
viii. वृत्ताकार व्यक्तित्व (Cycloid or Cyclothymic Personality)

## E. अन्तर्जात प्रवृति (Anamalies of Instinct)

i. मद्यपानता और मादक पदार्थों का व्यसन (Alcoholism and Narcotics Substances Addiction)

ii. लैंगिक विकृतियाँ (Sexual Perversions) –

- a. नपुंशकता तथा कामशैत्य (Impotency & Frigidity)
- b. कामोन्माद (Erotomania)
- c. मुक्त सहवासिता (Promiscuity)
- d. वेश्यावृति (Prostitution)
- e. बलात्कार (Rape)
- f. कौटुम्बिक व्यभिचार (Incest)
- g. गुदामैथुन (Sodomy)
- h. मुखमैथुन (Sexual Oralism)
- i. हस्तमैथुन (Masturbation)
- j. समलैंगिकता (Homosexuality)
- k. बालमैथुन (Pedophilia)
- l. पशुमैथुन (Bestiality)
- m. लिंग प्रदर्शन वृति (Exhibitionism)
- n. दर्शन कामुकता (Scotophilia)
- o. वस्तुमैथुन (Fetishism)
- p. परपीड़न (Sadism)
- q. स्वपीड़न (Masochism)
- r. विपरीत लिंगी वस्त्र धारण रति (Eonism)
- s. स्पर्श आशक्ति (Frotteurism)
- t. नग्नचित्र दर्शन आसक्ति
- u. कामुक या उत्तेजक साहित्य आसक्ति

## F. स्मरण की विकृतियाँ (Disorders of Memory)

i. भूलना यानी एम्नेसिया (Amnesia)

1. एन्टिरोग्रेड एम्नेसिया (Anterograde Amnesia)
2. रेट्रोग्रेड एम्नेसिया (Retrograde amnesia)
3. पाराम्नेसिया (Para-amnesia)
4. हाइपर एम्नेसिया (Hyper-amnesia)

ii. स्मृति लोप (Fugue)

मनोवैज्ञानिक विकृतियों हेतु प्रयुक्त होने वाले कुछ महत्वपूर्ण शब्द तथा उनकी परिभाषाएँ:

1. **भ्रम (Illusion)**- रोगी को वाह्‌य चीजों के संदर्भ में भ्रम हो जाता है और उसे दूसरा चीज ही बताने लगता है। उसे रस्सी, साँप प्रतीत होता है; उतारा हुआ कोट-कपड़ा रात के अँधेरे में घर आया मेहमान लगता है। इसे आसानी से निरीक्षण करने या समझाने के बाद यह खत्म हो जाता है। निरिक्षण के बाद व्यक्ति को खुद विश्वास हो जाता है कि वह भ्रम में था। भ्रम प्रायः दृश्य (Visual), श्रवण (Auditory) तथा घ्राण (Olfactory) होते हैं।

2. **विभ्रम (Hallucination)**- इसके कारण रोगी भूत-प्रेत या किसी देवी-देवता को देखने का दावा करता रहता है। यह अनेक प्रकार का होता है जैसेः श्रवण संबंधी विभ्रम (Auditory Hallucination), दृश्य संबंधी विभ्रम (Visual Hallucination), स्पर्श संबंधी विभ्रम (Tactual, Tactile or Haptic Hallucination), घ्राण संबंधी विभ्रम (Olfactory Hallucination), स्वाद संबंधी विभ्रम (Gustatory Hallucination) और जगने तथा सोने के बीच के समय का विभ्रम (Hypnagogic-Hallucination)।

मानसिक विकृतियों की प्रारंभिक अवस्था में दृश्य तथा श्रवण संबंधी विभ्रम अधिक होते हैं पर उनमें श्रवण संबंधी विभ्रमों की विशेष प्रधानता होती है। ये रोगी प्रायः ईश्वर, अल्लाह, जीन या शैतान के शब्दों को सुनने का अनुभव करते हैं। इनके ये विभ्रम दुःखदायी भी हो सकते हैं। कभी-कभी इन्हें यह भी विभ्रम हो जाता है कि लोग इन्हें जहर देकर

इनकी हत्या कर डालेंगे। इनके खाने-पीने की चीजों में विचित्र स्वाद तथा आस-पास से विचित्र सुगंध-दुर्गंध आने का विभ्रम हो जाता है।

3. **व्यामोह (Delusion)**- इसके रोगी को विश्वास हो जाता है कि उसके चारो ओर उसके दुश्मन बैठे हैं और उसे हर तरह से परेशान कर रहे हैं। रोगी को यह व्यर्थ वहम हो जाता है कि अन्य लोग उसी का जिक्र कर रहे हैं, उसका मजाक उड़ा रहे हैं, उसकी हत्या करने की योजना बना रहे हैं आदि।

व्यामोह के रोगी को किसी भी तरह सत्यापित, प्रमाणित, आग्रह, निरिक्षण आग्रह आदि करने पर भी उसका भ्रम दूर नहीं होता है। इसे त्यागने को रोगी कतई तैयार नहीं होता है। इसके कारण रोगी का व्यवहार-आचरण, क्रिया-कलाप प्रभावित होते रहते हैं। वह अपराधपूर्ण कार्य भी व्यामोह के प्रभाव में कर सकता है।

4. **स्थिर व्यामोह (Paranoea)**- इसमें व्यामोह तथा विभ्रम स्थिर तथा क्रमबद्ध होते हैं जिस कारण इसके रोगी को आंशिक पागलों की श्रेणी में रखा जाता है। यह मर्द तथा औरतों दोनों को सामान्य रूप से प्रभावित करता है। इसके निम्न दो प्रकार हैं:

   a. **तीक्ष्णावस्था (Acute Stage)**- स्थिर व्यामोह के इस अवस्था में सर्वप्रथम रोगी पाचनतंत्र की गड़बड़ी तथा शारीरिक तापक्रम का हल्का बढ़ने की शिकायत करता है। इसके बाद उसमें विषाद तथा व्यग्रता (Melancholia And Confusion) आ जाते हैं। विभ्रम तथा व्यामोह विभिन्न रूपों में आते-जाते रहते हैं। इस अवस्था में रोगी अपराध कर सकता है। इसके अंतिम क्षणों में रोगी का वजन घटने लगता है, वह भुलक्कड़ हो जाता है, उसे नींद नहीं आती है, उसे अपने आप पर से भी विश्वास हट जाता है जो एक महत्वपूर्ण लक्षण है।

   b. **जीर्णावस्थ्था (Chronic Stage)**- इस अवस्था में रोगी को लगातार ज्वर का सामना करना पड़ता है। दुर्बलता के साथ-साथ उसके श्वाँस

से भी दुर्गंध आती है। उसका जीभ पंख-सा (Furred Tongue) लगता है। उपयुक्त अतिमहत्वपूर्ण लक्षण हैं।

अनिद्रा, विभ्रम तथा व्यामोह रोगी में स्थिर पाया जाता है। लेकिन ये रोगी विरले ही कोई डरावना या भयानक कार्य कर सकते हैं। इसमें अपने आपको महान व्यक्ति, महान सुन्दर, महान धनी या महान शक्तिशाली समझने की प्रवृति कदाचित् ही मिलती है। उसे लगातार डर बना रहता है कि उसे कोई जहर दे सकता है तो भी रोगी की स्मरणशक्ति अच्छी रहती है।

5. **बाध्यता** (Psychasthenia)- बाध्यता में कानून को अपने हाथ में ले लेना अपराध की श्रेणी में आता है जबकि कुछ खाश अवस्थाओं, जैसेः- अपने जीवन, धन, मान-मर्यादा की सुरक्षा में किए गए बाध्य क्रियाओं को अपराध नहीं माना जाता है।

डकैतों द्वारा आक्रमण करने पर अपने जान-माल की सुरक्षा हेतु बाध्यता में यदि कोई व्यक्ति किसी डकैत की हत्या भी कर डालता है तो उस पर हत्या का आरोप न लागाकर उसे पुरस्कृत किया जाता है। यही बात एक गाड़ी चालक पर भी लागू होती है यदि चालक के गाड़ी के सामने अचानक कोई व्यक्ति आ जाए, साथ ही उस व्यक्ति को बचाने के कारण गाड़ी में सवार सभी लोगों की जानें जाने का खतरा उत्पन्न हो जाए, न चाहते हुए भी गाड़ी से उस व्यक्ति की दुर्घटना हो जाती है और यदि दुर्घटना-ग्रस्त व्यक्ति की मौत भी हो जाती है तो चालक पर हत्या का आरोप नहीं लगता है तथा उसकी सजा इस कारण नहीं के बराबर होती है क्योंकि चालक की मंशा उस व्यक्ति को घायल करना या मौत के घाट उतारना नहीं थी।

6. **प्रवृति (Impulse)**- बिना किसी पूर्व मंत्रणा के व्यक्ति में कुछ क्रियाओं के प्रति कभी-कभी आवेग आ जाती है और वह प्रवृत हो जाता है। मानसिक विकृतियों के शिकार लोगों में वातावरण अनुकुल नहीं होने पर ये आवेग प्रायः आ जाते हैं। ये लोग अचानक कुकृत्य कर बैठते हैं कुछ समय बाद

ये ही लोग पूर्व में किए गए कुकृत्यों की भर्त्सना भी करते हैं। जैसे:- एक व्यक्ति अपने विरोधियों का सामान देख उसे चुरा लेता है जबकि चोरी किये सामनों की उसे जरूरत नहीं होती है। वह केवल अपने विरोधियों को परेशान करने की नीयत से चोरी करता है। दूसरे ही क्षण वह चोरी की आलोचना करता है। एक व्यक्ति शराबियों की आलोचना करता है जबकि खुद समय पाकर विपरीत परिस्थितियों में तनाव कम करने की नीयत से अत्यधिक शराब पी लेता है। उसका शराब पीना विरोधियों को डराने हेतु एक साधन भी हो सकता है।

कोई प्रवृति किसी में कैसे पनपी यह चिन्तन का एक विषय है। तनाव के समय अनायास साथी या सहचर मिल जाने की मानसिकता के कारण भी प्रवृति उत्पन्न हो जाती है।

होम्योपैथी में आवेग या प्रवृति खत्म करने हेतु आर्जेन्टम नाइट्रिकम, आर्सेनिक एलबम, ऑरम मेटालिकम, कैम्फर, सिकुटा वाइरोसा, जिन्सेंग, मर्क सॉल, नक्स वोमिका, रस टॉक्स, स्टैफिसेग्रिया, थिया आदि दवाओं का प्रयोग लक्षणानुसार सफलतापूर्वक किया जाता है। यदि रोगी में अपने आपको बर्बाद करने की प्रवृति हो तो उसकी दवाएँ ऑरम मेटालिकम, ऑरम म्यूरियेटिकम, कल्केरिया कार्ब, चाइना, नैट्रम सल्फ, नक्स वोमिका आदि हैं।

यदि रोगी में कूदने-फाँदने (Jump) करने की प्रवृति हो तो इसकी एनाकार्डियम, आर्जेन्टम नाइट्रिकम, ऑरम मेटालिकम, जेल्सेमियम, स्टैफिसेग्रिया आदि सफल दवाएँ हैं; जबकि यदि नदी में कूदने की प्रवृति हो तो इसकी दवाएँ आर्जेन्टम नाइट्रिकम, आर्सेनिक एलबम, सिकेली कॉर, साइलिसिया आदि हैं।

यदि रोगी में अचानक किसी को जान से मारने की प्रवृति आ जाए तो आर्सेनिक एलबम, आर्सेनिक आयोड, हिपर सल्फर, आयोडियम, काली आर्स, नक्स वोमिका, प्लैटिना, थिया आदि उचित दवाएँ है।

यदि किसी रोगिणी में अपने आप को जान से मारने की प्रवृति हो तो इसकी उचित दवाएँ नैट्रम सल्फ तथा थूजा ही है जिनका प्रयोग लक्षणानुसार सफलतापूर्वक किया जाता है। यदि उसमें हल्के झगड़ा-तकरार के बाद अपने आप को जान से मारने की प्रवृति आ गयी हो तो इसकी दवाएँ हिपर सल्फर, मर्क सॉल, नक्स वोमिका, स्टैफिसेग्रिया हैं। यदि रोगी में दौड़ने की प्रवृति आ गयी हो तो इसकी एक मात्र औषधि आयोडियम ही है। यदि रोगी अपने हाथ में लिए हुए चाकू से अपने ही चेहरे को घोंपना-गोदना चाहता हो तो इस प्रवृति के होने पर एक मात्र औषधि लाइसिन ही है।

7. **ल्युसिड इन्टरवल (Lucid Interval)-** इसका अर्थ मानसिक रूप से कुछ खास समयान्तराल में स्वस्थ होना है। इस अवस्था में रोगी अपने द्वारा किए गए अपराधों, दुष्कर्मों आदि का निरिक्षण भी करता है। उत्साह-विषाद (Mania- Melancholia) दोनों ही अवस्थाओं में रोगी ल्युसिड-इन्टरवल से गुजरता है। यह सामान्यतया मेरूदण्ड या सिर में चोट लगने के बाद उत्पन्न समस्याओं के बाद स्पष्टतः नजर आता है। इस समय रोगी मानसिक रूप से पूर्णतः स्वस्थ लगता है तथा पुनः कुछ समय बाद असामान्य हो जाता है।

⧓ ⧓ ⧓

# 02

# चिन्ता (Anxiety)

मनःस्नायविक विकृतियों (Psychoneurores) का पहला प्रकार चिन्ता, व्यग्रता या आकुलता है जिसे अंग्रेज़ी में Uneasiness of Mind कहा जाता है। 'चिन्ता' एक ऐसा शब्द है जो जन्म से लेकर मृत्यु तक हर व्यक्ति के साथ जुड़ा रहता है। आम तौर से यह माना जाता है कि डर, भय तथा अभाव ही चिन्ता के जनक हैं और चिन्ता, निद्रा का हरण करती है, अर्थात् Anxiety prevents sleep. चिन्ता के अनेक उदाहरण हैं, मसलन नरक के डर से स्वर्ग की चिन्ता, गरीबी के डर से धन की चिन्ता, असुरक्षा के डर से सुरक्षा की चिन्ता, बेइज़्ज़ती के डर से इज़्ज़त की चिन्ता, पति/पत्नी के रूठ जाने के डर से उसे मनाने की चिन्ता, सदा के लिए बिछुड़ने के डर से मिलन की चिन्ता वगैरह-वगैरह।

यहाँ मैं उस चिन्ता की बात करना चाह रहा हूँ जिसके संदर्भ में संत कबीर ने कहा है कि-

**" चिन्ता से चतुराई घटे, दुःख से घटे शरीर।**
**पाप से लक्ष्मी घटे, कह गये दास कबीर।। "**

एक और उक्ति भी यहाँ उल्लेखनीय है-

**" चिता चिंता समाख्याता, बिन्दुमात्रेव विशेषता।**
**चिता दहति निर्जीवः, चिंता दहति स्वयं वपुः।। "**

अर्थात् चिता एवं चिंता दोनों एक समान हैं, मात्र एक बिन्दु का अंतर है। चिता निर्जीव को जलाती है और चिंता जीते-जागते को अर्थात् स्वयं चिंता करने वाले को ही जला देती है।

चिन्ता दो प्रकार की होती है-

## A. सामान्य चिन्ता
## (Normal Anxiety)

इस चिन्ता को मनःस्नायविक चिन्ता (Anxiety Psychoneurosis) भी कहते हैं। कोई व्यक्ति खतरों से डरे यह सामान्य तथा आवश्यक है।

"It is normal and essential to fear the dangerous."

-Fisher

सामान्य चिन्ता सब को होनी चाहिए, यह बीमारी की अवस्था नहीं है। आज हर आदमी की ज़िंदगी संघर्षों और तनावों से भरी हुई है। इन्हें दूर करने के लिये वह चिन्ता तो करेगा ही। अब मान लीजिये किसी तेज़ रफ्तार गाड़ी के सामने कोई बच्चा आ जाये, तो क्या बच्चे को बचाने हेतु चालक को चिन्ता नहीं होगी? पर हाँ, बच्चे को बचा लेने के बाद उस चालक की चिन्ता दूर हो जाती है।

दूसरा उदाहरण- मैं एक शादी में गया था जहाँ कि वर को एक चिन्ता ने आ घेरा। वह चिन्ता कुछ युँ थी कि लड़के को शादी के लिये जनवासे से बुला लिया गया था। लड़के का मित्र होने के नाते मैं भी उसके साथ था। लड़का बहुत ही व्याकुल था। उसके चेहरे पर व्याकुलता के भाव स्पष्ट थे। इस ख़ुशी के मौके पर भी उसमें चिन्ता एवं व्याकुलता देखकर मुझे थोड़ी हैरत हुई। फलतः जानना चाहा कि बात क्या है? जैसे ही मैं उसके पास पहुँचा उसने अधीरता से (मानो वह मेरी ही प्रतीक्षा कर रहा था) धीमे स्वर में कहा, "मुझे लैट्रिन जाना है, कुछ उपाय निकालें।" मैंने चुपके से एक परिचित सज्जन को बुलाया तथा उस विकट परिस्थिति से अवगत कराया। लड़के को शादी से पहले ही शौचालय जाना पड़ा। लौटकर उसने कहा, "बाप रे! आप न होते तो जाने मेरा क्या होता। अब मेरी चिन्ता दूर हो गयी।"

अतः "सामान्य चिन्ता उन तमाम उलझी हुई कठिनाइयों की प्रतिक्रिया है जिनसे पीछा छुड़ाने में वह व्यक्ति अपने आप को अक्षम, अयोग्य महसूस करता है।" - फिशर

## B. स्नायविक चिन्ता
### (Neurotic Anxiety)

'असामान्य या स्नायविक चिन्ता उन आंतरिक या व्यक्तिगत उलझनों की प्रतिक्रिया है जिनका ज्ञान उस व्यक्ति को नहीं है।" - फिशर

यह दो प्रकार की होती है-

(a) **सामान्य से कम चिन्ता (Hypo-Neurotic Anxiety):-** जितनी चिन्ता एक सामान्य व्यक्ति को होनी चाहिए, उससे कम या 'न के बराबर' चिन्ता करने वाले व्यक्ति इस श्रेणी में आते हैं। इस रोग के रोगियों की संख्या कम नहीं है। ये लोग लापरवाह (Careless) होते हैं, न उन्हें खाने की चिन्ता होती है, न साफ कपड़े पहनने की, न किसी आवश्यक कार्य को समय पर करने की। पता नहीं ये लोग सारा दिन बैठे-बैठे कैसे गुज़ार देते हैं। दिन गुज़ारने हेतु गप्पें मारने व ताश खेलने जैसे कार्यों का सहारा लेते हैं। अफसोस तो इस बात का है कि ये लोग इस बात की भी परवाह मन में नहीं लाते कि "मैं राष्ट्रीय स्तर का ताश-खिलाड़ी या किसी अन्य कार्य में नम्बर वन बन जाऊँ" तो मेरे देश-प्रदेश, गाँव-जवार का कल्याण हो जाए या नाम रोशन हो जाए।

कुछ दिनों पहले, सामान्य से कम चिन्ता वाले एक रोगी से मेरी मुलाकात हो गयी। वे मेरे क्लिनिक में लाये गये थे। उनके अभिभावक ने बताया, "डाक्टर साहब, मेरा यह लड़का 18 वर्ष का है। मेरे परिवार के लोग तथा मेरे सभी परिजन इससे परेशान रहते हैं। यह न कुछ माँगता है, न समय पर कोई कार्य करता है। जब भी पूछा जाता है कि फलां काम करोगे तो केवल 'हाँ' या 'ना' में जवाब देता है। इसका मुँह हमेशा खुला रहता है। शर्ट का बटन या पैन्ट की चेन (Chain) भी बताने पर बंद करता है। कभी-कभी तो दूसरे लोगों को ही बंद करनी पड़ती है। सभी इसके व्यवहार से बहुत चिन्तित रहते हैं। कृपया बतायें, यह ठीक हो सकता है या नहीं? हाँ, कुछ बातें तो छूट ही रही थीं- मेरा बेटा हमेशा चाहता है कि कोई इसे उत्तेजित करता रहे। जब इसे गुदगुदाया जाता है

तो खिलखिला कर हँसने लगता है। जब सोता है तो आँखें आधी खुली होती हैं। सोते समय खर्राटे लेने के कारण इसके आस-पास कोई सोना नहीं चाहता।''

मैंने देखा कि लड़के के अभिभावक स्वयं ही बड़े व्याकुल नज़र आ रहे थे, वह उनकी सामान्य चिन्ता थी। लड़के को ओपियम 200 शक्ति की चार खुराकें पन्द्रह-पन्द्रह दिन के समयान्तराल पर तथा फाइव फॉस. 3x शक्ति की चार-चार गोलियाँ दिन में तीन बार एक कप गर्म पानी में घोलकर पिलाने हेतु दी गईं। लगभग तीन माह में वह लड़का बिलकुल सामान्य हो गया।

सामान्य से कम चिन्ता के दो प्रकार होते हैं:

1. सामान्य से कम चिन्ता की तीक्ष्ण अवस्था (Acute Hyponeurotic Anxiety)- इसकी प्रारम्भिक अवस्था का पता रहता है तथा रोगी अत्यधिक व्याकुल होता है।
2. सामान्य से कम चिन्ता की जीर्ण अवस्था (Chronic Hyponeurotic Anxiety). इसकी प्रारम्भिक अवस्था का पता नहीं चल पाता है तथा चिन्ता तीक्ष्ण रूप में नहीं होती है।

**(b) सामान्य से अधिक चिन्ता (Hyper-Neurotic Anxiety):-** ऐसा प्रतीत होता है कि जहाँ कहीं भी चिन्ता की बात होती है, चाहे वह अध्यात्म, चिकित्साशास्त्र या मनोविज्ञान के ही क्षेत्र में क्यों न होय इसी 'सामान्य से अधिक' चिन्ता से संबंधित होती है। इन चिन्ताओं की मूल वजहें नितांत व्यक्तिगत होती हैं। इस कारण व्यक्ति असल वजह को छुपा कर कोई दूसरा ही कारण बताने लगता है। इसीलिये इसे दूर करना भी कठिन हो जाता है।

पहला उदाहरण- एक औरत को सरदर्द की शिकायत थी। आत्महत्या के असफल प्रयास उसने कई बार किये। एक दिन अत्यधिक भावनात्मक आवेग के चलते वह कह ही बैठी- ''डॉक्टर साहब, मेरे जो हस्बेंड (पति

जी) हैं वे किसी 'ब्लेड' से कम नहीं हैं। मैं हमेशा उन्हीं की ओर से आशंकित व चिन्तित रहती हूँ। हमारी शादी के पहले से ही उनका एक औरत से अवैध सम्बन्ध था जिससे उन्हें दो लड़के एवं एक लड़की है। वह सम्बन्ध आज भी कायम है। मेरे पति ही उन सब का सारा खर्च उठाते हैं। मेरे 'ब्लेड' (पति) की कहानी सुनेंगे तो आप भी हैरान रह जाएँगे। उन्हें अय्याशी करना पसंद है। मैं तो होटल की चाय वाले मिट्टी के कप (कुल्हढ़) की तरह हूँ जो मात्र एक व्यक्ति के होंठ लग सकी। मैं कोई स्टील वाला कप थोड़े ही हूँ कि पता नहीं कितने और कैसे-कैसे लोगों ने चाय के बहाने होंठ सटाए और फिर भी धो देने के बाद वह स्टील का कप शुद्ध-का-शुद्ध ही रहता है।"

इन तमाम बातों से स्पष्ट हो गया कि वह औरत अपने पति के व्यवहार के कारण गहरी चिन्ता में डूबी रहती थी। इस चिन्ता को दूर करना भी आसान नहीं था, क्योंकि यह मामला नितांत व्यक्तिगत था। उस महिला रोगी का मनोविश्लेषण (Psychoanalysis) करने पर निम्नलिखित कारण परिलक्षित होते हैं-

1. पति द्वारा बाहर अय्याशी करने के कारण उसकी कामेच्छा (Libido) अपूर्ण रहती हो।
2. अय्याशी में धन खर्च होने की वजह से संभावित गरीबी का डर हो।
3. दूसरी स्त्रियों पर आसक्त होने के कारण पति द्वारा त्यागे जाने का डर हो।
4. पति को अपना आचरण सुधारने को कहने पर प्रताड़ना का डर हो।
5. समाज में स्वयं की या पति की प्रतिष्ठा धूमिल होने का डर हो, आदि।

दूसरा उदाहरण- मैं एक ऐसे व्यक्ति से मिला जिसकी शादी हुये लगभग एक माह हुआ था। उसे अपने बीवी के चरित्र पर शक था। उसने बताया- "डॉक्टर साहब, मेरे ससुर जी मुझे राजदूत के शो-रूम पर ले गये थे, वहाँ से एक यामहा 350 सी.सी. बाइक मेरे लिए खरीदी गयी, जिसे मैं ही चलाकर घर लाया। दो-चार दिन बाद ध्यान से देखा तो उस

पर एक लेबल लगा हुआ था- "Final Ok". मैंने तुरन्त ही ससुराल से मिले वी.सी.आर. को देखा, उस पर लिखा हुआ था- "Tested And Found Ok". मुझे उसी समय शक हो गया कि बिल्कुल नई गाड़ी तथा नया वी.सी.आर. लेने पर भी लेबल के अनुसार लग रहा है कि गाड़ी पहले ही चल चुकी है तथा वी.सी.आर. की भी जाँच हो चुकी है। तुरन्त ही मेरा माथा ठनका और मुझे अपने बड़े साढू के वे शब्द याद हो आए जो उन्होंने शादी से पहले कहे थे- 'लड़की ठीक है, शादी करो यार!' मुझे शक है कि कहीं मेरी पत्नी को बड़े साढू ने.....?"

मुझे समझ में नहीं आता कि इस शख्स को कैसे यकीन दिलाया जाए कि उसकी पत्नी टेस्टेड नहीं है ताकि उसकी चिन्ता दूर हो सके।

तीसरा उदाहरण- यहाँ मैं जिन शख्स की बात कर रहा हूँ उनसे मेरी काफी नज़दीकियाँ रही हैं, उनकी एक ही चिन्ता है। उन्हीं के शब्दों में, "मुझे अपने भूखे रहने की कोई चिन्ता नहीं, पर वे लोग भर पेट खा रहे हैं यह ज़रूर एक चिन्ता की बात है।" अब उनकी यह चिन्ता कैसे दूर की जाए यह मेरे लिये एक चिन्तन का मुद्दा है।

## चिन्ता के लक्षण
## (Symptoms of Anxiety)

(1) असुरक्षा की भावना तथा कठिनाइयाँ चिन्ता के महत्वपूर्ण कारण माने जाते हैं। शारीरिक एवं मानसिक कमज़ोरी का डर, आत्महत्या, हत्या या मृत्यु का डर प्रायः देखा जाता है। रोगी लोगों से मिलने या सड़क पर चलने से डरने लगता है। इसी कारण कभी-कभी तो पूरे दिन वह घर में ही बैठा रहता है। चिन्ता के कारण रोगी को नींद नहीं आती, आती भी है तो स्वप्नों से परिपूर्ण। श्वसन बंद होने की स्थिति, चक्कर आना, अधिक पसीना निकलना, रोना, हृदय-गति का असामान्य रूप से तीव्र होना (Tachycardia), दर्द तथा थकान आदि भी रोगी महसूस कर सकता है। ये लक्षण सामान्यतया तीक्ष्ण चिन्ता (Acute Anxiety) में पाये जाते हैं।

(2) जीर्ण चिन्ता (Chronic Anxiety) में बार-बार मुँह सूखना, शरीर में झटका महसूस करना, बार-बार मूत्र त्यागने की इच्छा तथा हृदय-गति का असामान्य रूप से तीव्र होना (Tachycardia) आदि लक्षण पाए जा सकते हैं। सभी प्रकार की पेट की बीमारियाँ, जैसे कि मतली आना, वमन होना, दस्त होना, कब्ज़ होना, हिचकी आना आदि जीर्ण चिन्ता के लक्षण हो सकते हैं। वीर्य-स्खलन, दृष्टि-दोष या माँस-पेशियों का फड़कना भी पाया जा सकता है।

पेट की खराबी तथा निद्रा की कमी के कारण शारीरिक व मानसिक क्षमता घटती जाती है। इस कारण रोगी को (a) खुले स्थान से डर (Agoraphobia), (b) तंग जगहों या बंद कमरे व मकान से डर (Claustrophobia), आदि भी हो सकता है। यहाँ तक कि रोगी को गंदगी, चाकू, उस्तरा, दवा लेने, यात्रा करने, लिफ्ट में जाने आदि से भी डर लगने लगता है।

## चिन्ता के कारण
### (Etiology of Anxiety)

इसके निम्नलिखित कारण हो सकते हैं-

I. लगभग 80% मामलों में यह रोग वंशानुगत पाया गया है। इसके अलावा यह शारीरिक बनावट तथा वातावरण पर भी निर्भर करती है।
II. यदि व्यक्ति संवेगात्मक रूप से संतुलित न हो तो। वह इसका शिकार हो सकता है।
III. चिन्ता के जन्म लेने के कारणों में घरेलू उलझनें, आर्थिक समस्याएँ, कामुकता, व्यापारिक तनाव, आदि महत्वपूर्ण हैं।

रोगी अपनी अक्षमता तथा अयोग्यता को लेकर चिन्तित रहता है। सच तो यह है कि हर व्यक्ति कभी-न-कभी चिन्तित हो ही जाता है। इसके कारणों में आर्थिक नुकसान, नौकरी छूटना, बेरोज़गार होना, परीक्षा निकट होना आदि मुख्य हैं।

**मनोकायिक दृष्टिकोण (Psychosomatogenic View Point)** के अनूसार चिन्ता चाहे बाह्य वातावरण के उद्दीपकों के कारण उत्पन्न हो या फिर आन्तरिक द्वन्द्वों के चलते, दोनों ही स्थितियों में यह हाइपोथैलामस तथा पीयूष ग्रन्थियों (Hypothalmus And Pituitary Glands) को प्रभावित करती है। ये दोनों ग्रन्थियाँ फिर स्वायत्त तंत्रिका तन्त्र तथा अन्तःस्रावी तन्त्र (Autonomic Nervous System And Endocrine System) को प्रभावित करती हैं। फलतः अनुकम्पी तंत्रिका तन्त्र (Sympathetic Nervous System) कार्य करने लगता है और व्यक्ति को चिन्ता का अनुभव होने लगता है।

विस्तार में जाकर देखें तो चिन्ता के लिये निम्नलिखित कारण महत्वपूर्ण मालूम होते हैं-

1. मानसिक संघर्ष तथा निराशा- व्यक्ति के मन में उठ रहे दो संवेगों के बीच संघर्ष के कारण चिन्ता उत्पन्न होती है। संघर्ष तथा निराशा के कारण कुछ भी हो सकता है।
2. प्रतिष्ठा या लक्ष्य को खतरा- कभी-कभी व्यक्ति परिस्थितियों से जूझने के लिए अपनी सीमित क्षमताओं का आवश्यकता से अधिक दोहन कर लेता है। यदि सौभाग्यवश उसे सफलता प्राप्त हो जाये तो उसे लगता है कि दूसरे लोग उससे ईर्ष्या करने लगे हैं। यदि उसे असफलता मिले तो वह उसके लिये असहनीय हो जाती है। इस प्रकार वह दोनों ही अवस्थाओं में चिन्तित रहता है।
3. कामेच्छाओं का दमन- जब किसी व्यक्ति में कामेच्छा जागती है लेकिन उसकी संतुष्टि नहीं हो पाती या उसे व्यक्त करने का अवसर उसे नहीं मिलता तो वह चिन्ता में बदल जाती है। यह मर्दों व औरतों दोनों के साथ समान रूप से घटित होता है। अतः कामेच्छा के दमन और उससे संघर्ष (Struggle) के कारण चिन्ता पैदा होती है।
4. पुराने घाव हरे होना- यद्यपि सभी प्रकार की चिन्ताओं के पीछे रोगी के अतीत में मौजूद अभिघातपूर्ण अनुभव सक्रिय होते हैं, परन्तु उनमें भी कुछ

अनुभव ऐसे होते हैं जो वर्तमान की एक साधारण खरोंच से ही हरे हो जाते हैं। इस पुनरावृत्ति को सह पाना रोगी के लिये कठिन हो जाता है।

5. चिन्ता उत्पन्न करने वाले निर्णय- आत्मबल (Ego-Strength) की कमी के कारण कभी-कभी निर्णय करने में काफी दिक्कतें होती हैं। इस कारण कोई कठिन और महत्वपूर्ण निर्णय लेना हो तो चिन्ता के दौरे भी पड़ सकते हैं। व्यक्ति अनिद्रा का शिकार होकर उस दुविधापूर्ण स्थिति के बारे में निरन्तर सोचता ही रहता है।

6. हीनभावना- जब कोई व्यक्ति आत्म-प्रकाशन (Self-Assertion) की इच्छा रखता है किंतु उसके लिये उपलब्ध अवसरों तथा अपने प्रयासों के परिणाम से उसे संतुष्टि नहीं मिलती तो उसमें हीनभावना घर कर जाती है। और यह हीनभावना चिन्ता को जन्म देती है।

7. अपराध-बोध और दण्ड का भय- कभी-कभी व्यक्ति की चिन्ता का कारण उसके भीतर मौजूद गहन अपराध-बोध और दण्ड का भय होता है। फलतः वह व्यक्ति चिन्ता के साथ-साथ अवसाद के दौरों का भी शिकार होने लगता है।

8. इच्छाओं के विस्फोट का खतरा- कभी-कभी व्यक्ति के मन में दबी हुई हिंसक अथवा कामुक इच्छाएँ सक्रिय होकर अवचेतन व चेतन मन के बीच की दीवार को तोड़कर चेतन-स्तर पर पहुँचने की धमकी देने लगती हैं जिससे उसमें आत्म-अवमूल्यन (Self-devaluation) की भावना उत्पन्न हो जाती है, फलतः वह अपना नियंत्रण खो बैठता है। इस द्वन्द्व में चिन्ता और बढ़ जाती है।

## उपचार

मनोचिकित्सा अर्थात् सायकोथेरेपी का चिन्ता पर अच्छा प्रभाव पड़ता है। यदि होम्योपैथिक दवा का सेवन लक्षण-भेद के अनुसार कराया जाए तो चिन्ता के रोगी को ठीक करना आसान हो जाता है। साथ ही सुझाव (Suggestion), स्वतंत्र-साहचर्य, समूह-चिकित्सा (Group Therapy), पुनः शिक्षण (Re-

Education) जैसे उपाय भी सहायक सिद्ध हो सकते हैं। लेकिन सबसे अधिक आवश्यक है कि रोगी को स्वस्थ वातावरण में रखा जाए ताकि कोई नई चिन्ता न पैदा हो जाए उसके मन में।

## होम्योपैथी में लक्षण-भेद के अनुसार औषधि-निर्देश

- प्रातः काल चिंता- आर्सेनिक, ग्रेफाइटिस, लैकेसिस, फॉस्फोरस।
- प्रातः काल सोकर उठने पर चिंता- सल्फर, ग्रेफाइटिस, लैकेसिस।
- शाम के समय चिंता- आर्सेनिक, कल्केरिया, कार्बोबेज, सिपिया, सल्फर।
- शाम से लेकर रात ग्यारह बजे तक चिंता- बोरेक्स।
- बिस्तर में आँखें बंद करने पर- मैग्नेसिया म्यूर।
- बिस्तर में आराम नहीं, फलतः रोगी उघाड़ रहना चाहता है- बाराइटा कार्ब, पल्साटिला।
- रात में चिंता- आर्सेनिक, पल्साटिला।
- आधी रात के बाद चिंता- आर्सेनिक, नक्स वोमिका।
- रात के ग्यारह बजे चिंता- रूटा ग्रैभिडेरम।
- सुबह के तीन बजे चिंता- आर्सेनिक।
- खुली हवा में राहत- कैनाविस इन्डिका, काली सल्फ।
- अकेले रहने पर चिंता- आर्सेनिक, फॉस्फोरस।
- गुस्सा आने पर चिंता- सिपिया।
- ठंड लगने से पहले चिंता- चाइना।
- ठंड लगने के साथ चिंता- एकोनाइट, आर्सेनिक, कल्केरिया, कैम्फर, पल्साटिला।
- आँखें बन्द करने पर चिंता- कार्बो वेज।
- खाना खाने के बाद चिंता- नक्स वोमिका।
- संभोग के बाद चिंता (औरतों में)- सिपिया।
- संभोग के बारे में सोचने से चिंता (औरतों में)- क्रियोजोटम।
- बुखार के साथ चिंता- एकोनाइट, एनाकार्डियम, आर्सेनिक, कॉस्टिकम, इग्नेसिया, सोरिनम, सिकेलि कॉर।

- बुखार के दौरान चिंता- एकोनाइट, एम्ब्राग्रिसिया, आर्सेनिक, बाराइटा कार्ब, इपिका, सिपिया।
- भविष्य के विषय में चिंता- ब्रायोनिया, कल्केरिया, चिनिनम सल्फ, सिकुटा वाइरोसा, फॉस्फोरस।
- स्वास्थ्य के संदर्भ में चिंता- काली आर्स, नाइट्रिक एसिड।
- गर्म हवा में चिंता- पल्साटिला।
- घर में चिंता- लाइकोपोडियम, पल्साटिला, रसटॉक्स।
- बार-बार मल-त्याग की इच्छा से चिंता- एम्ब्राग्रिसिया।
- मासिकस्राव के बाद चिंता- कोकुलस, काली आयोड, मर्क कॉर।
- पीछे की तरफ बढ़ने पर चिंता- बोरेक्स, जेल्सिमियम।
- संगीत से चिंता- नैट्रम कार्ब।
- शोरगुल से चिंता- साइलिसिया।
- रात में किसी का इन्तज़ार करने से चिंता- सल्फर।
- गिरते हुये पानी की आवाज़ से चिंता- लाइसिन, स्ट्रॉमोनियम।
- सीने (छाती) पर दबाव से चिंता- सल्फर।
- किसी चीज़ पर चढ़कर नीचे जाते समय चिंता- बोरेक्स, सोरिनम।
- निद्रा (सोने) के दौरान चिंता- आर्सेनिक।
- बादल गरजते समय चिंता- नैट्रम कार्ब, नाइट्रिक एसिड।
- रात्री भोजन के बाद चिंता- नक्स वोमिका।
- चिन्ता के विषय में सोचने पर चिंता- कल्केरिया, नाइट्रिक एसिड।
- नींद से जागने पर चिंता- आर्सेनिक, लैकेसिस।
- गर्भावस्था में, मृत्यु की चिंता- एकोनाइट।
- चिन्ता के साथ सिर चकराना- कैक्टस, कॉस्टिकम, डिजिटैलिस, ओपियम, सल्फर आदि।
- जाड़ा लगने के साथ चिन्ता- आर्सेनिक, कॉस्टिकम, कोक्कुलस आदि।
- चिन्ता के कारण ठंड लगना- एकोनाइट, आर्सेनिक, जेल्सिमियम, टुबरकुलिनम।

## चिन्ता

- बुखार जो चिन्ता व पसीने के साथ हो- एलुमिना, कल्केरिया।
- चिन्ता के साथ पसीना आना- आर्सेनिक, कल्केरिया, कैमोमिला, चाइना, फेरम मेटालिकम, फ्लोरिक एसिड, मैंगेनम, फॉस्फोरिक एसिड, सिपिया आदि।
- खाना खाते समय, ठंडे पसीने के साथ चिंता - मर्क्युरियस।
- शरीर में कम्पन के साथ चिंता - आर्सेनिक, कल्केरिया, कैमोमिल, कॉफिया, कोनियम, लैकेसिस, नैट्रम कार्ब, प्लैटिना, पल्साटिला, रस टॉक्स आदि।
- सामान्य शारीरिक चिंता- अर्जेन्टम नाइट्रिकम, आर्सेनिक, कैम्फर, कैमोमिला, डिजिटैलिस, इपिकाक, नक्स वोमिका, फॉस्फोरिक एसिड, फॉस्फोरस, पल्साटिला, सल्फर आदि।
- खुली हवा में टहलते समय चिंता- एनाकार्डियम, आर्जेन्टम नाइट्रिकम, लाइकोपोडियम।
- तेज़-तेज़ चलने पर चिंता- स्टैफिसेग्रिया।
- गर्मी के कारण चिंता- काली सल्फ, पल्साटिला।
- बहुत दिनों से छाई चिंता- कोनियम मैकुलेटम।
- किसी के नज़दीक आ जाने से चिंता- आर्निका मॉन्ट।
- बच्चों में, किसी के नज़दीक आ जाने की चिंता- एन्टिम क्रुडम, सिना, कुप्रम मेटालिकम।
- मंदिर, मस्जिद या गिरजाघर जाते समय चिंता- आर्जेन्टम नाइट्रिकम, जेल्सिमियम।
- दाढ़ी बनाते समय, कटने की चिंता - कैलेडियम।
- अंधेरे की चिंता - कैनाविस इन्डिका, स्ट्रॉमोनियम।
- संभावित बीमारी की चिंता- काली कार्ब, फॉस्फोरस।
- कुत्तों की चिंता- बेलाडोना, स्ट्रॉमोनियम, चाइना, हायोसियामस, हाइड्रोफोबिनम, लाइसिन,
- काल्पनिक वस्तुओं की- बेलाडोना।

- ईर्ष्या करने की चिंता- हायोसियामस, लैकेसिस, एपिस मेल, कल्केरिया सल्फ, नक्स वोमिका, पल्साटिला।
- चिन्ता के दुःश्प्रभाव- इग्नेसिया, मैग्नेसिया कार्ब।

## कुछ महत्वपूर्ण होम्योपैथिक औषधियाँ तथा उनके प्रमुख लक्षण

1. **पाइरोजेनियमः-** लगता है कि रोगी चिन्ता से पागल हो जाएगा। रोगी जिस बिस्तर पर सोता है वह उसे अत्यधिक कड़ा लगता है। रोगी का शरीर दर्द करने लगता है। उसकी नब्ज़ की गति भी अस्वाभाविक रूप से तेज़ रहती है।
2. **एनाकार्डियमः-** रोगी को ऐसा लगता है मानो उसके आसपास की हर चीज़ तथा हर कोई उसे शाप दे रहे है, बस इसी बात की चिन्ता उसे खाए जाती है, फलतः वह द्वन्द्व में फंसा रहता है। हर चीज़ तथा हर व्यक्ति को वह शक की नज़र से देखता है।
3. **आर्सेनिक एलबमः-** रोगी इतना कमज़ोर हो जाता है कि वह घूम-फिर भी नहीं पाता, इस कारण उसे अत्यधिक चिन्ता होने लगती है। रोगी सोचता है कि वह अब मरने जा रहा है और इसलिये अब दवा का सेवन करना व्यर्थ है।
4. **एलो सोकोट्रिनाः-** रोगी को हमेशा पाखाने की चिन्ता बनी रहती है क्योंकि उसका मल बिना सूचना दिये ही आ जाता है, चू जाता है। यह घटना प्रायः अपान वायु (flatus pass) निस्तारण या मूत्र-त्याग करते समय घटती है।
5. **स्पाँजिया टोस्टाः-** रोगी को नींद में लगता है कि उसका दम फूल रहा है जिसके कारण वह जाग जाता है। साथ में भयंकर खाँसी उठती है। गले व छाती में जमा श्लेष्मा-बलगम से होकर आती हुई साँस की आवाज़ ठीक लकड़ी चीड़ने वाले आरे की तरह लगती है। इन सबसे रोगी प्रायः चिन्तित हो जाता है।
6. **बोरेक्सः-** रोगी को नीचे की ओर जाने से डर लगता है। यह रोगी इस

चिन्ता से हर अवस्था में प्रभावित होता रहता है।

7. **कोनियम मैकुलेटमः-** रोगी को व्यापार, अध्ययन आदि किसी भी चीज़ की चिन्ता नहीं होती है। यह सामान्य से कम चिन्ता वाले रोगियों के मामले में फायदेमन्द है।

8. **एकोनाइट नैपोलिसः-** किसी भी बिमारी की प्रारंभिक अवस्था जिसमें मानसिक या शारीरिक या दोनों प्रकार की चिन्ताओं की प्रारंभिक अवस्था की यह एक बहुत अच्छी दवा है। रोगी को मरने के डर से भविष्य की चिन्ता बनी रहती है।

9. **काली कार्बोनिकमः-** चिन्ता आमाशय से प्रारम्भ होती है। रोगी को किसी व्यक्ति का छूना बर्दाश्त नहीं होता है।

10. **मैग्नेनम एसिटिकमः-** चिन्ता या डर या दोनों जो लेटने से कम होते हों।

11. **मॉसकसः-** चिन्ता छाती की धड़कन के साथ प्रारम्भ होती है। प्रारम्भ में तो लगता है कि रोगी ने लड़ाई-झगड़ा किया है।

## रोगी का प्रबंध

1. रोगी को नियमित रूप से तेल-मालिश तथा व्यायाम कराना चाहिए जिससे कि उसे थकान महसूस हो, इससे उसे अच्छी व गहरी नींद आने में मदद मिलेगी।
2. रोगी को खाने में मक्खन, दूध, मॉल्ट, कॉड-लिवर-ऑयल (Cod-Liver-Oil) आदि देना चाहिए।
3. नींद लाने हेतु मादक पदार्थों का सेवन नहीं करना चाहिए।

जैसा कि बताया जा चुका है कि अभाव तथा डर ही चिन्ता के जनक हैं। इस संदर्भ में यह ध्यान रखना उचित होगा कि चिन्ता के सही कारणों को जानने के बाद ही सही एवं पूर्ण इलाज संभव हो सकता है। इसके लिये रोगी के

विषय में विस्तारपूर्वक जानकारियाँ प्राप्त करनी पड़ेंगी, साथ-ही-साथ चिकित्सक को रोगी के विषय में अपनी व्यक्तिगत धारणाओं तथा मन्तव्यों को भी लिखते चलना चाहिए। यह भी कहा जा सकता है कि दुनिया में जितने प्रकार के लोग हैं उससे कहीं अधिक संख्या उनके मन में समाए दुखों, अभावों तथा डरों की है। अतः सब के लिए अलग-अलग दवा का चयन तो करना ही पड़ेगा। आसक्ति तथा विरक्ति दोनों ही चिन्ता की जननी हैं।

उदाहरण के तौर पर- यदि किसी को किसी से या दो लोगों को एक-दूसरे से आसक्ति हो और उन दोनों में से कोई एक किसी आवश्यक कार्यवश कहीं चला जाए तो दूसरे को उससे बिछुड़ने की चिन्ता सताने लगेगी।

दूसरा उदाहरण- किसी को किसी वस्तु से आसक्ति हो और किसी कारणवश वह वस्तु नष्ट हो जाये या उसे कोई लेकर चला जाये, तब भी उस व्यक्ति को उस वस्तु की चिन्ता हो जायेगी।

जहाँ तक विरक्ति की बात है, किसी दुष्ट से किसी को विरक्ति हो तो उस दुष्ट व्यक्ति के आते ही उस सज्जन को चिन्ता हो जायेगी। एक सज्जन मेरे यहाँ आए हुए थे, हम दोनों नाश्ता कर रहे थे। मेरी धर्मपत्नी खीर लायीं, देखते-ही-देखते उन्हें चिन्ता हो गयी। पूछने पर उन्होंने बताया, "मैं दूध से बनी कोई चीज़ नहीं खाता हूँ।" उन्हें यह चिन्ता दूध से विरक्ति के कारण हुई थी।

चिन्ता के विषय में कितना भी क्यों न लिखा जाये, कम ही होगा। अतः किसी रोगी की बात हो तो उसे किसी योग्य व अनुभवी चिकित्सक से परामर्श लेना चाहिए।

✖ ✖ ✖

# 03

# बाध्यता
# (Psychasthenia)

बाध्यता का क्षेत्र इतना व्यापक है कि जिसकी सीमा निर्धारित करना आसान नहीं है; क्योंकि मानव बाध्यता में ही जन्म लेता है, बाध्यता में ही जीता है और बाध्यता में ही मृत्यु को प्राप्त हो जाता है। क्योंकि मानव यदि जन्म लेना चाहता तो जन्म के बाद रोता नही, जिन्दगी भर उलझनों में जीने के कारण आत्महत्या करना भी चाहता रहता है। जो लोग संतुलन नहीं बना पाते हैं तो आत्महत्या भी कर लेते हैं। जब वह बूढ़ा होता है तो मरना भी नहीं चाहता है, कैसी विडंबना है?

बाध्यता, आदत से मिलता-जुलता शब्द है। लेकिन दोनों में एक बुनियादी फर्क है। बाध्यता में आदमी न चाहते हुए भी कोई काम कर गुज़रता है क्योंकि वैसा किये बिना उससे रहा नहीं जाता, और इसीलिये रोगी में तनाव, दबाव, संवेग आदि उत्पन्न होते हैं जबकि आदतन कार्य करने वाला व्यक्ति भीतर किसी भी तरह का विरोध नहीं महसूस करता और इसलिये वह काम आसानी से, स्वतः संपादित हो जाता है। बाध्यता को Obsession-Compulsion Psychoneurosis भी कहा जाता है। Obsession शब्द का प्रयोग किसी भी ऐसे विचार या आवेग के लिये किया जाता है जिसको कि रोगी का तार्किक मस्तिष्क चाहते हुए भी खारिज नहीं कर पाता तथा बारंबार उसे दोहराता है। (Obsession is used for a persistant unwanted idea or impulse that cannot be eliminated by reasoning.) पुराने ज़माने में इसे प्रेत-बाधा (Delusion by an evil-spirit) तथा सनक समझा जाता था।

Obsession को पेजे साहब ने कुछ यूँ परिभाषित किया था- ‘‘बाध्यता वह विचार या आवेग है जो रोगी की इच्छा के विरूद्ध स्वतः ही बारंबार उसके

मन में आता रहता है।" ("An obsession is a spontaneously recurring thought or impulse that persistently intrudes itself into the patient's mind even against his wishes." - Page)

फिशर साहब ने इसे यों परिभाषित किया- "सनक एक ऐसी विशिष्ट मानसिक या आन्तरिक क्रिया है जिसके बारे में व्यक्ति को पता होता है कि वह पूरी तरह अतार्किक है, लेकिन फिर भी उस पर उसका कुछ भी नियंत्रण नहीं रहता है।"

"An obsession is a mental or implicit activity of a fairly specific nature which the individual recognizes to be irrational over which he has little or no control." - Fisher

किसी अतार्किक या अजीबो-गरीब काम को करने के लिये मन में उठने वाला न्याय विरुद्ध ज़बर्दस्त आवेग या ज़ोरदार तलब Compulsion कहलाती है। (Compulsion means an over whelming urge to perform an irrational act or ritual.)

फिशर साहब ने Compulsion को निम्न प्रकार परिभाषित किया है- "बाध्यता (Compulsion) एक विशिष्ट प्रकार की, बारंबार होने वाली क्रिया है जिसे व्यक्ति उस परिस्थिति के लिहाज़ से जिसमें कि यह क्रिया होती है, अतार्किक तथा असंगत समझता है; फिर भी उस पर उसका कोई नियन्त्रण नहीं होता है।"

"A compulsion is an over activity of a persistent and fairly specific character which the individual recognizes to be irrational and incongruous with the situation in which it occurs but over which he has little or no control." - Fisher

कुल मिलाकर बाध्यता को कुछ इस ढंग से परिभाषित किया जाता है- रोगी बारंबार कुछ ऐसा बेतुका सोचने लगता है या कर गुज़रता है जिसके विषय में उसे पता है कि उसे वैसा नहीं करना चाहिए। (Psychasthenia: The patient is dominated by some thought or action recognised as senseless and accompanied by a feeling that it must be resisted.)

## बाध्यता के प्रकार
## Types of Psychasthenia

बाध्यता दो प्रकार की होती है :-

(क) सामान्य बाध्यता तथा

(ख) असामान्य बाध्यता

### (क) सामान्य बाध्यता

इसे निम्नलिखित उदाहरणों के द्वारा समझा जा सकता है-

1. जाड़े के दिनों में बच्चे ठंडे पानी से डर से शौच जाने से कतराते हैं, फिर भी पाखाना कब तक रोकेंगे वे? बाध्य होकर शौचालय तो जाना ही पड़ता है।
2. मेरी मुलाकात एक मुंबईवासी सज्जन से हो गयी, उन्होंने बताया कि मेरे यहाँ वॉटर-सप्लाई सुबह 4 बजे से 9 बजे तक होती है। मैं देर रात ऑफिस से आता हूँ। फलतः सुबह देर तक सोना चाहता हूँ, फिर भी मेरी बाध्यता होती है कि 9 बजे से पहले तैयार हो जाऊँ, नहीं तो वॉटर-सप्लाई बन्द हो जायेगी। कहने का अर्थ यह है कि अपने नियमित या सामान्य कार्यों को सही समय पर करने की बाध्यता ही सामान्य बाध्यता है।
3. घर में किसी की तबियत सख्त खराब हो और बाहर मूसलाधार बारिश हो रही हो, तब भी चिकित्सक को बुलाने तो जाना ही पड़ेगा; दवा तो लाना ही पड़ेगा, यह उसके परिजनों की बाध्यता होती है।

### (ख) असामान्य बाध्यता

इसमें वे सारी बाध्यताएँ शामिल हैं जो कि पूर्णतः या आंशिक रूप से असामान्य की श्रेणी में आती हैं। इससे पीड़ित व्यक्ति न चाहते हुए भी कोई

अजीबो-गरीब या बेतुका काम कर गुज़रता है। जैसे- कुछ लोगों की बाध्यता होती है कि वे हरदम बिना मतलब के बोलते रहते हैं, जबकि कुछ सोचते रहते हैं। कुछ लोग ऐसे सामानों की चोरी करते पाए जाते हैं जिनकी उनके पास कोई कमी नहीं होती, मानो चोरी करने का पागलपन हो गया हो। कुछ लोग शराब पिये बिना नहीं रह सकते, तो कुछ संभोग किये बिना नहीं रह सकते। किसी को मिलने की बाध्यता है तो किसी को न मिलने की बाध्यता है। यहाँ तक कि कुछ लोगों को तो अपने ही प्यारे बच्चों को मार डालने की बाध्यता है, जबकि कुछ को अपने ही घर में आग लगाते रहने [Pyromania] की बाध्यता होती है।

इसी संदर्भ में कवि रहीम ने कहा है-

**"खैर, खून, खाँसी, खुशी, बैर, प्रीति, मधु-पान,**
**रहिमन दाबे ना दबे, जानत सकल जहान।"**

अर्थात्, रहीम का कहना है कि- खैर (कत्था), खून (हत्या), खाँसी, खुशी (प्रसन्नता), बैर (दुश्मनी), प्रीति (प्रेम) तथा मधु-पान (शराब पीना) - इन सब चीज़ों को कोई कितना भी दबाये या छुपाए, ये उजागर हो ही जाते हैं।

असामान्य बाध्यता के भी दो प्रकार होते हैं-

(1) **कारण युक्त बाध्यता** (Psychasthenia due to fundamental cause)- इसमें बाध्यता का कारण स्पष्ट होता है। किसी परिस्थिति विशेष में व्यक्ति न चाहते हुए भी बाध्य हो जाता है कुछ ऐसा करने या होने देने के लिये जो वह कभी करना या होने देना नहीं चाहता है।

उदाहरण के तौर पर- कोई भी नहीं चाहता कि उसकी सम्पत्ति उसके सामने ही लूट ली जाये, फिर भी डकैतों द्वारा आक्रमण करने पर, जान से हाथ धो बैठने के खतरे की वजह से उसे अपनी सम्पत्ति निकाल कर देनी पड़ती है। यह उसकी बाध्यता होती है।

दूसरा उदाहरण- कोई खाज-खुजली का मरीज़ कहीं किसी बैठक में भाग लेता हो और वहाँ सबके सामने खुजलाहट प्रारम्भ हो जाए तो न

चाहते हुए भी हाथ वहाँ ले जाना पड़ता है तथा खुजलाना पड़ता है। यह उसकी बाध्यता होती है।

(2) **कारण रहित बाध्यता** (Psychasthenia without cause)- इसमें वे सारी बाध्यताएँ आती हैं जिनके पीछे कोई स्पष्ट कारण नज़र नहीं आते। बाध्य व्यक्ति यह जानता है कि अमुक कार्य उसे नहीं करना चाहिए फिर भी किये जाता है। बिना उस कार्य-विशेष को किये उसे चैन नहीं मिलता। जबकि वह उस मुद्‌दे को अतार्किक मानता है। जैसे- शादी के बाद भी हस्त-मैथुन करने, धनी होते हुए भी चोरी करने, शराब पीने, खैनी खाने, पान चबाने, मुँह पर हाथ फेरने, गाड़ियों के नम्बर पढ़ने, गुस्सा होने, ज़्यादा या बेवजह बोलने, आँख मारने, सीटी बजाने, ज़्यादा या बेवजह सोचने, कपड़े फाड़ने, घुटने टेक कर प्रार्थना करते रहने, चुम्बन करने, नाखून चबाते रहने, हँसते रहने, रोते रहने, आत्महत्या की कोशिश करने तथा हाथ धोते रहने की बाध्यता आदि... आदि।

सभी प्रकार की बाध्यताओं में निम्नलिखित लक्षण पाये जाते हैं-

a. रोगी झक्की होता है तथा एक ही बात बार-बार दुहराता है, चाहे वह बात धार्मिक अथवा पारलौकिक (Religious or Metaphysical) प्रश्नों के रूप में ही क्यों न हो? जैसे- "सबसे पहले पृथ्वी पर क्या बना?" "भगवान को किसने देखा?" आदि। ये रोगी सदैव चिंतित रहते हैं तथा घूम-फिरकर एक ही विषय पर आ जाता है।

b. अस्वस्थ बाध्यता (Morbid Compulsion)- इसमें रोगी आदत से मजबूर होता है। जिस बात को बाकी सभी लोग आसानी से स्वीकार करते हैं, पर वह स्वीकार क्यों करें? इस प्रश्न का उत्तर बहुत ही कम लोगों के पास होता है या नहीं होता है। रोगी को जो डर-भय आदि हैं, क्यों हैं?

उदाहरण के लिये-

i. रोगी बिना मतलब ऐसी चीज़ों की चोरी करता है जिनकी उसे

कोई आवश्यकता नहीं होती इसे क्लेप्टोमैनिका (Kleptomania) कहते हैं। इस अवस्था की दवाएँ लक्षण-भेद के अनुसार दी जाती हैं जिसका जिक्र इसी अध्याय में बाद में किया गया है।

ii. गंदगी के डर (Fear of dirt) के कारण रोगी अपने हाथ-पैर लगातार धोता रहता है, यहाँ तक कि कुर्सी, टेबल, बेंच आदि भी धोने लगता है। यहाँ सवाल यह उठता है कि बिना गंदगी के ही इतनी धुलाई क्यों? रोगी के इस व्यवहार से उसके सभी परिजन परेशान होने लगते हैं। इसके लिए होम्योपैथी में एक ही दवा - सिफिलिनम है।

iii. रोगी बार-बार जाँचता है कि अमुक चीज़ अपने सही ठिकाने पर है अथवा नहीं, मसलन शर्ट का बटन गले तक बंद है या फिर सभी बटन ठीक तरह लगे हैं कि नहीं आदि। हालाँकि उसे पता होता है कि सब ठीक है। इसकी दवा आर्सेनिक है।

iv. रोगी न चाहते हुए भी शराब पीता है। इसे Dispsomania कहते हैं।

v. कोई-कोई तो अकारण ही डरता रहता है।

vi. कभी-कभी रोगी कामातुरता से परेशान हो जाता है जिसे औरतों में होने पर Nymphomania तथा मर्दों में होने पर Satyriasis कहते हैं।

## बाध्यता के कारण

## Causes of Psychasthenia

1. वंशानुगत (Hereditory) :- लेविस (Lewis) के अनुसार उनके द्वारा जाँचे गए सौ रोगियों में से अट्ठारह (18) के माता-पिता सामान्य थे जबकि बाकी बयासी (82) रोगियों के माता-पिता स्नायविक रोगों

से ग्रस्त पाए गए। अतः यह माना जा सकता है कि लगभग बयासी प्रतिशत मामलों में यह रोग वंशानुगत होता है।

2. मानसिक संघर्ष (Mental Conflict) :- फ्रायड का कहना है कि बाध्यता का कारण यौनेच्छा का दमन ही है पर मैं व्यक्तिगत तौर पर मानता हूँ कि किसी भी तरह की इच्छा के दमन के फलस्वरूप बाध्यता उत्पन्न होती है। जैसेः किसी भुखे व्यक्ति को खाते रहने की बाध्यता। क्योंकि जो इच्छा मन में लम्बे अर्से से दबी चली आयी हो वह यदि आज पूरी भी हो जाय तो संतुष्टि इतनी जल्दी थोड़े ही होगी?

3. असुरक्षा की भावना (Insecurity Feeling) :- रोगी या उसके परिजनों में असुरक्षा की भावना के चलते भी किसी कार्य विशेष को करने की बाध्यता पैदा हो जाती है। कई लोग असुरक्षा से बचने के क्रम में कुछ ऐसा करने को बाध्य हो जाते हैं जिसे वे करना नहीं चाहते। जैसे-अत्यधिक सुन्दर लगने के डर से सादे लिबास में रहना, औकात छिपाने हेतु सामान्य नागरिक की तरह रहना आदि।

4. पुनरावृत्ति (Repetition) :- यदि कोई व्यक्ति किसी काम को लगातार लंबे समय तक किया हो तो उस कार्य को छोड़ने के बाद भी वह वैसे ही पेश आने को बाध्य हो जाता है। कोई फुटबॉल खिलाड़ी यदि मैदान के बाहर दर्शक-दीर्घा में बैठकर मैच देख रहा हो तो भी कभी-कभी अनायास ही उसके पैरों में गेन्द खेलने जैसी हरकत हो जाती है। पान की दुकान चलाने वाला व्यक्ति पान लगाने के क्रम में जिस ढंग से पान पकड़ता है, पान की दुकानदारी छोड़ देने पर भी वह उंगलियों को टेढ़ा करके ही किसी सामान को पकड़ता है।

5. आत्म-अवमूल्यन (Self Devaluation) :- यदि कोई धनवान व्यक्ति निर्धन हो जाए और इन बदली हुई परिस्थितियों को समय का फेर मानकर उनसे समझौता न करे बल्कि इसे अपनी पराजय या हेकड़ी या आत्म-अवमूल्यन समझने लगे तब न चाहते हुए भी धन कमाने हेतु वह गलत तरीकों को अपनाने के लिये स्वयं को बाध्य महसूस करने लगता है।

6. स्थानापन्न क्रियाएँ (Substitute Activities) :- यह देखा गया है कि कभी-कभी किसी एक सामान्य क्रिया को पूरा करने का अवसर न मिलने पर रोगी विकल्प के तौर पर किसी असामान्य क्रिया को अपना लेता है तथा बाद में उस असामान्य क्रिया को करते रहने हेतु बाध्य हो जाता है। जैसे- संभोग का मौका न मिलने पर कामेच्छा की पूर्ति हेतु हस्त-मैथुन करना या अन्य उपाय ढूँढ निकालना आदि।

## बाध्यता का उपचार
## Treatment of Psychasthenia

### लक्षण-भेद के अनुसार औषधि-निर्देशः-

1. लगातार गिनती गिनने की बाध्यता- फाइसोस्टिग्मा।
2. संभोग करने की बाध्यता या पागलपन- ऑरिगेनम, फॉस्फोरस, पिकरिक एसिड, स्ट्रॉमोनियम, प्लैटिना आदि।

   **पुरूषों में-** फ्लोरिक एसिड, कैनाबिस इन्डिका, कैन्थरिस, लाइकोपोडियम, ऑरिगेनम

   **स्त्रियों में-** कैन्थरिस, हायोसियामस, म्युरेक्स, रोबिनिया, ऑरिगेनम, प्लैटिना, कल्केरिया, जिंकम, फॉस्फोरस आदि।

   **मासिकस्राव के समय-** लाइकोपोडियम, पल्सटिला

   **बाँह खुजलाने परः**

   औरतों में- स्टैनम मेटालिकम
   कुमारियों में- कोनियम, प्लैटिना
   विधवाओं में- एपिस मेलिफिका, ऑरिगेनम
3. स्त्रियों में संभोग नहीं करने की बाध्यता- कॉस्टिकम, सिपिया, ग्रेफाइटिस।
4. ज़मीन पर या नीचे सड़कने की बाध्यता- लैकेसिस।
5. अच्छे कपड़े पहनने की बाध्यता- कोनियम।
6. जूठा खाने की बाध्यता (Eats only refuse)- मेलिफोलियम।

7. बिना मतलब की चीज़ों को खरीदने की बाध्यता- कोनियम।
8. अपने चेहरे को ज़मीन पर या नीचे सटाने की बाध्यता (Passes her faces on the floor)- कुप्रम मेटालिकम।
9. अपने घोड़े की पूँछ पकड़कर प्रार्थना करने की बाध्यता (Insists upon saying his prayers at the tail of his horse)- युफॉर्वियम।
10. (क) चुम्बन लेते रहने की बाध्यता- क्रोक्सस्टाइवा, वेराट्रम-एलबम।
   (ख) साथ बैठे व्यक्ति के हाथ को चूमने की बाध्यता- एगारिकस, एनाकार्डियम।
11. हज्जाम या नाई का अपने ग्राहकों की गर्दन काटने की इच्छा की बाध्यता- आर्सेनिक, हिपर सल्फर।
12. विरोध करने वाले की हत्या करने की इच्छा की बाध्यता- मर्क्युरियस।
13. (क) बिना मतलब के चोरी करने की बाध्यता- एबिसिन्थियम, आर्टिमिसिया भल्गरिस, कुरार, नक्स वोमिका।
   (ख) बिना मतलब के केवल रूपये-पैसे चुराने की बाध्यता- कल्केरिया।
   (ग) बिना मतलब के स्वादिष्ट भोजन चुराने की बाध्यता (Kleptomania-steals dainties)- मैग्नेसिया म्युर तथा नैट्रम कार्ब।
14. (क) लगातार हँसते रहने की बाध्यता- कैनाबिस इन्डिका।
   (ख) चिन्ता के समय लगातार हँसते रहने की बाध्यता- लाइकोपोडियम।
15. किसी भी सवारी या गाड़ी पर न चढ़ने की बाध्यता- सोरिनम।
16. ज़मीन या सड़क पर लुढ़कने की बाध्यता- कल्केरिया, एसिटिक एसिड।
17. हाथ से खुरचने की बाध्यता- स्ट्रॉमोनियम, टैरेन्टुला।
18. अपने लिंग को हमेशा हाथ से पकड़ने की बाध्यता (प्रायः बच्चों में)- मेलान्ड्रिनम।
19. अकारण व्यस्त रहने की बाध्यता- स्टैनम मेटालिकम।
20. हर चीज़ काल्पनिक लगने की बाध्यता- एलुमिना, मेडोरिनम।
21. अकारण रोते रहने की बाध्यता- एपिस मेलिफिका, पल्साटिला, सल्फर।
22. किसी के द्वारा देखे जाने या चुप कराने पर रोने की बाध्यता- नैट्रम म्युर।

23. औरतों से नफरत करने की बाध्यता- डायसकोरिया, लैकेसिस, पल्साटिला आदि।
24. खाते रहने की बाध्यता- आयोडियम।
25. बच्चा न चाहने की बाध्यता- प्लैटिना।
26. बच्चे को पीटने की बाध्यता- चेलिडोनियम।
27. जीभ बाहर निकाले रहने की बाध्यता- लैकेसिस, नैजा।
28. दीवार के चूने को नाखून से कुरेदकर निकालने की बाध्यता- कैन्थरिस।
29. बैठकर रोने की बाध्यता- एम्ब्राग्रिसिया।
30. हाथों पर सिर तथा घुटनों पर कोहनी रखकर बैठने (Sits: head on hands and elbows on knees) की बाध्यता- ग्लोनाइन, आयोडियम।
31. कभी भी न मुस्कराने की बाध्यता- एलुमिना।
32. आत्महत्या करने की बाध्यता- ऑरम मेटालिकम, ऑरम-म्यूर, नैट्रम सल्फ।
    - फाँसी लगाकर- आर्सेनिक।
    - चाकू से- आर्सेनिक, कल्केरिया, मर्क्युरियस।
    - ज़हर से- लिलियम टिग।
    - बंदूक की गोली से- एन्टिम क्रुडम।
    - ऊँचे स्थान से कूद कर- ऑरम मेटालिकम, आर्जेन्टम नाइट्रिकम, बेलाडोना, नक्सवोमिका।
    - खिड़की (window) से कूद कर- एइथुजा, साइनोपियम, ऑरम मेटालिकम, कार्बोनियम सल्फ, ग्लोनाइन।
    - रात में या आधी रात के बाद- आर्सेनिक।
    - बिस्तर में- एन्टिम क्रुडम।
    - गोधूलि वेला (twilight) में- रस टॉक्स।
    - कुल्हाड़ी से- नैजा।
    - डूब कर- बेलाडोना, ड्रोसेरा, हेलिबोरस, पल्सटिला, साइलिसिया।
33. मरे हुए लोगों से बात करने जैसी बाध्यता- कल्केरिया, साइलिसिया।

34. हमेशा हत्या का ज़िक्र करने की बाध्यता- कल्केरिया।
35. हमेशा एक विषय पर ही वार्त्तालाप करने की बाध्यता- आर्जेन्टम नाइट्रिकम।
36. ज़िन्दगी बोझिल लगने की बाध्यता- ऑरम मेटालिकम, लैक केनाइनम।
37. हल्ला करने की बाध्यता (loquacity)- हायोसियामस, लैकेसिस, स्ट्रॉमोनियम।
38. अंगुलियों को बजाते रहने की बाध्यता- रस टॉक्स।
39. शराब पीने की बाध्यता - कल्केरिया, कैप्सिकम, लैकेसिस, नक्स वोमिका, सल्फर, सलफ्युरिक एसिड, कार्बोनियम सलफ्युरेटम आदि।
    - अकेले या चुपके-चुपके - सल्फर
    - मासिक-स्त्राव से पहले - सेलेनियम
40. मुँह तथा जीभ यूँ मानो रोगी किसी से वार्त्तालाप कर चलाता रहता रहा हो- बेलाडोना।
41. कपड़े फाड़ते रहने की बाध्यता- बेलाडोना, कैम्फर, इग्नेसिया, स्ट्रॉमोनियम, सल्फर, टेरेन्टुला, वेराट्रम आदि।
42. ज़ोर-ज़ोर से हँसने की बाध्यता- बेलाडोना।
43. घुटने टेक कर प्रार्थना करते रहने की बाध्यता- आर्सेनिक, नैट्रम सल्फ, स्ट्रॉमोनियम, वेराट्रम।
44. लगातार व्यस्त रहने की बाध्यता- एपिस मेलिफिका।

एनाकार्डियम रोगी हमेशा द्वन्द्व में फँसा रहता है। उसके दिमाग में हर चीज़ को लेकर दो परस्पर विरोधी विचार या मन्तव्य होते हैं, कभी-कभी तो उसे लगता है कि उसके शरीर में दो शरीर हैं, दो व्यक्ति तथा दो व्यक्तित्व हैं, एक सकारात्मक तथा दूसरा नकारात्मक। फलतः रोगी द्वन्द्व में पड़ने को बाध्य हो जाता है।

यदि किसी व्यक्ति को संभोग के समय ही नींद आती हो, फलतः न चाहते हुए भी वह सो जाता हो। यह पूर्णतः असामान्य क्रिया है। इसके लिए शारीरिक बनावट के मुताबिक ब्रायटा कार्ब या लाइकोपोडियम उचित औषधि है।

रोगी बिस्तर पर नहीं सो सकता हो, फलतः उठकर बैठ जाता हो तो काली ब्रोमेटम उचित औषधि प्रतीत होती है।

रोगी अपने शरीर को हमेशा झाड़ता रहता हो, यह जानते हुए भी कि उसके शरीर पर कुछ भी नहीं है। यह मात्र उसकी अति संवेदनशीलता के कारण असामान्य अनुभूति है, मानो चमड़ी के नीचे या चमड़ी पर कोई कृमि या चींटी रेंग रही है, फलतः बाध्य होकर उसे झाड़ना ही पड़ता है, इसकी औषधि कोकेन (Cocaine) है। यदि रोगी अपना हाथ चेहरे पर ले जाता हो, मानो वह मकड़ी का जाल हटा रहा हो तो ग्रेफाइटिस उचित औषधि प्रतीत होती है।

यदि कोई रोगी दो-चार कौर खाने के बाद महसूस करता हो कि उसका पेट भर गया है, फलतः खाने से अनिच्छा ज़ाहिर करता हो, तो इस बाध्यता के लिए लाइकोपोडियम उचित औषधि है। इसके विपरीत यदि उसे ऐसा लगे कि पेट भर ही नहीं रहा है और खाना खाये ही जाता हो यानी कोई ऊपरी सीमा (Upper Limit) हो ही नहीं खाने की तो आयोडियम उचित औषधि है।

गाँव-देहातों में प्रायः सुनने को मिलता है कि एक बहू को दूसरा प्रसव होने वाला था। उसने अपनी सास से कहा, "माँ जी, जब मुझे प्रसव होने लगे तो कृपया मुझे भी जगा देना क्योंकि पहले प्रसव के समय मायके में मुझे नींद आ जाने के कारण प्रसव के विषय में कुछ पता ही नहीं चला था। बाद में मेरी माँ ने देखा तो मुझे जगाया तथा बताया कि तुम सोई हो और तुम्हारा पैदा हुआ बच्चा रो रहा है।" इन बातों पर सास बड़ी गुस्सायीं और बोलीं- "तुम खुद ही दर्द के मारे चिल्ला-चिल्लाकर मुहल्ले भर के लोगों को जगा दोगी, मुझ से मज़ाक कर रही हो?" बहू ने पुनः विनयपूर्वक कहा, "माँ जी, मुझे प्रसव-दर्द होता ही नहीं है।"

मैं इस कहानी को सुन हैरत में पड़ गया था पर होम्योपैथी में आने पर पाया कि ऐसा भी होता है। इसकी दवा पल्साटिला है (Sleepiness During Labour Pains- Puls N.) । यह प्रसूता की बाध्यता थी।

यदि दुर्भाग्यवश सभी दवाएँ निष्फल हो जाएँ तो रोगी को Topectomy किया जाता है। इसमें मस्तिष्क के अग्रभाग अर्थात् Cerebral Cortex से कुछ

भाग शल्य-क्रिया द्वारा निकाल दिया जाता है। इस क्रिया से रोगी की बाध्यता तो कम हो जाती है किंतु उसकी चिन्तन-शक्ति कमज़ोर पड़ जाती है। इसीलिये बेहतर यही है कि रोगी की बाध्यता का सही कारण जान लिया जाए, तब उसका इलाज पूर्णतः सफलतापूर्वक किया जा सकता है। कुछ अनजानी बाध्यताओं का इलाज भी होम्योपैथी में लक्षणों की सही पहचान, शारीरिक बनावट, बीमारी के घटने-बढ़ने के चक्र आदि के आधार पर सफलता पूर्वक किया जा सकता है। काफी पुरानी बीमारियों में थोड़ी अधिक कठिनाई होती है और कभी-कभी वे ठीक नहीं भी हो पातीं, विशेषकर यदि उस रोगी में आत्म-बल की कमी हो। बाध्यता यदि वंशानुगत हो तो इलाज करने में कहीं अधिक परेशानियों का सामना करता पड़ता है। ऐसे रोगियों को अकेले कहीं भी नहीं छोड़ना चाहिए। उन्हें उनकी नियमित दिनचर्या के अनुसार व्यस्त रखना चाहिए। पुनर्शिक्षा के द्वारा उनके आत्मबल को जागृत करना चाहिए।

कुल मिलाकर यह कहा जा सकता है कि अन्य चिकित्सा पद्धतियों की तुलना में बाध्यता के इलाज में भी होम्योपैथी बेहद कारगर, सस्ती तथा अकष्टकारक है।

# 04

# डर-भय
# (Phobia)

Phobia शब्द की उत्पत्ति मूल ग्रीक शब्द Phobos से हुई है जिसका अर्थ होता है डर (Fear) या भय (Dread)। तनावपूर्ण ज़िन्दगी में व्याप्त मनःस्नायविक डर-भय (Psychoneurotic Phobia) के संदर्भ में मैं यह बताना चाहता हूँ कि इसमें रोगी अकारण डरता रहता है तथा भयातुर होता है, जैसे कि रात होनें, अकेले रहने, किसी के नज़दीक आने, भीड़ में जाने, अंधेरा होने, ऊँचे स्थानों या खुले स्थानों आदि से डर-भय। फोबिया में डर तथा भय दोनों समाहित होते हैं। प्रौढ़ावस्था की दहलीज़ पर पहुँचे हुए लोग तथा पुरूषों की तुलना में औरतें फोबिया की अधिक शिकार होती हैं।

इसे 'सारासॉन' साहब ने इस प्रकार परिभाषित किया था, "किसी खास वस्तु या परिस्थिति जो घातक भी नहीं होता है से बेवाजिब डर-भय को फोबिया कहते हैं।

"Phobia is an excessive or inappropriate fear of some particular object or situation which is, in fact not dangerous."

- Sarason

सारासॉन साहब की बात का समर्थन करते हुए स्ट्रैन्ज साहब कहते हैं- "फोबिया का अर्थ है किसी वस्तु या परिस्थिति के प्रति एक ऐसा अतार्किक डर-भय अथवा आतंक जिसके बारे में रोगी स्वयं भी जानता है कि असल में वहाँ डरने जैसी कोई भी बात नहीं है।"

"Phobia means morbid fear or dread of some object or situations of which even the patient must admit, there is nothing to be afraid."

- Strange

फोबिया के कारण सिर का दर्द, कमर का दर्द, पेट की गड़बड़ी, सिर चकराना, हीन-भावना, अनिद्रा, काम-वासना संबंधी बीमारियाँ, वीर्य-स्खलन, गर्भ-स्त्राव, गर्भपात आदि होते हैं।

## फोबिया के प्रकार तथा उनकी प्रमुख औषधियाँ

1. डर से डरने संबंधी फोबिया (Phobophobia) - इसमें रोगी 'भयभीत होने' से भय खाता है, 'मुझे डर लगने लगेगा' सोचकर डरता है। इसकी प्रमुख दवाएँ हैं- एकोनाइट नैपोलिस, काली फॉस आदि।
2. ऊँचे स्वर में या ज़ोर से बोलने संबंधी फोबिया Phonophobia) - सीपिया।
3. आग से डरने संबंधी फोबिया (Pyrophobia) - कुप्रम मेटालिकम।
4. तेज़ रोशनी से डर-भय (Photophobia) - ऑरम मेटालिकम, आर्जेन्टम नाइट्रिकम, चिनिनमआर्सेनिक, कोनियम मैकुलेटम, काली साइलिकेटम, क्रिसारोबिनम (Chysarobinum) आदि।
5. भोजन से डरने संबंधी फोबिया (Sitophobia) - कॉस्टिकम, ग्रैटिओला ऑफिसिनालिस, ओपियम, पल्साटिला, टैरेन्टुला आदि।
    - भोजन करने के बाद डर-भय- कैन्थरिस, लैकेसिस, मैग्नेसिया म्यूर, टबैकटम।
    - भूख लगने पर भी खाने से डर-भय- ग्रैटिओला ऑफिसिनालिस।
6. रोग से डरने संबंधी फोबिया (Pathophobia)
    - पक्षाघात का डर-भय- सिफिलिनम, एनाकार्डियम, आर्निका आदि।
    - क्लेश होने का डर-भय- नाइट्रिक एसिड, लैकेसिस।
    - बीमारी असाध्य होने का डर-भय- लिलियम टिग।
    - बीमारी ठीक नहीं होने का डर-भय- आर्सेनिक एलबम, कैक्टस, लिलियम टिग।
    - उपदंश (सिफिलिस) होने का डर-भय (Syphilophobia)- हायोसियामस।

- उन्माद होने का डर-भय- एकोनाइट, एलुमिना, कल्केरिया, कैनाबिस इन्डिका, चेलिडोनियम, सिमसिफ्युगा, कुप्रम मेट, डिजिटेलिस, जेल्सेमियम, ग्रेफाइटिस, इग्नेसिया, काली ब्रोमेटम, लैक केनाइनम, लिलियम टिग, मर्क्यूरियस, नैट्रम म्युर, नक्स वोमिका, फॉस्फोरस, पल्सटिला, स्ट्रॉमोनियम।
- दिल की बीमारी का डर-भय - ऑरम मेटालिकम, लिलियम टिग, स्पोन्जिया टोस्टा।
- दिल के बैठ जाने के डर-भय से रोगी हमेशा टहलता रहना चाहता है - जेल्सेमियम।
- ठंड लगने का डर-भय - नैट्रम कार्ब, सल्फर।
- बेहोश होने का डर-भय - अर्जेन्टम नाइट्रिकम, लैक केनाइनम।
- पागल होने का डर-भय - कल्केरिया, कैनाबिस इन्डिका, मैन्सिनेला (Mancinella), पल्साटिला आदि।
- रात में पागल होने का डर-भय - मर्क्युरियस, फाइसोस्टिग्मा।
- चक्कर (vertigo) आने का डर-भय- सम्बल।
- दम फूलने या घुटने का डर-भय- एकोनाइट, कार्बो-एनिमेलिस, मर्क्यूरियस, फॉस्फोरस, स्पोंजिया, स्ट्रॉमोनियम आदि।
- आँखें बंद करने पर दम घुटने का डर-भय- कार्बो एनिमेलिस।
- रात में दम घुटने का डर-भय- एगारिकस, आर्निका, आर्सेनिक, कैक्टस।
- कोई संक्रामक बीमारी होने का डर-भय- बोरक्स, कल्केरिया।
- किसी रोग के होने का डर-भय- अर्जेन्टम नाइट्रिकम,आर्सेनिक, बोरेक्स, कल्केरिया, इग्नेसिया, काली कार्ब, लैकेसिस, लिलियम टिग मर्क्युरियस, नैट्रम म्युर, फॉस्फोरिक एसिड, थूजा आदि।
- वायरल बीमारियों के संक्रमण का डर-भय- इकोनाइट, इग्नेसिया।

7. उत्तेजनात्मक मृत्यु (Thanatophobia) - का डर भय एकोनाइट, आर्सेनिक, जेल्सेमियम, कल्केरिया, सिमसिफ्युगा, नाइट्रिक एसिड, फॉस्फोरस, लैक केनाइनम, प्लैटिना।
    - अकेले में - आर्सेनिक
    - बिस्तर में - आर्सेनिक
    - रोगी महसूस करता है कि मृत्यू पल - प्रतिपल उसके नजदीक आ रही है का डर-भय - एकोनाइट, कैनाबिस इन्डिका।
    - रोगिणी महसूस करती है कि वह अवश्य ही मरने जा रही है, का डर-भय - आर्सेनिक, फाइटोलक्का।
    - रोगी का रोग असाध्य होने और उस रोग के कारण ही मृत्यु होने का डर-भय - एकोनाइट।
    - रोगी अपने मौत के समाय का निर्धारित कर डर-भय से पीड़ित होता है - एकोनाइट।
    - गर्भावस्था में मृत्यु से डर-भय - एकोनाइट।

8. अपरिचित लोगों से डर-भय (Xenophobia) - एकोनाइट, हायोसियामस, लाइकोपोडियम, नैट्रम कार्ब, रस टॉक्स, एनाकार्डियम, ऑरम मेटालिकम, नैट्रम म्युर, प्लैटिना, पल्सटिला आदि।

9. जीव-जन्तुओं से डरने संबंधी फोबिया (Zoophobia) - चाइना।
    - जन्तुओं से डर-भय - व्युफो, कॉस्टिकम, चाइना, हायोसियामस, स्ट्रॉमोनियम।
    - कुत्तों से डर-भय (Cynophobia) - बेलाडोना, कॉस्टिकम, चाइना, हायोसियामस, स्ट्रॉमोनियम, टुबरकुलिनम।
    - काल्पनिक जानवरों से डर-भया - बेलाडोना।

10. पाप करने से डर-भय (Peccatophobia) - सिपिया।

11. पीड़ा से डर-भय (Algophobia) - ब्रायोनिया, कल्केरिया, कोरालियम, रूब्रम, डेरिस पिनाटा (Derris pinnata), इपाटोरियम परफोरेटम, लिलियम टिग, पाइपर मेंथाइस्टिकम।

12. खून से डर-भय (Hematophobia)- एलुमिना।

13. पानी से डर-भय (Hydrophobia) - हायोसियामस, लाइसिन, स्ट्रॉमोनियम, बेलाडोना, कैन्थरिस, लैकेसिस, एनागालिस।
    - किसी चमकीले पदार्थ के कारण, जल से उत्पन्न डर-भय के लक्षण जैसे मालूम होने पर - कोसिनेला सेप्टेम्पन्कटाटा (Coccinella Septempunctata)।
14. बोलने से डर-भय (Lalophobia - सिपिया, कैनाबिस-इन्डिका।
15. मैल, प्रदूषण या कीटाणुओं से डर-भय (Mysophobia) - बोरेक्स, ब्युफोराना, कैलेडियम, कल्केरिया, लैकेसिस, सिफिलिनम।
16. अकेले होने से डर-भय (Monophobia) - अर्जेन्टम नाइट्रिकम, आर्सेनिक, क्रोटैलस कास्काभेला, हायोसियामस, काली कार्ब, लाइकोपोडियम, फॉस्फोरस आदि।
    - रात में अकेले होने का डर-भय - कैम्फर, कॉस्टिकम, स्ट्रॉमोनियम आदि।
17. मृत शरीर से डर-भय (Necrophobia) - एनाकार्डियम, कल्केरिया, थूजा आदि।
18. रात्रि या अंधेरे से अत्यधिक डर-भय (Nyetophobia) - एकोनाइट, कैनाबिस इन्डिका, कल्केरिया, कैम्फर, कार्बो एनिमेलिस, कार्बो वेज, कुप्रम मेटालिकम, स्टोन्टियम, स्ट्रॉमोनियम आदि।
19. भीड़ से डरने संबंधी फोबिया (Oclophobia) - अर्जेन्टम नाइट्रिकम, एकोनाइट, ऑरम मेटालिकम, काली आर्सेनिकम, जेल्सेमियम, लाइकोपोडियम, नैट्रम म्युर, नक्सवोमिका, पल्सटिला आदि।
20. औरतों से डर-भय (Gynophobia) - पल्सटिला।
21. तंग, संकरे या बन्द स्थानों से डर-भय (Claustrophobia) - एकोनाइट।
    - व्यस्त या संकरी गली पार करते समय डर-भय - एकोनाइट।
    - तंग या बंद जगहों से डर-भय - सक्सिनम।

22. बादलों की गरज या तूफान से डर-भय (Astraphobia) - नैट्रम कार्ब, फॉस्फोरस, रोडेन्ड्रॉन, साइलिसिया आदि।

23. भूखे रह जाने का डर-भय - क्रियोजोटम।

24. ऊँचाई से डरने डर-भय (Acrophobia or Hypsophobia) - अर्जेन्टम नाइट्रिकम, बोरेक्स, पल्सटिला, स्टैफिसेग्रिय, सल्फर।

25. बाहर खुले स्थानों से डर-भय (Agoraphobia) - आर्निका, एकोनाइट, कल्केरिया, नक्स वोमिका आदि।

26. उपदेश या उपदेशक से डर-भय (Lectophobia) - कैनाबिस इन्डिका, कैनाबिस स्टाइवा।

27. ज़हर दिये जाने से डर-भय (Toxophobia) - हायोसियामस, बेलाडोना, काली ब्रोमेटम, लैकेसिस, रसटॉक्स, एपिस मेल, ब्रायोनिया, ग्लोनाइन आदि।

- किसी के द्वारा ज़हर दिये जाने से मर जाने संबंधी डर-भय- रस टॉक्स।
- रोगी को लगता है कि किसी ने उसे जहर दे दिया है का डर-भय- ग्लोनाइन।

28. नीचे जाने से डर-भय (Fear of down ward motion) - बोरेक्स, स्टैनम।

29. ऊँचाई से गिरने का डर-भय (Fear of falling down) - बोरेक्स, जेल्सेमियम, लैक केनाइनम, कुप्रम मेटालिकम, लिलियम टिग आदि। नन्हा बच्चा गिरने के डर से गोदी लेने वाले का गला पकड़े रहना चाहता है- बोरेक्स, बिसमथ, मर्क्युरियस आदि।

30. काल्पनिक वस्तुओं से डर-भय- आर्सेनिक, लाइकोपोडियम, बेलाडोना, स्ट्रॉमोनियम, फॉस्फोरस, मर्क्युरियस आदि।

- काल्पनिक वस्तुओं से डरकर रोगी भागता है- बेलाडोना।
- काल्पनिक जीव-जन्तुओं का फोबिया- बेलाडोना।

31. तेज़ रफ्तार से डर-भय (Dread of motion) - ब्रायोनिया, जेल्सेमियम, मैग्नेसिया फॉस, कैलेडियम।

32. रेलगाड़ी (Train) से डर-भय - सक्सिनम।

33. नुकीले पदार्थो से डर-भय - साइलिसिया, स्पाइजेलिया।

34. लोगों से डर-भय (Anthropophobia) - एकोनाइट, ऑरम मेटालिकम, ब्रायटा कार्ब, सिपिया, स्टैफिसेग्रिया, लाइकोपोडियम, नैट्रम कार्ब आदि।

35. शोर-शराबे से डर-भय - एकोनाइट नैपोलिस, एसारम युरोपियम, बेलाडोना, बोरेक्स, कैमोमिला, नक्स वोमिका, फॉस्फोरस, थेरेडियम।

36. संगीत से डर-भय - एकोनाइट नेपोलिस, एम्ब्रा ग्रिसिया, नैट्रम कार्ब, सैबाडिला, इग्नेसिया, डिजिटेलिस परप्युरिया।

37. किसी से छू-जाने या सम्पर्क में आने (Touch or Contact) संबंधी डर-भय - एकोनाइट, एन्टिम क्रुडम, आर्निका, बेलाडोना, कैमोमिला, चाइना, कॉलचिकम, हिपर सल्फर, काली कार्ब, लैकेसिस, नक्स वोमिका, प्लम्बम, स्पाइजेलिया, टेरेन्टुला हिस्पैनिया आदि।

38. बारिश से डर-भय - नैजा।

39. यात्रा से डर-भय (औरतों में) - जोनोसिया अशोका।

40. चर्च, मंदिर आदि जाने से डर-भय - अर्जेन्टम नाइट्रिकम, जेल्सेमियम।

41. व्यवसाय में असफल होने से डर-भय - सोरिनम।

42. पागल कुत्ते के काटने से उत्पन्न रोग होने का डर-भय - हाइड्रोफोबिनम, लाइसिन।

43. पीटे जाने का डर-भय - हायोसियामस, लाइसिन।

44. किसी के नज़दीक आने पर बच्चों में डर-भय - सिना।

45. नज़दीक आने वालों से डर-भय - आर्निका, बेलाडोना, थूजा।

46. चोट लगने का डर-भय - स्ट्रॉमोनियम, स्ट्रिचिनम।

47. ऊँचे मकान या दीवार से गिरने का डर-भय - आर्निका, अर्जेन्टम नाइट्रिकम।

48. "कुछ हो जायेगा" का डर भय- कॉस्टिकम, फॉस्फोरस।

49. जोड़ों के कमज़ोर हो जाने का डर-भय - सिपिया।

50. बिस्तर से बाहर कूदने का डर-भय - आर्सेनिक।

51. दुर्भाग्य घटित होने का डर-भय - एकोनाइट, चिनिनम सल्फ, सोरिनम, एनाकार्डियम, ग्रेफाइटिस, पल्सटिला आदि।

52. गिरते हुए पानी की आवाज़ का डर-भय - लाइसिन, स्ट्रॉमोनियम।

53. बच्चों का डर-भय - ब्रायटा कार्ब, लाइकोपोडियम।

54. गरीबी का डर-भय - ब्रायोनिया, कल्केरिया, कल्केरिया फ्लोर, सोरिनम, सिपिया आदि।

55. गर्भावस्था के दौरान डर-भय - सिमसिफ्युगा, लाइसिन, स्टैनम मेटालिकम।

56. किसी भी वाहन में चढ़ने से डर-भय - बोरेक्स, लैकेसिस, सोरिनम, सिपिया।

57. डकैतों का डर-भय - आर्सेनिक, नैट्रम म्युर, एलुमिना, ऑरम मेटालिकम, बेलाडोना, इग्नेसिया, लैकेसिस, मर्क्युरियस, फॉस्फोरस, सल्फर, जिंकम आदि।

58. कमरे में प्रवेश करते समय डर-भय - वैलेरियाना।

59. आत्म-संयम खोने का डर-भय - अर्जेन्टम नाइट्रिकम, जेल्सेमियम, स्टैफिसेग्रिया।

60. किसी के द्वारा बेचे जाने का फोबिया - कॉस्टिकम।

61. रात के भोजन के बाद डर-भय - कॉस्टिकम।

62. आत्म-हत्या करने का फोबिया - एजुमिना, आर्सेनिक, मर्क्युरियस, नैट्रम सल्फ।

63. गर्म कमरे से डर-भय - वैलेरियाना।

64. कार्य करने से डर-भय - अर्जेन्टम नाइट्रिकम, काली कार्ब, कैप्सिकम, पल्सटिला, साइलिसिया, सल्फर आदि।

65. तेज़ हवा का डर-भय (Aerophobia) - एकोनाइट, कैमोमिला। सूखी पछुआ हवा का डर-भय - एकोनाइट।

66. बचे हुए झगड़े से डर-भय - ओपियम।

67. दोस्तों से मिलने का डर-भय - सिपिया।

68. थकान होने के डर-भय से संभलकर टहलना - बेलाडोना।

69. अकारण थकान (Fatigue) का डर-भय - कल्केरिया।

70. कमरे के अन्दर, आइने से डर-भय - लाइसिन, कैन्थारिस, स्ट्रॉमोनियम व्युफोराना, कैम्फर, कैनाबिस इन्डिका।

71. घूमने से डर-भय - ब्रायोनिया, जेल्सेमियम।

72. सोकर उठने पर मानसिक तथा शारीरिक थकान महसूस होने के कारण रात्रि से डर-भय - सिफिलिनम।

73. रोगिणी द्वारा अपनी हालत महसूस कर डरना तथा भयातुर रहना - एक्टिया रेशामोसा, कल्केरिया।

74. घुड़सवारी करने से डर-भय - बोरेक्स।

75. मंच पर झगड़ा होने का डर-भय - अर्जेन्टम नाइट्रिकम, जेल्सेमियम, एनाकार्डियम।

76. किसी से कुछ लेने के बाद डर-भय - हायोसियामस।

77. गर्भाशय की बीमारियों के साथ डर-भय - सिपिया।

78. दर्द का डर-भय- कॉफिया।

79. परिश्रम के समय में डर-भय - एकोनाइट, कॉफिया, प्लैटिना।

80. गर्मी के समय डर-भय - रूटा ग्रेभियोलेन्स।

81. शाम को डर-भय - कल्केरिया, कॉस्टिकम, पल्साटिला।

82. गोधूलि वेला (Twilight) में डर-भय - पल्साटिला।

83. शाम को टहलते समय डर-भय - नक्स वोमिका।

84. वीर्यस्खलन के बाद डर-भय - एलो सोकोट्रिना, कार्बो एनिमेलिस।

85. शीघ्रपतन का डर-भय - ग्रेफाइटिस, लाइकोपोडियम, फॉस्फोरिक एसिड, सल्फर, जिंकम मेटालिकम।

86. मन में संभोग संबंधी विचार आने से डर-भय (औरतों में) - क्रियोजोटम।

87. बिल्लियों का डर-भय (Ailurophobia)- इथुजा साइनापियम, बेलाडोना, कल्केरिया, पल्साटिला, स्ट्रॉमोनियम आदि।

88. मर्दों में अकारण व उत्तेजनात्मक डर-भय (Androphobia):

- पेशाब करते समय- नैट्रम म्युर।
- पाखाना करते समय- एम्ब्राग्रिसिया।

89. आगंतुकों, अनजान लोगों या विदेशियों का फोबिया (Xenophobia) - एम्ब्राग्रेसिया, ब्रायटा कार्ब, कार्बो वेज, कॉस्टिकम, क्यूप्रम मेटालिकम, लैकेसिस, स्ट्रॉमोनियम, थूजा।

90. डर-भय का अचानक होना - एकोनाइट, जेल्सेमियम, ग्लोनायन।

91. मर्दों से डर-भय - ऑरम मेट, ब्रायटा कार्ब, सिकुटा, लिडम, लाइको, नैट्रम कार्ब, नैट्रम म्युर, पल्सटिला आदि।

## डर-भय के कारण उत्पन्न होने वाले अन्य प्रमुख बीमारियाँ तथा उनकी प्रमुख दवाएँ

1. डर-भय के कारण सिर-दर्द, संवेदन-शून्यता तथा लगातार अपान वायु के साथ मलत्याग करना- कोनियम।
2. डर-भय के कारण पेट खराब होना, सिर-दर्द होना, बेहोशी आना आदि- इग्नेसिया।
3. डर-भय के कारण दस्त होना- पल्सटिला।
4. डर-भय के कारण गर्भपात होना- जेल्सेमियम।
5. डर-भय के कारण पूरे शरीर में कंपन होना- कोकुलस, प्लम्बम, सोरिनम, स्टैफिसेग्रिया, जिंकम आदि।

डर-भय के मूल कारण अक्सर अतीत की घटनाओं में मौजूद होते हैं। इस संदर्भ में गोस्वामी तुलसीदास जी ने रामचरित मानस के सुन्दर काण्ड की दोहा संख्या 27 के बाद वाली पहली चौपाई में लिखा है कि-

**"चलत महाधुनि गर्जेसि भारी।**
**गर्भ स्रवहि सुनि निसिचर नारी।।"**

इसी तरह दोहा संख्या 35 के बाद लिखा है कि-

**"समुझत जासु दूत कई करनी।**
**स्रवहि गर्भ रजनीचर धरनी।।"**

अर्थात्, तुलसीदास जी इन पंक्तियों में बताना चाहते हैं कि हनुमान जी ने जनक-नन्दिनी सीता से आशीष ले, उन्हें अनेक प्रकार से धीरज दे तथा चरण कमलों में सिर नवाकर प्रभु श्रीराम जी के पास लंका से लौटते समय बड़ा भारी गर्जन किया, जिसे सुन डर-भय के मारे राक्षसों की स्त्रियों के गर्भस्राव होने लगे।

हनुमान जी के लंका से लौटने के बाद भी लंकावासी इतने भयतीत थे कि नगर-निवासियों के वचन सुन कर मन्दोदरी अत्यंत व्याकुल हो उठी तथा

एकान्त में हाथ जोड़कर अपने पति रावण से यह नीतिगत वचन बोली- "हे प्रियतम! श्री हरि से विरोध छोड़ दीजिए। मेरे कथन को अत्यन्त ही हितकारी जानकर हृदय में धारण कीजिये। जिनके दूत की करनी का विचार करते ही राक्षसों की स्त्रियों का डर के मारे गर्भस्राव हो जाता हो उनसे वैर न पालिये। हे प्यारे स्वामी! यदि भला चाहते हैं तो अपने मन्त्री को बुलाकर उसके साथ उनकी स्त्री को उनके पास भेज दीजिये।"

कहा भी गया है कि "पापी का मन सदा शंकित रहता है (Guilty conscience is always suspicious.) अर्थात् डर-भय उसे ही होता है जिसने कभी-न-कभी, जाने-अनजाने कोई गलत कार्य किया हो। जब कोई मनुष्य अपने अन्दर की समस्त शत्रुता को निकालकर सारे संसार की भलाई व सुख की कामना करता है, तो बदले में उसे भी विश्व-प्रेम (Universal Love) प्राप्त होता है और तब संसार की कोई भी बात या वस्तु उसके लिए त्रास या भय की कारक नहीं रहती। तभी तो प्राचीन शास्त्रों ने हमें उपदेश दिया कि-

**"सर्वे भवन्तु सुखिनः सर्वे सन्तु निरामयाः।**
**सर्वे भद्राणि पश्यन्तु मा कश्चिम् दुःखमाप्नुयात्।।"**

अर्थात् प्रत्येक मनुष्य को जीवमात्र की भलाई के लिए परमपिता परमेश्वर से यह प्रार्थना करनी चाहिए कि समस्त जीवों को सुख प्राप्त हो, सभी प्राणी निरोग हों, सब का कल्याण हो और किसी को भी कोई दुःख न रहे।

**"ऊँ अभयं नः करोत्यन्तरिक्षभय द्यावापृथिवी उभे इमे।**
**अभयं पश्चादभय पुरस्तादुत्तशद धरादभयं नोस्तु ।।**
**ऊँ अभयं मित्रादभयममित्रादभयं ज्ञातादभयं पुरो यः।**
**अभयं नक्तभयं दिवा नः सर्वा आशा मम मित्रं भवन्तु।।"**

अर्थात् अन्तरिक्ष में हमारे लिए अभय हो, इन दोनों लोको अंतरिक्ष और पृथ्वी में अभय हो, अभय पीछे से हो, अभय आगे से हो, ऊपर-नीचे से हमारे लिए अभय हो। हमें मित्रों से अभय हो, शत्रुओं से अभय हो, जाने हुए परिचितों से अभय हो और जो आने वाले हैं, अपरिचित है उनसे भी अभय

हो; रात्रि और दिन में हम निर्भय रहें, समस्त दिशाएँ हमारी मित्ररुप हों।

स्वामी विवेकानन्द जी इसी संदर्भ में अपने 'राजयोग' मे उल्लेख किया है-

**"ऊँ द्यौः शान्तिरन्तरिक्ष ऊँ शान्ति पृथिवी**
**शान्तिरापः शान्तिरापः शान्तिरोषधयः शान्ति।**
**वनस्पतयः शान्तिरोषधयः शान्तिर्ब्रह्य**
**शान्तिः सर्व ऊँ शान्तिः शान्तिरेव**
**सा मा शान्तिरेधि।**
**ऊँ शान्तिः शान्तिः।।"**

अर्थात् द्युलोक शान्ति दें, अन्तरिक्ष शान्ति दें, पृथ्वीलोक शान्ति दें, जल प्राण-शान्ति दें, रोगनाशक औषधियाँ शान्ति दें, भोज्य वनस्पतियाँ शान्ति दें, सब-के-सब देव शान्तिदायक हों, ज्ञान शान्ति दे, सब कुछ शान्ति ही दे, शान्ति भी सचमुच शान्ति ही हो, ऐसी शान्ति मुझे प्राप्त हो।

नीति-विरुद्ध कोई भी कार्य करने पर उसका प्रतिफल कष्टदायी होता है, तो क्या यह संभव हो सकता है कि हम दूसरों को कष्ट दें और खुद निडर रह कर चैन की नींद भी सोयें? यह तो ध्रुव सत्य है कि जब हम किसी को कष्ट देना चाहेंगे तो डर-भय की उत्पत्ति वहीं हो जायेगी। अतः हर मानव को चाहिए कि मानवता के हित में कार्य करें अन्यथा उसे डर यर भय होना स्वाभाविक है।

इस संदर्भ में श्री मदद्भगवतद्गीता के सोलहवें अध्याय में जिक्र किया गया है कि -

**"यः शास्त्रविधिमुत्सूजय वर्त्तते कामकारतः।**
**न स सि)मवाप्नोति न सुखं न परांगतिम्।।"**

अर्थात् "जो पुरुष शास्त्रविधि को त्यागकर अपनी इच्छा से मनमाना आचरण करता है, वह न सिद्धि को प्राप्त होता है, न परमगति को और न सुख को ही।"

## डर-भय की कुछ महत्त्वपूर्ण औषधियाँ तथा उनके महत्त्वपूर्ण लक्षण

1. **एकोनाइट नैपालिस-** रोगी अत्यधिक भयातुर तथा डरा हुआ रहता है। यह रोगी कार्य-स्थल या भीड़-भाड़ वाली जगहों पर जाने से डरता है। अपने आस-पास के क्रिया-कलापों से अत्यधिक भयभीत रहता है। सिर से संबंधित तकलीफों की शिकायत करता रहता है। अपनी मृत्यु के दिन का निर्धारण कर डरता रहता है। उसे यह भय रहता है कि उसकी बीमारी ही मृत्यु का कारण बनेगी। संकरी गली पार करने से डरता है। स्त्री रोगियों में गर्भावस्था में मृत्यु का भय होता है। जिसमें वह मृत्यु होने का दिनांक व समय की भविष्यवाणी भी कर डालती है।

2. **आर्सेनिक एलबम-** रोगी को इस बात की चिन्ता सताती है कि उसकी बीमारी अब ठीक नहीं होगी; अब वह अवश्य ही मरने जा रहा है; दवा लेने का अब कोई लाभ नहीं। यह डर-भय उसे प्रायः अकेले में या बिस्तर पर जाते समय सताता है।

   ["Anxious fear of death; thinks it useless to take medicine; is incurable, is surely going to die; dread of death, when alone or going to bed." - Allen]

3. **हायोसायामस नाइज़र-** अकेलेपन का डर-भय, ज़हर दिये जाने का फोबिया, पीटे जाने का फोबिया, बेचे जाने का डर-भय, खाने-पीने से डर, कुछ भी दिये जाने का डर-भय आदि रोगी में पाए जाते हैं।

4. **एन्टिमोनियम क्रुडम-** बच्चा नहीं चाहता है कि उसे कोई देखे, छुए या संपर्क में आये। वह न कुछ सुनना चाहता है न कुछ कहना चाहता है।

5. **बोरेक्स-** नीचे जाने का डर-भय इस दवा का चरित्रगत लक्षण है। इसमें रोगी सीढ़ी, पहाड़, छत, पेड़ आदि से नीचे उतरते समय भयातुर हो जाता है।

6. **लैक केनाइनम-** अकेले होने का डर-भय, मरने का डर-भय, पागल होने का डर-भय, सीढ़ी से नीचे गिरने का डर-भय आदि महत्त्वूपर्ण हैं। इस दवा के रोगी का चरित्रगत लक्षण अत्यधिक भुलक्कड़ होना है।
7. **मैग्नेसिया फॉस-** रोगी ठंडी हवा, उधार चढ़ने, किसी से छू जाने, स्नान करने या घूमने से डरता रहता है, भयातुर होता है।

डर-भय के उपचार हेतु सर्वप्रथम चिकित्सक को चाहिए कि वह रोगी के डरों के वास्तविक कारणों की जानकारी प्राप्त करे। सारी जानकारियाँ हासिल करने के बाद उसे चाहिए कि रोगी के डर-भय के कारणों को मूल रुप से जानें। कारण जाननें के बाद क्रमबद्ध रुप से सुझाव एवं सलाह के द्वारा डर-भय को दूर करने का प्रयास करे। तकनीकों की मदद से उन तमाम पुराने व नकारात्मक अनुभवों को रोगी के अवचेतन से हटाने की प्रक्रिया शुरू करनी चाहिये जो कि उसके वर्तमान भयों के लिये उत्तरदाई हैं। लेकिन कभी-भी विद्युत-आद्यात-चिकित्सा (Electroshock-Therapy) नहीं देनी चाहिए क्योंकि इससे रोगी और भी भयातुर हो जाता है।

अन्ततः यह कहना उचित होगा कि होम्योपैथी में डर-भय के उपचार हेतु जितनी भी दवायें हैं, यदि उन्हें संपूर्ण लक्षणों (Totality of Symptoms) के आधार पर चयन कर रोगी को सेवन कराया जाये तो अन्य चिकित्सा पद्धतियों की तुलना में रोगी सरलता पूर्वक, जल्द व पूर्ण रुप से आरोग्यता प्राप्त कर सकता है।

# 05

# उन्माद (Hysteria)

उन्माद का क्षेत्र बहुत ही व्यापक है। अक्सर सुनने में आता है कि अमुक व्यक्ति को उन्माद हो गया है; प्रायः लोग गुस्से में कह दिया करते हैं कि "क्यों उन्मादी हो रहे हो?" या "वे लोग धार्मिक उन्माद फैला रहे है।" या "वे लोग जातीय उन्माद फैला रहे हैं।" आदि। यह मानसिक विकृति मर्दों की तुलना में औरतों में अधिक पायी जाती है; साथ ही बच्चों व बुज़ुर्गों की तुलना में युवावस्था वाले इसके लिये अधिक बदनाम होते हैं। ऐसा कहा जाता है कि जैसे-जैसे प्रौढ़ता आती जाती है, यह विकृति स्वतः ठीक होती जाती है। या फिर इसकी प्रारम्भिक अवस्था में ही किसी योग्य चिकित्सक से परामर्श ले लिया जाए तो परेशानी से सुविधापूर्वक मुक्ति मिल सकती है। इस विकृति की खासियत यह है कि इसमें रोगी किसी भी बीमारी के लक्षणों को विपरीत ढंग (Contradictory Manner) से प्रस्तुत करता है।

अर्थात् "उन्माद वह मनःस्नायविक विकृति है जिसमें रोगी के अंतःकरण में व्याप्त अनसुलझे डर-भय तथा भावनात्मक आवेगों के ज्वार के चलते उसका मन असाधारण रूप से उत्तेजित और असंतुलित हो जाता है, साथ ही उसकी संवेदनाओं, नाड़ीतंत्र तथा पाचनतंत्र के क्रिया-कलापों में भी असामान्य बदलाव दृष्टिगोचर होते हैं, हालाँकि शारीरिक रूप से वह बिलकुल स्वस्थ होता है।

या कहें कि "यह वह मनःस्नायविक विकृति है जिसके तमाम लक्षण किन्हीं अन्य कारणों के परिवर्तित रूप होते हैं तथा जिसमें रोगी दुश्चिंताओं के चलते कमज़ोर हुई ज्ञान-चेतना के कारण अपनी भावनाओं तथा क्रिया-कलापों पर नियंत्रण नहीं रख पाता है, सामान्य अहसासों को भी अतिश्योक्तिपूर्ण ढंग से लेने लगता है तथा अनेकोंनेक व्याधियों से पीड़ित होने सा व्यवहार करने लगता

है, हालाँकि निरंतर बनी रहने वाली दुश्चिंताओं के सिवाए उसे कोई और शारीरिक परेशानी वास्तव में होती नहीं है।"

ब्राउन (Brown) साहब के अनुसार, "उन्माद में ऐसे लक्षण उत्पन्न होते हैं जिनका मूल कारण मानसिक होता है।"

कॉलमैन (Coleman) साहब के अनुसार, "उन्माद एक प्रकार का तन्त्रिकातापी प्रतिरक्षा क्रियातंत्र (Defence Mechanism) है जिसमें शारीरिक रोगों से लक्षण उत्पन्न हो जाते हैं किंतु उन लक्षणों के पीछे कोई वास्तविक शारीरिक या आंगिक विकार नहीं होता है।'

अतः कह सकते हैं कि उन्माद का मूल कारण मानसिक संघर्ष ही है।

उन्मादित व्यक्ति जब अकेला या अपने परिजनों से दूर होता है या गहरी निद्रा में होता है तो सामान्य रहता है, लेकिन जैसे ही वह अपने परिजनों के बीच आ जाता है वैसे ही उसमें उन्माद के लक्षण प्रकट हो जाते हैं। यह इस बीमारी का चरित्रगत लक्षण है क्योंकि उन्मादित रोगी जाने-अनजाने जो भी कुछ करता है, लोगों को दिखाने हेतु करता है जो कभी-कभी तो उसके स्वयं के लिए भी कष्टदायक तथा/या घातक भी हो जाता है।

## उन्माद के प्रकार
## Types of Hysteria

1. चिन्तोन्माद (Anxiety Hysteria)
2. हर्षोन्माद (Ecstacy)
3. परिवर्तन-प्रतिक्रिया उन्माद (Conversion Reaction Hysteria)
4. चोट या आघात के कारण उन्माद (Traumatic Hysteria)
5. धर्मोन्माद (Relegious Hysteria)
6. कामोन्माद (Sexual Hysteria)
7. धनोन्माद (Showy Nature of Property)
8. चेतनोन्माद या महानतोन्माद (Grandeural Hysteria)
9. बलोन्माद (Strengthual Hysteria)

1. **चिन्तोन्माद (Anxiety Hysteria):** इसका रोगी तीव्र भय से ग्रसित होता है। रोगियों के लक्षण बच्चों के भय के लक्षणों से मिलते-जुलते हैं, जैसे कि एकान्त से डरना, अंधेरे में डरना आदि। रोगी को ज़रा सा भी शारीरिक कष्ट हो जाए तो वह अत्यधिक भयभीत एवं परेशान हो जाता है, 'राई को पहाड़' बना देता है। रोगी अनेक चिंताओं या भयों से पीड़ित रहता है, मसलन वह पागल हो जायेगा, वह मर जायेगा आदि। चिन्तोन्माद में वे सभी उन्माद आते हैं जिनकी जनक चिन्ता होती है। इससे पीड़ित रोगी के चेहरे पर हँसी-मुस्कान कभी-भी नहीं आती।

 इसमें रोगी चिन्ता के कारण तनाव, बेचैनी, घबराहट आदि का अनुभव करता है जिसकी वजह से उसमें चिड़चिड़ापन, एकाग्रता की कमी तथा अनिद्रा जैसे लक्षण आ जाते हैं। बिना किसी शारीरिक या भौतिक कारण के दिल की धड़कन बढ़ जाती है, रक्तचाप तथा नाड़ीचाप (Blood Pressure and Puls Pressure) बढ़ जाता हैं।

2. **हर्षोन्माद (Ecstacy):** इस उन्माद का रोगी अपार हर्ष में डूबा रहता है। उन्मादित लक्षणों का कारण हद से ज़्यादा खुशी होना होता है। इसमें रोगी प्रायः हँसता, मुस्कराता या ठहाके लगाता रहता है। इस उन्माद के रोगी में उन्माद के सभी सामान्य लक्षण पाए जा सकते हैं। सभी लक्षणों में हर्ष की प्रचुरता प्रधान होती है। आश्चर्य तो तब होता है जब कि रोगी गंभीर गम की बातों पर भी हँसता रहता है।

3. **परिवर्तन-प्रतिक्रिया उन्माद (Conversion Reaction Hysteria):** इसमें रोगी में उन्माद के जो भी लक्षण नज़र आते हैं वे सभी किन्हीं अन्य कारणों के परिवर्तित रूप होते हैं, मसलन एक बूढ़ी औरत की कामेच्छा (libido) पूरी नहीं होती थी। वह चाहती थी कि कोई नौजवान उसे अपनी बाँहों में जकड़ ले। इस कारण वह एक नाले के पास ज़मीन पर बैठ जाती थी तथा जब कोई नौजवान उस रास्ते से गुज़रता तो वह उससे कह ही बैठती कि "बेटा मुझे नाला पार करा दो।" पुनः उस पार से इस पार तथा इस पार से उस पार वह बुढ़िया नौजवानों के द्वारा लाई-ले जाई जाती रहती थी। जब कोई नौजवान उसे गोद में उठाता था तो उसके अंग-स्पर्श

से उसे बहुत आनन्द मिलता था तथा अपनी दबी हुई कामेच्छा के कारण वह इस उन्माद का शिकार हो गयी थी। इसी प्रकार परिवर्तन-प्रतिक्रिया उन्माद के और भी कई उदाहरण देखने को मिलते हैं, जैसे -

(क) चिन्तोन्माद के कारण विभिन्न अंगों में कम्पन।
(ख) हर्षोन्माद के कारण विभिन्न अंगों में कम्पन।
(ग) भय के चलते आई नपुंसकता आदि।

4. **चोट या आघात के कारण उन्माद (Traumatic Hysteria):** उन्माद का यह प्रकार खासतौर पर माथे या रीढ़ की हड्डी (मेरूदण्ड) पर चोट लगने के चार घंटे बाद से लेकर हफ्तों या महीनों बाद तक कभी भी उत्पन्न हो सकता है। इसमें चिन्ता के लक्षण भी साथ में होते हैं। यह अक्सर उन मज़दूरों में पाया जाता है जो खतरनाक पेशों में काम कर रहे होते हैं, जैसे- बहुत ऊँचाई पर, किसी गहरे गड्ढे अथवा खदान में, बिजली विभाग में या श्रम न्यायालय (labour court) में। इसमें रोगी अनिद्रा से पीड़ित होता है तथा अक्सर क्रुद्ध या खिन्न रहता है।

5. **बलोन्माद (Strengthual Hysteria):** इसमें रोगी बलिष्ठ होने का प्रदर्शन करता है या करना चाहता है जबकि वास्तव में वह बेहद कमज़ोर होता है। उसका सोचना होता है कि इस तरह के प्रदर्शन के चलते लोग उससे उलझेंगे नहीं।

6. **कामोन्माद (Sexual Hysteria):** इसमें रोगी अपनी कामशक्ति (libido) का प्रदर्शन करना चाहता है जबकि वास्तव में वह शारीरिक तौर पर रतिक्रिया में सक्षम नहीं होता है।

7. **धनोन्माद (Showy Nature of Property):** इसमें रोगी अपने धनी होने का प्रदर्शन करता है या करना चाहता है और इसीलिये अपनी सम्पत्ति के बारे में काफी बढ़ा-चढ़ा कर बात करता है।

8. **चेतनोन्माद या महानतोन्माद (Grandeural Hysteria):** इसमें रोगी यह प्रदर्शन करना चाहता है कि वह परम विद्वान है; महान है। जबकि सच तो यह है कि विद्वान होने का नाटक अच्छा कर लेता है वह।

9. **धर्मोन्माद (Relegious Hysteria)**: इसमें रोगी यह दिखाना चाहता है कि वह परम धार्मिक है, जबकि यह तो उसका नाटक मात्र होता है जो कि वह एक खास समय के लिए करता है।

सभी तरह के उन्मादों में व्यावहारिक रूप से लगभग एक ही तरह के लक्षण पाये जाते हैं, जैसे- अंगों में कम्पन, पक्षाघात, शरीर में ऐंठन, आँखों में दर्द, दिल की तेज़ धड़कन, गहरी तथा लम्बी श्वसन क्रिया, चलने में असमर्थता, प्राणशक्ति की कमी, गले में रूकावट इत्यादि। इसके अलावा उन्माद के चलते रोगी को समय पर भूख नहीं लगती है, नींद नहीं आती है। इस वजह से उसका वज़न घटता जाता है, रक्त-चाप कम या अधिक हो जाता है, दिल की धड़कन अस्वाभाविक रूप से कम या अधिक हो जाया करती है। उन्मादित रोगी के सभी क्रिया-कलाप लोगों को दिखाने हेतु होते हैं, फलतः नींद में, अकेले में या किसी अन्य परिवेश में वह पूर्णतः सामान्य नज़र आता है। किंतु जैसे ही उसके परिजन सामने आते हैं वैसे ही उसके उन्मादित लक्षण पुनः उभरने लगते हैं।

## उन्माद के लक्षण एवं उपचार

(क) शारीरिक लक्षण (Physical Symptoms): ये तीन प्रकार के होते हैं-

(अ) ज्ञानात्मक लक्षण (Sensory Symptoms)
(ब) क्रियात्मक लक्षण (Motor Symptoms)
(स) भीतरी लक्षण (Visceral Symptoms)

### (अ) ज्ञानात्मक लक्षण
### (Sensory Symptoms)

हम अपनी पाँच ज्ञानेन्द्रियों- नाक, कान, जीभ, आँखें एवं त्वचा के माध्यम से इस दुनिया को जानते-समझते हैं और उन्माद में इनमें से एक, दो, तीन, चार या कभी-कभी पाँचों ही इन्द्रियाँ बिना किसी शारीरिक व्याधि के अपने सामान्य क्रिया-कलाप बन्द या कम कर देती हैं।

1. **उन्मादित अघ्राणता या सूँघने की शक्ति का नष्ट होना (Hysterical Anosmia)** :- इसमें लगता है कि रोगी की नाक में कुछ हो गया है जिसके कारण वह किसी खास सुगन्ध या दुर्गन्ध के विषय में नहीं बता पा रहा। एक प्रेमी जब भी अपनी प्रेमिका से मिलने जाता था तो एक विशेष प्रकार का तेज़ सेन्ट प्रयोग में लाता था। इसका कारण यह था कि उस तेज़ सेन्ट की सुगन्ध से प्रेमिका अपने प्रेमी को पहचान लेती थी तथा बिना बुलाए या आवाज़ लगाए ही उससे मिलने चली आती थी। एक दिन उस तेज़ सेन्ट के कारण ही वे दोनों पकड़े गये। तब से उस लड़की की घ्राणता ही समाप्त हो गयी। मोनिया गैस लगने के बाद भी अघ्राणता हो जाती है।

इसके लिए होम्योपैथी में ये दवाएँ हैं: एसाफिटिडा, कल्केरिया, कोनियम, हायोसियामस, सिपिया, सल्फर, कोकुलस, साइलिसिया, पल्साटिला, एनाकार्डियम, नैट्रम म्युर आदि।

2. **उन्मादित दृष्टि-दोष (Hysterical Anopsia)** :- इसमें रोगी की आँखों के चिकित्सकीय परीक्षण से पता चलता है कि उनमें कोई भी शारीरिक गड़बड़ी नहीं है, फिर भी रोगी को लगातार दृष्टि-दोष की शिकायत बनी रहती है। इसके तहत निम्न प्रकार के दृष्टि-दोष पाए जाते हैं:

**i.** उन्मादित द्विदृष्टिता **(Hysterical Diplopia)** :- इसमें रोगी को हर चीज़ दो नज़र आती हैं, मसलन उसे एक उंगली दिखायी जाए तो वह दो उंगलियाँ देखता है; रात में वह दो चन्द्रमा देखता है; वह एक ही आदमी को दो देखता है आदि। मोतियाबिन्द के चलते होने वाली द्विदृष्टिता तथा उन्मादित द्विदृष्टिता में अन्तर है। मोतियाबिन्द या अन्य बीमारियों के कारण होने वाले द्विदृष्टिता में दोनों आँखों के खुले होने पर ही ऐसा संभव है; जबकि उन्मादित द्विदृष्टिता में रोगी एक आँख से भी 'एक के दो' देखता है।

होम्योपैथी में इसकी मुख्य दवाएँ हैं- पल्साटिला, ऑरम मेटालिकम, जेल्सेमियम, हायोसियामस, नैट्रम म्यूरियेटिकम, नाइट्रिक एसिड, कोनियम, अर्जेन्टम, लाइकोपोडियम, नक्स वोमिका, कॉस्टिकम आदि।

**ii.** उन्मादित त्रिदृष्टिता **(Hysterical Triplopia):** इसमें रोगी को हर चीज़ तीन-तीन नज़र आती हैं, यानि कि एक ही वस्तु के तीन प्रतिबिम्ब उसकी आँखों में बनते जान पड़ते हैं।

होम्योपैथी में इसकी मुख्य दवाएँ बेलाडोना तथा सिकेली कॉर हैं।

**iii.** उन्मादित रतौंधी **(Hysterical Night Blindness):** इसे Hysterical Hemeralopia भी कहते हैं। इसमें रोगी को रात में कुछ भी नज़र नहीं आता है या फिर धुंधला दिखता है; खासतौर पर सूर्यास्त के तुरन्त बाद। रतौंधी का परीक्षण Adaptometer नामक यंत्र से किया जाता है। लेकिन उन्मादित रतौंधी में आँखें सामान्य पायी जाती हैं।

होम्योपैथी में इसकी मुख्य दवाएँ लाइकोपोडियम, मर्क्युरियस, नाइट्रिक एसिड, हायोसियमस, नक्स वोमिका, पल्साटिला, जिंकम, वेराट्रम एलबम तथा स्ट्रॉमोनियम हैं।

**iv.** उन्मादित दिवान्धता **(Hysterical Day-Blindness):** इसमें रोगी को दिन में कम दिखायी पड़ता है या बिल्कुल ही नहीं दिखता है खासकर प्रातः काल सूर्योदय के कुछ समय पहले से लेकर कुछ समय बाद तक।

होम्योपैथी में इसकी मुख्य दवाएँ कोनियम, स्ट्रॉमोनियम, सल्फर, कैस्टोरियम, फॉस्फोरस, सिपिया, नैट्रम म्युर, साइलिसिया आदि हैं।

**v.** उन्मादित रंगान्धता **(Hysterical Colour Blindness):** इसमें रोगी किसी विशेष रंग को ठीक से पहचान नहीं पाता है या प्रत्येक रंग को एक ही रंग विशेष समझ बैठता है।

होम्योपैथी में इसकी मुख्य दवाएँ बेलाडोना कार्बोनियम सल्फ, क्लोरेलम, आदि हैं।

यदि यह रंगान्धता नीले, लाल, पीले या हरे रंगों के लिए हो तो इसकी दवा कार्बोनियम सल्फ ही है। यदि रोगी को हर चीज़ सतरंगी अर्थात् इन्द्रधनुष-सी दिखे तो इसकी दवाएँ इपिकाक, बेलाडोना, कोनियम, पल्साटिला, ब्रायोनिया आदि हैं। यदि रोगी को प्रत्येक चीज़ काले रंग की

दिखे तो इसकी दवा स्ट्रॉमोनियम ही है।

**vi.** उन्मादित अन्धापन **(Hysterical Blindness):** इसमें अमूमन होता यह है कि किसी घटना विशेष के बाद रोगी एकाएक अन्धा-सा हो जाता है। यह अन्धापन पूर्णतः या आंशिक हो सकता है। इसके चिकित्सकीय कारणों को खोजते-खोजते चिकित्सकगण भी परेशान हो जाते हैं। जब उन्हें कारण ही नहीं मिलता तो फिर इसका निवारण वे कैसे कर पाएँगे? पूर्ण उन्मादित अन्धापन में रोगी प्रायः अन्धेपन से मुक्ति नहीं चाहता क्योंकि वह डरता है कि इससे उसकी बदनामी हो जायेगी। आंशिक उन्मादित अन्धापन में Perimeter Chart से पता चलता है कि दोनों आँखों से अलग-अलग दिखने वाले क्षेत्र समान नहीं हैं। इसकी सत्यता परखने हेतु रोगी को यदि बिना चेतावनी के अचानक थप्पड़ मारने या किसी अन्य वस्तु से प्रहार करने का नाटक किया जाए और अगर रोगी अपना बचाव करने का कोई उपक्रम न करे तो स्पष्ट हो जायेगा कि उसका अन्धापन वास्तविक है। उन्मादित अन्धत्व को Hysterical Amaurosis भी कहते हैं।

होम्योपैथी में इसकी मुख्य दवाएँ प्लैटिना, फॉस्फोरस, सिपिया, इग्नेसिया, नैट्रम म्युर आदि हैं।

**3.** उन्मादित बहरापन या बधिरता **(Hysterical Anacuria):** इसमें रोगी किसी घटना-विशेष के बाद बहरा हो जाता है, जबकि उसके कानों में कोई भी शारीरिक खराबी नहीं पाई जाती। चिकित्सक लोग उसके कानों में बहरेपन के कारण खोज पाने में नाकाम रहते हैं क्योंकि वास्तव में वह बहरापन मानसिक होता है। ऐसा ही एक रोगी था जिसकी शिकायत उसके घर वाले आपस में किया करते थे और जिसके कारण उसके घर में तू-तू-मैं-मैं हुआ करता था। अन्ततः हुआ यह कि झगड़े से बचने के लिये उसने न सुनने का बहाना बनाना शुरू कर दिया। इस तरह झगड़े से तो वह बचने लगा लेकिन कुछ दिनों बाद उसने पाया कि जब उसके घर वाले आपस में बातें करते तो वह सचमुच ही उन्हें सुन नहीं पाता था;

जबकि अन्य लोगों की बातें उसे बिना किसी परेशानी के सुनाई दे जाती थीं। इस तरह के उन्मादित बहरेपन को पहचानने का एक तरीका यह भी है कि रोगी जब नींद में हो तो उसका नाम लेकर उसे जगाया जाए।

होम्योपैथी में इसकी मुख्य दवाएँ साइलिसिया, पल्साटिला, लैकेसिस, मर्क्युरियस, कोनियम आदि हैं।

यदि रोगी महसूस करे कि उसके कान के पर्दे में सूजन आदि (hysterical tympanitis) है तो इसकी दवा टॅारेक्सकम है।

4. **उन्मादित स्वाद-हीनता या न्यूनता (Hysterical Gustatory Defective)**: इसमें रोगी को किसी भोज्य पदार्थ के स्वाद का सही-सही पता नहीं चल पाता। कभी-कभी ऐसा होता है कि रोगी खासे तीखे मिर्चों को भी सहज भाव से खाता जाता है तथा स्वाद के संदर्भ में बतलाता है कि वे मिर्चें तीखे तो थे ही नहीं। यह निम्न प्रकारों की होती है:

i. **उन्माद जनित स्वाद-हीनता (Hysterical Loss of Taste):** इसके उपचार हेतु होम्योपैथी में एपिस मेलिफिका, ऑरम मेटालिकम, एनाकार्डियम, बेलाडोना, कल्केरिया, कैन्थरिस, कोकुलस, हायोसियामस, साइलिसिया, सल्फर, लाइकोपोडियम, आर्सेनिक, मैग्नेसिया म्यूरियेटिकम, मर्क्युरियस, नैट्रम म्युर, नक्स मॉस्केटा, नक्स वोमिका, फॉस्फोरस, पल्साटिला, सिपिया आदि दवाएँ हैं।

ii. **उन्माद जनित तीक्ष्ण स्वाद (Hysterical Acute Taste of Mouth):** इसके उपचार हेतु लाइकोपोडियम, चाइना, कॉफिया, कैम्फर, नैट्रम कार्ब आदि दवाएँ प्रयुक्त होती हैं।

iii. **उन्माद जनित मुँह का बुरा स्वाद (Hysterical Bad Taste of Mouth):** इसके उपचार हेतु पल्साटिला, कल्केरिया, नक्स वोमिका, सल्फर, मर्क्युरियस आदि दवाएँ हैं।

iv. **उन्माद जनित मुँह का तीखा स्वाद (Hysterical Bitter Taste of Mouth):** इसके उपचार हेतु ब्रायोनिया, कार्बोनियम, सल्फ कॉस्टिकम,

एकोनाइट, कोनियम, इग्नेसिया, काली कार्ब, लैकेसिस, लाइकोपोडियम, मैग्नेसिया कार्ब, लाइलिसिया, सल्फर, वेराट्रम एलबम, वैलेरियाना, आर्सेनिक, मैग्नेसिया म्यूर, मर्क्युरियस कॉर, नैट्रम म्युर, नाइट्रिक एसिड, नक्स मॉस्केटा, नक्स वोमिका, फॉस्फोरस, प्लम्बम, पल्साटिला, सिपिया आदि दवाएँ हैं।

**तीखा स्वादः**

- प्रातः काल- पल्साटिला, लाइकोपोडियम, कैमोमिला आदि।
- शाम के समय- एमोन कार्ब, पल्साटिला आदि।
- रात को- लैकेसिस, रस टॉक्स, लाइकोपोडियम।
- बियर पीने या कुछ चबाने के बाद- पल्साटिला।
- उन्माद के दौरा के समय मुँह का स्वाद :-
    - चॉक या खड़िया की तरह (chalky)- इग्नेसिया, नक्स मॉस्केटा।
    - पनीर जैसा (cheesy)- फॉस्फोरस, जिंकम मेटालिकम, लाइकोपोडियम।
    - लिसलिसा-सा (clammy)- फॉस्फोरस, नैट्रम म्युर, पल्साटिला, जिंकम मेटालिकम, नक्स मॉस्केटा।
    - मिट्टी जैसा (Clay-like)- इग्नेसिया, एगारिकस, स्टैनम मेटालिकम, फॉस्फोरस, पल्साटिला, एलो सोकोट्रिना।
    - सड़े हुए अण्डे जैसा- मर्क्युरियस, एकोनाइट, साइलिसिया, फेरम मेटालिकम।
    - प्रातः काल सड़े हुए अण्डे जैसा- फॉस्फोरस, एमोन कार्ब, ग्रेफाइटिस, फॉस्फोरिक एसिड, साइलिसिया, एकोनाइट।
    - खाँसी के साथ सड़े हुए अण्डे जैसा- सिपिया।
    - लहसुन जैसा (garlic-like)- एसाफिटिडा।
    - स्याही जैसा (ink-like)- कल्केरिया, अर्जेन्टम नाइट्रिकम।
    - बेस्वाद-सा या अरूचिकर (insipid)- पल्साटिला, एकोनाइट, सल्फर, मर्क्यूरियस आदि।
    - धातु जैसा (metallic)- कोकुलस, नैट्रम कार्ब, एमोन कार्ब, रस

टॉक्स, मर्क्युरियस आदि।

- दूध जैसा (milky)- ऑरम मेटालिकम।
- शराब जैसा दुर्गंधयुक्त (musty)- लाइकोपोडियम।
- पिपरमिन्ट जैसा- वेराट्रम एलबम, फेरम आयोड।
- शिलाजीत जैसा (mineral pitch like)- कैन्थरिस।
- मवाद सरीखा (purulent)- नैट्रम कार्ब, पल्साटिला, मर्क्यूरियस आदि।
- सड़ी हुई दुर्गन्ध-सा (putrid)- आर्निका, पल्साटिला, कार्बो वेज, नक्स वोमिका, एनाकार्डियम, आर्सेनिक, नैट्रम म्युर आदि।
- नमकीन (saltish)- सिपिया, नैट्रम म्युर, मर्क्युरियस आदि।
- नमकीन-खट्टा- लैकेसिस।
- नमकीन-मीठा- फॉस्फोरस, क्रोक्स स्टाइवा।
- लिसलिसी मिट्टी जैसा- नक्स मॉस्केटा, नक्स वोमिका, फॉस्फोरस, कैमोमिला, मर्क्युरियस, साइलिसिया, वैलेरियाना, पल्साटिला, सिपिया आदि।
- धुँये जैसा- फॉस्फोरिक एसिड।
- खट्टा- लाइकोपोडियम, मैग्नेसिया कार्ब, अर्जेन्टम नाइट्रिकम, कल्केरिया, इग्नैसिमा, नाइट्रिक एसिड, पल्साटिला, सिपिया, साइलिसिया, सल्फर, मैग्नेसिया म्युर, मर्क्यूरियस, नैट्रम म्युर, नक्स वोमिका आदि।
- गंधक जैसा- नक्स वोमिका, कोकुलस।
- मीठा- सल्फर, लाइकोपोडियम, मर्क्युरियस, पल्साटिला, फॉस्फोरस, प्लैटिना, एकोनाइट आदि।

5. **उन्माद जनित त्वक्-संवेदन-हीनता (Cutaneous Anaesthesia):** इसमें किसी खास अंग या अंगों की संवेदनशीलता कम या खत्म हो जाती है। उदाहरण के तौर पर यहाँ एक मुसलमान लड़की का केस लेते हैं जिसकी उम्र तकरीबन 20 वर्ष होगी तथा जो थनैली (Mastitis) से पीड़ित थी। वह अपनी माँ के साथ एक चिकित्सक के पास गयी। चिकित्सक ने निरीक्षण

करके उसकी माँ को बताया कि यह घाव नहीं है, यह तो थनैली है। यह दवा से ही ठीक हो जायेगी। जाँच के दौरान चिकित्सक के साथ वहाँ एक नर्स तथा उस लड़की की माँ भी मौजूद थीं। कुछ दिनों बाद यह पाया गया कि वह अपने स्तनों के प्रति लापरवाह रहने लगी है। जाने-अनजाने किसी का हाथ उसके स्तनों पर पड़ जाता तो भी उस पर कोई प्रभाव नहीं पड़ता था मानो वह उसका स्तन हो ही नहीं। मनोविज्ञान के दृष्किोण से इसका कारण यह हो सकता है कि संभवतः जाँच के क्रम में उस लड़की की कामेच्छा जागृत हो गयी हो। फलतः वह उत्तेजना (sexual thrilling) महसूस करने लगी हो। चूँकि स्तन-जाँच का कार्य उसकी माँ तथा नर्स के सामने हो रहा था, अतः इस कारण उसमें अपने उत्तेजित होने को लेकर दोष-भावना (Guilty Feeling) आ गयी होगी जिसका परिणाम यह हुआ कि आगे से इस तरह की उत्तेजना को नकारने के लिये वह अपने स्तनों के प्रति उदासीन हो गयी।

रोगी के उन्मादित पक्षाघातिक (Hysterically-Paralysed) अंगों में नीलापन, ठंडापन आदि लक्षण नहीं पाए जाते जबकि रोगी के आक्रान्त अंग पर खरोंच के निशान (Dermographism) या जला हुआ निशान मिलना सामान्य माना जाता है।

होम्योपैथी में इसकी मुख्य दवाएँ कैफर, कार्बोनियम सल्फ, कॉस्टिकम, कोकुलस, कोनियम, नक्स वोमिका, फॉस्फोरस, एनाकार्डियम, अर्जेन्टम नाइट्रिकम, आर्सेनिक, प्लैटिना, प्लम्बम, पल्साटिला, रस टॉक्स, सिकेली कॉर, सिपिया, जिंकम मेटालिकम, मर्क्युरियस, नैट्रम म्युर आदि हैं।

## (ब) क्रियात्मक लक्षण

### (Motor Symptoms)

ये इस प्रकार हैं:

1. **कम्पन (Trembling) :-** सामान्य अवस्था में कम्पन प्रायः प्रेम, भय या ख़ुशी के आवेश का लक्षण माना जाता है। उन्माद जनित कम्पन की

पहचान यह है कि कम्पन वाले अंग या अंगों का काँपना कम करने हेतु जब उन्हें ज़ोर से जकड़ लिया जाता है तो कम्पन कम होने की बजाए और तेज़ हो जाता है, जबकि कम्पन का कोई शारीरिक कारण मौजूद नहीं होता। होम्योपैथी में इसकी मुख्य दवाएँ आर्सेनिक, एम्ब्राग्रिसिया, आर्जेन्टम नाइट्रिकम, जेल्सेमियम, लैकेसिस, प्लैटिना, पल्साटिला, कोक्कुलस, कोनियम आदि हैं।

2. **चेहरे की माँसपेशियों का फड़कना (Tic) :-** इसमें रोगी के चेहरे की माँसपेशियों में सिकुड़न या फड़कन स्वतः होती रहती है, मसलन सिर को झटकते रहना, पलकों का फड़कना, पलकों का सिकुड़ना, मुँह सिकोड़ना, आँखें झपकना आदि। चिकित्सा विज्ञान के विद्वानों ने इसका कारण आन्तरिक द्वन्द्व बतलाया है। यह भी उन्माद का एक सामान्य लक्षण है। इसकी मुख्य दवाएँ सिपिया, नाइट्रिक एसिड, सल्फर, कोनियम आदि हैं। लेकिन यदि यही लक्षण सिर में चक्कर के साथ हों तो इसकी दवा कल्केरिया है।

3. **उन्मादजन्य दर्दयुक्त ऐंठन (Hysterical Cramps) :-** इसमें रोगी के किसी खास अंग या अंगों में किसी ऐसे कार्य को करने के दरम्यान जिसमें उसका मन ठीक से न लग रहा हो दर्द के साथ ऐंठन का शिकायत शुरू हो जाती है। यह लक्षण प्रायः नये लेखकों, दर्जियों, टाइपिस्टों, खिलाड़ियों आदि में नज़र आया करते हैं; तब जबकि उनका कार्य संतोषजनक या प्रशंसा के लायक नहीं होता।

लेखकों की इस दर्दयुक्त ऐंठन को Writer's Cramp कहते हैं; आजकल इस शब्द का प्रयोग किसी भी व्यावसायिक रोगी के लिए किया जाने लगा है। इसके लिए होम्योपैथी में प्लैटिना, रूटा, सिपिया, स्टैनम, कॉस्टिकम, कोकुलस, कोनियम, कुप्रम मेटालिकम, लाइकोपोडियम, मर्क्युरियस, मैग्नेसिया फॉस, नाइट्रिक एसिड, स्ट्रीचिनम, साइलिसिया, सल्फ्युरिक एसिड, सल्फर, वेराट्रम एलबम, साइक्लामेन, जेल्सेमियम, अर्जेन्टम मेटालिकम, आर्निका आदि दवाएँ हैं।

लक्षण-भेद के अनुसार उन्मादजन्य दर्दयुक्त ऐंठन की कुछ प्रमुख दवाएँ:

- लिखते समय कलाई में ऐंठन- ब्रैकिग्लोटिस (Brachyglottis)।
- लिखते समय हाथ में ऐंठन- नैट्रम फॉस, प्लैटिना, साइक्लामेन, एनाकार्डियम, साइलिसिया, मैग्नेसिया फॉस।
- लिखते समय अंगुलियों में ऐंठन- स्टैनम, मैग्नेसिया फॉस, रूटा, साइक्लामेन।
- लिखते समय अंगूठे में ऐंठन- ब्रैकिग्लोटिस, साइक्लामेन।
- पियानो, वायलिन या हारमोनियम बजाते समय ऐंठन- मैग्नेसिया फॉस।
- टायपिस्टों तथा पियानो व वायलिन वादकों में ऐंठन- सिमसिफ्युगा, जेल्सेमियम, अर्जेन्टम मेटालिकम, अर्जेन्टम नाइट्रिकम, मैग्नेसिया फॉस, स्टैनम, कॉस्टिकम आदि।
- नाचते समय पैरों में ऐंठन- सल्फर।
- कपड़े सिलते समय अंगुलियों में ऐंठन- काली कार्ब।

4. उन्मादित माँसपेशियों में संकुचन **(Hysterical Contraction of Muscles) :-** इसमें रोगी की माँसपेशियाँ बिना किसी कारण के सिकुड़ जाती हैं जिससे अंग-विशेष टेढ़ा हो जाता है और रोगी विकलांग जैसा लगने लगता है। इसके लिए होम्योपैथी में लैकेसिस, मर्क्युरियस, नैट्रम म्युर, नाइट्रिक एसिड, एसाफिटिडा, बेलाडोना, ब्रायोनिया, कल्केरिया, कैन्थरिस, कॉस्अिकम, सिकुटा वाइरोसा, रस टॉक्स, सिपिया स्टैफिसेग्रिया, स्ट्रामोनियम, सल्फर, जिंकम, कोकुलस, कोनियम, नक्स वोमिका, फॉस्फोरस, प्लम्बम तथा पल्साटिला आदि दवाएँ हैं।

5. उन्मादित दर्द **(Hysteralgia or Psychalgia) :-** उन्मादित रोगियों में दर्द की अपनी महत्ता है। उनमें दर्द का स्थान बदलता रहता है क्योंकि इसका संबंध शारीरिक कारणों से नहीं होता। कभी-कभी तो दर्द इतना अधिक होता है कि रोगी बेहोश तक हो जाता है।

यह विभिन्न स्थानों पर या विभिन्न प्रकारों का हो सकता है, जैसे-

- उन्मादित सिरदर्द (Hysterical Headache): इसके लिए होम्योपैथी में कोकुलस, कॉफिया, इग्नेसिया, अर्जेन्टम नाइट्रिकम, एसाफिटिडा, ऑरम मेटालिकम, प्लैटिना, सिपिया, मॉस्कस, नैट्रम म्युर, नक्स मॉस्केटा आदि दवाएँ हैं।
- उन्मादित पेटदर्द (Hysterical Colic): इसके लिए होम्योपैथी में काजुपुटम, एसाफिटिडा, काफिकुलस, इग्नेसिया, वैलेरियाना, एलेट्रिस फैरिनोसा आदि दवाएँ हैं।
- उन्मादित आमाशयदर्द (Hysteralgia in Stomach): इसके लिए होम्योपैथी में इग्नैसिया, प्लैटिना, एसाफिटिडा आदि दवाएँ हैं।
- हाथ-पैरों में सिकुड़न पैदा करने वाला उन्मादितदर्द (hysterical contractile pain in extremities): इसके लिए होम्योपैथी में हायोसियामस, इग्नेसिया, लाइकोपोडियम, मर्क्युरियस, नक्स वोमिका, ट्रॅामोनियम, जिंकम, बेलाडोना, कोकुलस, क्यूप्रम मेटालिकम आदि दवाएँ हैं।

6. वाक्-विकार **(Disorder of Speech) :-**

ये निम्न प्रकार के होते हैं-

**i.** हकलाना (Stuttering)- जब रोगी गले में किसी भी तरह की यांत्रिक या शारीरिक खराबी न होने के बावजूद रूक-रूक कर बोलता है या किसी शब्द या अक्षर विशेष के उच्चारण पर अटकता है, उसे उन्माद जनित हकलाना (hysterical stuttering) कहते हैं। इसके लिए होम्योपैथी में नक्स मॉस्केटा, हायोसियामस, इग्नेसिया, सिपिया तथा प्लैटिना आदि दवाएँ हैं।

**ii.** स्वर-हानि (Aphonia)- इसमें रोगी स्वयं को संवाद करने में असमर्थ पाता है क्योंकि उसका गला रूंध जाता है, उससे ठीक स्वर नहीं फूटता, लेकिन दूसरी ओर हम पाते हैं कि खांसते, छींकते या नींद में बड़बड़ाते हुए उसके गले से सामान्य स्वर/शब्द निकलते हैं। इसके लिए होम्योपैथी में इग्नेसिया, नक्स मॉस्क्रेटा, हायोसियामस, सिपिया, प्लैटिना आदि दवाएँ हैं।

**iii.** मूकता (Mutism)- कभी-कभी उन्माद जनित स्वर-हानि (Hysterical Aphonia) के लगातार अधिक समय तक बने रहने पर या किसी घटना विशेष के चलते लगे सदमे के कारण रोगी की आवाज़ पूरी तरह चली जाती है, लेकिन इस मूकता का गले की किसी यांत्रिक या शारीरिक खराबी से कोई संबंध नहीं होता है। रोगी की आवाज़ निद्रावार्त्ता, छींक, खांसी आदि के समय सामान्य पायी जाती है। इसके लिए होम्योपैथी में नक्स मॉस्केटा, हायोसियामस, प्लैटिना, नैट्रम म्युर, सिपिया, इग्नेसिया आदि दवाएँ हैं।

**7.** औरतों में उन्मादित खाँसी **(Hysterical Cough in Women) :-** इसके लिए होम्योपैथी में जेल्सेमियम, इग्नेसिया, नक्स मॉस्केटा, कोकुलस, प्लैटिना, वेराट्रम एलबम, डेरिस पिनाटा आदि दवाएँ हैं।

**i.** मासिकस्राव के समय खाँसी- इसकी दवाएँ हायोसियामस, प्लैटिना आदि हैं।

**ii.** रात में चिल्लाने के साथ खाँसी - इसकी दवा है फॉरमिका रूफा।

**8.** उन्मादित पक्षाघात **(Hysterical Paralysis) :-** परिवर्तित उन्माद का सबसे नाटकीय लक्षण पक्षाघात का यह प्रकार है। इसमें रोगी का कोई भी अंग प्रभावित हो सकता है। आश्चर्य तो तब होता है जब कि चिकित्सकीय जाँच के दौरान प्रभावित भाग में संवेदना सामान्य पाई जाती है तथा उसमें पक्षाघात का एक भी लक्षण नहीं होता। सामान्य व्यक्ति भी भय या आतंक वाली परिस्थिति में निष्क्रिय हो जाता है। वह न भाग पाता है, न चिल्ला पाता है, स्तब्ध सा रह जाता है। ऐसा ही एक वाकया हुआ - एक घर में आधी रात को डकैत घुस आये। डकैतों ने एक औरत को देखा जिसकी गोद में उसका प्यारा इकलौता बेटा था। डकैतों ने बच्चे को उससे छीन लिया, वह चुपचाप मूर्तिवत् खड़ी रही। डकैतों ने उससें कहा, "तुम इस बच्चे को अपने हाथों से पटक दो, नहीं तो हम लोग इसे गोली मार देंगे या फिर आलमारी की चाभी दो।" इस घटना के बाद से ही उस महिला के दोनों हाथों को मानो लकवा मार गया, वे बिल्कुल निष्क्रिय- से हो गये, जबकि चिकित्सकों के अनुसार उसके हाथों में पक्षाघात का एक भी लक्षण नहीं था।

यदि किसी रोगी का एक पैर उन्मादित पक्षाघात का शिकार हो और अचानक से उसे दूसरा वाला अर्थात् स्वस्थ पैर उठाने को कह दिया जाए तो देखने वाले चिकित्सक तथा उपस्थित अन्य लोग भी यह देखकर दंग रह जाएँगे कि रोगी अपने लकवाग्रस्त पैर पर ही खड़ा हो जाता है। इसे babinskin's rising test कहते हैं। इसके लिए लक्षण-भेद के अनुसार निम्नलिखित दवाएँ हैं:

- हाथ-पैरों का पक्षाघात- प्लम्बम, इग्नेसिया, टेरेन्टुला, कुरार आदि।
- बायें हाथ का पक्षाघात- सिपिया।
- मूत्राशय का पक्षाघात- जिंकम मेटालिकम।
- मूत्र त्यागने में असमर्थता- इग्नेसिया ।
- दोनों पैरों का पक्षाघात- मेटालिकम, कोकुलस, नक्स वोमिका, प्लम्बम, कोनियम, क्यूप्रम इग्नेसिया आदि।

9. ऐच्छिक माँसपेशियों में अनचाहे खिंचाव युक्त बेहोशी **(Hysterical Convulsion) :-** उन्मादित व्यक्तित्व वाले रोगियों में झक्कीपन या पागलपन की झलक दिखाई देती है। यह उन्माद का एक महत्वपूर्ण लक्षण है। रोगी अकारण कभी हंसता है तो कभी रोता है; इसके अलावा दाँत-पीसना, दाँत से काटना, शरीर नोचना, कपड़ा नोचना, हाथ-पैर ऐंठना जैसे लक्षणों की भी प्रधानता होती है। इस तरह के दौरे हमेशा किसी परिस्थिति विशेष में या परिजनों के सामने ही पड़ते हैं। ई.ई.जी. परीक्षण कराने पर इन रोगियों में cerebrum का क्षेत्र व्यवस्थित मिलता है। यदि यह रोगी उन्मादित नहीं होता तो cerebrum का क्षेत्र अव्यवस्थित होता। यह परिवर्तित उन्माद का सबसे महत्वपूर्ण लक्षण है।

खिंचाव यानि ऐंठन का लक्षण उन्माद और मिर्गी दोनों में पाया जाता है। मिर्गी के कारण होने वाली ऐंठन (Epileptic Convulsion) में रोगी को ऐंठन के दौरे का पूर्वाभास (Aura) हो जाता है; सिर चकराना, त्वचा में एक विशेष प्रकार की संवेदना, कानों में घंटियों की ध्वनि आदि महसूस होती है। कभी-कभी वह ज़ोरों से चिल्लाने लगता है। दांतों से अपनी

जीभ काट लेता है। गिरने के कारण शरीर पर चोट लगने के निशान भी मिल सकते हैं। उन्माद के कारण होने वाली ऐंठन या खिंचावयुक्त बेहोशी (Hysterical Convulsion) कभी भी नींद में नहीं होती है। यह जागृत अवस्था में किसी परिस्थिति विशेष के दौरान या फिर परिजनों के सामने बिना किसी पूर्वाभास के ही प्रारम्भ हो जाती है।

मैंने एक ऐसी ही रोगिणी को देखा था जिसमें उसकी उन्मादित ऐंठनयुक्त बेहोशी का दौरा उसके पति के सामने ही पड़ता था; उसके पति के कहीं चले जाने के बाद वह धीरे-धीरे सामान्य हो जाती थी। उसमें सिपिया के अनेक लक्षण पाये गये थे तथा सिपिया से ही उसे ठीक किया गया था।

इस उन्मादित ऐंठनयुक्त बेहोशी के उपचार हेतु होम्योपैथी में निम्नलिखित दवाएँ प्रयुक्त होती हैं- कोकुलस, कोनियम, जेल्सेमियम, इग्नेसिया, मैग्नेसिया म्यूर, एलुमिना, एपिस मेलिफिका, कॉस्टिकम, ऑरम मेटालिकम, बेलाडोना, ब्रायोनिया, कल्केरिया, सिपिया, कॉलोफाइलम, सिमसिफ्युगा, हाइड्रोसाइनिक एसिड, हायोसियामस, नक्स मॉस्केटा, स्टैनम, कॉस्टिकम, सिकुटा वाइरोसा, मॉस्कस, नैट्रम म्युर, प्लैटिना आदि।

उन्मादित ऐंठनयुक्त बेहोशी के बाद यदि कमज़ोरी महसूस हो तो उसकी दवा आर्सेनिक है।

10. **उन्मादित मिर्गी (Hysterical Epilepsy) :-** उन्माद के कारण होने वाले मिर्गी के दौरे में भी लगता है कि रोगी सचमुच मिर्गी के रोगी की तरह अचेतावस्था में है। यह हमेशा लोगों की मौजूदगी में ही होता है, नींद में या अकेले में कभी नहीं होता। इसके होने का कोई समय भी निश्चित नहीं है, अचानक ही घटित हो सकता है। जबकि मिर्गी का दौरा कभी भी, कहीं भी या पूर्वाभास के साथ निश्चित समय पर हो सकता है तथा इसके रोगी की E.E.G. report में cerebrun का क्षेत्र अव्यवस्थित मिलता है।

उन्मादित मिर्गी के उपचार हेतु होम्योपैथी में निम्नलिखित दवाएँ प्रयुक्त

होती हैं- लैकेसिस, लैक डेफ्लोरेटम, मॉस्कस, नक्स वोमिका, एकोनाइट, एपियम वाइभस, आर्सेनिक, एसाफिटिडा, कैमोमिला, सिमसिफ्युगा, कोकुलस, क्यूप्रम मेटालिकम, पल्साटिला, सम्बुल, टेरेन्टुला हिस्पैनिया, टेरेविंथ, जिंक वैलेरियाना, इग्नेसिया, नक्स मॉस्केटा, नैट्रम म्युर आदि।

## (स) भीतरी लक्षण

### (Visceral Symptoms)

उन्माद का प्रभाव सिर्फ बाहरी अंगों तक सीमित नहीं रहता बल्कि यह भीतरी अंगों को भी समान रूप से प्रभावित करता है, फलतः निम्नलिखित लक्षण प्रायः प्रकट होते हैं:

1. **भोजन की इच्छा न होना (Anorexia Nervosa) :-** कभी-कभी उन्माद के चलते रोगी की भूख समाप्त हो जाती है। वह भोज्य पदार्थों को त्यागने लगता है। फलतः गंभीर स्थिति उत्पन्न हो जाती है। उन्माद का ऐसा प्रभाव प्रायः नवविवाहित युवक-युवतियों में अधिक देखा जाता है। इसके कारण रोगी का वज़न घटने लगता है और कभी-कभी वह मरणासन्न भी हो जाता है। रोगी की यह बीमारी 'यह नहीं खाएँगे', 'वह नहीं खाएँगे' से प्रारम्भ हो कर 'हम कुछ भी नहीं खाएँगे' तक पहुँच जाती है। इसके पीछे कोई भी शारीरिक कारण नज़र नहीं आता है।

   इसके लिए होम्योपैथी में फॉस्फोरिक एसिड, फॉस्फोरस, कोकुलस, इग्नेसिया, सिपिया, स्ट्रीचिनम फॉस्फोरिका, नक्स वोमिका, प्लैटिना, पल्साटिला आदि दवाएँ हैं।

2. **गले में गोला होने की आशंका (Hysterical Globus) :-** कभी-कभी उन्माद के चलते रोगी को ऐसा महसूस होता है मानो उसके गले में केश (hair), गेंद (ball) या या कोई गोला (lump) अटका हुआ है, जो भोज्य पदार्थों को आमाशय में जाने से रोक रहा है। रोगी खंखार कर उसे बाहर फेंकने की कोशिश करता है किन्तु सफल नहीं होता।

इसके लिए होम्योपैथी में बेलाडोना, कैनाबिस इन्डिका, अर्जेन्टम नाइट्रिकम, एसाफिटिडा, एक्विजेलिया (aquigelia), इग्नेसिया, प्लैटिना, प्लम्बम, सिपिया, साइलिसिया, सल्फर, वैलेरियाना, लैकेसिस, मॉस्कस, नैट्रम म्युर आदि दवाएँ हैं।

औरतों में रजोनिवृत्ति (Menopause) के बाद इस तरह की शिकायत हो तो इसके लिए लैकेसिस, एमाइल नाइट्रोसम, जिंकमवैलेरियाना, वैलेरियाना आदि दवाएँ हैं।

3. **हवा के कारण भ्रम (Hysterical Aerophagy) :-** कभी-कभी उन्माद के चलते रोगिणी को यह महसूस होता है कि वह गर्भ धारण किये हुए है (Simulation of Pregnancy), या फिर पेट में असाधारण रूप से हवा भरी हो या उसे डिम्बार्बुद (Ovarian Cyst) है। इस वजह से रोगिणी को पेट में असाधारण तनाव महसूस होता है। कभी-कभी तो रोगिणी महसूस करती है कि उसके जननांग से हवा छूट रही है (flatus passes through vagina)।

इसके लिए होम्योपैथी में लक्षण-भेद के अनुसार निम्न दवाएँ हैं:

- झूठे गर्भ धारण का भ्रम- क्रोकस स्टाइवा, कॉलोफाइलम, थुजा, नक्स वोमिका।
- दाहिने ओर के डिम्ब (Ovary) का भारी गेंद जैसा मालूम पड़ना- कार्बो एनिमेलिस।
- स्त्री के जननांग से वायु निकलना- कल्केरिया, लैक केनाइनम, लाइकोपोडियम, मैग्नेसिया कार्ब, बेलाडोना, ब्रामियम आदि।
- मलद्वार में भारी गोला अटका हुआ महसूस होना- काली बाइक्रोमिकम, लैकेसिस, नैट्रम म्युर, सिपिया, साइलिसिया, कॉस्टिकम, क्रोटॉन टिग आदि।
- मूत्राशय (Urinary Bladder) से गैस या हवा निकलती हुई महसूस होना- सारसापैरिला।
- महसूस होता है मानो हवा कंधे से उंगलियों तक गुज़र रही है- फ्लोरिक एसिड।

- गैस के कारण पेट में दर्द महसूस होना- एसाफिटिडा, इग्नेसिया, प्लैटिना।

4. **उन्मादित मितली तथा वमन-** उन्माद के चलते कभी-कभी रोगी को लगातार मितली या उल्टी आती रहती है। साधारण मितली या उल्टी के विपरीत इसकी पहचान यह है कि यह लोगों के सामने ही होती है, निद्रावस्था या अकेले में उसे न मितली आती है न उल्टी होती है। इसके लिए वैलेरियाना, इग्नेसिया, क्रियोजोटम, प्लैटिना, एक्विजेलिया आदि दवाएँ हैं।

5. **उन्मादित हिचकी (Hysterical Hiccough) :-** उन्माद के चलते कभी-कभी बिना किसी वास्तविक कारण के रोगी को किसी खास परिस्थिति में या परिजनों के सामने लगातार हिचकी आती रहती है। इसके लिए जिंक वैलेरियाना, मॉस्कस, नक्स मॉस्केटा, राटान्हिया, जेल्सेमियम, इग्नेसिया आदि दवाएँ हैं।

6. **उन्मादित श्वासकष्ट (Hysterical Dyspnoea) :-** इसमें रोगी जागृत अवस्था में तो सांस लेने में कठिनाई महसूस करता है लेकिन निद्रावस्था में उसे इस तरह की कोई परेशानी मालूम नहीं होती। इसके लिए लोबेलिया, मॉस्कस, कोरालियम (साथ में लम्बे समय से चली आ रही खांसी के साथ), आर्सेनिक, इपिकाक, मैग्नेसिया फॉस, ऑक्जेलिक एसिड, सम्बुकस नाइग्रा, वैलेरियाना, वेराटम एलबम, एसाफिटिडा, इग्नैसिया, जेल्सेमियम, क्यूप्रम मेटालिकम आदि दवाएँ हैं।
   - प्रातः होने वाला श्वासकष्ट- स्टैनम मेटालिकम।
   - रात को होने वाला श्वासकष्ट- नैट्रम म्युर।

7. **उन्मादित दमा (Hysterical Asthma) :-** इसमें रोगी को हमेशा दम फूलने की शिकायत होती है किंतु दमा हेतु जाँच कराने या एक्स-रे निकलवाने पर कुछ भी असामान्य नहीं मिलता है। यह दम फूलना प्रायः किसी खास परिस्थिति में या व्यक्ति विशेष के सामने ही होता है। इसके लिए फॉस्फोरस, नक्स वोमिका, स्टैनम, स्ट्रॉमोनियम, सल्फर, मॉस्कम, नक्स मॉस्केटा, पल्साटिला आदि दवाएँ हैं।

8. **उन्मादित बुखार** (Hysterical Fever) :- बिना किसी संक्रमण शारीरिक कारण के बुखार, जो किसी परिस्थिति विशेष या परिजनों क. उपस्थिती से संबंध रखता हो, उन्मादित ज्वर कहा जाता है। प्रायः सभी तरह के उन्मादों में ज्वर पाया जाता है। हद से ज़्यादा खुशी या दुःख के समय भी उन्मादित ज्वर हो जाता है। जैसेः- एक लड़का बी.ए. की परीक्षा दे रहा था, पर उसकी तैयारी अच्छी नहीं थी। पहले दिन पहला पेपर ही अच्छा नहीं हुआ। फलतः उसी दिन उसे तेज़ बुखार (Hyper Pyrexia) चढ़ आया। अनेक चिकित्सकों ने बहुत दवाओं का सेवन कराया पर उसका बुखार परीक्षा समाप्त होने के बाद ही उतरा। इस तरह के उन्मादित बुखार के लिये नैट्रम म्युर, कोकुलस, इग्नेसिया, टेरेन्टुला हिस्पैनिया, जेल्सेमियम आदि दवाएँ हैं।

## (ख) मानसिक लक्षण

### (Mental Symptoms)

ये निम्न प्रकार के होते हैं:

1. **स्मरणशक्ति खत्म होना** (Amnesia): उन्माद के चलते कभी-कभी रोगी अपने शिष्टाचार तथा भाषा-प्रयोग इत्यादि को बरकरार रखते हुए भी अपना ही नाम, पता, व्यवसाय तथा परिजनों या प्रियजनों से संबंधों आदि को भूलने लगता है। यह प्रायः किसी निश्चित समय तथा निश्चित भावनात्मक आवेग के दौरान ही होता है। इसके लिए होम्योपैथी में काली ब्रोमेटम, लैक केनाइनम, लिलियम टिग, लाइकोपोडियम, नक्स मॉस्केटा, फॉस्फोरिक एसिड, आर्निका, ब्रायटा कार्ब, कल्केरिया, कल्केरिया फॉस, कैनाबिस इन्डिका, कैमोमिला, चाइना, डायसकोरिया, डल्कामारा, प्लम्बम, सम्बल, जेरोफाइलम, एगारिकस, एलुमिना, एनाकार्डियम, आर्जेन्टम नाइट्रिकम आदि दवाएँ हैं जिन्हें लक्षण-भेद के आधार पर निम्नानुसार दिया जाता है:

- बोलने-लिखने के क्रम में वर्ण या शब्द का छूट जाना, इसके लिए लैक केनाइनम, लैकेसिस, बेन्जोइक एसिड, कैमोमिला, काली ब्रोमेटम,

लाइकोपोडियम, नक्स वोमिका, मेलिफोलियम, नक्स मॉस्केटा दवाएँ हैं।

- बातचीत में या पढ़ते-लिखते समय विचार-शून्य हो जाना, इसके लिए कैम्फर, कैनाबिस इन्डिका, लैकेसिस, एनाकार्डियम, नक्स मॉस्केटा, पिक्रिक एसिड, स्टैफिसेग्रिया, एसारम, लाइकोपोडियम दवाएँ हैं।
- भूली हुई बातें रोगी को स्वप्न में याद आ जाना, इसके लिए कैलाडियम तथा सेलिनियम दवाएँ हैं।
- निश्चित समयांतराल पर होने वाला भुलक्कड़पन (Periodical Forgetful) की दवा कार्बो वेज है।
- लिखते-लिखते भूल जाना कि 'क्या लिखना है'? इसके लिए कैनाबिस इन्डिका, हेलोबोरस, अर्जेन्टम नाइट्रिकम, मैजेरियम, नैट्रम म्युर, ओनोस्मोडियम, सल्फर, आर्निका मॉन्टाना, मेडोरिनम आदि दवाएँ हैं।
- कहते-कहते भूल जाना कि 'क्या कहना है'? इसके लिए हेलेबोरस, मेडोरिनम, कैनाबिस इन्डिका, मेजेरियम, नैट्रम म्युर, ओनोस्मोडियम, सल्फर, अर्जेन्टम नाइट्रिकम, आर्निका मॉन्टाना आदि दवाएँ हैं।
- तारीख (Date) भूल जाना। इसके लिए क्रोटलस हॉरिडस, एकोनाइट, फ्लोरिक एसिड, कोनियम आदि दवाएँ हैं।
- सुनते-सुनते भूल जाना कि 'क्या सुना था'? इसके लिए लैकेसिस, हेलेबोरस, नैट्रम म्युर, हायोसियामस आदि दवाएँ हैं।
- यह भूल जाना कि अमुक घटना किस दिन हुई थी? इसके लिए दवाएँ फॉस्फोरिक एसिड तथा रस टॉक्स हैं।

2. **आत्म-विस्मृति (Fugue):** यह याद्दाश्त खत्म होने (Amnesia) का ही एक विशेष रूप है जिसे कि रोगी किसी भयंकर या अवांक्षनीय परिस्थिति से बचने के तरीके के रूप में भी इस्तेमाल करता है। मेरे एक करीबी सज्जन थे। वर्षों पहले उनके घर की आर्थिक स्थिति अच्छी नहीं थी। फलतः वे घर से भाग निकले और साधु बन गये। वर्षों बाद उन्हें घर की याद आई तो वे यह सोचकर घर लौटे आए कि अब सब कुछ ठीक हो गया होगा, घर की परिस्थितियाँ सामान्य हो गई होंगी। इस उन्माद जनित आत्मविस्मृति में

व्यक्ति अपने से संबंधित सारी बातों को एक खास समयान्तराल के लिए भूलने का नाटक करता है या सचमुच भूल जाता है। इसके लिए होम्योपैथी में लक्षण-भेद के अनुसार निम्न दवाएँ हैं:

- अपने घर का रास्ता याद नहीं रख पाना। इसके लिए नक्स मॉस्केटा, ग्लोनाइन, लैकेसिस पेट्रोलियम, कैनाबिस इन्डिका आदि दवाएँ हैं।
- किसी नाम विशेष को याद नहीं रख पाना। इसके लिए सल्फर, गुआयकम, हिपर सल्फर, एनाकार्डियम, क्लोरम, इयोनिम (euonym), लाइकोपोडियम, जेरोफाइनल, मेडोरिनम, सिफिलिनम आदि दवाएँ हैं।
- अपना खुद का नाम भी भूल जाना। इसके लिए फॉस्फोरिक एसिड, ब्रायटा कार्ब, लाइकोपोडियम, एम्ब्राग्रेसिया आदि दवाएँ हैं।
- बुजुर्गों को भूल जाना। इसके लिए फॉस्फोरिक एसिड, ब्रायटा कार्ब, लाइकोपोडियम, एम्ब्राग्रेसिया आदि दवाएँ हैं।
- लगातार यह सोचना कि 'मैं कुछ भूल रहा हूँ'। इसके लिए दवाएँ कॉस्टिकम तथा आयोडियम हैं।
- बाज़ार से कोई वस्तु विशेष खरीदना भूल जाना या खरीदा हुआ सामान बाज़ार में छोड़कर चले आना। इसके लिए लैक केनाइनम, बेलाडोना, आयोडियम, एग्नस कास्टस आदि दवाएँ हैं।
- दाढ़ी बनाना या कपड़े पहनना भूल जाना। इसकी दवा चेलिडोनियम है।
- खुद अपना ही लिखा हुआ भूल जाना। इसके लिए कैनाबिस इन्डिका, कैलेडियम तथा नक्स मॉस्केटा नामक दवाएँ हैं।
- पढ़ते-पढ़ते भूल जाना कि 'क्या पढ़ रहा था।' इसके लिए लाइकोपोडियम, मेडोरिनम, मर्क्यूरियस, हेलेबोरस, हायोसियामस, लैकेसिस, नैट्रम म्युर, ओपियनम, फॉस्फोरिक एसिड, स्टैफिसेग्रिया, नक्स मॉस्केटा, ओनोस्मोडियम आदि दवाएँ हैं।
- खुद अपना ही कहा हुआ भूल जाना। इसके लिए कैनाबिस इन्डिका, कार्बो वेज, हेलेबोरस,आर्निका, ब्रायटा कार्ब, हायोसियामस, म्युरिएटिक एसिड, सोरनिम, मेडोरिनम, मेजेरियम आदि दवाएँ हैं।
- खुद अपना ही सोचा हुआ भूल जाना। इसके लिए हायोसियामस,

कैनाबिस इन्डिका तथा मेडोरिनम आदि दवाएँ हैं।

- समय भूल जाना। इसकी दवा मर्क्यूरियस है।
- यह भूल जाना कि अब उसे क्या करना है। इसके लिए कल्केरिया फॉस, हायोसियामस, एकोनाइट, ब्रायटा कार्ब, नक्स मॉस्केटा, ओनास्मोडिसम आदि दवाएँ हैं।
- अपने ही बारे में कहने को भूल जाना। इसके लिए नैट्रम म्युर, नक्स वोमिका, काली कार्ब, लाइकोपोडियम, प्लम्बम आदि दवाएँ हैं।
- यह भूल जाना कि आस-पास क्या चल रहा है। इसकी दवाएँ नैट्रम म्यूर, नक्स मॉस्केटा, लैकेसिस आदि हैं।

3. **निद्रा-भ्रमण (Somnambulism):** निद्रा-भ्रमण या नींद में चलने की क्रिया प्रायः पन्द्रह मिनट से लेकर तीस मिनट तक की होती है। यह परेशानी चिन्ता के कारण पैदा होती है। रोगी सामान्य रूप से सोने जाता है, किंतु कुछ समय बाद नींद में उठकर ही कोई कार्य प्रारम्भ कर देता है। इस अवस्था में उसकी आँखें खुली या अधखुली रहती हैं। वह बाकायदा बच-बच कर कार्य करता है, आवाज़ देने पर सुनता है और ज़ोर से चिल्लाने पर जाग उठता है, परन्तु घबड़ा जाता है। इस दौरान कभी-कभी किसी चीज़ से टकराने के कारण उसे चोट भी लग जाती है। 'नील कमल' नामक फिल्म में निद्रा-भ्रमण के रोगी तथा उसकी अवस्था का बड़ा सटीक चित्रण किया गया है। इसके लिए होम्योपैथी में कैनाबिस इन्डिका, कुरार, इग्नैसिया, काली ब्रोमेटम, एकोनाइट, आर्टिमिसिया वलगरिस, ब्रायोनिया, नैट्रम म्युर, ओपियम, स्पॉन्जिया टोस्टा, स्ट्रॉमोनियम, सल्फर, काली फॉस, फॉस्फोरस, साइलिसिया, जिंकम मेटालिकम, एनाकोर्डियम आदि दवाएँ हैं।

   यदि निद्रा-भ्रमण का कारण किसी भावनात्मक आवेग का दमन हो तो इसकी दवा जिंकम मेटालिकम ही है।

4. **अपना ही अंग-भंग (Self Mutilation):** इस प्रवृत्ति के चलते रोगी नाटकीय ढंग से अपने ही अंगों को भंग करता है या करने का प्रदर्शन करता है। आर्सेनिक नामक औषधी के सेवन से रोगी की यह प्रवृत्ति समाप्त हो जाती है।

5. **दोहरा-व्यक्तित्व (Dual Personality):** किन्हीं-किन्हीं रोगियों के भीतर दो या उससे भी अधिक व्यक्तित्व एक साथ मौजूद नज़र आते हैं। इसके चलते रोगी के व्यवहार एवं क्रिया-कलापों में ताल-मेल नहीं होता है। कभी वह सज्जन की तरह पेश आता है तो कभी दुर्जन की तरह। कभी विद्वान की तरह तो कभी मूर्ख की तरह। कभी बच्चों की तरह व्यवहार करता है तो कभी बुजुर्गों की तरह। और तो और रोगी अपने आप को भी डाँटने लगता है, समझाने लगता है, सीख देने लगता है। इसकी एक बानगी फिल्म 'अमर, अकबर, एन्थोनी' के एक दृश्य में दिखाई गई थी जहाँ कि एन्थोनी के रूप में अभिताभ बच्चन शराब के नशे में आइने के सामने खड़े होकर अपने ही प्रतिबिंब से बातें करते हैं, चोटिल स्थानों पर बैन्डेज करता हैं और अपने किये पर पश्चाताप करता हैं।

उन्माद के दौरे के दौरान दोहरे व्यक्तित्व का उभर आना पूर्णतः स्वाभाविक है। एक सभ्य व्यक्ति भी असभ्य की तरह; एक लज्जावान स्त्री भी निर्लज्ज-जैसा; एक निर्बल व्यक्ति भी पहलवानों या बलिष्ठों-सा; एक गरीब व्यक्ति भी राजा की तरह पेश आने लगता है। इसके लिए होम्योपैथी में कैनाबिस इन्डिका, स्ट्रॉमोनियम, पेट्रोलियम, थुजा, वैलेरियना, एनाकार्डियम, बैप्टिसिया आदि दवाएँ हैं।

यदि रोगी को ऐसा महसूस हो मानो उसके भीतर एक साथ दो विचार या मत चल रहे हैं, तो इसके लिए एनाकार्डियम तथा लैकेसिस दवाएँ हैं; जबकि यदि रोगी को लगे कि उसका दिमाग आमाशय में चला गया है तो इसकी दवा एकोनाइट है; तथा यदि रोगी यह सोचे कि उसके चेहरे पर दो नाक हैं तो इसके लिए मर्क्युरियस पेरेनिस (Mercuriais Perensis) नामक दवा है।

6. **चित्तवृत्ति का पल-प्रतिपल बदलना (Changeble Mood or Vaccillatory Mood):** उन्माद के चलते कभी-कभी रोगी के हाव-भाव या भावनाएँ पल-पल रंग बदलने लगते हैं। इस अवस्था को **''क्षणे रूष्टा क्षणे तुष्टा, रुष्टा-तुष्टा क्षणे-क्षणे''** से विभूषित किया जा सकता

है। इसके लिए सिुसिफ्युगा, क्रोकस स्टाइभा, इग्नेसिया, मॉस्कस, नक्स मॉस्केटा, प्लैटिना, पल्साटिला, सम्बुल, वैलेरियाना, जिंकम वैलेरियाना, एकोनाइट, एलुमिना, एम्ब्राग्रिसिया, एसाफिटिडा आदि दवाएँ हैं।

7. **किसी विशेष बात या व्यक्ति के प्रति झक (Monomania):** कोई-कोई रोगी किसी खास वस्तु या व्यक्ति के संपर्क में आते ही या उसका ज़िक्र छिड़ते ही पागलपन की हद तक उत्तेजित हो उठता है। उसे लगता है कि लोग उसे चिढ़ा रहे हैं फलतः वह उखड़ जाता है। इसके लिए हायोसियामस, ऑक्सिट्रॉपिस (रोगी का चरित्रगत लक्षण यह है कि वह देखता तो आगे है लेकिन चलता पीछे की तरफ है), प्लैटिना, टैरेन्टुला हिस्पैनिया, एविसिन्थियम, सिकुटा वाइरोसा आदि दवाएँ हैं।

उन्माद के कुछ महत्त्वपूर्ण लक्षण तथा उनकी दवाएँ-

- औरतों में संभोग के बाद उन्मादित दौरा- एगारिकस।
- ऋतुस्राव के साथ उन्मादित उपद्रव- फेरम मेटालिकम।
- उन्मादित रूलाई- एमोनियम कार्बोनिकम।
- उन्मादित अनिद्रा- मॉस्कमस।
- उन्मादित जाड़ा- एक्टिया रेशामोसा।
- उन्मादित हँसी- टेरेन्टुला हॉरिडस।
- उन्मादित जोड़ (Hysterical Joints)- कॉटिलेडॉन।
- रोगिणी अत्यधिक उदास रहती है, साथ ही कुछ दिनों तक बैठकर रोती रह जाती है- एम्ब्राग्रेसिया।

उन्माद का रोगी अक्सर बचपना (Childish Behaviour) करता है। वह चाहता है लोग उसे बीमार मानकर उसके काम कर दिया करें। बीमारी का बहाना करके वह दूसरों पर अधिक आश्रित होना चाहता है तथा खुद मेहनत से बचता है। वह भोलेपन या अनभिज्ञता को ढाल की तरह इस्तेमाल करने लगता है। ऐसे रोगी स्वार्थी तथा आत्मकेन्द्रित होकर रह जाते हैं किंतु उनकी कोशिश स्वयं को एक सामाजिक-धार्मिक कार्यकर्त्ता तथा भावुक प्रकृति के व्यक्ति के रूप में पेश करने की होती है। 'जिस

विषय में मुझे कोई जानकारी ही नहीं, भला उसे मैं कैसे हल करूँ?' - यह उनकी उक्ति होती है।

## उन्माद के महत्वपूर्ण कारण

1. उन्माद के रोगियों के परिवारों में प्रायः मनोविदलता (Schizophrenia), शराब पीने की लत तथा दूसरे मानसिक रोगों का इतिहास पाया जाता है।
2. व्यक्ति का शारीरिक गठन या बनावट भी इसके लिये उत्तरदाई हो सकता है।
3. मानसिक तनाव इसके मूल कारणों में से एक है। इसके लक्षणों में एक उद्देश्य, प्रत्यक्ष या अप्रत्यक्ष से इच्क्षा होती है।
4. यह मनोविकृति मुख्यतः कच्ची उम्र (age of adolescence) या 'टीन एज' अर्थात् 15 से 25 वर्ष तक की उम्र (thirteen to nineteen) वाले किशोरों में अधिक पाया जाता है। स्त्रियों में यह देखा गया है कि मासिकस्राव शुरू होने से पहले एवं रजोनिवृत्ति के बाद वाली उम्र (before puberty and after menopause) में वे इसकी अधिक शिकार होती हैं।
5. पुरूषों की अपेक्षा स्त्रियों में अधिक पाया जाता है।

## उन्मादग्रस्त रोगियों का भविष्य

समुचित एवं समय रहते उपचार मिले तो इसके रोगी धीरे-धीरे ठीक हो जाते हैं। लेकिन ऐसा न होने पर कभी-कभी यह मनोविदलता तथा अन्य मानसिक रोगों में भी बदल जाता है।

## रोगियों की व्यवस्था

1. रोगी को एक स्वस्थ व स्वच्छ वातावरण में रखना चाहिए जहाँ कि वह किसी तरह का कोई तनाव महसूस न करे।
2. रोगी जिस चीज़ का अभाव महसूस करे उसकी यथासंभव उपलब्धता सुनिश्चित करवाकर उसे उचित सलाह दी जानी चाहिए।
3. रोगी के मस्तिष्क को पुनः संस्कारित किया जाना चाहिए।

## उन्मादग्रस्त रोगियों का उपचार

उन्मादित रोगी का सफल उपचार उन्माद के वास्तविक कारणों को जानने या लक्षण-संग्रह के बाद भली-भाँति किये गए मनोविश्लेषण के आधार पर ही किया जा सकता है। इसमें उन मानसिक कारणों को ढूँढकर दूर किया जाना आवश्यक है जिनसे उन्मादित लक्षणों की उत्पत्ति हुई हो।

## उन्माद के उपचार में कुछ महत्त्वपूर्ण औषधियाँ तथा उनके महत्त्वपूर्ण लक्षण-

1. **कैमोमिला-** रोगी झगड़ालू होता है तथा ज़ोर-ज़ोर से चिल्लाते हुए बातें करता है। वह किसी भी प्रश्न का सामान्य रुप से उत्तर नहीं देता है।
2. **बेलाडोना-** जब उन्माद का दौरा पड़ता है तो आँखें, चेहरा, सिर आदि अत्यधिक लाल हो जाते हैं मानो शरीर का सारा रक्त गर्दन के ऊपर आ गया हो। रोगिणी जब बैठती है तो आलपिन, सुई आदि के टुकड़े-टुकड़े कर देती है। उन्मादित दौरे के समय सिरदर्द पुटपुरी (carotids) में होता है। रोगी को नींद तो आती है पर सो नहीं पाता है।
3. **कॉफिया-** उन अत्यधिक उत्तेजित रोगियों के उपचार हेतु दी जाती है जो कि हर्षोन्माद की अवस्था में होते हैं। ऐसे रोगियों को जब सिर दर्द होता है तो उन्हें लगता है मानो उनके दिमाग में नाखून गड़ाया जा रहा हो जिसकी वजह से दिमाग टुकड़े-टुकड़े हो जाएगा।
4. **आर्सेनिक एलबम-** ऐसा उन्मादित दमा (Hysterical Asthma) जो हल्की-सी उत्तेजना से उभर आता हो - खासतौर पर रात में या आधी रात के बाद - उसके लिये यह उपयुक्त औषधि है। इसका रोगी दम फूलने के डर से बिस्तर पर लेटने से कतराता है। वह बार-बार तथा थोड़ा-थोड़ा पानी पीना चाहता है। रोगी में मृत्यु का भय पराकाष्ठा पर होता है।
5. **वैलेरियाना-** यह दवा हर तरह के उन्माद में प्रयुक्त होती है। अतः ऐसे किसी भी मामले में जहाँ कि चुनी हुई औषधियाँ असफल सिद्ध हो रही

हों, इसे दिया जा सकता है। इसका रोगी शारीरिक अंगों में टूटन या झनक-सा दर्द अनुभव करता है। रोगी यह भी महसूस करता है कि वह हवा में उड़ रहा है। (लेकिन यह अनुभूति यदि केवल पैरों में हो तो इसकी दवा स्टिक्टा है।)

6. **ऑरम मेटालिकम-** इस दवा के सेवन से रोगी आत्महत्या का विचार त्याग कर स्वस्थ होने लगता है। इस दवा के प्रयोग से हृदय की अस्वाभाविक तेज़ धड़कन भी ठीक हो जाती है।

7. **वाययोला ऑडर-** यह दवा उस रोगिणी के लिए जरुरी होती है जो यह नहीं जानती कि वह क्यों विलाप कर रही है?

8. **कल्केरिया कार्ब-** रोगी का शरीर माँसल तथा थुलथुला होता है। उसे आमाशय के गड्ढे (Pit of Stomach) में सूजन महसूस होती है, जो बटन-सी लगती है तथा यह सूजन ऊपर चढ़ती हुई मालूम होती है। रोगी को प्रतिदिन कई बार उन्मादित ऐंठन (Hysterical Spasm) के दौरे पड़ते हैं। उसे ठंड जल्दी लग जाती है। सीढ़ियाँ चढ़ने पर उसे चक्कर आने लगते हैं। रोगी कभी-भी सुबह तीन बजे के बाद सो नहीं पाता। उसके पैर बर्फ की तरह ठंडे होते हैं, चाहे वह बिस्तर में ही क्यों न हो।

9. **पैलेडियम-** रोगी को लगता है कि सभी लोग उसकी अवहेलना कर रहे हैं।

10. **हायोसियामस-** रोगी मूर्खतापूर्ण व्यवहार करता है। वह ठहाके लगाता रहता है तथा दौरा पड़ने पर अपने आप को नंगा भी कर लेता है। हायोसियामस उन्मादित मिर्गी (Hysterical Epilesy) की भी अच्छी दवा है।

11. **इग्नेसिया-** इसका रोगी अन्तर्मुखी होता है तथा उसके हाव-भाव या मन:स्थिती बदलती रहती है। रोगिणी छुप-छुप कर रोती है (Silently Brooding) तथा भीतर ही भीतर घुटती रहती है। अमूमन इस तरह का उन्माद प्रेम में असफल होने या आघात पहुँचने पर पैदा होता है।

12. **मॉस्कस-** उन्माद के चलते रोगी लगातार छाती में ऐंठन तथा धड़कन तेज़ होने की शिकायत करता रहता है। वह चिल्ला-चिल्ला कर कहता है, "मैं मर जाऊँगा। मैं मर जाऊँगा!!" वह काफी उत्तेजित रहता है। तब तक लगातार हँसता है, चिल्लाता है, गाली बकता है, दोष लगाता है तथा ताना मारता जाता है जब तक कि उसके होंठ नीले न हो जाएँ। आखिरकार चिल्लाते-चिल्लाते वह बेहोश होकर गिर पड़ता है।

उन्माद के संदर्भ में जितना भी लिखा जाये कम हो होगा क्योंकि इसे सीमांतरित करना संभव नही है। इसमें कोई शक नहीं कि उन्माद जैसी मानसिक व्याधियों के उपचार करते समय अन्य चिकित्सा पद्धतियों की तुलना में होम्योपैथी अधिक सफल है; बशर्ते कि होम्योपैथिक दवाओं का चयन रोगी के लक्षणों व ठीक-ठीक मानसिक कारणों के आधार पर किया गया हो।

# 06 विषादात्मक मनोविकृतियाँ (Depressive Psychoses)

यह एक ऐसी मनोदशा है जिसमें रोगी 'ज़ख्मी-शेर' की तरह जीता है। उसके जीवन में जब भी थोड़ी-सी कठिनाई, असफलता, कुंठा आदि उत्पन्न होते हैं तो वह तुरंत अवसाद-विषाद रूपी गहन अंधकार, दुःख या निराशा के सागर में डूब जाता है। इस तरह की परिस्थितियाँ सामान्य व्यक्तियों के जीवन में भी आती रहती हैं किंतु वे कुछ समय बाद इससे उबर कर सामान्य हो जाते हैं लेकिन विषादात्मक मनोदशा वाले रोगियों के लिये इससे बाहर निकल पाना बहुत मुश्किल होता है।

इस संदर्भ में किस्कर साहब का कहना है कि "मन में गहन दुःख, उदासी तथा नाउम्मीदी के भावों का उमड़ना अवसाद कहलाता है।" जबकि सारासॉन साहब का कहना है कि "भय, आत्म-अवमूल्यन, अपराध-बोध, व्यर्थता, उदासी तथा व्यापक निराशावादी दृष्टिकोण विषादात्मक प्रतिक्रियाओं के चरित्रगत लक्षण हैं।" अतः दोनों ही विद्वानों के मतानुसार इस निष्कर्ष पर पहुँचा जा सकता है कि विषादात्मक प्रतिक्रियाओं में अपराध-बोध, उदासी, आशाहीनता, शंका, आत्म-अवमूल्यन, व्यर्थता तथा व्यापक निराशावादी दृष्टिकोण आदि पाये जाते हैं।

## यह तीन प्रकार की होती हैं:

1. **सामान्य विषादात्मक प्रतिक्रियाएँ (Normal Depressive Reaction):-** दुनिया में शायद ही कोई ऐसा इंसान होगा जो जीवन में समय-समय पर आने वाली कठिनाइयों, असफलताओं तथा आकस्मिक दुर्घटनाओं के परिण ाामस्वरूप उपजने वाले दुख, निराशा, अपराध-बोध, उदासी, आशाहीन्ता

या अवसाद से अछूता रह पाया हो। किन्तु सामान्य अवस्था में यह स्थिती कुछ समय के लिये ही रहती है। कुछ समय बाद वे लोग सामान्य हो जाते हैं, उनका विषाद दूर हो जाता है। अतः यह बीमारी की अवस्था नहीं है।

2. **मनःस्नायविक विकृति जनित विषादात्मक प्रतिक्रियाएँ** (Neurotic Depressive Reactions): इसके अंतर्गत वे मनःस्नायविक विकृतियाँ आती हैं जिनमें कि तनाव एवं चिन्ता की अभिव्यक्ति उदासी, आत्म-अवमूल्यन, शारीरिक व्याधियों, बार-बार पैदा होने वाली हीन-भावना, आशाहीनता और सभी कुछ व्यर्थ मालूम होने के रूप में होती है। जैसा कि कैमेरॉन साहब तथा नॉरमैन साहब का भी मन्तव्य है।

कोलमैन साहब के अनुसार, "मनःस्नायविक विकृतिजन्य विषादात्मक प्रतिक्रियाओं से ग्रस्त रोगी कुछ प्रतिकूल परिस्थितियों के प्रति ज़रूरत से ज़्यादा दुःख, उदासी तथा निराशा से भरपूर प्रतिक्रियाएँ व्यक्त करता है। ये प्रतिक्रियाएँ एक खास समय के बाद सामान्य हो जानी चाहिए जो नहीं होती हैं।"

## विषादात्मक प्रतिक्रियाओं के लक्षण

इसमें रोगी उदासीन और उत्साहहीन होता है। वह स्वयं को अकेला तथा असहाय अनुभव करता है। हल्की-सी उत्तेजना पर रोने लगता है। खाना बहुत अधिक या बहुत कम खाता है। तनाव, चिन्ता, निराशा, बेचैनी आदि की बराबर शिकायत करता रहता है जिसके कारण उसे नींद भी नहीं आती है। रात में सो कर जागने के बाद दुबारा नहीं सो पाता है क्योंकि उसकी नींद भाग जाती है। अपने आप को बेकार समझता है। चिन्ता करता है कि उसका जीवन बेकार है। उपर्युक्त बातों का उसके दैनिक कार्यों पर बुरा प्रभाव पड़ता है। दिन भर बैठकर व्यर्थ की बातों को सोच-सोच कर अपना जीवन पहाड़ बनाता जाता है। कभी-कभी तो आत्म-हत्या करने की बात भी सोचने लगता है।

## कारण

मनःस्नायविक-विकृतिजन्य विषादात्मक मनोविकृतियों से ग्रस्त व्यक्तित्व में पहले से ही कुछ ऐसे लक्षण मौजूद होते हैं जो इस रोग के कारण बन जाते हैं, जैसेः- अत्यधिक धर्मपरायणता, दूसरों पर निर्भरता, क्रोध को खुल कर व्यक्त करने की अयोग्यता आदि। ऐसे रोगी मूलतः स्वपीड़क या खुद ही को सज़ा देने वाले होते हैं।

इन प्रतिक्रियाओं के मूल कारण निम्न हैं:

**(क) आत्म-बल कमज़ोर होना** **(Low Ego Strength):** इसमें दुःखद या निराशाजनक घटनाओं के प्रति रोगी की प्रतिक्रियाएँ सामान्य नहीं होती हैं।किसी परिजन या प्रियजन से सम्बन्ध-विच्छेद या उनकी मृत्यु, व्यवसाय में घाटा, प्रेम में असफलता या निराशा, दुर्घटना आदि के बाद सामान्य व्यक्ति भी दुःखी तथा चिन्तित हो जाता है जो कि स्वाभाविक भी है। घटना के कुछ दिनों बाद यह अवसाद स्वतः समाप्त या कम हो जाता है। लेकिन जिस व्यक्ति का आत्म-बल कमज़ोर होता है, वह इन प्रतिकूलताओं पर ज़रूरत से ज़्यादा चिन्तित हो जाता है। फलतः साधारण कठिनाइयों का सामना करने में भी स्वयं को असमर्थ महसूस पाता है।

**(ख) पूर्वनिहित व्यक्तित्व** (Predisposed Personality): जिसमें भी इस रोग के प्रति पूर्वनिहित व्यक्तित्व होता है, वह इस रोग का आसानी से शिकार हो जाता है। यदि उस रोगी के सामने तनावपूर्ण एवं दबावपूर्ण परिस्थितियाँ आ जाएँ तो वह उनका सामना नहीं कर पाता या उनसे भागने की कोशिश करता है और इस कारण उसका व्यक्तित्व असंतुलित हो जाता है।

**(ग) विद्वेष की भावना का आधिपत्य** (Dominance of Feeling of Hostility): जिस व्यक्ति में विद्वेष की भावना जितनी तीव्र होगी वह उतना ही शीघ्र इस रोग का शिकार हो जायेगा। यह देखा जाता है कि

रोगी में विद्वेष की भावना अपने परिवार के लोगों के प्रति या परिजनों के प्रति होती है। यह भावना खतरनाक और अनैतिक भी हो सकती है जो कि आगे चलकर अपराध-बोध में बदल जाती है।

3. **मनोविकृतिजन्य विषादात्मक प्रतिक्रियाएँ (Psychotic Depression Reactions) :-** इसे उन्माद-अवसाद मनस्ताप (Manic Depressive Psychosis) भी कहा जाता है। इस उन्माद-अवसाद मनस्ताप के प्रमुख लक्षणों का संबंध संवेगों से होता है। इसमें रोगी उन्माद के साथ-साथ अवसाद के तीव्र संवेगों का भी अनुभव करता है। उन्माद में रोगी आशावादी हो जाता है, उसके विचारों व क्रियाओं में तीव्र गति होती है, आवाज़ ऊँची हो जाती है। जोश के कारण उसमें एकाग्रता की कमी पायी जाती है। फलतः वह स्वयं को संसार का शासक, महान वैज्ञानिक, धार्मिक अवतार आदि मानने लगता है। ऐसा रोगी में महानता का भ्रम (Delusion Of Grandeur) पैदा होने की वजह से होता है। दूसरी ओर वसाद में रोगी गहरी उदासी और अकेलापन महसूस करता है। पूरा संसार तथा भविष्य उसे अंधकारमय मालूम पड़ने लगता है। रोगी का चिन्तन और व्यवहार मन्द पड़ जाता है। रोगी स्वयं को अपराधी, अनैतिक, कामुक तथा स्वार्थी मानने लगता है।

सन् 1899 में क्रैपलिन साहब ने उन्माद और अवसाद को एक ही रोग के दो पक्ष मानते हुए इस रोग का नाम उन्माद-अवसाद मनस्ताप रखा। उनके अनुसार एक ही व्यक्ति में क्रमशः उल्लास और उदासी के दौरे पड़ते हैं और इनके बीच में कुछ समय के लिए रोगी सामान्य रहता है; इस अंतराल को ल्युसिड इन्टरवल (Lucid Interval) कहते हैं। अत्यधिक प्रसन्न रहने वाली अवस्था अर्थात् उन्माद (Mania) तथा अत्यधिक उदास रहने वाली अवस्था अर्थात् अवसाद (Depression) दोनों दो अवस्थाओं में संपन्न होते हैं।

### उन्माद-अवसाद मनस्ताप के सामान्य लक्षणः

1. **चेतना का लोप होना (Loss Of Consciousness) :-** रोगी उन्मादित तथा अवसादित दोनों ही अवस्थाओं में अपनी चेतना खो बैठता है। रोगी को समय, स्थान, वातावरण आदि का ज्ञान नहीं रहता। उपर्युक्त

मानसिक आवेगों के कारण रोगी की चेतना खत्म या कम हो जाती है।

2. **प्रत्यक्ष-बोध की अयोग्यता (Inadequacy of Perception) :-** इसमें रोगी किसी चीज़ को देखता ज़रूर है पर उसे उसका सही-सही बोध नहीं हो पाता। रोगी में एकाग्रता की कमी पायी जाती है। फलतः यदि वह कुछ पढ़ रहा हो और उससे पूछा जाए कि क्या पढ़ रहे हो तो बता नहीं पाता।

3. **भ्रम तथा विभ्रम (Illusion and Hallucination) :-** रोगी के मनोभाव के अनुरूप ही ये दोनों रहते हैं। इसमें रोगी किसी को अपना परम मित्र तथा किसी को परम शत्रु मान लेता है जबकि मनःस्नायविक विषादात्मक प्रतिक्रियाओं में ऐसा नहीं होता।

4. **क्रोध तथा यौन-संवेगों की अधिकता (Excess of Anger and Sex) :-** ऐसे रोगियों में इन दोनों आवेगों की प्रधानता होती है। वैसे तो हर कामी व्यक्ति क्रोधी होता ही है। उत्साह वाली अवस्था में व्यक्ति कामी होता है तथा अवसाद वाली अवस्था में वह नपुंसक-सा पेश आता है।

इस संदर्भ में श्रीमद्भगवद्गीता के अध्याय-2, श्लोक संख्या-62 में लिखा गया है:

**"ध्यायतो विषयान्पुंसः संगस्तेषूपजायते।**
**संगात्संजायते कामः कामात्क्रोधोभिजायते।।"**

अर्थात्, जो मनुष्य जिन विषयों का चिन्तन करता है उसकी उन विषयों में आसक्ति हो जाती है। इस आसक्ति से कामनाओं की उत्पत्ति होती है। और कामनाओं के पूर्ण न होने से क्रोध उत्पन्न होता है।

5. **गलत निर्णय (False Judgement) :-** इसमें रोगी गलत निर्णय ले लेता है। वह सही को गलत और गलत को सही समझ बैठता है। इसका कारण संवेगों की प्रचुरता ही है। रोगी जोश में होश खो बैठता है।

## उन्माद-अवसाद मनस्ताप के प्रकारः

1. **उत्साह-उन्माद** (Mania) **:-** इसमें रोगी नाचता है, गाता है, दौड़ता-भागता है, हद से ज़्यादा बोलता है, हद से ज़्यादा ख़ुश होता है। इस दौरान उसकी प्रवृत्ति आतंक फैलाने वाली, शोर मचाने वाली तथा झगड़ालू होती है। वह तोड़-फोड़ करता है, गाली-गलौज करता है और कभी-भी थकान महसूस नहीं करता। आक्रामक तथा विध्वंसात्मक कार्यों में उसकी सक्रियता बढ़ जाती है। हद से ज़्यादा उत्तेजित होने के कारण रोगी स्वयं या अपने परिजनों को घायल भी कर सकता है।

2. **अवसाद** (Depression)**:** इसमें रोगी अवसाद में डूबा रहता है। उदास, निकम्मा, अपराधी आदि हो सकता है। कभी-कभी रोने भी लगता है। अंततः आत्महत्या करने पर उतारू हो जाता है।

3. **मिश्रित या चक्राकार मनःस्ताप** (Circular Psychosis)**:** इसमें रोगी में उन्माद और अवसाद के दौरे एक ही साथ या क्रमशः बारी-बारी से आते रहते हैं। वह कभी अत्यंत हर्ष वाली अवस्था में होता है तो अत्यंत दुख वाली में, और कभी-कभी तो दोनों में एक साथ। इसी कारण इसे मिश्रित या चक्राकार मनस्ताप कहा जाता है। इस संदर्भ में रामचरित मानस के सुन्दर-काण्ड के दोहा संख्या 20 का उदाहरण दिया जा सकता है:

**"कपिहि बिलोकि दसानन बिहसा कहि दुर्बाद।**
**सुत बध सुरति कीन्हि पुनि उपजा हृदय बिषाद।।"**

अर्थात्, राक्षसों द्वारा जब हनुमान जी को बाँधकर लंकेश्वर रावण के सामने लाया गया तो हनुमान जी को देखकर रावण दुर्वचन कहता हुआ पहले तो खूब हँसा, फिर पुत्र-वध का स्मरण किया तो उसके हृदय में अवसाद उत्पन्न हो गया। अर्थात् रावण को पहले हर्ष तत्पश्चात् अवसाद उत्पन्न हुआ। जबकि दोहा संख्या 12 के बाद चौपाई संख्या-1 में लिखा गया है-

**"तब देखी मुद्रिका मनोहर, राम नाम अंकित अति सुन्दर।**
**चकित चितव मुंदरी पहचानी, हरषविषाद हृदय अकुलानी ।।"**

अर्थात्, जब हनुमान जी ने प्रभु श्री राम की दी हुई पहचान-चिन्ह रूपी अंगूठी सीता जी के पास गिराया तो उनके मन में एक ही साथ हर्ष और अवसाद दोनों पैदा हुए।

## उन्माद-अवसाद मनःस्ताप के कारण

(a) वातावरण से तालमेल न बैठा पानाः सामाजिक संबंधों में विफलता तथा प्रायः नज़दीकी संबंधों के टूटने पर अवसाद होना पाया जाता है।

(b) यौन विकृतियाँ (Sexual Perversions): जिस व्यक्ति की काम-वासना किसी भी कारण से अतृप्त रह जाती है वह विभिन्न प्रकार की यौन-विकृतियों, जैसे- हस्तमैथुन (Masturbation), समलैंगिकता (Homosexuality), मुखमैथुन (Oral Sex), पशुमैथुन (Bestiality or Zoophilia), शवमैथुन (Necrophilia), गुदाद्वार विकृति (Sexual Analism), परपीड़न (Sadism), स्वपीड़न (Masochism), अंग प्रदर्शन-वृत्ति (Exhibitionsim), नग्नदर्शनरति (Scodtophilia or Voyeurism), बालमैथुन (Infant Sexuality or Pedophilia), विपरीत लिंगीवस्त्रधारण रति (Transvestism) आदि का शिकार हो जाता है। इन विकृतियों के कारण भी अवसाद होने लगता है।

(c) हीनभावना (Inferiority Complex): हीनभावना अवसाद के प्रमुख कारणों में है।

(d) अंदरूनी शारीरिक बीमारी (Internal Physical Disease): पेट की बीमारियों, अन्तःस्रावी ग्रन्थियों की गड़बड़ी आदि के कारण भी उन्माद-अवसाद मनस्ताप हो जाता है।

## उन्माद-अवसाद मनस्ताप का उपचार

चिकित्सकों को चाहिए कि सर्वप्रथम तो वह बीमारी के वास्तविक कारणों का पता लगाए और फिर रोगी को तदनुरूप अपने व्यवहार में बदलाव लाने हेतु प्रेरित करे।

होम्योपैथी में इसका उपचार लक्षण-संग्रह एवं लक्षण-भेद के साथ-साथ रोगी की शारीरिक बनावट आदि को ध्यान में रखते हुए निम्न प्रकार किया जाता है:

## कुछ महत्त्वूपर्ण लक्षण और उनकी प्रमुख औषधियाँ

**अवसाद :-** एकोनाइट, आर्सेनिक, आर्सेनिक आयोड, कल्केरिया, कल्केरिया सल्फ, कार्बो एनिमेलिस, कार्बोनियम सल्फ, कॉस्टिकम, कैमोमिला, चाइना, सिमसिफ्युगा, क्रोटालस-कास्काभेला, फेरम मेटालिकम, फेरम आयोड, जेलसेमियम, ग्रेफाइटिस, हेलेबोरस, हिप्पोजेइनम, इग्नेसिया, आयोडियम, काली ब्रोमेटम, काली फॉस, लैक केनाइनम, लैकेसिस, लेप्टान्ड्रा वर्जिनिका, लिलियम टिग, लाइकोपोडियम, मर्क्युरियस, मेजेरियम, म्युरेक्स, नैट्रम म्युर, नैट्रम सल्फ, नाइट्रिक एसिड, प्लैटिना, सोरिनम, पल्साटिला, रस टॉक्स, सिपिया, स्टैनम, सल्फर, थुजा, वेराट्रम एलबम जिंकम आदि।

- सामाजिक स्तर से संबंधित- वेराट्रम एलबम।
- हर्ष के साथ या अदल-बदल कर- काली क्लोरिकम, नैट्रम म्युर, नक्स मॉस्केटा, कल्केरिया आयोड, चाइना।
- सिर में चोट लगने से- सिकुटा वाइरोशा, नैट्रम सल्फ।
- खाना खाने के बाद- नक्स वोमिका।
- अकेले में- आर्सेनिक, कल्केरिया।
- सुबह के समय- लैकेसिस।
- सुबह टहलने पर- एलुमिना, लैकेसिस, सिपिया।
- शाम के समय- ऑरम मेटालिकम, नाइट्रिक एसिड, पल्सटिला।
- खुली हवा में राहत- प्लैटिना, पल्सटिला।
- ठंड लगने से पहले- एन्टिम क्रुडम।
- ठंड लगने के साथ- आर्सेनिक, कोनियम, एकोनाइट, इग्नेसिया, नैट्रम म्युर, चाइना।
- पसीना आने के समय- कल्केरिया, कोनियम, सिपिया, सल्फर, नैट्रम म्यूर।
- हर चौदहवें दिन- कोनियम।

- गर्मी के समय- एकोनाइट, आर्सेनिक, नैट्रम म्युर।
- उत्तेजनायुक्त खुशी के साथ- स्ट्रॉमोनियम, ऑरम मेटालिकम, क्रोक्कस।
- शारीरिक शक्ति के साथ बारी-बारी से- ऑरम मेटालिकम।
- अपमानित महसूस करने पर- कोकुलस।
- खुजली से- सोरिनम।
- हस्तमैथुन से- फॉस्फोरिक एसिड, प्लैटिना, कोनियम, नैट्रम म्युर।
- वीर्यस्खलन के बाद- नक्स वोमिका, पल्सटिला।
- खुश लेकिन सहानुभूति चाहता है- मर्क्यूरियस।
- मासिकस्राव से पहले- स्टैनम, पल्सटिला, नैट्रम म्युर।
- गर्भावस्था में- नैट्रम म्युर।
- निश्चित समयान्तराल के बाद- आर्सेनिक, ऑरम मेटालिकम, कोनियम।
- कामुकता भरी उत्तेजना के साथ बारी-बारी से- लिलियम टिग।
- बीमारी ठीक होने के संदर्भ में- लैकेसिस, लिलियम टिग, वेराट्रम एलबम, आर्सेनिक, ऑरम मेटालिकम।
- कामोत्तेजना के बाद- टेरेन्टुला।
- अशान्तचित्तता के साथ बारी-बारी से-एम्ब्राग्रेसिया।

उन्माद-अवसाद मनःस्ताप के रोगी पर विशेष ध्यान देना पड़ता है। सबसे पहले तो बीमारी के कारण या कारणों का पता लगाना ज़रूरी है। तत्पश्चात् उसके लक्षण-संग्रह के आधार पर दवा का चुनाव किया जाता है। साथ ही रोगी के मन-मस्तिष्क को पुनः नए सिरे से सुसंस्कारित करना होता है। अन्य चिकित्सा पद्धतियों की तुलना में होम्योपैथी में इसका इलाज सफलतापूर्वक किया जा सकता है, बशर्ते सही दवा के चुनाव के साथ-साथ दवा की सही शक्ति (Selection of Potency of the Remedy), सही खुराक (Preparation of Dose) तथा खुराक की सही पुनरावृत्ति (Repetation of Dose) आदि का विशेष ध्यान रखा जाए।

# 07 व्यामोह तथा स्थिर व्यामोह (Delusion & Paranoea)

यह मिथ्या धारणा या विश्वास की अवस्था है जिसमें रोगी बिना किसी ठोस आधार के ही खुद को महान व्यक्ति, संत-फकीर या देवदूत समझने लगता है। कभी उसे यह यकीन हो जाता है कि वह किसी असाध्य बीमारी से ग्रसित है, तो कभी उसके मन में धारणा घर कर जाती है कि लोग उसे जान से मार डालेंगे या मारने के लिए चक्रव्यूह रच रहे हैं आदि।

व्यामोह किसी व्यक्ति द्वारा अपने अनुभवों व ज्ञान के आधार पर कायम किये गए मिथ्या विश्वासों, धारणाओं तथा असंगत भ्रमों का नाम है। अर्थात्, व्यामोह का सीधा संबंध गैरयथार्थवादी, भ्रामक, बेबुनियाद तथा काल्पनिक विश्वासों से है।

डॉ. एन. कैमेरॉन के अनुसार व्यामोह रोगी के मन में घर की हुई एक ऐसी धारणा है जो सामाजिक वास्तविकता के विरूद्ध होने पर भी रोगी उसमें पूर्ण विश्वास रखता है।

## व्यामोह के प्रकार तथा उसकी औषधियाँ

1. **महानता का व्यामोह** **(Delusion of Grandeur)**: इसमें रोगी खुद को संसार का रक्षक, ईश्वर, ईश्वर का अवतार, ईश्वर का प्रतिनिधि, महात्मा आदि समझता है। उसे लगता है कि देश, दुनिया तथा राज्यों का आर्थिक, राजनैतिक, सामाजिक व नैतिक पतन हो रहा है जिस पर किसी का ध्यान ही नहीं जा रहा है तथा वह एक मात्र व्यक्ति है जो विभिन्न प्रकार की बुराइयों से देश, दुनिया तथा राज्यों को बचा सकता है। कुछ रोगी खुद

को महान वैज्ञानिक, धर्मप्रचारक, राष्ट्रनिर्माता, अक्लमन्द, दौलतमन्द, बड़ा अधिकारी समझने लगते हैं तो कुछ रोगी खुद को अतिसुन्दर मानते हैं।

इसके उपचार हेतु होम्योपैथी में निम्नलिखित औषधियाँ लक्षण-भेद के अनुसार सेवन करायी जाती हैं:

- किसी दूसरी दुनिया से आने वाली काल्पनिक आवाज़ें सुनना- कार्बो एनिमेलिस।
- अचानक कुछ भयंकर घट जाने का व्यामोह- लाइसिन।
- सोचना कि हर कोई मुझे ही (स्त्री) को देख रहा है- मेलिफोलियम, रस टॉक्स।
- अतिसुन्दर होने का व्यामोह - लैकेसिस, कैनाबिस इन्डिका, सल्फर।
- स्वयं के राजकुमार होने का व्यामोह- वेराट्रम एलबम।
- अन्य लोगों की तुलना में श्रेष्ठ होने का व्यामोह- माइरिका सेरिफेरा (Myrica Cerifera)।
- स्वयं के दुनिया से अलग होने का व्यामोह- एनाकार्डियम।
- स्वयं के ईश्वर के संपर्क में होने का व्यामोह- वेराट्रम एलबम, स्ट्रॉमोनियम।
- स्वयं के राजकुमारी होने का व्यामोह- कैनाबिस इन्डिका।
- लोगों द्वारा अपने कंधे को देखे जाने का व्यामोह- ब्रोमियम।
- शरीर के मिठाई से बने होने का व्यामोह- मर्क्युरियस।
- स्वयं के महामानव या ईश्वर द्वारा स्वयं के निर्देशित होने का व्यामोह- लैकेसिस, थुजा, नैजा।
- अन्य लोगों को गुड़िया की तरह भाँपने का व्यामोह- प्लम्बम।
- स्वयं के महामानव या ईश्वर होने का व्यामोह- कैनाबिस इन्डिका।
- स्वयं के नेक व्यक्ति होने का व्यामोह- फॉस्फोरस।
- तीन व्यक्ति होने का व्यामोह- नक्स मॉस्केटा।
- दोहरा (Double) होने का व्यामोह- स्ट्रॉमोनियम, नक्स मॉस्केटा, बैप्टिसिया, पेट्रॉलियम, एनाकार्डियम।
- अन्य सभी लोगों से अच्छा/अच्छी होने का व्यामोह- प्लैटिना।

- पूरे विश्व में अकेले ही दिव्यता या प्रत्युपकार (Vengeance) करने का व्यामोह- काली ब्रोमेटम।
- स्वर्ग या आकाश में होने का व्यामोह- कैनाबिस इन्डिका, ओपियम।

2. रोग संबंधी व्यामोह **(Hypochodrical Delusion):** इस व्यामोह में रोगी के दिमाग में यह धारणा घर कर जाती है कि उसका स्वास्थ्य दिन-प्रतिदिन खराब होता जा रहा है। वह किसी भयंकर रोग से ग्रसित है तथा जल्दी ही मर जाएगा। कुछ रोगी असाध्य पेटदर्द या दिल की धड़कन तेज़ होने की बातें करते रहते हैं।

इसके उपचार हेतु होम्योपैथी में निम्नलिखित औषधियाँ लक्षण-भेद के अनुसार सेवन करायी जाती हैं:

- लोगों द्वारा स्वयं को पागल समझे जाने का व्यामोह- कल्केरिया।
- अपने शरीर के विभाजित होने का व्यामोह- साइलिसिया, पेट्रॉलियम, कैनाबिस इन्डिका।
- स्वयं के शरीर के दुबला होने का व्यामोह- थुजा।
- मृत्यु के करीब होने का व्यामोह- क्रोकस स्टाइवा, चेलिडोनियम, नाइट्रिक एसिड, थुजा, एकोनाइट, आर्जेन्टम नाइट्रिकम।
- अपने शरीर के मृत शरीर की तरह सिकुड़ा होने का व्यामोह- साबाडिला।
- स्वयं के गंदे होने का व्यामोह- लैक केनाइनम।
- स्वयं के सभी बीमारियों से ग्रसित होने का व्यामोह- स्ट्रॉमोनियम, ऑरम मेटालिकम।
- स्वयं को हृदय की बीमारी के कारण मृत्यु हो जाने का व्यामोह- लैक केनाइनम
- हृदयगति अधिक बढ़ जाने का व्यामोह - लैकेसिस
- स्वयं को कैन्सर होने का व्यामोह- वेराट्रम एलबम।
- स्वयं के पागल हो जाने का व्यामोह- सिमिसिफ्युगा, चेलिडोनियम, मैन्सिनेला, एकोनाइट।

- पेट में जानवर होने का व्यामोह- थुजा।
- रोगी के पेट की आँतें उसके अण्डकोष की थैली में जाती जा रही हैं, फलतः अण्डकोष की थैली में सूजन होने का व्यामोह- सैबाडिला।
- अपने शरीर को सोडावाटर की बोतल समझने का व्यामोह- अर्जेन्टम नाइट्रिकम।
- स्वयं के अन्धे होने का व्यामोह- मॉस्कस, वेराट्रम एलबम।
- महिला रोगी द्वारा रात में अपने जननांग में कुछ रेंगने का व्यामोह- मर्क्युरियस।
- स्वयं को असाध्य बीमारी होने का व्यामोह- अर्जेन्टम नाइट्रिकम।

3. **संदर्भ का व्यामोह (Delusion of Reference):** इस व्यामोह से ग्रस्त रोगी के मन में यह बात घर कर जाती है कि लोग उसे बदनाम या बेइज्जत करने के लिये उसके बारे में तरह-तरह की बातें कर रहे हैं, तरह-तरह के झूठ फैला रहे हैं, साजिश रच रहे हैं। फलतः वह जब भी दो या दो से अधिक लोगों को आपस में बातें करते देखता है तो उसे शक हो जाता है कि वे उसके बारे में ही बातें कर रहे हैं।

इसके उपचार हेतु होम्योपैथी में निम्नलिखित औषधियाँ लक्षण-भेद के अनुसार सेवन करायी जाती हैं:

- किसी के द्वारा छुए जाने का भ्रम (Illusion of Touch)- क्रोकस स्टाइवा, इग्नैसिया, लैकेसिस, रस टॉक्स, एलुमिना, एसाफिटिडा, बेलाडोना, कल्केरिया, स्पाइजेलिया, स्ट्रॉमोनियम, पारिस क्वाड्रिफोलिया, प्लमबम, पल्साटिला आदि।
- लोगों द्वारा दोष मढ़े जाने का व्यामोह- ब्राइटा कार्ब।
- हर चीज़ बदली-बदली लगने का व्यामोह- प्लैटिना।
- तिरस्कृत (Despised) होने का व्यामोह- अर्जेन्टम नाइट्रिकम।
- पति का अपना न होने का व्यामोह- एनाकार्डियम।
- अपनी अवहेलना किये जाने का व्यामोह- नैजा, पालाडियम, अर्जेन्टम नाइट्रिकम।

- चारों ओर से दुश्मनों से घिरे होने का व्यामोह- मर्क्युरियस, प्लैटिना।
- परित्यक्त होने का व्यामोह- काली ब्रोमेटम, अर्जेन्टम नाइट्रिकम, प्लैटिना, स्ट्रॅमोनियम, साइक्लामेन।
- दोस्तों का स्नेह न मिलने का व्यामोह- ऑरम मेटालिकम।
- अपने चारों तरफ हत्यारों के होने का व्यामोह- प्लम्बम।
- मित्र विहीन होने का व्यामोह- मैग्नेसिया म्यूरियेटिकम, सारसापैरिला।
- सब को अपना दुश्मन समझने का व्यामोह- मर्क्युरियस, प्लैटिना।
- स्वयं (स्त्री) के पराया होने का व्यामोह- लैकेसिस।
- पुलिस द्वारा पकड़े जाने का व्यामोह- जिंकम मेटालिकम।
- स्वयं को अपने परिवार का सदस्य नही होने का व्यामोह- प्लैटिना।

4. **पीड़ित किये जाने का व्यामोह** (Delusion of Persecution):- इस व्यामोह से ग्रस्त रोगी हमेशा यही सोचता है कि लोग भाँति-भाँति के तरीकों से उसे कष्ट देना चाह रहे हैं या उसके खिलाफ षड़यंत्र रच रहे हैं जिसमें उसे फँसाया जा सके। अपने परिजनों तथा सगे-संबंधियों को भी वह इन षड़यंत्र-कर्ताओं तथा कष्ट देने वाले लोगों में शामिल मानता है। फलतः उसका खुद का समय तो व्यर्थ की उलझनों में गुज़रता है तथा वह अपने परिजनों की नींद भी हराम कर देता है।

   इसके उपचार हेतु होम्योपैथी में निम्नलिखित औषधियाँ लक्षण-भेद के अनुसार सेवन करायी जाती हैं:

- स्वयं को यातना दिये जाने का व्यामोह- चाइना, लाइसिन।
- स्वयं को ज़हर दिया जायेगा का व्यामोह- रस टॉक्स।
- स्वयं को ज़हर दिये जा चुकने का व्यामोह- हायोसियामस।
- दूसरे कमरों में पैरों की आहट सुनने का व्यामोह- नैट्रम फॉस।
- स्वयं के पीटे जा चुकने का व्यामोह- इलाप्स कोरालिनस।

5. **प्रभावित किये जाने का व्यामोह** (Delusion of Influence) :- इस व्यामोह से ग्रस्त रोगी यह सोचता है कि लोग उसे प्रलोभन देकर या

अपनापन जताकर उससे कुछ काम निकलवाना चाह रहे हैं, उस पर हावी होना चाह रहे हैं। ऐसा रोगी खुद में दैवी-शक्ति भी महसूस करता है तथा कहने लगता है कि वह जो कुछ भी बोलता, लिखता या करता है वह सब किसी दैवी-शक्ति के इशारों पर।

इसके उपचार हेतु होम्योपैथी में निम्नलिखित औषधियाँ लक्षण-भेद के अनुसार सेवन करायी जाती हैं:

- उड़ने जैसा प्रतीत होने का व्यामोह- कैनाबिस इंडिका।
- हर चीज़ बनावटी मालूम होने का व्यामोह- एलुमिना, मेडोरिनम।
- खुद के महामानव होने का व्यामोह- कैनाबिस इंडिका।
- ईश्वर द्वारा बदला लिए जाने का व्यामोह- काली ब्रोमेटम।
- दो शरीर होने का व्यामोह- नक्स मॉस्केटा, पेट्रॉलियम, स्ट्रॉमोनियम, एनाकार्डियम, बैप्टिसिया।

6. **आत्म-भर्त्सना का व्यामोह (Delusion of self condemnation)** :- इस व्यामोह से ग्रस्त रोगी अपनी ही आलोचना करता है, स्वयं को ही कोसता है। वह अपने आपको पापी, निर्धन, अयोग्य, बुद्धिहीन, कुकर्मी आदि-सा प्रदर्शित करता है। अपने परिजनों से सज़ा देने के लिए प्रार्थना करता है। अपने जीवन को बेकार समझने लगता है।

इसके उपचार हेतु होम्योपैथी में निम्नलिखित औषधियाँ लक्षण-भेद के अनुसार सेवन करायी जाती हैं:

- अभागा होने का व्यामोह- लाइकोपोडियम, सिपिया, इपिकाक, वेराट्रम एलबम, ब्रायोनिया, चाइना।
- गर्भवती होने का व्यामोह- वेराट्रम एलबम, साबाडिला।
- व्यापार के लायक नहीं होने का व्यामोह- क्रोकस स्टाइवा।
- गरीब होने का व्यामोह- सिपिया।

7. **वाक्-विकृति व्यामोह** (Delusion of Speech Disorder) :- इस व्यामोह से ग्रस्त रोगी अपनी वाक्-शक्ति प्रभावित होती है। कभी-कभी तो खुद को गूंगा-सा पेश करने लगता है, कभी मूर्खतापूर्ण ढंग से बोलता है तो कभी बच्चों की तरह।

इसके उपचार हेतु होम्योपैथी में निम्नलिखित औषधियाँ लक्षण-भेद के अनुसार सेवन करायी जाती हैं:

- शराबी की तरह आवाज़ निकालना- हायोसियामस, नक्स वोमिका, जेल्सेमियम।
- मूर्खता पूर्ण आवाज़ निकालना- लैकेसिस, नक्स मॉस्केटा, स्ट्रॉमोनियम, बेलाडोना, हायोसियामस।
- मूर्ख बच्चों की तरह आवाज़ निकालना- अर्जेन्टम नाइट्रिकम, एकोनाइट।
- जीभ के लकड़ी की बनी होने का व्यामोह- एपिस मेलिफिका।

8. **नकारवादी या शून्यवादी व्यामोह** (Nihilistic Delusion) :- इस व्यामोह से ग्रस्त रोगी संसार की सभी चीज़ों के अस्तित्व को नकार देता है। यहाँ तक कि उसे खुद के अस्तित्त्व का ज्ञान भी नहीं रहता। वह हरदम शून्य में डूबा रहता है और सोचता है कि उसकी आत्मा शून्य में है। कभी-कभी तो वह महसूस करता है कि वह वर्षों पहले मर चुका है।

इसके उपचार हेतु होम्योपैथी में निम्नलिखित औषधियाँ लक्षण-भेद के अनुसार सेवन करायी जाती हैं:

- दुनिया से अलग होने का व्यामोह- एनाकार्डियम।
- आकाश या स्वर्ग में होने का व्यामोह- ओमियम, कैनाबिस इन्डिका।

9. **दृष्टि-दोष उत्पन्न होने संबंधी व्यामोह** (Delusion of Vision Defective) :- इस तरह के व्यामोह से ग्रस्त रोगी को दृष्टिदोष रहता है, उसे प्रायः विभिन्न चीज़ों में जानवर दिखने लगते हैं।

इसके उपचार हेतु होम्योपैथी में निम्नलिखित औषधियाँ लक्षण-भेद के अनुसार सेवन करायी जाती हैं:

- शतरंज के खेल के हाथी और राजभवन दिखाई देने का व्यामोह-प्लम्बम।
- भेड़ें दिखाई देने का व्यामोह- सिमसिफ्युगा।
- नर-कंकाल दिखाई देने का व्यामोह- क्रौटेलस काशकाभेला, ओपियम।
- बिच्छुओं के दिखाई देने का व्यामोह- ओपियम।
- चूहे दिखाई देने का व्यामोह- एइथुजा साइनोपियस, आर्सेनिक, सिमसिफ्युगा।
- लोग दिखाई देने का व्यामोह- आर्सेनिक, बेलाडोना, ब्रायोनिया, हायोसियामस, पल्साटिला, स्ट्रॉमोनियम।
- मधुमक्खियाँ दिखाई देने का व्यामोह- पल्साटिला।
- बूढ़े लोग दिखाई देने का व्यामोह- लोरोकेरासस (Laurocerasus)
- नुकीले पदार्थ (सुई, काँटा आदि) दिखाई देने का व्यामोह - स्पाइजेलिया, साइलिसिया।
- अंग-भंग किया हुआ शरीर (Mutilated Body) दिखाई देने का व्यामोह - नक्स मॉस्केटा।
- कीड़े-मकोड़े (Insects) दिखाई देने का व्यामोह- आर्सेनिक, बेलाडोना, लैक केनाइनम, स्ट्रॉमोनियम।
- चोर दिखाई देने का व्यामोह- नैट्रम म्युर।
- रात में चोर दिखाई देने का व्यामोह- आर्सेनिक।
- अंक (Figures) दिखाई देने का व्यामोह - बेलाडोना, कल्केरिया।
- अपने बिस्तर पर खीरा-ककड़ी (Cucumber) दिखाई देने का व्यामोह- बेलाडोना।
- बिल्लियाँ दिखाई देने का व्यामोह- एथुजा साइनोपियम, बेलाडोना, कल्केरिया, स्ट्रॉमोनियम।
- कप में जानवरों के घूमने जैसा दिखाई पड़ने का व्यामोह- हायोसियामस।
- आग दिखाई देने का व्यामोह - बेलाडोना, कल्केरिया, हिपर सल्फर, पल्साटिला।
- आग में जानवर होने का व्यामोह- बेलाडोना।
- दीवार या मेज़ पर काले रंग के जानवरों के होने का व्यामोह- बेलाडोना।

- डरावना जानवर दिखाई देने व्यामोह- ओपियम, स्ट्रॉमोनियम, बेलाडोना।
- चेहरे दिखाई देने का व्यामोह- एम्ब्रग्रिसिया, बेलाडोना, कल्केरिया, क्यूप्रम मेटालिकम, लैक केनाइनम, नक्स वोमिका, ओपियम, सल्फर, टेरेन्टुला।
- आंखें बंद करने पर तरह-तरह के चेहरे दिखाई देने का व्यामोह- अर्जेन्टम नाइट्रिकम, बेलाडोना, ब्रायोनिया, कल्केरिया, ओपियम, टेरेन्टुला।
- अंधेरे में आँखें बन्द करने पर तरह-तरह के चेहरे दिखाई देने का व्यामोह- चाइना, लैक केनाइनम।
- गुप्त चीज़ें (Ciphers) दिखाई देने का व्यामोह- फॉस्फोरिक एसिड, फॉस्फोरस, सल्फर।
- घोड़े दिखाई देने का व्यामोह- बेलाडोना, कल्केरिया, हिपर सल्फर, पल्सटिला।
- घोड़े की पीठ पर घोड़े दिखाई देने का व्यामोह - कैनाबिस इन्डिका।

**10. अंतर्ज्ञान की कमी का व्यामोह (Delusion of lack of insight):-** लगभग सभी प्रकार के मनोरोगियों में अंतर्ज्ञान या सूझ-बूझ की कमी पायी जाती है। ऐसे रोगी अपनी अवस्था तथा परिस्थिति समझने योग्य नहीं होते। फलतः उनका व्यवहार विचित्र तथा असंगत हो जाता है।

इसके उपचार हेतु होम्योपैथी में निम्नलिखित औषधियाँ लक्षण-भेद के अनुसार सेवन करायी जाती हैं:

- फटे-पुराने वस्त्र भी सिल्क जैसे सुंदर प्रतीत होना- सल्फर।
- कुर्सी उठने का व्यामोह- फॉस्फोरस।
- नाक के पिछले भाग में जानवरों के होने का व्यामोह- कोनियम।
- स्वयं का घोड़े पर बैठे होने का व्यामोह- कैनाविस इंडिका।
- फिर से बचपन में पहुँच जाने का व्यामोह- सिकुटा भाइरोसा।

- बिस्तर पर चीटियों के होने का व्यामोह- प्लम्बम।
- स्वयं के बिस्तर पर नहीं होने का व्यामोह- हाइपेरिकम।
- स्वयं की शादी हो चुकने का व्यामोह- हायोसियामस।
- स्वयं की शादी होने का व्यामोह- हायोसियामस।
- अपने बिस्तर पर दो बच्चों के होने का व्यामोह- पैट्रॉलियम।
- स्वयं का बैल पर बैठे होने का व्यामोह- बेलाडोना।
- स्वयं के गेंद पर बैठे होने का व्यामोह- कैनाविस इन्डिका।
- तार के पिंजरे में बन्द होने का व्यामोह- सिमसिफ्युगा।
- लोगों द्वारा नाक से खाना खाने का व्यामोह- मर्क्युरियस।
- दुनिया में अकेली होने का व्यामोह - पल्साटिला, प्लैटिना।

## कुछ अन्य प्रकार के व्यामोह तथा उनकी महत्त्वपूर्ण औषधियाँ

- पूरे घर में तथा पलंग के नीचे चोर घुसे होने का व्यामोह- आर्सेनिक।
- घर के अन्दर चोरों को देखने का व्यामोह- लैकेसिस, नैट्रम म्युर
- मरे हुए लोगों से बातें करने का व्यामोह- हायोसियामस, कल्केरिया सिलिकेटा।
- राक्षस या दानव देखने का व्यामोह- बेलाडोना।
- भेड़ों को देखने का व्यामोह- सिुसिफ्युगा।
- कुछ भी ठीक नहीं कर पाने का व्यामोह का व्यामोह- ऑरम मेटालिकम।
- छूटे हुए कार्यों को समय रहते ही करना चाहता है- ऑरम मेटालिकम।
- किसी स्थान विशेष को पार नहीं कर पाने का व्यामोह- अर्जेन्टम नाइट्रिकम।
- हर चीज़ नई लगने का व्यामोह- स्ट्रॉमोनियम।
- अपना काम पूरी ईमानदारी से नहीं करने का व्यामोह- लाइकोपोडियम, ऑरम मेटालिकम।
- दिन में सुने हुए गानों का पुनः शाम को सुनाई देने का व्यामोह- लाइकोपोडियम।
- रोगिणी सहारे के लिए लोगों को पुकारती है- प्लैटिना।

- अच्छे-अच्छे गाने सुनने का व्यामोह- लैकेसिस, स्ट्रॅमोनियम, कैनाबिस इन्डिका।
- घुटनों के बल चलने का व्यामोह- ब्रायटा कार्ब।
- आग देखने का व्यामोह- हिपर सल्फर, पल्साटिला, बेलाडोना, कल्केरिया।
- भयंकर तथा डरावना चेहरा देखने का व्यामोह- कल्केरिया, ओपियम, टैरेन्टुला, एम्ब्राग्रिसिया, बेलाडोना।
- हर चीज़ बड़ी नज़र आने का व्यामोह- कैनाबिस इन्डिका।
- कुत्ते दिखाई देने का व्यामोह- बेलाडोना, कल्केरिया, स्ट्रॅमोनियम, एथुजा साइनोपियम।
- सामने खड़े कुत्ते द्वारा हमला करके छाती पर काटते देखने का व्यामोह- बेलाडोना।
- तीन चिकित्सकों को आते हुए स्त्री को देखने का व्यामोह- सिपिया।
- कमरे के अन्दर किसी के होने का व्यामोह- पल्साटिला, बैप्टिसिया।
- भूत या दुष्ट मानवों के दिखाई देने का व्यामोह- एनाकार्डियम, बेलाडोना, हेलेबोरस, प्लैटिना, पल्साटिला, जिंकम मेटालिकम।
- घंटियों की आवाज़ सुनाई देने का व्यामोह- कैनाबिस इन्डिका, फॉस्फोरिक एसिड, थिया साइनेसिस।
- वह डूब रहा था का व्यामोह- बेलाडोना, लैकेसिस।
- अपने बिस्तर पर किसी नंगे व्यक्ति के चादर ओढ़कर साथ लेटे होने का व्यामोह- पल्साटिला।
- चिड़ियों को देखने का व्यामोह- काली कार्ब, लैक केनाइनम, बेलाडोना।
- अपने बिस्तर पर दो व्यक्तियों के होने का व्यामोह- साइक्लामेन

व्यामोह के उपचार के लिये रोगी के मन-मस्तिष्क को नए सिरे से शिक्षित या संस्कारित करना निहायत ज़रूरी है। साथ ही रोगी को स्वस्थ वातावरण में रखा जाना चाहिए, तभी उचित दवा के प्रभाव से उसे ठीक किया जा सकेगा।

## स्थिर व्यामोह
### (Paranoea)

Para और Noea से मिलकर बना है Paranoea शब्द। Para का अर्थ होता है False, अर्थात् मिथ्या, अनुचित, अनुपयुक्त तथा Noea का मतलब है Reason, अर्थात् तर्क, विवेक, बुद्धि। अतः Paranoea का शाब्दिक अर्थ हुआ- मिथ्यामति, अनुपयुक्त-तर्क, अनुचित विवेक। यह लगातार बने रहने वाले व्यामोह की श्रेणी में आता है, फलतः इसे स्थिर व्यामोह कहा गया।

डॉ. क्रेपलिन ने सन् 1893 में बताया था कि स्थिर व्यामोह वह मानसिक विकृति है जिसमें किन्हीं आन्तरिक कारणों के चलते स्थायी तथा व्यवस्थित व्यामोह की स्थिती क्रमशः निर्मित होती जाती है, किंतु विभ्रम (Hallucination) का अभाव होता है। इस प्रकार इस विकृति में स्थिर तथा व्यवस्थित व्यामोह की प्रधानता होती है। इससे पीड़ित रोगी हास-परिहास में रूचि नहीं लेता वरन् वह शंकालु, संवेदनशील तथा चिड़चिड़े स्वभाव का होता है। यह रोगी अपने ही हित-साधन या कल्याण में लगा रहता है। वह इतना अहंकारी तथा आत्मकेन्द्रित होता है कि किसी भी हाल में अपनी सीमाओं तथा पराजय को स्वीकार करना नहीं चाहता। अन्ततः अपनी आन्तरिक इच्छाओं की संतुष्टि के लिए अपने भीतर व्यामोह पैदा कर लेता है। इस तरह उसके निम्नलिखित दो उद्देश्यों की पूर्ति हो जाती है:

1. अपनी असफलता का ठीकरा दूसरों के सर फोड़कर खुद तमाम ज़िम्मेदारियों से पल्ला झाड़ लेता है।
2. अपने विश्वास को दृढ़ बनाने में सफल होता है, अर्थात् अपनी अधिकारवृत्ति को प्रदर्शित करने में समर्थ होता है।

### स्थिर व्यामोह के प्रकार तथा लक्षण

1. **पीड़ात्मक स्थिर व्यामोह (Persecutory Paranoea)**: इस व्यामोह से ग्रस्त रोगी पूरी दुनिया के लोगों को अपना शत्रु मानने लगता है। उसे लगता है कि सभी लोग उसे पीड़ा देना चाहते हैं, कष्ट देना चाहते हैं। ये भावनाएँ उस रोगी में हमेशा बनी रहती हैं। फलतः कभी-कभी वह

आक्रामक हो उठता है, यहाँ तक कि अपने सबसे बड़े दुश्मन का चुनाव कर उसकी हत्या का इरादा कर लेता है या कभी-कभी कर भी देता है।

2. **रोगात्मक स्थिर व्यामोह** **(Hypochondrical Paranoea)**: इस व्यामोह से ग्रस्त रोगी को यह शक हो जाता है कि उसका स्वास्थ्य दिन-प्रतिदिनि बिगड़ता जा रहा है। वह अपने आपको किसी असाध्य रोग, जैसे- कैन्सर, एड्स आदि का शिकार मान बैठता है और इस वजह से इन रोगियों में Anorexia Nervosa भी पाया जाता है।

3. **विवादात्मक स्थिर व्यामोह** **(Litigous Paranoea)**: इस तरह के व्यामोह से ग्रस्त रोगी का अधिकांश समय लड़ाई-झगड़े या वाद-विवाद में ही गुज़रता है क्योंकि उसे हरदम यही लगता है कि लोग उसे परेशान कर रहे हैं। फलतः वाद-विवाद तथा मुकदमेबाज़ी होना लाज़मी हो जाता है।

4. **धार्मिक स्थिर व्यामोह** **(Religious Paranoea)**: इस व्यामोह से ग्रस्त रोगी अपने आपको ईश्वर, ब्रह्मा आदि का एकलौता पुत्र मानता है। उसे लगता है कि वह जब चाहे भगवान से बातें-मुलाकातें कर सकता है। इस तरह का रोगी कभी-कभी अपना खुद का संप्रदाय भी चलाता है और लोगों को बेवकूफ बना-बनाकर अपना उल्लू सीधा करता है। इन दिनों पूरे विश्व में कुकुरमुत्ते से संप्रदायों की बाढ़-सी आ गयी है।

5. **सुधारात्मक स्थिर व्यामोह** **(Reformatory Paranoea)**: इस व्यामोह से ग्रस्त रोगी को यह मानना होता है कि इस संसार का नैतिक, सामाजिक, राजनैतिक, आर्थिक आदि दृष्टिकोणों से पतन हो चुका है या हो रहा है तथा केवल वही है जो इसका उद्धारक बनने की क्षमता रखता है। ऐसे रोगियों में आत्म-निरीक्षण की क्षमता नहीं होती है। इस तरह के व्यक्ति खुद को महान व्यक्तित्व, महामानव, पुरूषोत्तम आदि समझने लगते हैं।

6. **ईर्ष्यालु स्थिर व्यामोह** **(Jealous Paranoea)**: इस व्यामोह से ग्रस्त रोगी ईर्ष्यालु होता है। वह जहाँ कहीं भी होता है सबसे जलता रहता है। उसे किसी पर भी विश्वास नहीं होता - फिर चाहे वह उसका पति या पत्नी ही क्यों न हो?

7. **कामवासनात्मक स्थिर व्यामोह** **(Erotic Paranoea)**: इस व्यामोह से ग्रस्त रोगियों में काम-वासना की प्रधानता होती है। फलतः वे सोचने लगते हैं कि अमुक शख्स मुझ पर फिदा है किंतु लोगों के डर से खुल्लम-खुल्ला मुझसे नहीं मिल रहा/रही है। इसे एकतरफा प्यार की श्रेणी में रखा जाता है। इन रोगियों पर विशेष ध्यान देना पड़ता है क्योंकि इनकी अन्तिम गति आत्महत्या होती देखी गई है।

स्थिर व्यामोह का उपचार करने के लिये चिकित्सक को रोगी का सबसे प्रिय दोस्त बन कर उसके मन-मस्तिष्क को नए सिरे से शिक्षित या संस्कारित करना चाहिए। होम्योपैथी में व्यामोह के उपचार हेतु लिखी गयी औषधियाँ स्थिर व्यामोह के लिये भी पर्याप्त हैं।

# 08 विखंडित मानसिकता (Schizophrenia)

सन् 1860 में बेल्जियम के डॉ. मॉरेल ने इस बीमारी को Demence Precoce कहा था, जिसका अर्थ 'समय से पूर्व मनोभ्रंश या मनोविखंडन' समझा जाता था। डॉ. मॉरेल के बाद जर्मनी के डॉ. क्रेपेलिन पहले मनोचिकित्सक थे जिन्होंने इस बीमारी का नाम Dementia Precoce रखा जिसका अर्थ 'समय से पूर्व मनोविखंडन के साथ-साथ जीवन के प्रारंभिक वर्षों में ही मानसिक शक्तियों का ह्यास' समझा जाता था, इसे Mental Dissociation भी कहा जाता था जिसका अर्थ है- "समय से पहले मानसिक शक्तियों के विघटन का रोग।" सन् 1911 में ग्रीक मनोचिकित्सक डॉ. यूगेन ब्लूलर ने इस रोग का नाम विखंडित मानसिकता रखा जिसका अर्थ 'व्यक्तित्त्व या मन-मस्तिष्क में दरार पड़ना'। डॉ. ब्लूलर के मतानुसार इस रोग का मुख्य लक्षण चिन्तन और साहचर्य की प्रक्रियाओं में तालमेल का अभाव, भावनाओं या संवेदनाओं का धीमा पड़ना (Emotional-Blunting) तथा यथार्थ से अलगाव है।

डॉ. कोलमैन के मतानुसार- "विखंडित मानसिकता शब्द का प्रयोग स्नायुविकृतिपूर्ण प्रतिक्रियाओं के समूह के लिए किया जाता है जिसमें रोगी की यथार्थ से जुड़ने की योग्यता तथा संवेदनात्मक और बौद्धिक प्रक्रियाओं में व्यवधान उत्पन्न हो जाते हैं।"

अमेरिकन साइकियाट्रिक असोसिएशन के अनुसार यह बीमारी नौ प्रकार की होती है:

**1. लघुकालिक अविभेदित विखंडित मानसिकता (Acute Undifferentiated Schizonrenia) :-** इस विखंडित मानसिकता में लक्षण अचानक उत्पन्न

होकर कुछ सप्ताहों में स्वतः दूर हो जाते हैं, परन्तु जल्दी ही वापस लौट आते हैं। अर्थात् आते-जाते रहते हैं।

2. **दीर्घकालिक अविभेदित विखंडित मानसिकता (Chronic Undifferentiated Schizophrenia)**- इसके लक्षणों में विविधता होती है और ये लक्षण अधिक समय तक बने रहते हैं। इन लक्षणों को गुप्त या पूर्व के मनःसंताप के आने की सूचना देने वाले लक्षण (Latent or Prepsychotic) भी कहा जाता है। इस विखंडित मानसिकता के रोगी किसी-न-किसी तरह अपने जीवन में थोड़ा-बहुत संतुलन बनाये रखते हैं।

3. **सामान्य विखंडित मानसिकता (Simple Schizophrenia)** :- इसके रोगियों के शौक तथा दिलचस्पियाँ कम होते-होते पूरी तरह समाप्त या लुप्त हो जाती हैं तथा रोगी उदासीन हो जाता है। ऐसे रोगी अकेले तथा चुपचाप रहना अधिक पसन्द करने लगते हैं। कभी-कभी तो ये चिड़चिड़े तथा आक्रामक भी हो जाते हैं। इनका व्यवहार प्रायः दुराग्रहपूर्ण, नकारात्मक तथा अवहेलना-पूर्ण हो जाता है। फिशर साहब के अनुसार "इसके रोगियों में दिलचस्पियों तथा महत्त्वकांक्षाओं का अभाव, भावनात्मक या संवेदनात्मक उदासीनता, मौन तथा अकेलेपन की ओर बढ़ती हुई प्रवृत्ति, खिन्नता और बचपन की अभिरूचियों तथा क्रिया-कलापों की ओर प्रतिगमन की सामान्य प्रवृत्ति पायी जाती है।"

4. **स्थिर व्यामोही विखंडित मानसिकता (Paranoid Schizophrenia)**:- विखंडित मानसिकता के सामान्य लक्षणों के अलावा इसमें अर्थहीन, तर्कहीन स्थिर व्यामोह की प्रधानता होती है। इसी कारण इसे स्थिर व्यामोही विखंडित मानसिकता कहते हैं। इसके रोगी को लगता है कि उसके परिजन ही उसके शत्रु हो गये हैं, वे उसे कष्ट देना चाहते हैं। कभी-कभी उसे खुद को महान मानने संबंधी स्थिर व्यामोह (Grandeural Paranoea) भी हो जाता है। इसके अतिरिक्त रोगी को लगता है कि उसके शरीर में विद्युत किरणें प्रविष्ट हो रही हैं। इसके रोगी में अनेक प्रकार के विभ्रम भी पाये जाते हैं।

5. **कैटाटोनिक विखंडित मानसिकता** **(Catatonic Schizophrenia):-** इसके लक्षणों में बड़ी ही नाटकीयता पाई जाती है। ये अचानक ही विकसित होते हैं। इसमें रोगी कभी जड़ता वाली स्थिति (Stupor Phase) में होता है तो कभी उत्तेजना वाली स्थिति (Excitement Phase) में।

   i. जड़ता वाली स्थिती- इसमें रोगी चेतना-शून्य हो जाता है, गतिहीन हो जाता है। गतिहीनता के कारण उसके हाथ-पैर सूज जाते हैं, नीले पड़ जाते हैं। साथ ही रोगी का दृष्टिकोण नकारात्मक हो जाता है। उसका चेहरा भावशून्य हो जाता है तथा अनेकों प्रकार के विभ्रम उसे घेर लेते हैं।

   ii. उत्तेजना वाली स्थिती- रोगी अचानक ही जड़ता की स्थिती छोड़कर उत्तेजना की स्थिती में आ जाता है। इस अवस्था में वह आवश्यकता से अधिक सक्रिय होता है, चिल्लाता रहता है। इस अवस्था में रोगी अपने व अन्य लोगों के लिए खतरनाक साबित हो सकता है।

   जिस प्रकार कैटाटोनिक विखंडित मानसिकता अचानक आता है उसी प्रकार उचित दवा के प्रभाव से जल्दी ही ठीक भी हो जाता है।

6. **मनोभावात्मक विखंडित मानसिकता** **(Schizo-affective-Schizophrenia):** विखंडित मानसिकता का यह प्रकार उन्माद-अवसाद तथा मनःसंताप का मिला-जुला रूप है। रोगी की मनःस्थिति मुख्यतः विखंडित मानसिकता से प्रभावित होती है, लेकिन उसे उन्माद-अवसाद के दौरे भी पड़ते रहते हैं। इसमें भावनात्मक अस्थिरता इतनी प्रबल होती है कि रोगी को संभावना मुश्किल हो जाता है। ऐसे में रोगी का व्यवहार उग्र तथा हिंसक भी हो जाता है।

7. **युवाओं की विखंडित मानसिकता** **(Hebephrenic Schizophrenia):** विखंडित मानसिकता का यह प्रकार कम उम्र के बच्चों में प्रारम्भ होती है। इस बीमारी का विकास बच्चों में जल्द होता है; फलतः उनका व्यक्तित्व-विघटन जल्द हो जाता है। रोग बढ़ने के साथ-साथ रोगी की

भावनाओं तथा संवेदनशीलता में परिवर्तन आने लगता है, उसके व्यवहार में उदासीनता बढ़ने लगती है तथा वह बचकानेपन का शिकार हो जाता है। उसके विचार, बातें और व्यवहार अजीबोगरीब हो जाते हैं तथा उनमें आपस में कोई भी तालमेल नहीं होता है। इन रोगियों में निम्नलिखित लक्षणों की प्रधानता होती है।

- मल-मूत्र त्यागने में रूचि न लेना।
- अश्लील व्यवहार करना।
- निरर्थक शब्दों अथवा वाक्यों को बार-बार दुहराना।
- स्वयं से बातें करना।
- बेवजह हँसने या रोने लगना।

इन सब कारणों से रोगी का जीवन के यथार्थ से नाता टूट जाता है और वह अपनी कल्पनाओं में खोया रहने लगता है।

8. **बाल्यकालीन विखंडित मानसिकता** **(Childhood Schizophremia)**: इस तरह की विखंडित मानसिकता भी बाल्यकाल में प्रारम्भ होती है। इसके रोगियों में निम्नलिखित लक्षणों की प्रधानता होती है :-

- सोचने-समझने की क्षमताओं का विरूपण और विघटन (Distoration and Disorganization)।
- कुंठा व सहिष्णुता की कमी।
- कामुकता तथा आक्रामक आवेगों का अचानक उत्पन्न होना।
- संवेगात्मक अभिव्यक्ति में विच्छिन्नता- इसमें रोगी कई तरह से असंगत व्यवहार प्रदर्शित करता है, मसलन खड़े होकर आगे-पीछे झूलना, घूमने लगना, पैरों की अंगुलियों पर चलना आदि।
- परिजनों या पास के लोगों के प्रति उदासीन रहना।
- भाषा-विकास में बाधा, मसलन देर से बोलना, गूंगा होना, रूक-रूक कर बोलना आदि।
- कुछ भी सीखने में कठिनाई।
- क्रियात्मक व्यवहार में असमानता।
- हिंसक संवेगों का अचानक प्रदर्शन कतना।

**09. अवशिष्ट विखंडित मानसिकता (Residual Schizophrenia)-** विखंडित मानसिकता के उपचारोपरान्त भी कभी-कभी इसके लक्षण अवशिष्ट रुप में पाये जाते हैं, इसके कारण ही इस प्रकार के रोगियों को इस श्रेणी में रखा जाता है।

## विखंडित मानसिकता के सामान्य लक्षण

**1. व्यक्तित्व का विघटित होना-** इसके रोगियों की भावात्मक (Affective), बोधात्मक (Intellective) तथा क्रियात्मक (Motor) प्रतिक्रियाओं के बीच एकरूपता तथा समन्वय (Harmony and Co-Ordination) का अभाव रहता है। रोगी के सभी क्रिया-कलाप असम्बद्ध हो जाते हैं। इसका कारण व्यक्तित्त्व का विघटित होना है जिसे "Intrapsychic Attaxia" कहते हैं। इसमें रोगी हँसते-हँसते अचानक रोने लगता है या रोते-रोते हँसने लगता है।

**2. भावनात्मक गड़बड़ियाँ-** विखंडित मानसिकता के रोगियों में भावनात्मक उदासीनता या मन्दता पाई जाती है। फलतः रोगी अपने परिजनों तथा वातावरण के प्रति उदासीन हो जाता है। जिससे विखंडित मानसिकता के रोगी प्रायः एकांत पसंद करते हैं। सुख या दुःख का प्रभाव इन रोगियों पर कम ही पड़ता है। वे हँसने की बातों पर रोने लगते हैं या रोने की बातों पर हँसना शुरू कर देते हैं। अन्ततः वे अपने खाने-पीने, सोने-जागने, स्नान-ध्यान करने आदि रोज़मर्रा के कामों के प्रति भी उदासीन भी हो जाते हैं।

**3. विभ्रम तथा व्यामोह-** विखंडित मानसिकता के रोगियों में इनकी प्रधानता होती है। ये कई प्रकार के विभ्रमों तथा व्यामोहों के शिकार हो सकते हैं, मसलन-

i. सुनने संबंधी (Auditory)
ii. देखने संबंधी (Visual)
iii. स्पर्श संबंधी (Tactual)

iv. सूंघने संबंधी (Oltactory)

v. स्वाद संबंधी (Tastual) आदि।

विखंडित मानसिकता के रोगी का विभ्रम या व्यामोहों से बच पाना बहुत मुश्किल होता है। इन रोगियों में उत्पीड़न-व्यामोह की प्रधानता होती है।

**4. व्यवहार की विसंगतियाँ-** विखंडित मानसिकता के रोगियों का व्यवहार विसंगत या अजीबोगरीब हो जाता है, जैसे- कभी वे आँख मारते हैं, कभी एक पैर पर खड़े हो जाते हैं, कुछ इशारा करते हैं, तो कभी मुँह सिकोड़ते हैं आदि। इन विसंगतियों के चलते इन्हें आसानी से पहचाना जा सकता है।

## विखंडित मानसिकता के कारण

आज तक मनोविज्ञानी विखंडित मानसिकता के कारणों पर एक मत नहीं हो सके हैं, फिर भी निम्नलिखित कारण महत्त्वपूर्ण माने जाते हैं:

1. आनुवंशिकता (Hereditory),
2. दोषपूर्ण या रूग्ण पारिवारिक वातावरण (Faulty or Pathogenic Family Pattern),
3. हताशा या खीज (Frustration),
4. बचपन के आघातपूर्ण अनुभव (Traumatic Experiences of The Childhood),
5. कामशक्ति का प्रतिगमन (Regression of Libido i.e. Sexual Power),
6. यौन ग्रन्थियों में व्यवधान (Disturbance in Sex Glands),
7. मानसिक संघर्ष (Mental Conflict),
8. हीनभावना (Inferiority Complex),
9. अन्तर्मुखी व्यक्तित्व (Introverted Personality),
10. मस्तिष्क आघात (Head-Injury),
11. सामाजिक एवं सांस्कृतिक कारक (Social and Cultural Factors),

12. अत्यधिक सुरक्षात्मक व्यवहार (Extreme Defence),
13. दोषपूर्ण शिक्षण (Faulty Learning) आदि।

## विखंडित मानसिकता के महत्त्वपूर्ण लक्षण एवं उनकी महत्त्वपूर्ण औषधियाँः

यदि कोई रोगी बहुत दुष्ट हो, बुरे आचरण वाला हो फलतः परित्यक्त न होते हुये भी खुद को त्यागा हुआ महसूस करता हो, तो इसके लिये आर्जेन्टम नाइट्रिकम, साइक्लामेन, लैकेसिस, प्लैटिना, स्ट्रॉमोनियम, ऑरम मेटालिकम, सोरिनम, पल्साटिला आदि औषधियाँ हैं। यदि रोगी किसी बात या काम पर अचानक टूट पड़ता (Abrupt) हो तो इसकी औषधियाँ टैरेन्टुला तथा नैट्रम म्युर हैं। यदि रोगी किसी कार्य या चिन्तन में हमेशा लीन (Absorbed) रहता हो तो इसके लिये कोकुलस इन्डिका, नैट्रम म्युर, ओनोस्मोडियम, ओपियम, नैट्रम कार्ब, हेलेबोरस, मेजेरियम, नक्स मॉस्काटा, सल्फर, आर्निका, कैप्सिकम, पल्साटिला आदि औषधियाँ हैं।

यदि रोगी का दिमाग शून्य में डूबा रहता हो (Abstraction of Mind) तो इसके लिये नैट्रम म्युर, फॉस्फोरस आदि औषधियाँ हैं। यदि रोगी हमेशा गालियाँ देता हो तो इसके लिये पेट्रालियम, सेनेगा, सिपिया, वेराट्रम, एलम्ब, एनाकार्डियम, बेलाडोना, हायोसियामस, लाइसिन, नक्स वोमिका आदि औषधियाँ हैं; लेकिन गाली देने से यदि रोगी के होंठ नीले हो जाएँ, आँखों में टकटकी बंध जाए और अन्ततः बेहोश होने पर ही उसका गाली देना बन्द हो तो इसकी एकमात्र औषधि मॉस्कस है। रोगी मनोविनोद अर्थात् दिलबहलाव चाहता हो तो इसकी औषधियाँ पाइपर मेथिस्टिकम तथा लैकेसिस हैं; जबकि नहीं चाहता हो तो मेनियान्थस, ओलिएन्डर, सल्फर, ब्रायटा कार्ब तथा लिलियम टिग अच्छी औषधियाँ हैं।

कोई भी प्रश्न किये जाने पर रोगी यदि उसका उत्तर अचानक, संक्षेप में तथा जल्दी देता हो तो इसके लिये स्टैनम, सल्फर, टेरेन्टुला, हायोसियामस, फॉस्फोरिक एसिड आदि औषधियाँ हैं। जबकि यदि प्रश्न का उत्तर देना ही

न चाहे तो हायोसियामस, नक्स वोमिका, ग्लोनाय आदि औषधियाँ हैं। यदि रोगी बातें करता हो, गाना गाता हो पर प्रश्नों के उत्तर न देता हो तो इसकी एकमात्र औषधि एगारिकस ही है। उत्तर देने से मुकरता हो तो इसकी औषधियाँ फॉस्फोरस, सल्फर आदि हैं; जबकि धीरे-धीरे देता हो तो इसके लिये फॉस्फोरिक एसिड, फॉस्फोरस, मर्क्युरियस आदि हैं।

यदि कोई स्त्री खुद ही से दुश्मनों की तरह पेश आती हो तो इसके लिये काली कार्ब, लैक केनाइनम, एनाकार्डियम, ऑरम मेटालिकम दवायें हैं। रोगी अद्‌भुत या विचित्र खेल खेलता हो तो इसके लिये हायोसियामस, बेलाडोना आदि दवायें हैं। यदि रोगी हर कार्य में उत्साह दिखाता हो अर्थात् उत्साही (Ardent) हो तो इसकी औषधि नक्स वोमिका ही है। यदि रोगी कुछ भी न माँगता हो तो इसकी औषधियाँ पल्साटिला और रिह्युम, ब्रायोनिया, ओपियम हैं। रोगी यह मानता हो कि वह विचित्र अवस्था या स्थिति में है तो इसकी औषधि प्लम्बम है। रोगी यदि सदैव धृष्टता या साहस दिखलाता हो तो इसकी औषधियाँ मर्क्युरियस, ओपियम, एकोनाइट तथा एगारिकस हैं।

रोगी इतना लालची हो कि बिना खरीदे ही हर चीज़ पाना चाहे (Avarice) तो इसके लिये पल्साटिला, सिपिया, आर्सेनिक, लाइकोपोडियम आदि औषधियाँ हैं। रोगी अकारण ही सबके प्रति घृणा या द्वेष रखता हो तो इसकी औषधियाँ लाइकोपोडियम, आयोडियम आदि हैं, यदि वह हर एक चीज़ से अतिघृणा करे तो इसके लिये पल्साटिला आदि औषधियाँ हैं, यदि वह अपने मित्रों से द्वेष रखता हो तो इसकी दवा लिडम तथा कोई स्त्री गर्भावस्था के दौरान अपने मित्रों से घृणा करती हो तो इसकी दवा कोनियम है। यदि स्त्री अपने पति से ही द्वेष या घृणा करने लगे तो इसकी औषधियाँ नैट्रम कार्ब, सिपिया, ग्लोनायन आदि हैं। कोई रोगी अपने परिवार के सदस्यों के प्रति ही घृणा या द्वेष आदि करने लगे तो इसके लिये फ्लोरिक एसिड, नैट्रम कार्ब, सिपिया, कल्केरिया कार्ब तथा क्रोटैलस हॉरिडस आदि औषधियाँ हैं। रोगी किसी व्यक्ति विशेष से घृणा या द्वेष रखता हो तो इसकी औषधियाँ कल्केरिया कार्ब, नैट्रम कार्ब, अमोनियम म्युर आदि हैं। यदि रोगी को धार्मिक कारणों से विपरीत लिंग के प्रति घृणा हो

गई हो तो इसके लिए होम्योपैथी में लाइकोपोडियम, सल्फर तथा पल्साटिला अच्छी औषधियाँ हैं; यदि रोगी अपने आस-पास के सभी लोगों से द्वेष रखता हो तो इसकी एकमात्र औषधि आर्सेनिक है।

यदि रोगी में कोई कर्कश शब्द करने की आदत हो, मानो वह भौंकता रहता हो तो इसकी औषधियाँ कैन्थरिस, स्ट्रॉमोनियम, बेलाडोना एवं कल्केरिया हैं।

रोगी निराधार बात करता हो तो इसकी दवायें हायोसियामस और बेलाडोना हैं। रोगी हमेशा भीख मांगता हो या मांगना चाहता हो तो इसकी इवायें आर्सेनिक और स्ट्रॉमोनियम हैं, स्वप्न में (नींद में) भीख मांगता हो तो इसकी औषधि स्टैनम मेटालिक ही है। रोगी गरजता, डकारता तथा चिल्लाता रहता हो तो इसकी औषधियाँ कैन्थरिस, क्यूप्रम मेटालिकम तथा बेलाडोना हैं। रोगी लोगों पर तीखे कटाक्ष करता हो, लगता हो कि वह लोगों को काटता हो तो इसकी औषधियाँ स्ट्रॉमोनियम, बेलाडोना आदि हैं।

रोगी अंधेपन का नाटक करता हो (Pretended Blindness) तो इसकी औषधि वेराट्रम एलबम है। रोगी खून (रक्त) या चाकू न देख पाता हो तो एलुमिना सर्वोत्तम औषधि है। रोगी सामानों को तोड़ता हो या तोड़ना चाहता हो तो इसकी औषधियाँ स्ट्रॉमोनियम, टुबरकुलिनम, एपिस मेलिफिका, बेलाडोना आदि हैं; जबकि यदि रोगिणी अपने ही बालों को तोड़ती रहती हो तो इसके लिये लिलियम टिग, टेरेन्टुला तथा बेलाडोना नामक औषधियाँ हैं।

रोगी व्यवसाय से घृणा करता हो तो इसकी औषधियाँ लैकेसिस, सिपिया, सल्फर, ब्रोमियम, कोनियम आदि हैं, जबकि हमेशा व्यवसाय की ही बातें करता हो तो इसके लिये ब्रायोनिया, हायोसियामस आदि औषधियाँ हैं। रोगी हमेशा व्यस्त रहता हो तो इसकी औषधियाँ वेराट्रम एलबम, सिपिया, एपिस मेलिफिका, ब्रायोनिया आदि हैं; जबकि अकारण व्यस्त रहता हो तो इसकी एकमात्र औषधि स्टैनम मेटालिकम है। रोगी में चपलता, अयोग्यता (Capriciousness) नज़र आती हो तो इसके लिये डल्कामारा, इपिकाक, काली कार्ब, पल्साटिला, स्टैफिसेग्रिया, सल्फर, आर्सेनिक, बेलाडोना, ब्रायोनिया, कैमोमिला, सिना, कॉफिया आदि औषधियाँ हैं। रोगी अत्यधिक सावधानी से रहता हो तो इसके

लिये नक्स वोमिका, आयोडियम आदि दवायें हैं; पूरी तरह लापरवाह या बेदिमाग हो (Careless or Headless) तो इसकी औषधियाँ लाइकोपोडियम, मर्क्युरियस, नैट्रम म्युर, नक्स मॉस्काटा, ओपियम, फॉस्फोरस, एनाकार्डियम, कॉस्टिकम, कैमोमिला, कोनियम, जेल्सेमियम, हेलेबोरस, लैकेसिस आदि हैं।

यदि रोगी लोगों में दोष निकालने वाला (Censorious) हो तो इसकी औषधियाँ सल्फर, आर्सेनिक आदि हैं। रोगी हर हाल में अस्त-व्यस्त या बिखरे हुए दिमाग (Chaotic) वाला हो तो इसके लिये फॉस्फोरिक एसिड, रोडेन्ड्रॉन, सेनेगा, आर्सेनिक, बेलाडोन, बोभिस्टा, मर्क्युरियस, फॉस्फोरस आदि औषधियाँ हैं। रोगी लोगों से मूर्खतापूर्ण व्यवहार करता हो तो इसकी औषधियाँ हायोसियामस, स्ट्रॉमोनियम, ब्रायटा कार्ब, सिकुटा भाइरोसा आदि हैं।

कुछ रोगियों में दूर की घटनाओं को देख पाने की अतींद्रिय क्षमता (Clairvoyance) होती है जैसा कि महाभारत के दौरान संजय को बताया गया है। रोगी की संवेदनशीलता इतनी अधिक होती है कि वह दूर घट रही घटनाओं को इस तरह भाँप लेता है मानो साक्षात् देख रहा हो। इसे 'दिव्यदृष्टि' कहते हैं। इसकी औषधियाँ नक्स मॉस्काटा, फॉस्फोरस, क्रोटैलस कास्काभेला, लाइसिन आदि हैं।

रोगी को हरे, काले, लाल तथा पीले रंगों से सख्त नफरत हो तो इसकी औषधि टैरेन्टुला है। रोगी जनसमूह से अलग रहता हो यानि घृणा करता हो तो इसकी औषधियाँ जेल्सेमियम, इग्नैसिया, नैट्रम म्युर, नक्स वोमिका, एनाकार्डियम, ब्रायटा कार्ब, कैमोमिला, सिकुटा वाइरोसा आदि हैं। रोगी अगर लोगों का चेहरा भी देखना न चाहे तो इसकी औषधियाँ सिपिया, सिकुटा वाइरोसा आदि हैं। रोगी शौच करते समय किसी और व्यक्ति का वहाँ उपस्थित होना बर्दाश्त नहीं करता हो तो इसकी औषधि एम्ब्राग्रिसिया तथा मूत्र त्यागते समय किसी व्यक्ति का उपस्थित होना बर्दाश्त नहीं करता हो तो इसके लिये नैट्रम म्युर ही एकमात्र औषधि है। रोगी हमेशा किसी का साथ या जनसमूह की निकटता चाहता हो तो इसकी औषधियाँ काली कार्ब, लैक केनाइनम, लाइकोपोडियम, फॉस्फोरस, अर्जेन्टम नाइट्रिकम, आर्सेनिक, बिस्मथ,

हायोसियामस आदि हैं। रोगी आत्मविश्वास चाहता हो तो इसकी औषधियाँ ऑरम मेटालिकम, लाइकोपोडियम, एनाकार्डियम आदि हैं।

यदि रोगी की परेशानी सांत्वना देने से बढ़ती हो तो इसकी औषधियाँ सिपिया, साइलिसिया, इग्नेसिया, नैट्रम म्युर आदि हैं। यदि रोगी का हर कार्य घृणित तथा तिरस्कार योग्य हो तो इसकी औषधियाँ प्लैटिना, सिकुटा वाइरोसा आदि हैं। यदि रोगी लगातार गिनती गिनता हो तो इसकी सर्वोत्तम औषधि फाइसोस्टिग्मा है। यदि रोगी हद से ज़्यादा डरपोक या कायर हो तो इसकी औषधियाँ लाइकोपोडियम, जेल्सेमियम आदि हैं। वह ज़मीन पर लोटता या घिसटता हो तो इसकी एक मात्र दवा लैकेसिस है। रोगी में क्रूरता, निष्ठुरता की प्रधानता हो मानो वह कोई पापात्मा या द्रोही हो तो इसकी औषधियाँ प्लैटिना, स्ट्रॉमोनियम, एनाकार्डियम, नक्स वोमिका आदि हैं। यदि रोगी सबकी बुराई करता रहता हो, यदि वह लोगों को काटना या आघात पहुँचाना चाहता हो तो इसकी एक मात्र औषधि लाइसिन है।

आशाहीनता या नैराश्य विखंडित मानसिकता के महत्त्वपूर्ण लक्षणों में गिना जाता है। इसकी औषधियाँ हेलेबोरस, इग्नैसिया, सोरिनम, आर्सेनिक, ऑरम मेटालिकम, कल्केरिया आदि हैं जबकी नैराश्य यदि लोगों के प्रति हो तो इसकी औषधि ऑरम मेटालिकम ही है। यह नैराश्य यदि खुद की सेहत को लेकर हो तो इसकी औषधियाँ कल्केरिया तथा स्टैफिसेग्रिया हैं; चमड़े की खुजली से हो तो इसकी दवा सोरिनम है। रोगी कपड़े फाड़ने का आदी हो तो इसकी औषधियाँ सल्फर, टेरेन्टुला, वेराट्रम एलबम, बेलाडोना, कैम्फर, इग्नैसिया और स्ट्रॉमोनियम हैं। रोगी दुनिया की हर एक चीज़ से असंतुष्ट रहता हो तो इसकी औषधियाँ नैट्रम म्युर, सल्फर, एनाकार्डियम, कल्केरिया फॉस, मर्क्युरियस आदि हैं; संभोग करने के बाद भी सहवास से संतुष्ट नहीं होता हो तो इसकी एक मात्र औषधि कल्केरिया ही है। यदि कोई स्त्री संभोग के बाद हताश या उदास हो जाती हो तो इसकी एक मात्र औषधि सिपिया है।

यदि रोगी में संसार की प्रत्येक वस्तु के प्रति घृणा या अरूचि हो तो इसकी औषधियाँ पल्साटिला, सल्फर, मर्क्युरियस आदि हैं। यदि रोगी में मृत्यु-इच्छा

बलवती हो जाए तो इसके लिये मर्क्युरियस, नैट्रम म्युर, फॉस्फोरस, थुजा, एन्टिम क्रुडम, आर्सेनिक, ऑरम मेटालिकम, चाइना आदि हैं। रोगी हर समय महसूस करता हो कि वह स्वप्न में है तो इसकी औषधियाँ ओपियम, स्ट्रॉमोनियम, नक्स वोमिका आदि हैं। बच्चों की सुस्ती के लिए कल्केरिया फॉस, सल्फर, अर्जेन्टम नाइट्रिकम, वाराइटा कार्ब आदि औषधियाँ हैं; जबकि बुढ़ापे की सुस्ती के लिए एम्ब्राग्रिसिया और ब्रायटा कार्ब मात्र दो ही औषधियाँ हैं। यदि रोगी हर कार्य से बचना या निकल भागना चाहता हो तो इसकी औषधियाँ हायोसियामस, बेलाडोना आदि हैं। यदि रोगी महसूस करता हो कि लोगों ने उसे त्याग दिया है, छोड़ दिया है तो इसकी औषधियाँ सोरिनम, पल्साटिला, ऑरम मेटालिकम आदि हैं; उसने खुद ही अपने बच्चों को त्याग दिया हो या त्यागना चाहता हो तो इसकी दवा लाइकोपोडियम है। रोगी के निरंतर प्रलाप करते रहने की औषधियाँ स्ट्रॉमोनियम, वेराट्रम एलबम तथा हायोसियामस हैं। जबकि शोक या पश्चाताप करने की औषधियाँ इग्नैसिया, नैट्रम म्युर, पल्साटिला, ऑरम, मेटालिकम, कॉस्टिक आदि हैं। यदि यह पश्चाताप या शोक रोगी सबसे छुप कर करता हो तो इसकी औषधियाँ पल्साटिला, इग्नैसिया, नैट्रम म्युर आदि हैं। रोगी में किसी भी चीज़ को छुपाने की इच्छा बलवती हो तो इसकी औषधियाँ पल्साटिला, स्ट्रॉमोनियम, बेलाडोना, हेलेबोरस आदि हैं; छुपाने के कारण डर लगता हो तो इसकी औषधियाँ बेलाडोना, क्यूप्रम मेटालिकम तथा आर्सेनिक हैं। यदि रोगी सामान चुराता हो तो इसकी औषधि बेलाडोना ही है। रोगी हर कार्य में शीघ्रता या आकुलता दिखलाता हो तो इसकी औषधियाँ सल्फर, सल्फयुरिक एसिड, टैरेन्टुला, लिलियम टिग, मेडोरिनम, मर्क्युरियस, नैट्रम म्युर आदि हैं। रोगी छल-कपट, पाखण्ड या मिथ्याचरित्र में दक्ष हो तो इसकी एकमात्र औषधि फॉस्फोरस ही है। यदि रोगी का हर कार्य या व्यवहार बेवकूफाना हो तो इसकी औषधि एन्टिम क्रुडम है। अधीरता की औषधियाँ नक्स वोमिका, सिपिया, सल्फर, कैमोमिला, इग्नैसिया आदि हैं। रोगी जिससे प्यार करता था अब उसी से नफरत करने लगा हो या उसके प्रति उदासीन हो गया हो तो इसकी औषधियाँ फॉस्फोरस, सिपिया, एकोनाइट, फ्लोरिक एसिड, हेलेबोरस आदि हैं।

यदि रोगी में अकारण रोष या क्रोध प्रकट हो तो इसकी औषधियाँ कॉलोसिन्थ, स्टैफिसेग्रिया, आर्सेनिक, कल्केरिया फॉस आदि हैं।

यदि रोगी ढीठता, धृष्टता या गँवारूपन से पेश आता हो तो इसकी औषधियाँ वेराट्रम एलबम, लाइकोपोडियम, प्लैटिना आदि हैं। यदि वह आत्म-अवलोकन में व्यस्त रहता हो तो इसकी औषधियाँ इग्नेसिया, पल्साटिला, कोकुलस इन्डिका आदि हैं। यदि वह सबसे ईर्ष्या करता हो तो इसकी औषधियाँ लैकेसिस, हायोसियामस आदि हैं। यदि वह नींद में लात मारता हो तो इसकी औषधियाँ सल्फर, बेलाडोना तथा सिना हैं। वह किसी को जान से मारने की इच्छा रखता हो तो इसकी औषधियाँ नक्स वोमिका, फॉस्फोरस, हिपर सल्फर, हायोसियामस आदि हैं; यदि वह चाहता हो कि उसे कोई जान से मार डाले तो इसकी औषधियाँ बेलाडोना, स्ट्रॉमोनियम तथा आर्सेनिक हैं।

रोगी यदि घुटनों के बल बैठकर प्रार्थना करता हो तो इसकी औषधियाँ स्ट्रॉमोनियम, आर्सेनिक आदि हैं। यदि उसमें दुःख प्रकट करने, शोक करने, विलाप करने या रोने की मानसिकता पैदा हो गई हो तो इसकी औषधियाँ पल्साटिला, सल्फर, वेराट्रम एलबम, ऑरम मेटालिकम, इग्नेसिया, लाइकोपोडियम आदि हैं। उसके हर क्रिया-कलाप से कामुकता झलकती हो, अर्थात् वह कामातुर हो तो इसकी औषधियाँ पिक्रिक एसिड, प्लैटिना, स्टैफिसेग्रिया, हायोसियामस, लैकेसिस, लिलियम टिग, ऑरिगेनम, फॉस्फोरस आदि हैं। यदि वह हमेशा हँसता रहता हो तो इसकी औषधियाँ इग्नेसिया, स्ट्रॉमोनियम, कैनाबिस इन्डिका आदि हैं। यदि वह फूहड़ या कामुकतापूर्ण बातें करता रहता हो तो इसकी औषधियाँ लिलियम टिग, स्ट्रॉमोनियम, बेलाडोना, हायोसियामस आदि हैं। जबकि वह फूहड़ या कामुकतापूर्ण गाने गाने का आदी हो गया हो तो इसकी औषधियाँ ओपियम, स्ट्रॉमोनियम तथा हायोसियामस हैं।

यदि रोगी अपने स्वतन्त्र विचारों के सिद्धांत की ही बात करता हो तो इसकी औषधियाँ प्लैटिना, स्टैफिसेग्रिया, नक्स वोमिका तथा पिक्रिक एसिड हैं। यदि किसी रोगिणी में झूठ बोलने की प्रवृत्ति बन गयी हो, वह चाह कर भी कभी सच न बोल पाती हो, वह खुद न जानती हो कि वह क्या बोल रही है तो इसकी औषधियाँ वरोट्रम एलबम तथा ओपियम हैं। यदि कोई रोगी आवेशित होना

चाहता हो तो इसकी औषधियाँ लैकेसिस, नैट्रम कार्ब, कल्केरिया, फॉस्फोरस तथा साइलिसिया हैं। रोगी यदि बड़बड़ाता हो, अर्थात् अव्यक्त उच्चारण करता हो तो इसकी औषधियाँ लैकेसिस, स्ट्रॉमोनियम, हायोसियामस आदि हैं।

यदि रोगी लगातार प्रार्थना करता हो तो इसकी औषधियाँ पल्साटिला, वेरट्रम एलबम, ऑरम मेटालिकम आदि हैं। यदि वह अभिमानी, साहसी या हठी हो तो इसकी एकमात्र औषधि लाइकोपाडियम ही है। यदि उसमें समय से पहले ही प्रौढ़ता आ गई हो तो इसकी एकमात्र औषधि मर्क्युरियस ही है। रोगी दवा खाने से मना कर देता हो तो इसकी औषधि हायोसियामस है; यदि वह सोचता हो कि अब तो उसे मरना ही है, अतः दवा लेना व्यर्थ है तो इसकी औषधि आर्सेनिक है। रोगी अपनी गुप्त बातों को भी लोगों से कह देता हो या प्रकाशित करता हो तो इसकी औषधियाँ हायोसियामस तथा एगारिकस हैं; जबकि इन गुप्त बातों को गुप्त तो रखता हो पर नींद में ज़ोर-ज़ोर से कह डालता हो जिससे कि वहाँ उपस्थित अन्य लोग उन बातों को जान जाते हों तो इसकी औषधियाँ आर्सेनिक एलबम तथा एमोन कार्ब हैं। यदि उसमें सुस्ती या आलस्य हो तो इसकी औषधियाँ फॉस्फोरस, कोनियम, हेलेबोरस आदि हैं। बोलते समय रोगी अज्ञानतापूर्वक या अनिच्छापूर्वक हँसता रहता हो तो इसकी औषधि ऑरम मेटालिकम है। रोगी दीवार के चूने को खुरचता रहता हो तो इसकी औषधि कैन्थरिस है। यदि वह निर्लज्ज हो गया हो तो इसके लिये सिकेली कॉर, हायोसियामस, फॉस्फोरस आदि औषधियाँ हैं।

यदि रोगी किसी भी व्यक्ति का सुझाव या उपदेश आदि स्वीकार नहीं करता हो इसकी औषधि हेलोनियस है। यदि रोगी में सामानों को दूर फेंकने की आदत-सी हो गई हो तो इसकी औषधियाँ क्रियाजोटम, स्टैफिसेग्रिया, सिना आदि हैं। यदि कोई मंदिर, मस्जिद या चर्च में घुटने टेकते ही बेहोश हो जाता हो तो इसकी एकमात्र औषधि सिपिया है। रोगिणी अपने हाथों को अकारण लगातार धोती रहती हो तो इसकी एकमात्र औषधि सिफिलिनम ही है। जब उसका अपना ही जीवन भार बन जाये या कष्ट देने लगे तो इसकी औषधियाँ चाइना, फॉस्फोरस, आर्सेनिक, ऑरम मेटालिकम आदि हैं। यदि उसमें अकारण रोने की आदत-सी पड़ गई हो तो इसकी औषधियाँ पल्सटिला, सल्फर, एपिस

मेलिफिका आदि हैं; रोगी नहीं जानता कि वह क्यों रोए जा रहा है तो इसकी औषधियाँ सिपिया, काली कार्ब तथा रस टॉक्स हैं। यदि वह लोगों से मिलते ही रोना शुरू कर दे तो इसकी एकमात्र औषधि ऑरम मेटालिकम है। यदि वह किसी से धन्यवाद प्राप्त करते समय रोता हो तो इसकी एकमात्र औषधि लाइकोपोडियम है।

यदि रोगी कोई भी काम करना न चाहता हो तो इसकी औषधियाँ मेडोरिनम, मेलिफोलियम, नैट्रम कार्ब, फॉस्फोरस, कल्केरिया, फेरम मेटालिकम, जेल्सेमियम आदि हैं। यदि उसे हर चीज़ गलत लगती हो तो इसकी औषधियाँ नैजा, नक्स वोमिका, कॉलोसिन्थ, हिपर सल्फर हैं।

सामान्य विखंडित मानसिकता हेतु फॉस्फोरस, पिक्रिक एसिड, वेराट्रम एलबम, एगारिकस, एनाकार्डियम, बेलाडोना, हायोसियामस, लिलियम टिग, नैट्रम साइलिसाइलिकम, फॉस्फोरिक एसिड आदि औषधियाँ प्रयुक्त होती हैं। मिर्गी जैसे विखंडित मानसिकता में ओइनान्थ, साइलिसिया, बेलाडोना, क्यूप्रम एसिटिकम आदि औषधियाँ प्रयुक्त होती हैं। हस्तमैथुन के चलते पैदा हुई विखंडित मानसिकता में स्टैफिसेग्रिया, एग्नस, फॉस्फोरिक एसिड आदि सफल औषधियाँ हैं। माँसपेशियाँ सुन्न पड़ने वाली विखंडित मानसिकता में फॉस्फोरस, प्लम्बम मेटालिकम, एकोनाइट, एइस्कुलस ग्लाब्रा, बैडियागा आदि अच्छी औषधियाँ हैं। बुढ़ापे के चलते पैदा हुई विखंडित मानसिकता में ब्रायटा कार्ब, फॉस्फोरस, ऑरम आयोड आदि अच्छी औषधियाँ हैं। उपदंश के कारण उत्पन्न विखंडित मानसिकता में मर्क्युरियस, नाइट्रिक एसिड, सल्फर, ऑरम आयोड तथा काली आयोड का प्रयोग किया जाता है।

विखंडित मानसिकता के तमाम रोगियों में प्रायः समाज व परिवार से अलग-थलग रहने की प्रवृत्ति पाई जाती है। इसके उपचार हेतु उन्हें मान-सम्मान तथा पद-प्रतिष्ठा आदि का लालच दे कर समाज में पुनः वापस आने हेतु प्रेरित करना चाहिए। इन रोगियों को नए सिरे से संस्कारित करना बेहद ज़रूरी होता है। उचित होमियोपैथिक औषधि का चयन करके रोगी को दी जानी चाहिए। इस काम में मैटेरिया मेडिका, रिपर्टरी, फिलॉस्फी (ऑर्गेनन) तथा होमियोपैथिक फार्मेसी आदि की सहायता ली जानी चाहिए।

# 09 स्वप्न (Dream)

सत्यवादी हरीशचंद्र के स्वप्न-दर्शन एवं सर्वस्व-दान से जनमानस सुपरिचित है। उनके सर्वस्व-दान की घटना स्वप्न के अस्तित्व को प्रमाणित करती है। स्वप्न के इतिहास में इसका यथार्थ और अयथार्थ दोनों स्वरूप मिलते हैं। जहाँ तक यथार्थ स्वप्न की बात है इस क्षेत्र में शेक्सपियर (1564-1616) रचित ''जूलियस सीजर'' नाटक की नायिका तथा सीजर की पत्नी कैल्पूर्निया, नाटक के दूसरे अंक में स्वप्न में सीजर (नायक) की मूर्ति देखती है जिसमें सैकड़ों छिद्र हो गये हैं और उनमें से लाल-लाल लहू सोतों की तरह बह रहा है और बहुत से सतृष्ण रोम-निवासी युवक वहाँ हँसते हुए आकर उस रूधिर में अपने-अपने हाथ धोते हैं। इस कारण नायिका कैल्पूर्निया सीजर से जानुनत होकर घर से बाहर न जाने की प्रार्थना करती है क्योंकि वह इस स्वप्न का अभिप्राय निकाल रही है कि सीजर के जीवन से संबंधित कोई आपत्ति आने वाली हैं। कैल्पूर्निया तीन बार नींद में चिल्लायी भी थी, ''बचाओ! बचाओ! वे सीजर की हत्या कर रहे हैं। ''कैल्पूर्निया का हर प्रयास विफल हुआ और सीजर ''तीसरे अंक'' में स्वप्न के बाद वाले दिन ही सीनेट जाता हैं जहाँ कास्का, सीजर के गले में चाकू घोंपता है, अन्य षडयंत्रकारी (केशव, ट्रैवोनियस, लिगारियस, डेसियस, ब्रूट्स, मैटेलस सिम्बर तथा सिन्ना) उसे चाकुओं से गोदते हैं तथा एक अन्य षडयंत्रकारी मार्क्स ब्रूट्स भी चाकू घोंपता है। बाद में ब्रूट्स कहता है- ''रोम के निवासियों, झुको, आओ झुको और सीजर के रूधिर से अपने हाथों को कुहनियों तक रंग लो। उसके रक्त से अपने खड्गों को रंजित कर लो और फिर बढ़ो। हाट के चतुष्पथों पर रक्तरंजित अपने लाल-लाल आयुधों को सिर से ऊपर उठाकर, हिलाकर नारा लगाओ- मुक्ति! शान्ति!! स्वाधीनता !!!''

अर्थात्, हुआ वही जो कैल्पूर्निया ने स्वप्न में देखा था इस दुर्घटना से सीजर को बचाने हेतु अनेक लोगों ने प्रयास किए पर-

**"होइहैं सोई जो राम रचि राखा। का करी तर्क बढ़ावहीं साखा।।"**

लंदन के निकटवर्ती शॉपहान कस्बे में एक चर्च है: इसमें लकड़ी का एक पुतला है जिसके नीचे "फेरीवाल जॉन चैपमैन" का नाम खुदा है। यह पुतला जॉन चैपमैन की उदारता और सेवापरायणता का स्मरण अब भी लोगों को दिलाता रहता है।

एक रात जॉन चैपमैन को स्वप्न हुआ कि वह लंदन जाए, वहाँ टेम्स नदी के पुल पर उसकी मुलाकात एक आदमी से होगी, वह व्यक्ति अनजाने ही एक गड़े खजाने का रहस्य बता देगा, उसे निकालकर लोकमंगल के कार्य में उसका उपयोग करना चाहिए।

नींद खुलते ही जॉन चैपमैन ने निश्चय किया कि यदि स्वप्न सच है, तो वास्तविकता का पता अवश्य करनी चाहिए। वह पैदल ही लंदन के लिए रवाना हुआ और पाँच दिन पश्चात् निर्दिष्ट स्थान पर पहुँचा। नदी के पुल पर कई दिनों तक चक्कर काटता रहा, पर संकोचवश स्वप्न की बात किसी को बता न सका। उसी समय एक व्यापारी ने उससे कई दिनों से उसके वहाँ निरूददेश्य भ्रमण का कारण जानना चाहा। जॉन चैपमैन ने स्वप्न की बात बता दी। व्यापारी ने हँसकर कहा, उसे भी तीन दिन पूर्व इसी प्रकार स्वप्न संकेत मिला, जिसमें बताया गया कि यहाँ से कुछ ही फासले पर शॉपहान नामक कस्बा है, वहाँ जॉन चैपमैन नामक एक धर्मपरायण आदमी मिलेगा, उसके घर के पीछे एक बड़ा खजाना गड़ा है, तुम चाहो तो उसे निकालकर धनकुबेर बन सकते हो। चैपमैन को खजाने का पता मिल गया। वह चुपचाप अपने घर लौट आया। उसने अपने घर के पिछवाड़े में जब एक पेड़ के नीचे की जमीन खोदी तो कुछ गहड़ाई में उसे सोने-चाँदी के सिक्कों से भरा एक घड़ा मिला।

उसने सारा धन लोकहित में खर्च कर दिया, एक चर्च तथा अस्पताल बनवाया एवं बच्चों के लिए एक पाठशाला खुलवायी। कुछ दिनों बाद जब उसकी

मृत्यु हुयी तो वहाँ के निवासियों ने उस पवित्र आत्मा का लकड़ी का एक पुतला बनाकर उसके द्वारा निर्भित चर्च में प्रतिष्ठित कर दिया ताकि जॉन चैपमैन की स्मृति अक्षुण्ण रह सके।

जाने-माने रसायनशास्त्र वैज्ञानिक केकुले (Kekule) साहब (जन्म- 07-09-1829, मृत्यु-13-07-1896) ने स्वप्न देखा छः सर्प एक-दूसरे की पूंछ मुँह में पकड़े है। उन दिनों वे बेन्जिन ($C_6H_6$) जो एक एरोमैटिक कम्पाउण्ड है, की रचना के संदर्भ में व्यग्र थे। स्वप्न के बाद वे अपने स्वप्न की तरह रचना के विषय में सोचने लगे और सफल भी हुए। इस तरह यह पाया गया कि बेन्जिन की रचना में केकुले साहब का स्वप्न सार्थक निकला।

"राम चरित मानस" के "सुन्दर-काण्ड" में संत तुलसी दास जी लिखते हैं कि:

**"भवन गयउ दसकंधर इहाँ पिसाचिनि वृंद ।**
**सीतहि त्रस देखावहिं धरहिं रूप बहु मंद ।। दोहा- ।10 ।**
**त्रिजटा नाम राक्षसी एका ।...........**
**...........जनकसुता के चरनन्हि परीं ।।"**

अर्थात्, अशोक वाटिका में रावणादि के द्वारा सीता जी को डराये धमकाये जाने के क्रम में जब रावण घर चला गया तो राक्षसियों के बहुत से समूह बुरे-बुरे रूप धरकर सीता जी को भय दिखलाने लगीं। राक्षसियों के समूह में त्रिजटा नाम की एक राक्षसी थी जिसकी श्री राम चन्द्र जी के चरणों में गाढ़ी प्रीति थी और वह विवेक में भी परिपूर्ण थी। उसने सबों को बुलाकर अपना स्वप्न सुनाया और कहा सीता जी की सेवा कर अपना कल्याण कर लो ॥1॥ मेरे सपने में एक बन्दर ने लंका जला दी उसने राक्षसों की सारी सेना को मार गिराया है। रावण नंगा कर दिया गया है और गदहे पर बैठाया गया है। उसके सिर मुड़े हुए हैं तथा बीसों भुजाएँ कटी हुई हैं ॥2॥ इस प्रकार यह दक्षिण दिशा (यमपुरी की दिशा) को जा रहा है मानो लंका विभीषण ने पायी है। नगर में श्री राम चन्द्र जी दुहाई फिर गई है। तब प्रभु ने सीता जी को बुलावा भेजा

॥3॥ मैं स्पष्टतः निःश्चय के साथ कहती हूँ कि यह स्वप्न चार (यानी कुछ ही) दिनों बाद सत्य होकर रहेगा। उसके बचन सुनकर सभी राक्षसियाँ डर गयीं और जानकी जी के चरणों पर गिर पड़ी ॥4॥

इन पंक्तियों में संत शिरोमणि कविवर तुलसी दास जी त्रिजटा के स्वप्न को अक्षरसः उसी रूप में सार्थक करार दिया है और हुआ भी वही जो त्रिजटा ने स्वप्न में देखा था। उपर्युक्त सभी स्वप्न ही तो थे। स्वप्न के इतिहास में ''प्रश्नोपनिषद्'' में गार्ग्य मुनि पिप्लाद ऋषि से प्रश्न करते हैं कि:

**''कान्यस्मिंज्जागृति कतर एव देव स्पप्नान्पश्यन्ति''**

(4/1) (**प्रश्नोपनिषद्** 4/3-4)

अर्थात, कौन-कौन जागते रहते हैं और स्वप्नावस्था में कौन-कौन स्वप्न की घटनाओं को देखते रहते हैं? चतुर्थ प्रश्न में गार्ग्य मुनि, पिप्लाद ऋषि से निद्रा के समय मनुष्य के शरीर की स्थिति के संबंध में प्रश्न करते हैं। जिसके उत्तर में पिप्लाद ऋषि कहते हैं कि- ''निद्रा एक यज्ञ है। इस शरीर रूपी नगर में पंचप्राण रूपी अग्नियाँ समाग्नि, कामाग्नि, क्रोधाग्नि, जठराग्नि मदाग्नि तथा .........जिनके कारण शारीरिक ताप प्रभावित होता रहता है। जागती रहती हैं। श्वास-प्रश्वास दोनों इस यज्ञ में दी जाने वाली आहुतियाँ हैं। यह मन ही यजमान है और उससे मिलने वाला अभिष्ट फल ही उदान है। यह उदान ही मन रूपी यजमान को निद्रा के समय ब्रह्म लोक में भेजता है अर्थात् हृदय गुहा में ले जाता है।''

स्वप्न को जागृत और आत्मस्थिति का संघिस्थल माना गया है। ये न केवल जीवन की सच्चाइयों का आभास कराते हैं, वरन् आत्मा की सर्वव्यापकता, सर्वज्ञता, कालातीत आदि के जो लक्षण तत्वदर्शियों ने बताये हैं, मंथन योग्य एवं विचारणीय हैं।

प्रश्नोपनिषद् 4/5 में स्पष्ट रूप से कहा गया है:

**''अत्रैषः देवः स्वप्ने महिमानमनु भवति............... ।''**

अर्थात्, स्वप्नों में आत्मचेतना मन के द्वारा अपनी विराट् महिमा का ही अनुभव करता है। जो देखा है उसे फिर से देखता है, सुनी हुई बातों को फिर से सुनता है, देश-देशांतर में देखी-सुनी बातों को फिर-फिर देखता और सुनता है। देखा, न देखा; सुना, न सुना और जो अनुभव में नहीं आया, वह भी देखता, सुनता और अनुभव करता है। यदि स्वप्न संकेतों को समझा और उनका यथार्थ अर्थ निकाला जा सके तो आत्मा जो एक चिरजाग्रत, शाश्वत, सनातन और विश्वव्यापी है, उसकी दिव्य सामर्थ्यों का आनंद हर घड़ी लिया जा सकता है और स्वप्न संकेतों को भी आत्मकल्याण एवं विश्वकल्याण में नियोजित किया जा सकता है।

आज के मनोवैज्ञानिक भी प्रश्नोपनिषद् से अधिक दूर नहीं हैं बल्कि इसी के इर्द-गिर्द हैं। भले ही इस क्रम में स्वप्न विश्लेषण अपने-अपने ढंग से किया जाता रहा है और सिद्धांत प्रतिपादित किये जाते रहे हैं और उनका खण्डन भी।

आदि काल से मानव स्वप्न देखता आया है। कुछ विद्वान अपने तर्कों से सार्थक बताए तो कुछ निरर्थक। मगर आज होम्योपैथी की नजर में स्वप्न पूर्णतः सार्थक हैं क्योंकि यदि कोई रोगी स्वप्न देखता है और अपने चिकित्सक को अपने स्वप्न की सही-सही जानकारी देता है तो उसका उपचार उसके स्वप्न के आधार पर भी होम्योपैथिक दवा का चयन कर किया जा सकता है। यदि कोई व्यक्ति मनोविज्ञान की नजर में निरर्थक स्वप्न देखता है तो उनका भी होम्योपैथी में महत्वपूर्ण स्थान है।

मानव मन-मस्तिष्क बहुत ही चंचल होता है। यह कभी भी स्थिर रहना नहीं चाहता है (संभोग तथा समाधि में ये स्थिर रहते हैं) चाहे वह जागृत अवस्था हो या सुसुप्तावस्था। जागृतावस्था में स्वैरकल्पना (fantasy) पर अन्तः मानसिक सेन्सर (endopsychic censor) का नियंत्रण होता है लेकिन जब कभी कोई व्यक्ति अन्तः मानसिक सेन्सर का नियंत्रण स्वैर कल्पनाओं पर खो देता है तो उसे लगता है कि वह दिन में भी स्वप्न देखता है। अमूमन यह नियंत्रण निद्रावस्था में ही कम या समाप्त होती है फलतः व्यक्ति निद्रावस्था में स्वप्न देखता है। कुछ लोग गुस्से में कह दिया करते हैं कि स्वप्न देख रहे हो क्या?

तो कुछ लोग सचमुच दिवास्पन देखने के आदि होते हैं। प्रत्येक व्यक्ति की तरह ही प्रत्येक स्वप्न की अपनी एक अलग विशेषता है, पहचान है।

## स्वप्नों की कुछ विशेष विशेषताएँ

## (Some Important Charateristics Of Dreams)

1. **स्वप्न अक्षरशः सत्य होते हैं:-** इस अध्याय के प्रारंभ में देखा जा चुका है कि "सत्यवादी हरिश्चन्द्र", "त्रिजटा" तथा "कैल्पूर्निया" के स्वप्न अक्षरशः सत्य हुए। ठीक उसी प्रकार अनेक व्यक्ति मिलते हैं जो यह कहते हैं कि हमारे स्वप्न अक्षरशः सत्य होते हैं। एक विद्यार्थी ने मुझे बताया कि मैं किसी भी परीक्षा के पहले प्रायः स्वप्न देखता हूँ जिसमें परीक्षा में आने वाले प्रश्न होने हैं जिसकी पुष्टि परीक्षा में हो जाती है।

अतिसंवेदनशील लोग ही इस श्रेणी में आते हैं क्योंकि अन्य लोगों के स्वप्न अक्षरशः सत्य नहीं होते हैं। एक अक्षरशः सत्य स्वप्न इस प्रकार है : फ्लोरेन्स (इटली) के गेस्टन डगदियानी (मनौवैज्ञानिक), जब सात वर्ष के थे तो वे प्रायः यह स्वप्न देखा करते थे कि वे किसी बहुत बड़े मंदिर में पुजारी का काम करते हैं। स्वप्न इतना स्पष्ट था कि मंदिर का नक्सा उनके मस्तिष्क में जमा रहा और उस स्वप्न की गहरी छाप उनके मस्तिष्क में रह गई। जब वे भारत भ्रमण करने आये तो वे फिर वही स्वप्न देखे। भारत महापुरूषों तथा मंदिरों का देश है, यह तो उन्हें मालूम था। अतः अपने मन की जिज्ञासा का समाधान करने के लिए सभी प्रख्यात मंदिरों में गये। वे जैसे ही महाबलीपुरम के एक मंदिर को देखा तो उसे देखकर वे सन्न रह गये। यह मंदिर हू-ब-हू स्वप्न में देखे गये मंदिर-सा था।

एक अन्य स्वप्न जो इस प्रकार है- मेरे पिताजी स्व. शुकदेव प्रसाद की तबियत 1988 ई. में अत्यधिक खराब हो गई। स्थानीय लगभग सभी मुख्य चिकित्सकों से संपर्क करने के बाद उन्हें काशी हिन्दू विश्वविद्यालय अस्पताल, वाराणसी उनकी इच्छा से ले जाया गया तथा उपचार वहाँ के चिकित्सकों के निर्देश पर प्रारंभ हुआ। सितम्बर माह के अंतिम सप्ताह में

उनकी तबियत घर पर ही अचानक सख्त खराब हो गई। सभी लोगों ने महसूस किया कि वे अचेतावस्था में हैं पर लगभग 48 घंटे बाद जब उन्हें चेतना आई तो बताए - "आज मैं काफी स्वस्थ हूँ। मैंने स्वप्न देखा कि मैं ट्रेजरी ऑफिसर (कोषागार पदाधिकारी), छपरा के कार्यालय में गया था। उक्त कार्यालय से मेरा पेन्शन बुक खो गया था फलतः उक्त अधिकारी से मेरी नोक-झोंक हुई तत्पश्चात् उन्होंने आशान्वित किया कि लगभग तीन माह के अन्दर आपका डुप्टिकेट पेन्शनबुक तैयार कर दिया जाएगा।"

दिसम्बर 1988 के अंतिम सप्ताह में पिता जी की इच्छा हुई कि उक्त अस्पताल में पुनः दिखला लिया जाए कि दवा चलेगी या बन्द कर दी जायेगी क्योंकि उस समय वे बिल्कुल स्वस्थ थे। उनके आदेशानुसार अकेले मैं ही उनके साथ गया। वाराणसी में ही उन्होंने अपने विषय में हर बात बता चुके थे साथ ही अंतिम संस्कार के विषय में भी। बीच-बीच में वे कहा करते थे कि तुम यह नहीं सोचोगे कि मैं मरने जा रहा हूँ; मैं यह सब इस कारण बता रहा हूँ कि यदि कुछ हो जाए तो तुम लोग घबड़ाओगे नहीं। इस क्रम में उनकी पलकें बोझिल हो जाती थी, गिली हो जाती थीं; मानो वे अन्दर की बात छुपाना भी चाह रहे थे।

दिनांक 28-12-88 को उनकी तबियत अचानक सख्त खराब हो गई। उन्हें पुनः उक्त अस्पताल के आकस्मिक गहन चिकित्साकक्ष में दाखिल किया गया। उक्त अस्पताल में ही उन्होंने दिनांक 30-12-88 की रात 11.30 बजे अपने शरीर का परित्याग कर दिया।

उनके देहावशान के बाद यह महसूस किया गया कि उनका स्वप्न सच निकला। शिवभक्त होने के नाते उनका स्वर्गवाश शिवनगरी काशी में हुआ। मरणोपरान्त उनका श्राद्धसंस्कार उनके निर्देशानुसार ही किया गया।

2. **स्वप्न प्रेरक होते हैं:-** अनेक बार स्वप्न इतने प्रेरक होते हैं कि उनके कारण मनुष्य की जीवन-दिशा ही बदल जाती है। सभी लोग जानते हैं कि भगवान बुद्ध राज कुमार थे। राज कुमार होने के नाते उनपर यह ध्यान रखा जाता था कि उन्हें किसी प्रकार का कष्ट न हो फिर भी जब उन्हें

सारथी के साथ भ्रमण एवं मन बहलाव हेतु भेजा गया फिर भी उन्हें कष्ट हो ही गया। रास्ते में एक वृद्ध मानव को देखते ही बुद्ध ने जानना चाहा कि यह मानव डंडे के सहारे क्यों चल रहा है? सारथी ने उन्हें बताया ये वृद्ध हैं, हर कोई यदि जिन्दा रहा तो वृद्ध होता है, हम लोग भी यदि जिन्दा रहे तो वृद्ध होंगे। सारथी इस वार्ताक्रम में रथ आगे बढ़ाता गया। कुछ दूरी तय करने के बाद उन्होंने देखा कि एक व्यक्ति कराह रहा है। उन्होंने सारथी से उसके कराहने का कारण जानना चाहा। सारथी ने बताया यह रोगी है, इसे कुछ कष्ट होगा जिस कारण यह कराह रहा है बुद्ध चिन्तामग्न थे और सारथी रथ आगे बढ़ाता गया। बुद्ध ने पुनः एक व्यक्ति को बाँस के विमान पर सुलाकर चार लोगों को कंधे पर ले जाते हुए देखा, पीछे और बहुत से लोग थे जो ''राम नाम सत्य है, गंगा जी की जय.......... आदि'' शब्दोच्चारण कर रहे थे; उनके स्वर करूण लग रहे थे। बुद्ध ने सारथी से पुछा इसे क्या हो गया है? सारथी ने जबाव दिया जो व्यक्ति विमान पर लेटा है वह चिरनिद्रा में सो गया है, उसकी जीवनलीला अब समाप्त हो गई है। यही जीवन का अंतिम सत्य है, जो व्यक्ति जन्म लेता है वह एक दिन मृत्यु को प्राप्त होता है फिर भी हर व्यक्ति अहं के कारण अपने सामने सबको बेवकूफ समझता है। भगवान बुद्ध, सारथी को घर वापस चलने का आदेश दिये। इनके मन में उपर्युक्त तीनों ही प्रश्न परेशान कर रहे थे। रात तक वे सबसे सामान्य रूप से मिले पर सोने से पहले उन्हें तीनों प्रश्न परेशान कर रहे थे - "मैं भी बूढ़ा हो सकता हूँ। मैं भी बीमार हो सकता हूँ और मरना तो सबकों है ही; मुझे भी एक दिन.........।" इसी क्रम में उन्हें निद्रा आ गई। वे स्वप्न देखे की कोई श्वेत वस्त्रधारी वयोवृद्ध दिव्यपुरूष आया और उनका हाथ पकड़कर श्मशान में ले गया। वह वहाँ अपनी उँगली से इशारा करते हुए बताया, ''देख! यह तेरी लाश है। उसे देख और प्राप्त हुए जीवन का सदुपयोग कर। ''उनकी आँखें खुल गई और सोचने लगे। अन्ततः निश्चय कर डाले कि इस बहुमूल्य जीवन का सदुपयोग करना है। वे सोचने लगे क्या जीवन का लक्ष्य मात्र यही है जो हम अभी कर रहे हैं? अच्छे सुस्वादु भोजन

करना, आकर्षक और महंगे वस्त्र पहनना, देशाहन करना....... या कुछ और? उनके जीवन का प्रयोजन क्या है? और वे उसी समय अपने राजसी वस्त्रों को उतार घर छोड़ने ही वाले थे कि उन्हें सूचना दी गई कि उन्हें पुत्रधन की प्राप्ति हुई है। अचानक उनके मुँह से निकला "राहुल"। राहुल शब्द का अर्थ होता है बन्धन। वे अपने पुत्र को मायाजाल का एक बंधन माने पर वे सभी बन्धनों से मुक्त होकर अपने लक्ष्य की प्राप्ति हेतु उसी रात निकल पड़े। वे अपने लक्ष्य को प्राप्त भी किए जिसका मूल कारण स्वप्न ही तो था।

लगता है कि कोई घटना अपने दृष्यरूप में आने से पहले अंतरिक्ष में विकसित होने लगती है। अदृष्य सूक्ष्म जगत में जो भी होने जा रहा है उसकी पृष्ठ भूमि तैयार होने लगती है। यदि किसी मानव का अचेतन मन थोड़ा परिष्कृत हो यानी वह अतिसंवेदनशील हो तो वह पूर्वाभास कर भविष्यवाणी भी कर सकता है।

3. **स्वप्न प्रतीकात्मक होते हैं:-** स्वप्न में जो कुछ देखा-सुना जाता है, उनमें कुछ का अर्थ भिन्न होता है। अचेतन मन की दमित इच्छाओं की पूर्ति स्वप्न में प्रायः प्रतीकों के माध्यम से होती है। ये प्रतीक इच्छाओं का प्रतिनिधत्व करते हैं। इस संदर्भ में मनोवैज्ञानिकों में मतैक्य नहीं है। जैसाः कामार्थी, नौका विहार करने का स्वप्न देखता है जो सहवास का प्रतीक तथा फलों को तोड़ने का स्वप्न देखता है जो स्तन मसलने का प्रतीक। कामिनी डंडे, साँप आदि का स्वप्न देखती है जो पुरूष जननांग का प्रतीक माना जाता है आदि।

4. **स्वप्न सार्थक होते हैं:-** स्वप्न में जो कुछ देखा-सुना जाता है उनमें कुछ सार्थक भी होते हैं। इन स्वप्नों का संबंध मानव जीवन के अनुभवों और समस्याओं से होता है। स्वप्न-विश्लेषण करने पर इनकी सार्थकता स्पष्ट हो जाती है। एक औरत बारंबार स्वप्न देखती थी वह अपनी बेटी को गला दबा कर मार रही है। स्वप्न-विश्लेषण से पता चला कि उसे कुल सात बच्चियाँ ही थी जिसके कारण वह बच्चियों से घृणा करने लगी थी।

संभवतः इसी कारण वह अपने बच्चियों को मार डालने का स्वप्न देखती थी।

5. **स्वप्न आत्मगत तथा आत्म केन्द्रित होता हैः-** कोई भी व्यक्ति अपने व्यक्तिगत अनुभवों के आधार पर स्वप्न देखता है जिसका ज्ञान अन्य लोगों को नहीं होता है। स्वप्नद्रष्टा के स्वप्न का केन्द्र वह खुद होता है।

6. **स्वप्न विभ्रम पैदा करते हैंः-** स्वप्न देखते समय स्वप्नद्रष्टा अपने स्वप्न पर कभी-कभी विश्वास कर लेता है। फलतः उसे कठिनाइयों का सामाना भी करना पड़ जाता है। जैसेः स्वप्न में दौड़ते-दौड़ते रोगी थक जाता है और जगने पर भी थकान महसूस करता है जबकि सच्चाई तो यह है कि वह विछावन पर लेटे-लेटे स्वप्न देख रहा था। दुःखद स्वप्न देख वह दुःखी तथा सुखद स्वप्न देख वह खुश हो जाता है तथा जगने पर भी उसका असर कुछ दिन से वर्षों तक रहता है जो पूर्णतः विभ्रम ही होता है।

7. **स्वप्न दृश्य प्रधान होते हैंः-** रोगी स्वप्न में जो कुछ देखता है वह अपने आँखों से - ऐसा प्रतीत होता है। देखना क्रिया आँखों से सम्पन्न होती है तथा स्वप्न देखा जाता है। अर्थात् इसका सीधा संबंध दृश्यों से होता है।

8. **स्वप्न इच्छापूर्ति का साधन हैंः-** मनुष्य के अतृप्त इच्छाओं की पूर्ति स्वप्न के द्वारा होती है। जैसे- एक पुरूष, एक लड़की के साथ सहवास की इच्छा रखता था। बहुत प्रयास करने पर भी उसकी यह कामना अतृप्त रह गई। वह दिन रात उसी लड़की के चक्कर में रहता था। इसी क्रम में वह स्वप्न देखने लगा तथा प्रत्येक रात वह उस लड़की के साथ स्वप्न में सहवास करने लगा। यह स्वप्न उस लड़की के शादी के बाद भी वह यदा-कदा देख लिया करता था।

दूसरा उदाहरण- एक भक्त हर रोज अपने इष्टदेव का स्वप्न देखा करता था जिस कारण उस स्वप्न से वह सदा खुश रहता था क्योंकि उसका मन सदा अपने इष्टदेव में ही लगा रहता था।

एक भूखा व्यक्ति स्वप्न में भर पेट खा लेता है जिससे उसे क्षणिक सुख मिल जाता है। एक मेहनतकश किसान अपनी अच्छी खेती का स्वप्न देखता है; एक परीक्षार्थी परीक्षाफल में अच्छे अंक प्राप्त करने का स्वप्न देखता है; एक लेखक अपनी प्रसिद्धि प्राप्त होने का स्वप्न देखता है तो एक बेरोजगार युवक नियोजित होने का स्वप्न देखता है; कुँआरे (अविवाहित) युवक-युवती अपनी शादी होने तथा वैवाहिक जीवन कुशल होने का स्वप्न देखते हैं वहीं कामी जन सहवास का स्वप्न देखते हैं। अर्थात्, जिसमें जिस चीज की ललक या चिन्ता होती है या वह जिसके या जिस चीज के प्रति अति संवेदनशील होता है वह प्रायः उसी का स्वप्न देखता है।

9. **स्वप्न का संबंध अचेतन मन से होता है:-** स्वप्न में रोगी की अतृप्त इच्छाएँ, भय एवं आशाएँ जो अचेतनमन में दबी रहती है, नाटकरूप में प्रकट होती हैं। इस अवस्था में रोगी स्पष्टतः तथा अस्पष्टतः दोनों प्रकार से नींद में बोलने भी लगता है।

10. **स्वप्न असामान्य होने से बचाता है:-** स्वप्न से यह एक महत्वपूर्ण लाभ है। एक भक्त जो भगवद्-भजन में लीन रहता था, भगवान के दर्शन के चक्कर में लगा रहता था, लगता था कि वह पागल हो जाएगा तब तक भगवान स्वप्न में आए और उसे स्वप्न में ही संतुष्टि मिल गई।

एक कामी पुरूष की स्थिति अत्यधिक नाजुक थी। बाद में वह अपने चहेते के साथ स्वप्न में सहवास करना प्रारंभकर दिया तथा एक दिन कह ही बैठा - "दिन भर कहाँ उड़ती हो मेरी रानी, उड़ लो जितना उड़ना है स्वप्न में कहां जाओगी? स्वप्न में तो मेरी बाहों में सोना ही होगा।".... उस कामी पुरूष को स्वप्न में ही सहवास करने से ही संतुष्टि मिल जाती थी। एक व्यक्ति अपने दुश्मन को स्वप्न में पीट-पीट कर क्षणिक संतुष्टि पा लेता है। इस प्रकार स्वप्न में क्षणिक संतुष्टि पाकर व्यक्ति असामान्य होने से बच जाता है।

सामान्यतया स्वप्न अर्धनिद्रा यानी तन्द्रा में ही सम्पन्न होती है। जब कोई मानव सोने जाता है तो तन्द्रा के बाद निद्रा यानी गाढ़ी निद्रा में जाता

है; जागते समय पुनः उसे निद्रा से तन्द्रा में आना होता है। कुछ लोग असामान्यावस्था में तन्द्रा में ही महीनों-वर्षों से होते हैं। ये लोग स्वप्न में ही जिए जाते हैं। निद्रा यानी गाढ़ी निद्रा कुछ घंटों के लिए भी होती है तो ताजगी महसूस होती है जबकि गाढ़ी निद्रा के अभाव में ताजगी महसूस नहीं होती है।

## होम्योपैथी में प्रमुख विभिन्न प्रकार के स्वप्नों के लिए महत्वपूर्ण दवाएँ निम्न प्रकार हैं:-

1. रोगी मूत्र के त्यागने के स्वप्न के साथ ही विछावन पर मूत्र त्याग कर देता है - क्रियोजोटम, सेनेगा, सिपिया, सल्फर आदि।
2. मूत्रत्यागने का स्वप्न - क्रियोजोटम, सेनेगा, सिपिया, एम्ब्राग्रिसिया, लैक केनाइनम, लाइकोपोडियम, सल्फर आदि।
3. रोगी स्वप्न के कारण जाग जाता है- आर्निका मॉन्ट, बेलाडोना, कैमोमिला, हिपर सल्फर, मर्क्युरियस, नक्स वोमिका, फॉस्फोरिक एसिड, सल्फर आदि।
4. रोगी का स्वप्न में होने का आभास होना- एम्ब्राग्रिसिया, एनाकार्डियम, एपिस मेलिफिका, बेलाडोना, कल्केरिया, कैनाबिस इन्डिका, कैनाबिस स्टाइवा, कार्बो वेज, कोनियम, ग्लोनायन, हेलेबोरस, हायोसियामस, लैकेसिस, नैट्रम म्युर, नक्स मॉस्केटा, ओपियम, फॉस्फोरस, फॉस्फोरिक एसिड, स्ट्रॉमोनियम, सल्फर, वेराट्रम एलबम, विस्कम आदि।
5. झगड़ालू स्वप्न के बाद श्वास कष्ट होना- चेलिडोनियम।
6. स्वप्न में श्वासकष्ट- सैंगुनेरिया कानाडेन्सिस
7. बीमारी का स्वप्न- कल्केरिया, क्रियोजोटम, लाइकोपोडियम, नक्स वोमिका आदि।
   - फोड़ा (Boils) का स्वप्न- प्रुनस स्पाइनोसा।
   - स्वप्नद्रष्टा के बेटी को मूर्छा का दौरा पड़े होने का स्वप्न- नैट्रम सल्फ।
   - मिर्गी का स्वप्न- आइरिस फिटिडिस्सिमा, मैंग्नेसिया सल्फ, साइलिसिया।

- शक्तिहीन या शिथिल होने का (Fainting) स्वप्न- ग्रेफाइटिस।
- बुखार का स्वप्न- सल्फर।
- रक्तस्राव का स्वप्न- फॉस्फोरस।
- पागल कुत्ते के काटने से उत्पन्न रोग, जल से भय (Hydrophobia) का स्वप्न- एनान्थेरम म्युरिकेटम।
- घृणित रोग (loathsome disease) का स्वप्न- एनाकार्डियम।
- रोगग्रस्त लोगों का स्वप्न- कल्केरिया, इग्नेसिया, मॉस्कस, राटान्हिया, रिहूयुम, स्टैफिसेग्रिया।
- गले में खरास का स्वप्न- बाराइटा कार्ब।
- लार या थूक के साथ रक्तस्राव का स्वप्न- हिपर सल्फर, मेफाइटिस।
- दुर्बल या क्षीण होने (Becoming Emaciated) का स्वप्न- क्रियोजोटम।
- चेहरा, फुन्सियों से भरा होने का स्वप्न- एनाकार्डियम।
- मितली (Nausea) का स्वप्न- आर्जेन्टम मेटालिकम।
- कृमि का वमन (Vomiting Of Worms) का स्वप्न- चाइना।
- मस्से का स्वप्न- मेजेरियम।
- पूर्व में अंधा होने का स्वप्न- फाइसोस्टिग्मा।
- घुटनों में सूजन का स्वप्न- कोक्कुलस।
- पैरों के टुटे होने का स्वप्न- सिमिसिफ्युगा।
- स्वयं का एकाएक बेहोश होने का स्वप्न- आइरिस वरसिकोलॉर, मैग्नेसिया कार्ब, साइलिसिया।

8. स्वप्न के बाद कमजोरी महसूस करना- कल्केरिया सल्फ।
9. जानवरों का स्वप्न- अमोनिया म्युरियेटिकम, आर्निका, मर्क्युरियस, नक्स वोमिका, फॉस्फोरस, पल्साटिला आदि।
    - जानवरों द्वारा दाँतों से काटने का स्वप्न- डैफ्नी इन्डिका, मर्क्युरियस, फॉस्फोरस, पल्साटिला।

- काले जानवरों का स्वप्न- पल्साटिला।
- जंगली जानवरों का स्वप्न- एलो सोकोट्रिना, एपिस मेलिफिका, कैनाबिस इन्डिका, ग्लोनायन, काल्मिया, नक्स वोमिका, सल्फर, टबैकम आदि।
- बिल्लियों का स्वप्न- डैफ्नी इन्डिका, पल्साटिला आदि।
- काली बिल्लियों का स्वप्न- डैफ्नी इन्डिका।
- कुत्तों का स्वप्न- आर्निका, साइलिसिया, सल्फर आदि।
- काले कुत्तों का स्वप्न- आर्निका
- स्वयं को कुत्तों द्वारा काटे जाने का स्वप्न- कल्केरिया, लाइसिन, मर्क्युरियस, सल्फर, वेराट्रम एलबम।
- काले कुत्तों के साथ लड़ने-झगड़ने का स्वप्न- पल्साटिला।
- पागल कुत्ते को जान से मारने का स्वप्न- रूमेक्स।
- तक्षक या अजगर (Drangons) का स्वप्न- ओपियम।
- घोड़ों का स्वप्न- एलुमिना, अमोनिया म्युरियेटिकम, मैग्नेसिया सल्फ, मर्क्युरियस, फॉस्फोरस, टैरेन्टुला, जिंकम मेटालिकम आदि।
- अपने बाँहों का घोड़े द्वारा काटे जाने का स्वप्न- अमोनिया म्युरियेटिकम।
- घोड़े का कुत्ते जैसे रूप में बदलने का स्वप्न- जिंकम।
- लात मारते हुए घोड़े का स्वप्न- मैग्नेसिया सल्फ।
- घोड़े पर चढ़ने का स्वप्न- नैट्रम कार्ब, थेरिडियॉन।
- दौड़ते हुए घोड़े का स्वप्न- एट्रोपाइनम, इन्डिगो।
- कुरूप घोड़े का स्वप्न- मर्क्युरियस, फॉस्फोरस।
- बिल्लियों तथा कुत्तों द्वारा पीछा किए जाने का स्वप्न- नक्स वोमिका, साइलिसिया, वेराट्रम एलबम।
- चूहों का स्वप्न- सिपिया, कॉल्चिकम, मैग्नेसिया सल्फ।
- घून (Vermin) का स्वप्न- अमोनियम कार्ब, चेलिडोनियम, कॉल्चिकम, नक्स वोमिका, फॉस्फोरस, सिपिया आदि।
- चीलरों तथा जू (Lice) का स्वप्न- अमोनियम कार्ब, चेलिडोनियम, म्युरियेटिकम एसिड, नक्स वोमिका, फॉस्फोरस आदि।

- मछलियों का पानी में तैरने का स्वप्न- चाइना।
- कीड़ा या कृमि रेंगने का स्वप्न- अमोनियम कार्ब, म्युरियेटिकम एसिड, नक्स वोमिका, फॉस्फोरस।

10. निरर्थक (Absurd) स्वप्न- एपिस मेलिफिका, चाइना, सिना, कॉलोसिन्थ, फेरम मेटालिकम ग्लोनायन, माइगेल, पाइपर मेंथास्टिकम, रूमेक्स, सल्फर, थुजा।

11. दुर्घटना का स्वप्न- आर्सेनिक एलबम, ग्रेफाइटिस, नक्स वोमिका, सल्फर, थुजा आदि।

12. रसिक, कामी या श्रृंगार प्रिय (Amourous or Sexual) स्वप्न- एलुमिना, अमोनियम म्युर, एन्टिम क्रुडम, आर्जेन्टम नाइट्रिकम, ऑरम मेटालिकम, बाराइटा म्युर, कल्केरिया, कैम्फर, कैनाबिस इन्डिका, कैन्थरिस, कार्बोलिक एसिड, सिकुटा वाइरोसा, कोनियम, साइक्लामेन, डिजिटेलिस, डाइस्कोरिया, जेल्सेमियम, ग्रेफाइटिस, इग्नेसिया, आइरिस, काली ब्रामोटम, काली कार्ब, काल्मिया, लैकेसिस, लिलियम टिग, लाइकोपोडियम, नैट्रम कार्ब, नैट्रम म्युर, नक्स वोमिका, ओपियम, पेट्रॉलियम, फॉस्फोरिक एसिड, फॉस्फोरस, प्लैटिना, सोरिनम, पल्साटिला, साबाडिला, सारसापैरिला, सिपिया, साइलिसिया, स्टैफिसेग्रिया, टारैक्सकम, थुजा, वाइयोला ट्राइकॉलर।

    - मासिकस्राव के पहले कामी स्वप्न- कल्केरिया, काली कार्ब।
    - स्वप्न के साथ वीर्यस्खलन होना- अमोलकी, काली कार्ब, पाइपर मेंथाइस्टिकम, सारसा पैरिला।

13. बालात्कार-

    - किसी के द्वारा बालात्कार करने की धमकी दिए जाने का स्वप्न- सिपिया।
    - बलात्कार करने की नियत से किसी के द्वारा पीछा किए जाने का स्वप्न - क्रियोजोटम।
    - बलात्कार करता हुआ स्वप्न देखता है- सेन्क्राइस कॉन्टॉरट्रिक्स

(Cenchris Contortrix)

- उसने (पु.) बलात्कार किया था का स्वप्न- पेट्रॉलियम।
- नंगे मर्दों का स्वप्न- युपियोन (Eupion), पल्साटिला।

14. गुस्से में होने (Anger) का स्वप्न- आर्निका, ब्रायोनिया, मैग्नेसिया कार्ब, नक्स वोमिका, फॉस्फोरस, स्टैफिसेग्रिया आदि।

15. झगड़ने (Quarrels) का स्वप्न- आर्निका, बैप्टिसिया, बेलाडोना, ब्रायोनिया, कॉस्टिकम, क्रोटैलस हॉरिडस, काली नाइट्रिकम, मैग्नेसिया कार्ब, नक्स वोमिका, फॉस्फोरस, पल्साटिला, स्टैनम मेटालिकम आदि।

16. दुःखदायी यानी कष्टदेने वाला (Annoying and Vexatious) स्वप्न - एलुमिना, एम्ब्राग्रिसिया, एसारम, आर्सेनिक, ब्रायोनिया, कैनाबिस इन्डिका, कॉस्टिकम, कोनियम, गैम्बोजिया, जेल्सेमियम, ग्रेफाइटिस, इग्नेसिया, मॉस्कस, नैट्रम म्युर, नाइट्रिक एसिड, नक्स वोमिका, रस टॉक्स, स्टैफिसेग्रिया, सल्फर आदि।

17. स्वप्नद्रष्टा के साथ किसी अन्य व्यक्ति का विछावन पर लेटे होने का स्वप्न- पेट्रॉलियम।

18. व्याकुल या चिन्तित (Anxious) स्वप्न- एकोनाइट  नैपोलिस, एलुमिना, अमोनियम कार्ब, अमोनियम म्युर, आर्निका, आर्सेनिक, बाराइटा कार्ब, कल्केरिया, कार्बोनियम सल्फ, कोक्कुलस इन्डिका, ग्रेफाइटिस, काली कार्ब, लाइकोपोडियम, मैग्नेसिया कार्ब, नैट्रम कार्ब, नैट्रम म्युर, नाइट्रिक एसिड, नक्स वोमिका, फॉस्फोरस, पल्साटिला, रस टॉक्स, साइलिसिया, स्पाँजिया टोस्टा, सल्फर,, थुजा आदि।
    - सोते ही- डिजिटेलिस, फ्लोरिक एसिड, मेजेरियम, नैट्रम कार्ब, नैट्रम म्युर, नाइट्रिक एसिड।
    - बायीं करवट लेटने पर- लाइकोपोडियम, फॉस्फोरस, पल्साटिला, सिपिया, थुजा।

- मासिकस्राव से पहले- कैन्थरिस, कॉस्टिकम, कोनियम।
- मासिकस्राव के समय- एलुमिना, कल्केरिया, कॉस्टिकम, कोनियम, काली कार्ब, मैग्नेसिया कार्ब, नैट्रम कार्ब, नैट्रम म्युर, थुजा।
- मानहानि (Mortification) के बाद- पल्साटिला।

19. गिरफ्तार होने का स्वप्न- क्लैमैटिस, मैग्नेसिया कार्ब।

20. आत्मपरीक्षण या मृत्यु के बाद की शारीरिक परीक्षा होने (Seeing Autopsies) का स्वप्न- रूमेक्स।

21. चिह्नित शरीर (Embalmed Body) का स्वप्न- कार्बोलिक एसिड।

22. स्वयं का जिन्दा दफन होने का स्वप्न- आर्निका, चेलिडोनियम, इग्नेसिया।

23. मृत लोगों का स्वप्न- एनाकार्डियम, आर्जेन्टम नाइट्रिकम, आर्निका, आर्सेनिक, कल्केरिया, कल्केरिया सिलिकेटा, क्रोटैलस हॉरिडस, ग्रेफाइटिस, काली कार्ब, मैग्नेसिया कार्ब, मेडोरिनम, फॉस्फोरस, सल्फर, थुजा आदि।
    - मृत शरीर का स्वप्न- एनाकार्डियम, कल्केरिया, कल्केरिया सिलिकेटा, चेलिडोनियम, क्रोटैलस कास्कावेला, थुजा आदि।
    - मृत शरीर का चिरफाड़ कर सूक्ष्म परीक्षण किए जाने का स्वप्न- आइरिस, सैग्गुनेरिया।
    - मृत शरीर का गंध आने का स्वप्न- कल्केरिया।
    - पूराने स्वर्गवासी मित्रों का स्वप्न- आर्जेन्टम नाइट्रिकम, फेरम मेटालिकम, नैट्रम कार्ब।
    - मृत संबंधियों का स्वप्न- फेरम मेटालिकम, फ्लोरिक एसिड, मैग्नेसिया कार्ब, मैग्नेसिया सल्फ, सारसापैरिला।
    - पीठ के बल यानी चित सोते ही मृत लोगों का स्वप्न- आर्निका।
    - बायीं करवट लेटने पर मृत लोगों का स्वप्न- थुजा।

24. मृत्यु या नाश होने का स्वप्न- कल्केरिया, लैकेसिस, सल्फर आदि।
    - मृत्यु के करीब होने का स्वप्न- साइलिसिया, सल्फर आदि।
    - मरते समय का स्वप्न- सल्फर, थुजा आदि।

- मित्र का मृत्यु होने का स्वप्न- कॉफिया, कोनियम आदि।
- संबंधियों के मृत्यु का स्वप्न- कल्केरिया फ्लोर, चाइना, प्लैटिना आदि।
- स्वयं का जल्द ही मरने का स्वप्न- नाइट्रिक एसिड, साइलिसिया।

25. सोकर जागते समय स्वप्न- एकोनाइट, इग्नेसिया, नक्स वोमिका, ओपियम, फॉस्फोरस, साइलिसिया, सल्फर आदि।

26. विशिष्ट भोजन (Banquet) करने का स्वप्न- मैग्नेसिया सल्फ, फॉस्फोरिक एसिड।
    - भोजन करने का स्वप्न- आयोडियम।
    - मानवमाँस खाने का स्वप्न- सोलानम टुबरोसम एग्रोटैन्स (Solanum Tuberosum Aegrotans)।
    - भोज का स्वप्न- एन्टिम क्रुडम, एसाफिटिडा, मैग्नेसिया सल्फ, नाइट्रिक एसिड, फॉस्फोरिक एसिड आदि।
    - भूखे होने का स्वप्न- आर्जेन्टम नाइट्रिकम, ब्रायोनिया, कल्केरिया, इग्नेसिया।

27. काले रूप में स्वप्न- आर्निका, आर्सेनिक, पल्साटिला।

28. व्यवसाय का स्वप्न- ब्रायोनिया, चेलिडोनियम, कुरार, लैकेसिस, लाइकोपोडियम, नक्स वोमिका, पल्साटिला, रस टॉक्स, साइलिसिया आदि।
    - उसी दिन के व्यवसाय का स्वप्न- ब्रायोनिया, पल्साटिला आदि।
    - व्यवसाय पूर्ण नहीं कर सकने का स्वप्न- मैग्नेसिया म्युर, फॉस्फोरस, साबाडिला।
    - सोते ही व्यवसाय का स्वप्न- रस टॉक्स।
    - उपेक्षित व्यवसाय का स्वप्न- हाइपेरिकम, माइरिस्टिका, साइलिसिया, स्टैनम।

29. व्यस्त होने का स्वप्न- एपिस मेलिफिका, बेलाडोना, ब्रायोनिया, कार्ल्सबैड (Carlsbad), लाइकोपोडियम, सिपिया आदि।

30. किसी के द्वारा पुकारे जाने का स्वप्न- एन्टिम क्रुडम, मर्क्युरियस, सिपिया।
31. 'दिव्यदृष्टि' से देखने का स्वप्न- एकोनाइट, फॉस्फोरिक एसिड, फॉस्फोरस, सल्फर।
32. हास्यजनक (Comical) स्वप्न- ग्लोनायन, सल्फर।
33. अस्पष्ट, गड़बड़ या व्याकुल (Confused) स्वप्न- एकोनाइट, एलुमिना, ब्रायोनिया, कल्केरिया कैनाबिस स्टाइवा, चेलिडोनियम, चाइना, सिकुटा वाइरोसा, कॉफिया, क्रोकस स्टाइवा, डल्कामारा, फेरम मेटालिकम, ग्लोनायन, हेलेबोरस, इग्नेसिया, काली ब्रोमेटम, लाइकोपोडियम, नैट्रम कार्ब, नैट्रम म्युर, नक्स वोमिका, पल्साटिला, साबाडिला, सिपिया, स्टैनम, सल्फर आदि।
34. जगने के बाद भी स्वप्न का जारी रहना- एलियम स्टाइवा, अर्जेन्टम मेटालिकम, कल्केरिया कार्ब, चाइना, इग्नेसिया, लाइकोपोडियम, नैट्रम कार्ब, नैट्रम म्युर, सोरिनम, जिंकम।
35. किसी के द्वारा कुचले जाने का स्वप्न- सल्फर।
36. खतरे का भय उत्पन्न करने वाले स्वप्न- आर्सेनिक, कैनाबिस इन्डिका, हिपर सल्फर, लैकेसिस आदि।
    - बायीं करवट लेटने पर भय उत्पन्न करने वाला स्वप्न- थुजा।
    - खतरे से बच निकलने का स्वप्न- हिपर सल्फर।
37. अपमान जनक (Defamatory) स्वप्न- मॉस्कस
38. कठिनाइयों या विघ्नों का स्वप्न- अमोनिया म्युर, आर्सेनिक, ग्रेफाइटिस, मैग्नेसिया कार्ब, फॉस्फोरस आदि।
39. असम्बद्ध (Disconnected) स्वप्न- आर्निका, पल्साटिला, सल्फर आदि।
40. घृणा या अरूचि उत्पन्न करने वाला स्वप्न- चाइना, क्रियोजोटम, नक्स मॉस्केटा, पल्साटिला आदि।
41. पीने का स्वप्न- ड्रोसेरा, मेडोरिनम।

42. स्वयं के कानों के कटे होने का स्वप्न- नैट्रम कार्ब।

43. भूकम्प होने का स्वप्न- राटान्हिया, साइलिसिया।

44. गले लगाने (Embarrassment) का स्वप्न- एलुमिना, अमोनियम म्युर, आर्सेनिक, ग्रेफाइटिस, मैग्नेसिया कार्ब, फॉस्फोरस।

45. किसी के द्वारा दृढ़ता से घेरने या लपेटने का स्वप्न- रूटा।

46. दुश्मनों का स्वप्न- अर्जेन्टम मेटालिकम, कोनियम, टेलिया ट्राइफोलिएटा (Ptelea Trifoliata)।

47. पूर्व की घटनाओं का स्वप्न- एकोनाइट, एन्टिम टार्ट, ब्रायोनिया, कल्केरिया फॉस, सिकुटा वाइरोसा, क्रोक्कस स्टाइवा, लैकेसिस, रस टॉक्स, साइलिसिया आदि।
    - बीते दिन के घटनाओं को स्वप्न- एकोनाइट, ब्रायोनिया, सिकुटा वाइरोसा, नक्स वोमिका, पल्साटिला आदि।
    - शाम की घटनाओं का स्वप्न- फॉस्फोरिक एसिड।
    - बहुत पहले की घटनाओं का स्वप्न- साइलिसिया।

48. मानसिक कार्यों में श्रेष्ठता प्राप्त करने का स्वप्न- ब्रायोनिया, इग्नेसिया, नक्स वोमिका, साबाइना, थुजा।

49. उत्तेजक स्वप्न- कॉलोसिन्थ, काली सियानेटम (Kali Cyanatum), नैट्रम म्युर, नक्स वोमिका।

50. अत्यधिक थकान उत्पन्न करने वाला स्वप्न- आर्सेनिक एलबम, रस टॉक्स।

51. थकान उत्पन्न करने वाला स्वप्न- आर्निका, बेलाडोना, ब्रायोनिया, पल्साटिला आदि।

52. विस्फोट होने का स्वप्न- स्ट्रैनम मेटालिकम।

53. गिरने का स्वप्न- अमोनियम म्युरियेटिकम, बेलाडोना, कैक्टस, डिजिटेलिस, गुआयकम (Guaiacum), क्रियोजेटम, मर्क्युरियस, पल्साटिला,

सारसापैरिला, सल्फर, थुजा आदि।

- ऊँचे स्थानों से गिरने का स्वप्न- डिजिटेलिस, क्रियोजेटम, मेजेरियम, सल्फर, थुजा आदि।
- पाताल या खोह (Abyss) में गिरने का स्वप्न- कैमोमिला, इलाप्स कोरालिनस, युपिओन (Eupion)।
- बाढ़ में गिरने का स्वप्न- अमोनियम म्युर।
- पानी में गिरने का स्वप्न- अमोनियम म्युर, डिजिटेलिस, फेरम मेटालिकम।
- समाधि या कब्र में गिरने का स्वप्न- आइरिस।

54. किसी अपरिचित घर में रहने पर अपने (स्त्री०) शरीर पर कूड़ा-करकट गिरने का स्वप्न- मैग्नेसिया म्युर।

55. भद्दा या झक्की स्वप्न- कल्केरिया, कार्बो एनिमेलिस, कार्बोनियम सल्फ, कार्बो वेज, कैमोमिला, कोनियम, फेरम आयोड, ग्रेफाइटिस, काली कार्ब, लैकेसिस, नैट्रम कार्ब, नैट्रम म्युर, नैट्रम सल्फ, ओपियम, सल्फर आदि।

56. किसानी यानी खेती करने का स्वप्न - मैग्नेसिया सल्फ, मर्क्युरियस आयोड रूब्रम।

57. (a) लड़ने-झगड़ने का स्वप्न - एलियम सिपा, फेरम मेटालिकम, नैट्रम म्युर, रैनुन्कुलस स्कलेरैट्स, स्टैफिसेग्रिया आदि।

(b) लड़ने झगड़ने तथा विजय प्राप्त करने का स्वप्न (Dreams of Fights And Conquers)- बैप्टिसया।

58. आग का स्वप्न - एनाकार्डियम, आर्सेनिक, बेलाडोना, कल्केरिया फॉस, कार्बोलिक एसिड, क्रोक्कस स्टाइवा, कुरार, हिपर सल्फर, क्रियोजोटम, लॉरोसेरासस, मैग्नेसिया कार्ब, मैग्नेसिया म्युर, मैग्नेसिया सल्फ, ग्रेफाइटिस, नैट्रम म्युर, फॉस्फोरस, रस टॉक्स, सल्फर आदि।

- स्वर्ग से आते हुए आग का स्वप्न - सल्फर।
- विश्व का आग पर होने का स्वप्न - रस टॉक्स।

59. मछली पकड़ने का स्वप्न - आर्जेन्टम मेटालिकम, चिनिनम ब्रोमेटम, मैग्नेसिया कार्ब, वेराट्रम विरिडम।

60. किसी एक विषय पर स्थिर स्वप्न - एकोनाइट, इग्नेसिया, पल्साटिला, स्टैनम मेटालिकम।

61. एकाएक भाग जाने या त्याग देने का स्वप्न - जिंकम।

62. तैरने का स्वप्न - हेलेबोरस।

63. फूलों का स्वप्न - मैग्नेसिया कार्ब, नैट्रम सल्फ।

64. फलों का स्वप्न - कैस्टॉर इक्वि (Castor Equi) ।

65. उड़ने वाला स्वप्न - एपिस मेलिफिका, एट्रोपाइनम, इन्डिगो, लाइकोपोडियम, नैट्रम सल्फ, जैन्थोजाइलम फ्रेक्सिनियम (Xanthoxylum Fraxineum)

66. किसी जंगल का स्वप्न - कैन्थरिस, मैग्नेसिया म्युर, सिपिया।

67. जमने वाला (Freezing) स्वप्न- ग्रैटियोला ऑफिसिनालिस (Gratiola Officinalis)

68. पुराने मित्रों का स्वप्न- फेरम मेटालिकम, रूमेक्स क्रिस्पस।

69. लड़ाई-झगड़े से परिपूर्ण स्वप्न- अमोनिया म्युर, आर्सेनिक, ऑरम मेटालिकम, बोरक्स, कल्केरिया, कल्केरिया आर्स, कार्बो वेज, सिना, कोक्कुलस, कोनियम, क्रोटैलस कास्कावेला, ग्रेफाइटिस, काली आर्स, काली ब्रोमेटम, काली कार्ब, लाइकोपोडियम, नैट्रम म्युर, निक्कोलम, पल्साटिला, साइलिसिया आदि।
    - लड़ाई पूर्ण स्वप्न जो सिरदर्द के साथ अदल-बदल कर होता है- चाइना।
    - सोते ही लड़ाई पूर्ण स्वप्न- चाइना।

70. श्राद्धकर्म संबंधी (Funerals) स्वप्न- ब्रोमियम, चेलिडोनियम, मैग्नेसिया कार्ब, निक्कोलम आदि।

71. भूत-पिशाचों का स्वप्न- आर्जेन्टम नाइट्रिकम, कैम्फर, कार्बो वेज, क्रोटैलस कास्कावेला, ग्रेफाइटिस, काली कार्ब, मेडोरिनम, साइलिसिया, सल्फर आदि।
    - काले भूत-पिशाचों का स्वप्न- आर्सेनिक।
    - उजले भूत-पिशाचों का स्वप्न- सारसापारिला।
72. दानव या विकट देहधारी (Giants) का स्वप्न- बेलाडोना, लाइकोपोडियम।
73. (a) स्वयं (पु०) का एक लड़की होने का स्वप्न- एपिस मेलिफिका।
    (b) पूर्व में स्वयं (पु०) का शेर होने का स्वप्न- फाइसोस्टिग्मा।
74. समाधि या कब्र का स्वप्न- एनाकार्डियम, आर्निका, मैग्नेसिया कार्ब आदि।
75. ऐतिहासिक स्वप्न- कैमोमिला, मैग्नेसिया कार्ब, फॉस्फोरस, साइलिसिया आदि।
76. घर-परिवार के संबंध में स्वप्न- बेलाडोना, ब्रायोनिया।
77. दीनता (Humilation) का स्वप्न- एसारम, साइलिसिया आदि।
78. खोज-आविष्कार से भरा स्वप्न- एपिस मेलिफिका, लैकेसिस तथा सबाइना।
79. यात्रा करने का स्वप्न- एपिस मेलिफिका, कल्केरिया फॉस, कार्बोलिक एसिड, क्रोटैलस हॉरिडस, काली नाइट्रिकम, लैकेसिस, मैग्नेसिया कार्ब, नैट्रम कार्ब, ओपियम, रस टॉक्स, साइलिसिया आदि।
80. बिजली चमकने (Lightning) का स्वप्न- आर्निका, युफ्रेसिया, स्पाइजेलिया, फेलान्ड्रिनम।
81. लम्बा स्वप्न (Long dreams)- एकोनाइट, कॉफिया, इग्नेसिया आदि।
82. भद्दा-असंगत (Ludicrous) स्वप्न- ग्लोनायन, मेजेरियम, फॉस्फोरस, सल्फर आदि।

83. अनेक स्वप्न- एलुमिना, एपिस मेलिफिका, ब्रायोनिया, कार्बो वेज, चाइना, काली कार्ब, लैकेसिस, मैग्नेसिया कार्ब, मैंगेनम, नक्स वोमिका, फॉस्फोरस, पल्साटिला, रस टॉक्स, साइलिसिया, स्टैनम, सल्फर, टेरेविन्थिना आदि।

84. मासिकस्राव के समय स्वप्न- एलुमिना, कल्केरिया, कॉस्टिकम, कोनियम, काली कार्ब, नैट्रम म्युर, थुजा आदि।

85. मानसिक थकान (Mental Exertion) का स्वप्न- एकोनाइट, एनाकार्डियम, ब्रायोनिया, चाइना, ग्रेफाइटिस, इग्नेसिया, लैकेसिस, नैट्रम म्युर, नक्स वोमिका, फॉस्फोरिक एसिड, फॉस्फोरस, पल्साटिला, रस टॉक्स, साबाडिला, सल्फर थुजा आदि।

86. मस्तिष्क प्रभावित करने वाला स्वप्न- इग्नेसिया, लैकेसिस, नक्स वोमिका, सल्फर आदि।

87. दुर्भाग्यपूर्ण स्वप्न (Dreams of Misfortune)- अमोनियम म्युर, आर्निका, आर्सेनिक, बेलाडोना, कैमोमिला, चाइना, ग्रेफाइटिस, काली कार्ब, काली आर्स, लाइकोपोडियम, मैग्नेसिया कार्ब, मर्क्युरियस, नक्स वोमिका, फॉस्फोरम, पल्साटिला, सलफ्युरिक एसिड, सल्फर, थुजा आदि।

88. धन (Money) का स्वप्न- एलुमिना, साइक्लामेन, मैग्नेसिया कार्ब, मैग्नेसिया म्युर, फॉस्फोरस, पल्साटिला।
   - जाली धन (रूपयों) का स्वप्न (Dreams of Counter Fiet)- जिंक ऑक्साइड।

89. राक्षसों का स्वप्न (Dreams of Monsters)- एलो सोकोट्रिना तथा हाइड्रॉस्टिस।

90. कीचड़ में टहलने का स्वप्न (Dreams of Waking in Mud)- आयोडियम।

91. बध या हत्या (Murder) का स्वप्न- आर्निका, क्रियोजोटम, नैट्रम म्युर, पेट्रॉलियम, साइलिसिया, स्टैफिसेग्रिया आदि।
   - स्वयं का बध हो गया है का स्वप्न (Dreams of Being

Murdered)- इग्नैसिया, लैकेसिस, लाइकोपोडियम, साइलिसिया आदि।

92. संगीत का स्वप्न- सारासेनिया परप्युरिया (Sarracenia Purpurea)

93. अंग-भंग होने (Mutilation) का स्वप्न- एन्टिम क्रुडम, कोनियम, मैग्नेसिया कार्ब, मर्क्युरियस, नक्स वोमिका आदि।

94. वस्त्रहीनता (Nakedness) का स्वप्न- रूमेक्स

95. पूरी रात कुस्वप्न देखते रहना (Nightmare)- एकोनाइट, एलुमिना, अमोनियम कार्ब, बैप्टिसिया, बोरक्स, ब्रायोनिया, कल्केरिया, कैम्फर, कैनाविस इन्डिका, कैमोमिला, सिनाबेरिस, कोनियम, साइक्लामेन, फेरम मेटालिकम, आयोडियम, काली आयोड, लिडम, नैट्रम कार्ब, नाइट्रिक एसिड, नक्स वोमिका, पियोनिया (Paeonia) साइलिसिया, सल्फर, जिंकम आदि।

- पीठ के बल सोने पर पूरे रात कुस्वप्न देखना - कार्डुअस, सल्फर।

96. लोगों का स्वप्न- बेलाडोना, कल्केरिया आर्स तथा मर्क्युरियस।

97. आलपिनों (Pins) का स्वप्न- मर्क्युरियस।

98. आनन्ददायक यानि सुखकर स्वप्न (Pleasant dreams)- एन्टिमोनियम क्रुडम, आर्निका, कल्केरिया, कार्बो एनिमेलिस, कॉफिया, कोनियम, क्रोक्कस स्टाइवा, ग्रेफाइटिस, काली कार्ब, लैकेसिस, मैग्नेसिया कार्ब, नैट्रम कार्ब, नैट्रम म्युर, नैट्रम फॉस, नक्स वोमिका, ओपियम, फॉस्फोरिक एसिड, फॉस्फोरस, प्लैटिना, पल्साटिला, सल्फर आदि।

99. अप्रिय (Unpleasant) स्वप्न- कैनाबिस स्टाइवा, सिमिसिफ्युगा, जेल्सेमियम, सल्फर आदि।

100. कविता संबंधी (Poetic) स्वप्न- व्युफो साहिटिएन्सिस (Bufo sahytiensis), लैकेसिस तथा टिलिया युरोपिया (Tilia Europoea)।

101. स्वयं (पु०) के जहर खा चुकने का स्वप्न (Dreams that he has taken poison)- क्रियोजोटम।

- किसी के द्वारा जहर दिये जाने का स्वप्न- क्रियोजोटम, नैट्रम म्युर।

102. गर्भवति होने का स्वप्न- पिक्रिक एसिड

103. भविष्यवाणी का स्वप्न (Prophetic Dreams)- एसाफिटिडा, वोरक्स, कैनाबिस इन्डिका, मैंगेनम तथा सल्फर।

104. किसी के द्वारा पीछा या अनुसरण किये जाने का स्वप्न (Dreams of Being Pursued)- साइलिसिया, सल्फर, जिंकम आदि।

- दुश्मनों द्वारा पीछा किये जाने का स्वप्न (Dreams of BeingPursued by Enemies)- कोनियम मैकुलेटम।
- जंगली पशुओं या जंगली लोगों द्वारा पीछा किये जाने का स्वप्न (Dreams ol being pursued bywild beasts)- साइलिसिया तथा सल्फर।

105. झगड़ों का स्वप्न (Dreams of Quarrels )- आर्निका बैप्टिसिया, बेलाडोना, ब्रायोनिया, कॉस्टिकम, क्रोटैलस हॉरिडस, काली नाइट्रिकम, मैग्नेसिया कार्ब, नक्स वोमिका, फॉस्फोरस, पल्साटिला, स्टैनम आदि।

106. वर्षा में भींगने का स्वप्न (Dremas of being soaked in rain)- मैग्नेसिया कार्ब।

107. पुनरावृति होने वाला स्वप्न (Repeating Dream)- आर्निका इग्नैसिया तथा नैट्रम म्युर।

108. मैदान यानी समतल क्षेत्र में घूमने-टहलने का स्वप्न (Dreams of roaming ever fields)- रस टॉक्स।

109. डकैतों का स्वप्न (Dreams of Robbers)- एलुमिना, आर्निका ऑरम मेटालिकम, काली कार्ब, मैग्नेसिया कार्ब, मर्क सॉल, नैट्रम

म्युर, सैनिकुला, साइलिसिया, जिंकम आदि।

- डकैतों के स्वप्न के बाद रोगी तब तक सो नहीं सकता जब तक पूरा घर देख न ले (Dreams of robbers and cannot sleep untit the house is searched)- नैट्रम म्युर तथा सैनिकुला।
- मासिकस्राव के समय डकैतों का स्वप्न- नैट्रम म्युर।

110. रसिक स्वप्न (Romantic Dreams)- एमोन कार्ब।

111. उदास स्वप्न (Sad Dreams)- आर्सेनिक एलबम, नैट्रम म्युर, नक्स वोमिका, पल्साटिला, रियुम (Rheum) आदि।

112. तीर या गोली चलने का स्वप्न (Shooting Dreams)- एमोन म्युर, हिपर सल्फर तथा मर्क सॉल।

113. लज्जा उत्पन्न करने वाला स्वप्न (Shamful Dreams)- एलुमिना तथा कोनियम।

114. कंकालों का स्वप्न (Dreams of Skeletons)- ओपियम।

115. धुम्रपान करने का स्वप्न (Smoking Dreams)- टेल्युरियम।

116. साँपों का स्वप्न (Dreams of Snakes or Serpents)- आर्जेन्टम नाइट्रिकम, लैक केनाइनम, रनुन्कुलस स्क्लेरैटस (Ranunculus Scleratus) आदि।

- सांपों द्वारा काटे जाने का स्वप्न- वोमिष्टा।

117. बर्फ का स्वप्न (Dreams of Snow)- आर्टिमिसिया भल्गरिस बैप्टिसिया तथा क्रियोजोटम।

118. तारों के गिरने का स्वप्न (Dreams of Stars Falling)- एलुमिना।

119. फल चुराने का स्वप्न (Dreams of Stealing Fruit)- प्लम्बम।

120. किसी के द्वार चाकू घोपने के भय का स्वप्न (Dreams of Dread of Being Stabbed)- लैकेसिस।

121. पाखाने का स्वप्न- एलो सोकोट्रिना, सोरिनम, सारसापैरिला, जिंकम आदि।

122. तुफान का स्वप्न (Dreams Of Storm)- एलियम स्टाइवा, आर्सेनिक एलबम, मैग्नेसिया कार्ब, साइलिसिया आदि।

- बर्फिले तूफान का स्वप्न- क्रियोजोटम।
- घटा गर्जन के साथ तूफान (Thunder Storm) का स्वप्न- आनिका आर्सेनिक आदि।

123. तड़का गिरने से स्वयं (पु.) का जख्मी होने का स्वप्न (Dreams of that he was shruck by lighting)- आर्निका।

124. आत्महत्या का स्वप्न- नैजा।

125. स्वयं का अधिक लम्बा होने का स्वप्न- फेरम आयोड।

126. प्यासा होने का स्वप्न- ड्रोसेरा, मैग्नेसिया कार्ब, नैट्रम म्युर।

127. याद न रहने वाला स्वप्न- आर्निका, ऑरम मेटालिकम, बेलाडोना, ब्रायोनिया, कार्बोलिक एसिड, कार्ल्सबैड (Carlsbad), चेलिडोनियम, सिकुटा वाइरोसा, हेलिबोरस, लाइकोपोडियम, नैट्रम म्युर, साबाडिला, सेलेनियम, स्पाइजेलिया सल्फर, टारैक्सकम, वेराट्रम एलबम आदि।

128. घुमड़ी (माथे में चक्कर) आने का स्वप्न (Dreams of Vertigo)- साइलिसिया।

129. तंग होने का या दुःखदायी स्वप्न (Vexatious Dreams)- एलुमिना, एम्ब्राग्रिसिया, एसारम, आर्सेनिक ब्रायोनिया, कैनाबिस इन्डिका, कॉस्टिकम, कोनियम, गैंबोजिया, जेल्सेमियम, ग्रेफाइटिस, इग्नैसिया, मॉस्कस, नैट्रम म्युर, नाइट्रिक एसिड, नक्स वोमिका, रस टॉक्स, स्टैफिसेग्रिया, सल्फर आदि।

- प्रबल दुःखदायी स्वप्न- लिडम पाल।

130. काल्पनिक स्वप्न (Visionary Dreams)- कल्केरिया, काली कार्ब, काली नाइट्रिकम, लैकेसिस, लाइकोपोडियम, नैट्रम म्युर, नक्स

वोमिका, ओपियम, पेट्रॉलियम, साइलिसिया, स्पॉन्जिया आदि।

131. स्पष्ट तथा प्रबल (Vivid) स्वप्न- एकोनाइट एनाकार्डियम, आर्निका ऑरम मेटालिकम, बेलाडोना, ब्रायोनिया, कल्केरिया कार्ब, कल्केरिया फॉस, कार्बो वेज, ग्रेफाइटिस, लाइकोपाडियम, नैट्रम म्युर, फॉस्फोरस, रस टॉक्स, साइलिसिया, सल्फर आदि।

132. टहलने का स्वप्न- मेडोरिनम, रस टॉक्स।

133. जल (पानी) का स्वप्न- एलियम सिपा, एलियम स्टाइवा, अमोन म्युर, आर्सेनिक एलबम, बेलाडोना, डिजिटेलिस, फेरम मेटालिकम, ग्रेफाइटिस, काली कार्ब, लाइकोपोडियम, ग्रेफाइटिस, मर्क सॉल, साइलिसिया, वेराट्रम विरिडम आदि।

- काले रंग के पानी का स्वप्न- आर्सेनिक।
- पीले पानी का स्वप्न- हुरा।
- नौका या जहाल में पानी भड़कर डुबने का स्वप्न (Dreams of Boat Foundering)- एलुमिना, लाइकोपोडियम, साइलिसिया।
- खौलते पानी में बच्चों का स्नान करने का स्वप्न- मैग्नेसिया कार्ब।
- पानी के खतरे का स्वप्न- ग्रेफाइटिस, मैग्नेसिया कार्ब आदि।
- स्वप्नद्रष्टा की बेटी पानी के अन्दर है तथा मदद के लिए चिल्ला
- रही है, का स्वप्न (Dreams of Daughter is in Water and Crying for Help)- नैट्रम सल्फ।

  (i) अपने बच्चों का पानी में गिरने का स्वप्न- इयुपिऑन।

  (ii) अपने बेटी का पानी में गिरने का स्वप्न- आयोडियम।

  (iii) अपने माँ का पानी में गिरने का स्वप्न- निक्कोलम।
- बाढ़ में पानी का स्वप्न- मैग्नेसिया कार्ब, मर्क सॉल, नैट्रमकार्ब, रूमेक्स, साइलिसिया।
- लोगों का पानी में छलांग लगाने का स्वप्न- मैग्नेसिया सल्फ।
- लोगों का स्नान करने का स्वप्न- चिनिनम ब्रोमेटम।

- किसी के द्वारा उस पर धार से पानी गिराने या मुसलाधार वर्षा में भींगने का स्वप्न- ऑक्जेलिक एसिड
- सड़े हुए पानी का स्वप्न- आर्जेन्टम नाइट्रिकम।
- पानी पर नाव खेने (Rowing on Water) का स्वप्न- रस टॉक्स।
- पनिया जहाज (पानी वाले जहाज) से यात्रा करने (Sailing) का स्वप्न- चाइना, नैट्रम सल्फ, सैन्गुनेरिया, सेनेसिओ, वेराट्रम विरिडम आदि।
- समुद्री पानी (Water of Sea) का स्वप्न- एलियम सिपा, चाइना।
- जल-धारा या जल-धारा में बहने या जल-धारा के साथ निकलने (Stream) का स्वप्न- कोमोक्लैडिया डेन्टाटा।
- जल में तैरने (Swimming in Water) का स्वप्न- बेलाडोना, आयोडियम, लाइकोपोडियम, रस टॉक्स आदि।

134. वैवाहिक (Wedding) स्वप्न- एलुमिना, चेलिडोनियम, मैग्नेसिया कार्ब, मैग्नेसिया सल्फ, नैट्रम कार्ब तथा नैट्रम सल्फ।

135. रोने वाला स्वप्न (Weeping Dreams) - ग्लोनायन, काली कार्ब, क्रियोजोटम, साइलिसिया आदि।

136. लिखने का स्वप्न - सेनेसिओ।

137. रात में स्वप्न के बाद रोगी के शरीर में वाह्य रूप से कम्पन होना - फॉस्फोरस, साइलिसिया।

138. स्वप्न के बाद कमजोरी महसूस होना - कल्केरिया सल्फ।

139. प्रतिदिन के अपने पेशे में कड़ी मेहनत के साथ कार्य करने का स्वप्न (Dreams of Working hard at his daily occupation)- ब्रायोनिया, रस टॉक्स।

140. अंधेरा या अज्ञान का स्वप्न - आर्सेनिक, ऑरम मेटालिकम।

141. युद्ध या लड़ाई करने का स्वप्न - एलियम सिपा, बेलाडोना,

ब्रायोनिया, प्लैटिना, साइलिसिया, थुजा आदि।

142. दोहरा (Duels) होने का स्वप्न - स्क्लेपियस टुबेरोसा (Asclepias Tuberosa)।

अन्ततः स्वप्न व्यक्ति के अन्तः करण को विभिन्न रूपों में उजागार करता है। वह उसकी विभिन्न प्रकार की इच्छाओं, डर-भय आदि को भी प्रदर्शित करता है। कुछ लोगों के सपने साकार होते हैं तो कुछ लोगों के बेकार। स्वप्न-विश्लेषण विभिन्न मनोवैज्ञानिकों के सिद्धांत पर किया जाता है पर होम्योपैथी में उनका कोई विशेष महत्व नहीं है यों इसे पूर्णतः नकारना भी संभव नहीं है।

मैं होम्योपैथी के संदर्भ में स्वप्न के विषय में इतना ही कहना चाहता हूँ कि रोगी के उपचार के क्रम में उचित दवा के चयन में स्वप्न का भी महत्वपूर्ण स्थान है जिसे नकारा नहीं जा सकता है। स्वप्न आदमी को आबाद या बरबाद कर सकते हैं। अतः रोगी को अपने स्वप्न के विषय में अपने चिकित्सक को अवगत कराना चाहिए जिससे दवा-चयन करने सुविधा हो सके। यदि रोगी को उचित दवा मिल जाए तो वह दुःस्वप्न के साथ-साथ उन बीमारियों से भी मुक्त हो जाता है।

# 10

# गलतियाँ (Mistake)

गलती हो जाना मानवीय भूल माना जाता है पर कभी-कभी गलती करने का फल भी भुगतना पड़ता है। जब व्यक्ति अधिक व्यस्त रहता है, कहीं मानसिक रूप से उलझा होता है या किसी विशेष कार्य को करना नहीं चाहता है फिर भी उसे बाध्यता में करना पड़ता है तो उसमें गलती हो जाती हे। कोई भी व्यक्ति जानबूझ कर गलती नहीं करता है, सतर्कता की कमी के कारण गलती हो जाती है। इसे "दैनिक जीवन की मनोविकृति" "(Psychopathology of every day life)" भी कहा जाता है।

गलतियाँ दो तरह से सम्पादित होती हैं:

(a) अनजान व्यक्ति से तथा
(b) जानकार व्यक्ति से।

जो व्यक्ति अनजान, अशिक्षित है उनसे तो गलती जानकारी के अभाव में हो जाती है। दूसरे प्रकार में जानकार एवं शिक्षित लोग किसी विशेष कार्य को करते समय यदि अपने दिमाग को एकाग्रचित्त नहीं कर पाए या सतर्क नहीं रह पाए तो गलती हो जाती है। इसे "Slip" शब्द विभूषित किया जाता है।

इसके मुख्य कारण निम्नलिखित हो सकते हैं:

(a) कार्य करते समय एकाग्रचित्ता का अभाव होना तथा
(b) कार्य के प्रति अनिच्छा होना।

इन गलतियों का संबंध रोगी के अन्तर्मन से होता है। ये गलतियाँ यदि किसी व्यक्ति द्वारा बारंबार सम्पादित होती हैं तो इनके आधार पर भी उस व्यक्ति का उपचार किया जा सकता है। होम्योपैथिक चिकित्सा में उपचार के क्रम में इन

गलतियों का महत्वपूर्ण स्थान है। रोगी यदि किसी गलती को बार-बार करता है तो उसे अपने चिकित्सक को इसकी जानकारी देनी चाहिए।

इस अध्याय का विषय जानकार व्यक्तियों से हुई गलतियाँ ही हैं। जिस व्यक्ति से गलती की कोई उम्मीद नहीं होती, फिर भी गलती हो जाती है। इसका ज्वलंत उदाहरण यह है कि कांग्रेस (आई.) की सरकार के बाद सन् 1996 ई. के लोकसभा चुनाव में जब किसी भी पार्टी को स्पष्ट बहुमत नहीं मिला फिर भी "भाजपा" सबसे बड़ी पार्टी के रूप में उभरकर आयी तो तत्कालीन महामहिम राष्ट्रपति जी द्वारा दिनांक 15 मई 1996 को भाजपा को सरकार बनाने का निमंत्रण मिला तो माननीय अटल बिहारी बाजपेयी जी ने 16 मई 1996 को दशवें प्रधानमंत्री के रूप में शपथ ग्रहण किया। दिनांक 27 मई 1996 को वे सदन में बहस के दौरान मंत्री परिषद के प्रति सदन का विश्वास प्राप्त करने के बाद उन्होंने अगला वाक्य शुरू किया, "माननीय प्रधानमंत्री जी.......।" तब तक सदन में हँसी फूट पड़ी तथा सदन में उपस्थित लोग ठहाके लगाने लगे। बाजपेयी जी ने अपने वाक्य को संभाला तथा कहा, जमाने से मैं विपक्ष में बैठता रहा हूँ, इस कारण मुझे माननीय प्रधानमंत्री कहने की आदत-सी पड़ गयी है, जिसके कारण मेरे मुँह से यह शब्द निकल पड़ा। इस भूल का अहसास उन्हें तुरन्त ही लोगों के हँसने के कारण हो गयी। इस भूल के अनेक कारण हो सकते हैं:

- जैसा कि बाजपेयी जी ने खुद ही बताया कि विपक्ष की कुर्सी पर जमाने से बैठते-बैठते "प्रधानमंत्री जी" कहने की आदत-सी हो गयी है।
- बाजपेयी जी को सरकार बनाने से पहले खुद भी विश्वास नहीं था कि भाजपा की सरकार बनेगी ही।
- वे सरकार बनने के बाद राष्ट्रीय (संयुक्त) मोर्चा की गैर भाजपा सांसदों के झुकाव के कारण सरकार गिरने के प्रति आश्वस्त हो गये थे जिस कारण उनका प्रधानमंत्री बने रहना संभव नहीं था।
- उक्त मानसिक तनाव के कारण उन दिल-वो-दिमाग एकाग्रचित्त नहीं था।

बाजपेयी जी जैसे व्यक्तियों से ऐसी गलती की उम्मीद नहीं थी फिर भी हुयी इसे "Slip of tongue" कहते हैं। इस तरह के भूलों "Slip of pen"

आदि का संबंध व्यक्ति के अन्र्तमन से होता है। अंततः हुआ यह है कि जब बाजपेयी जी को एहसास हो गया कि उनकी सरकार गिर जाएगी तो उन्होंने शक्ति-परीक्षण से पहले ही दिनांक 28-05-96 को राष्ट्रपति महोदय को अपना त्यागपत्र दे दिया। बाजपेयी जी केन्द्र सरकार में अब तक सबसे कम अवधि मात्र तेरह दिनों की सरकार के प्रधानमंत्री उस समय रहे।

प्रायः लोग किसी व्यक्ति से कार्य कराते समय कह दिया करते हैं कि "इसे ठीक से करना, कहीं कोई गलती न हो इस पर ध्यान देना"। इसका कारण प्रायः यह होता है कि कार्य करवाने वाले व्यक्ति के मन में यह भावना होती है कि कार्य करने वाला पूरी जिम्मेदारी तथा एकाग्रचित्तता के साथ संभवतः न करे; चाहे इसका कारण कुछ भी क्यों न हो? आश्चर्य तो तब होता है जब कर्ता उस कार्य को करते समय न चाहते हुए भी कुछ गलत कर बैठता है। यदि वह तहे दिल तथा लगन से कार्य किया होता तो गलती की संभावना नहीं होती।

इस संदर्भ में एक घटना याद आ रही है जो इस प्रकार थी- प्रखण्ड स्तरीय एक राजपत्रित पदाधिकारी को एक व्यक्ति के कागजात अभिप्रमाणित करने थे। पदाधिकारी उनके कागजातों को मन से अभिप्रमाणित करना नहीं चाहता था। उस व्यक्ति के साथ एक स्थानीय नेता जी भी उपस्थित थे जिनके कारण पदाधिकारी को बाध्य होकर अभिप्रमाणित करना पड़ा। अभिप्रमाणित करने से पहले नेता जी के सामने ही पदाधिकारी को पसीना चल रहा था, वह व्यग्र लग रहा था जिसका कारण उसका चश्मा था। पदाधिकारी अपना चश्मा खोजने में व्यस्त था। नेता जी ने परेशानी का कारण पूछा। पदाधिकारी के परेशानी का कारण जानकार नेता जी हँसते हुए मजाकिए अंदाज में कहे, पहले आप चाय-पान करावें फिर मैं आपका चश्मा दे दूँगा। चाय-पान लेने के पश्चात् नेता जी ने बताया बिना मतलब आप परेशान हैं क्योंकि चश्मा तो आपकी नाक पर बैठ आपके दोनों कानों को पकड़े हुए है। राजपत्रित पदाधिकारी अपनी गलती पर हँस पड़े तथा कहने लगे कबीर दास ने ठीक ही कहा है-

"कस्तुरी कुण्डल बसै, मृग ढूढ़े वन माहिं।"

वास्तव में उपर्युक्त जैसी भूलें करते समय उस व्यक्ति की चेतना उचित अवस्था में नहीं होती है। इन भूलों के हो जाने पर उसका ज्ञान प्रायः उस व्यक्ति को हो जाता है। इस संदर्भ में सर्वप्रथम फ्रायड साहब ने सन् 1904 ई. में अपनी पुस्तक "Psychopathology of every day life" में जिक्र किया है। इनके अनुसार ये भूलें संयोगवश नहीं होती हैं, इन भूलों के पीछे कोई-न-कोई कारण होता है।

## ये भूलें विभिन्न प्रकार की होती हैं जैसे

1. **बोलने की भूलें (Slip of tongue)**- बोलने के क्रम में भी गलतियाँ होती हैं। हम बोलना कुछ चाहते हैं पर कुछ और ही बोल बैठते हैं। इसका कारण एकाग्रचित्तता की कमी के साथ-साथ ध्वनियों में समानता भी होती है जैसे- नारी की जगह नाड़ी या नाड़ी की जगह नारी, पुर की जगह पूर, आदि की जगह आदी, Indigetion की जगह Indignation इत्यादि।

   मुझे पूरी तरह याद है एक व्यक्ति वार्त्ताक्रम में अपनी गलती सुधारते गये और सुधारने के बदले गलती पर गलती करते चले गए। अन्ततः उन्होंने कहा- "It is my tongue of slip"। यहाँ भी Slip कर ही गए और Slip of Tongue को Tongue of Slip कह बैठे।

   यह गलती विभिन्न प्रकार की होती है। कुछ महत्त्वपूर्ण बोलने की गलतियाँ तथा उनकी दवाएँ निम्न प्रकार है:

   a. हिज्जे करने में गलती करना (Mistakes in Spelling)- लैकेसिस, लाइकोपोडियम, मेडोरिनम आदि।
   b. उचित शब्दों के बदले दूसरे शब्दों का प्रयोग करना (Mistakes in words, misplacing or too many)- आर्निका, कल्केरिया, चाइना, लैक केनाइनम, लैकेसिस, लाइकोपोडियम, नैट्रमम्युर, नक्स मॉस्केटा, नक्सवोमिका, स्ट्रामोनियम, सल्फर आदि।
   c. शब्दों का उच्चारण गलत करना- कॉस्टिकम।
   d. लोगों या चीजों को गलत नाम से पुकारना (Call things by wrong names)- एमोनकार्ब, कल्केरिया, डाइस्कोरिया, लैक केनाइनम,

सिपिया, स्ट्रामोनियम, सल्फर।

e. नाप-तौल कर गलत उत्तर देना (Measures and weight and gives wrong nswere)- नक्स वोमिका।

f. पढ़ने में गलती करना- कैमोमिला, हायोसियामस, लाइकोपोडियम, मर्क सॉल, साइलिसिया, स्टैनम।

g. बोलने में गलती करना- एगारिकस, एलुमिना, अमोनियम कार्ब, आर्निका, कल्केरिया, कैमोमिला, चाइना, कोक्कुलस, डल्कामारा, काली कार्ब, लैक केनाइनम, लाइकोपोडियम, मर्क सॉल, नैट्रम म्युर, पल्साटिला, थुजा, जिंकम आदि।

- अत्यधिक थकान के बाद बोलने में गलती करना - एगारिकस।
- गलत उत्तर देना- कैनाबिस स्टाइवा, नैट्रम म्युर, नक्स वोमिका, फॉस्फोरस।
- एक साथ बोले जाने वाले अक्षर समूहों (Syllables) में गलती करना - कॉस्टिकम, लाइकोपोडियम, सेलेनियम।

h. गलत शब्दों का प्रयोग करना- एलुमिना, अमोन कार्ब, आर्निका, बोथ्रोप्स लैन्सियोलेटस (Bothrops Lanceolatus), कल्केरिया, कल्केरिया फॉस, चेनोपोडियम अन्थेल्मिन्टिकम (Chenopodium Anthelminticum) चाइना, डल्कामारा, काली ब्रोमेटम, लाइकोपोडियम, नक्स मॉस्केटा, थुजा आदि।

i. बोलने में उल्टे शब्दों का प्रयोग करना (Using opposite words) जैसे- गर्म के लिए ठंडा, तीता के लिए मीठा आदि - चाइना, काली ब्रोमेटम, नक्स मॉस्केटा आदि।

j. बोलने में उल्टे शब्दों का प्रयोग करना: जैसे- दायें के बदले बायें तथा/या बायें के बदले दायें - चिनिनम सल्फ, डाइस्कोरिया, फ्लोरिक एसिड, हाइपेरिकम, आइरिस फिटिडिसिमा।

k. नासपाती के बदले बेर शब्द का प्रयोग करने की गलती करना (Says plums when he means pears)- डाइस्कोरिया, लाइकोपोडियम, स्ट्रामोनियम।

1. बोलते समय शब्दों को भूल जाना (Forgetful of words while speaking)- आर्जेन्टम नाइट्रिकम, आर्निका, कैनाबिस इन्डिका, चिनिनम आर्स, काली ब्रोमेटम, लैकेसिस, लाइकोपोडियम, मेडोरिनम, नैट्रम म्युर, नक्स वोमिका, ओनोस्मोडियम, फॉस्फोरिक एसिड आदि।

2. **लिखने की गलतियाँ (Slip of pen)**- बोलने की तरह ही लिखने में भी गलतियाँ हो जाती हैं जिनका कारण मनोविकृत अवस्था ही है। प्रायः यह पाया जाता है कि लिखने वाला लिखना तो कुछ चाहता है पर कुछ और ही लिख बैठता है। इस विकृति के लिए भी होम्योपैथी में सफल उपचार हैं। कुछ महत्वपूर्ण लक्षण तथा उनकी महत्वपूर्ण दवाएँ निम्न प्रकार है:-

   a. लिखने की सामान्य भूल- अमोनियम कार्ब, कल्केरिया फॉस, कैनाबिस स्टाइवा, कैमोमिला, चाइना, काली ब्रोमेटम, काली फॉस, लैक केनाइनम, लैकेसिस, लाइकोपोडियम, नैट्रम म्युर, नक्स मॉस्केटा, सम्बुकस नाइग्रा, थुजा आदि।
   b. लिखने में अक्षर छूट जाने की भूल- हाइपेरिकम, लैक केनाइनम, लाइकोपोडियम, नक्स मॉस्केटा, थुजा आदि।
   c. एक साथ बोले जाने वाले अक्षरों के समूह (Syllables) लिखने में भूल जाना- वोमिष्टा, कैमोमिला, कॉल्चिकम, काली ब्रोमेटम, नक्स वोमिका, थुजा।
   d. लिखने में शब्द छूटने की भूल- बेन्जोइक एसिड, कैनाबिस स्टाइवा, कैमोमिला, हाइपेरिकम, काली ब्रोमेटम, लैक्टिक एसिड, लैक्नान्थस टिंक्टोरिया (Lachnanthes Tinctoria), लाइकोपोडियम, मेलिफोलियम, नक्स वोमिका, रोडोडेन्ड्रॉन, थुजा आदि।
   e. लिखने में शब्दों की पुनरावृत्ति करने की भूल- कल्केरिया फॉस, कैनाविस स्टाइवा, कैमोमिला, काली ब्रोमेटम, लैक केनाइनम, सल्फर।
   f. लिखने में अक्षरों का स्थान परिवर्तन करने की भूल करना (Mistakes in writing transposing letters)- कॉस्टिकम, चाइना, लाइकोपोडियम, स्ट्रामोनियम।

3. **नामों को भूल जाना** **(Forgetting of Names):-** जब किसी व्यक्ति को किसी व्यक्ति, स्थान आदि से अर्न्तमन से नफरत हो जाती है तो वह उसका नाम भी भूल जाना चाहता है चाहे इसका कारण कुछ भी हो। आश्चर्य तो तब होता है जब व्यक्ति कभी-कभार अपना ही नाम भूल जाता है। इस संदर्भ में मुझे एक घटना याद है जो इस प्रकार है- मैं अपने पिता जी की मौसी जी से मिलने नटवर सेमरिया (ग्राम) जो सारण जिला के सम्होता रेलवे स्टेशन से लगभग 5 कि.मी. की दूरी पर है, गया था। पूरे रिस्तेदारों में सबसे बूढी थीं वो। उनके बड़े लड़के श्री रघुवीर शरण जी घर पर थे। मैंने वार्ताक्रम में दादी मौसी से उनका नाम जानना चाहा। उन्होंने मुझे बताया, ''याद नहीं, बेटा।'' ''मुझे तो याद भी नहीं आ रहा है कि मेरा नाम क्या है? क्योंकि मुझे तो किसी ने वर्षों पूर्व से ही मेरे नाम से पुकारा ही नही। खैर! याद आते ही मैं तुम्हें बता दूँगी।''

दूसरा उदाहरण इस प्रकार है- एक व्यक्ति ट्रेन से सफर कर रहा था डॉ. जवाहर सिंह की एक कहानी संग्रह ''आखरी दाव'' यात्रा-क्रम में पढ़ रहा था तब तक टी.टी.ई. पहुँचा तथा टिकट मांगा। वह व्यक्ति अपने सारे पॉकेट, बैग आदि टटोलने लगा। टी.टी.ई. गुस्सा रहा था- ''कहानी पढ़ते हैं और यात्रा करते हैं वे टिकट''। यात्री ने बताया- ''अरे भाई तुमसे अधिक चिन्ता मुझे इस बता से है कि मुझे कहाँ जाना है? किनके यहाँ जाना है ? टिकट के साथ रखे एक पर्चे पर लिखा हुआ है।'' आस-पास के लोग हँसने लगे। वह व्यक्ति मन-ही-मन ग्लानि महसूस कर रहा था, टिकट अब उसकी प्रतिष्ठा बन चुकी थी। टिकट खोजने के क्रम में वह जैसे ही खड़ा हुआ उसका पर्चा तथा रेलयात्रा टिकट किताब से गिरा, जिस पर लिखे पता से स्पष्ट हुआ कि वह व्यक्ति छपरा जं. से मुजफ्फरपुर जं. जा रहा था उसे मुजफ्फर जं. से उतर कर शहर के किसी मुहल्ले में ही जाना था पर्चे पर पूरा नाम-पता लिखा हुआ था।

स्पष्ट है किताब की सरसता के कारण वह अपना टिकट कहाँ रखा था? उसे कहाँ और किनके यहाँ जाना है: भूल गया था।

इस विकृति हेतु होम्योपैथी में निम्न दवाएँ लक्षणानुसार दी जाती है:

a. अपने नाम को भूलना- एलुमिना, काली ब्रोमेटम, मेडोरिनम, सल्फर, वैलेरियाना।
b. किसी नाम का अक्षर छूटना- लाइकोपोडियम।
c. सही नाम भूल जाना- एनाकार्डियम, क्रोटैलस हॉरिडस, गुआयकम, लाइकोपोडियम, मेडोरिनम, रस टॉक्स, सल्फर।
d. स्थान के संदर्भ में भूल करना- मर्क सॉल, नक्स मॉस्केटा, सोरिनम।
e. गलत नामों से किसी व्यक्ति या चीज को इंगित करना- अमोनियम कार्ब, कल्केरिया, डायस्कोरिया, लैक केनाइनम, सिपिया, स्ट्रॉमोनियम, सल्फर।

4. **खरीदे सामानों को दुकान पर ही छोड़कर घर लौट आना:-** यह आज के भागदौर की जिंदगी में प्रायः देखने को मिलता है कि कोई व्यक्ति सामान खरीदने चला। उन सामानों में से कुछ ही खरीदा कुछ भूल ही गया तथा खरीदे सामानों में से कुछ घर ले गया कुछ दुकान पर ही छोड़ दिया। इसका कारण अधिक व्यस्तता, सामान खरीदनने की अनिच्छा आदि हो सकती है। क्योंकि वह व्यक्ति सचमुच तहेदिल से सामान खरीदता तो सभी सामानों को खरीदता तथा खरीदे सामान छूटते नहीं।

एक व्यक्ति जो गायक है तथा एक उच्च विद्यालय में प्राचार्य है। पद और प्रतिष्ठा के ख्याल से बाजार से सामान खुद खरीद कर लाना उसे तनिक भी पसन्द नहीं है। मजबूरी में जब भी वह सामान खरीदने बाजार जाता है तो सभी सामानों को खरीद नहीं पाता है क्योंकि उसमें से कुछ सामानों को भूल जाता है। उसके साथ यह घटना भी प्रायः घटित होती है कि खरीदे हुए सामानों को भी वह दुकान पर ही छोड़कर घर चला जाता है (Forgetful of purchages, goes of and leaves them)। इसके लिए होम्योपैथी में अनेक दवाएँ हैं जिन्हें लक्षण-संग्रह तथा लक्षण-भेद के अनुसार दिया जाता है, जैसे- एग्नस, बेलाडोना, आयोडियम, लैक केनाइनम आदि।

5. **छपने की भूलें (Misprints)**- इस भूल में जिन लोगों के हाथ होते हैं वे हैं लेखक, प्रुफ संशोधक, कम्पोजिटर, सम्पादक आदि। प्रायः यह देखा जाता है कि अखबारों, किताबों, पत्रिकाओं में "भूल-सुधार" शीर्षक के तहत लिखा जाता है कि कृपया अमूक अंक के पेज संख्या "a" पर भूल से "A" की जगह "B" छप गया है कृपया इसे "A" ही पढें। इस तरह की गलतियाँ क्यों होती हैं यह तर्क का एक अच्छा मृद्दा है। यदि किसी राज्य के मुख्यमंत्री से वहाँ के किसी समाचार पत्र का पूरा तंत्र ही प्रभावित हो। जिस कारण मुख्यमंत्री का कोई भी अच्छा समाचार छापना उन्हें नागवार लगता हो फिर भी मुख्यमंत्री के दबाव के कारण उनका समाचार-प्रोग्राम आदि छापना पड़े तो संभव है कि "मुख्यमंत्री" की जगह गलती से ही सही "मूर्खमंत्री या मूर्खसंत्री" हो जाय। यह गलती न चाहते हुए भी होती है।

दिनांक 03 सितम्बर 1996 के दैनिक समाचार पत्र "हिन्दुस्तान" के पटना संस्करण के पेज नं. 05 पर मोटे अक्षर में समाचार की मुख्य पंक्ति थी "डॉक्टरों की लारवाही से नवजात शिशु की मौत"। स्पष्ट है कि एक पत्र, पत्रिका या पुस्तक प्रकाशित होने तक अनेक विज्ञ लोगों के पास से गुजरना होता है फिर भी इनमें छोटी-बड़ी गलतियाँ प्रायः आती ही रहती हैं जैसेः उक्त पत्र में "लापरवाही" को "लारवाही" छाप दिया गया। इन गलतियों का संबंध अर्न्तमन से होता है।

6. **पहचानने की गलतियाँ (Mistakes in recognition)**- ऐसा लगता है कि यदि कोई व्यक्ति किसी से मिलने के लिए बेताब हो और उसी समय दूसरा कोई व्यक्ति ही आ जाए तो लगता है कि यह वही व्यक्ति है जिससे मिलना है। एक आशिक अपने माशूका से मिलने के लिए निर्धारित समय पर बैठा हो और कोई दूसरी औरत आ जाए तो आशिक को लगता है कि माशूका ही आ गयी तभी तो साहिर लुधियानवी ने लिखाः

**"आहट सी कोई आए तो लगता है कि तुम हो..... ।"**

यह भी देखा जाता है कि जिस व्यक्ति से कोई मतलब नहीं होता है यानी अपनापन का बोध नहीं होता है तो उसके रहने पर भी, मौजूद नहीं रहने-सा बोध होता है। एक घर में दो भाई थे। दोनों में आपसी कटुता चरमसीमा पर थी जिसके कारण वे आपस में बातें भी नहीं करते थे। फलतः कभी-कभी दोनों को ही नुकसान तथा कठिनाइयों का भी सामना करना पड़ता था। एक दिन छोटे भाई ने अपनी माँ से कहा, "देखो न, भैया थोड़ा भी ध्यान नहीं देते" तब तक बड़ा भाई सामने पहुँचा और स्थिति तूँ-तूँ, मैं-मैं तक आ गयी। जिसका कारण यह था कि बड़ा भाई बगल में ही था जिस पर छोटे भाई की नजर ही नहीं पड़ी थी।

इसमें रोगी समय, व्यक्ति, स्थान आदि पहचानने में भूल करता है इसका उपचार लक्षण संग्रह तथा लक्षण भेद के अनुसार किया जाता है।

a. जानी पहचानी गली भूलना- ग्लोनायन, पेट्रॉलियम, नक्स मॉस्केटा।
b. अपना ही घर गली के किस तरफ था, रोगी भूल जाता है- ग्लोनायन, नक्स मॉस्केटा, पेट्रॉलियम।
c. घटना का दिन भूलना- नैट्रम म्युर, फॉस्फोरिक एसिड, प्लम्बम मेटालिकम, रस टॉक्स।
d. समय के विषय में भूलना- एनाकार्डियम, लैकेसिस, मेडोरिनम, मर्क सॉल, नक्स मॉस्केटा, नक्सवोमिका, ओपियम, सल्फर आदि।
e. दिनांक भूलना- कोनियम, काली ब्रोमेटम।
f. स्थान के संदर्भ में भूलना- ग्लोनायन, नक्स मॉस्केटा, पेट्रॉलियम आदि।
g. रोगी को हमेशा दोपहर लगने की भूल करना- लैकेसिस, स्टैनम।

7. **कार्य करने में की गयी भूले (Mistakes in working)**- जब व्यक्ति तहेदिल से कार्य नहीं करता है तो उसमें गलतियाँ हो ही जाती है जैसेः-

a. उस व्यक्ति को अब क्या करना है, भूल जाता है- बाराइटा कार्ब, कार्डुअस, चेलिडोनियम, नक्स मॉस्केटा, ओनोस्मोडियम, सल्फर आदि।

b. अभी तक उसने क्या किया है, भूल जाता है- एकोनाइट, बाराइटा कार्ब, कल्केरिया फॉस, हायोसिमामस, नक्स मॉस्केटा, ओनोस्मोडियम आदि।

c. कार्य करने में गलती करना- एसिटिक एसिड, एलियम सिपा, बेलाडोना, चिनिनम सल्फ, मेलिफोलियम, नैट्रम कार्ब, फॉस्फोरस, सिपिया।

8. **गणना करने में गलती करना (Mistakes in calculating)**- एक दुकान के नौकर को मालिक से नहीं पटती थी। जिसके कारण नौकर हर काम में आना-कानी करता था। एक दिन मालिक ने नौकर से एक ग्राहक का हिसाब करने को कहा तो उसमें उसने गलती कर दिया तथा छानबीन करने पर अनेक ग्राहकों के हिसाब में गलती पायी गई। उसने कुछ ग्राहकों से नकद कम लिया था जिससे मालिक को घाटा होता था तथा कुछ ग्राहकों से नकद अधिक लिया था जिससें उस दुकानदार के चहेते वे ग्राहक उस दुकान पर फिर दुबारा खरीददारी करने न आयें क्योंकि अब यहाँ सामान अधिक महँगा मिलता है। अतः गलत गणना करने के कारण दोनों ही अवस्थाओं में दुकानदार को घाटा ही हुआ।

विद्यार्थी भी प्रायः गणना करने में भूल किया करते हैं। इसकी दवाएँ एलान्थस, अमोनियम कार्ब, चिनिनम सल्फ, कोनियम, क्रोटैलस हॉरिडस, लाइकोपोडियम, मर्क सॉल, नक्स वोमिका, रस टॉक्स, सम्बुल, सिफिलिनम है।

9. **अनजाने में की गयी क्रियाएँ (Erroneously carried out activities)**:- किसी ताले को गलत कुंजी से खोलना, नौकरों द्वारा प्लेट-ग्लास फोड़ना, आदि क्रियाएँ स्वतः अकारण नहीं होती है। इनके पीछे भी अचेतन मन की हाथ होता है। यदि सामानों को तोड़ने की इच्छा रोगी में बलवती हो तो होम्योपैथी में इसकी दवाएँ एगारिकस, एपिस मेलिफिका, हुरा, स्ट्रामोनियम, टुबरकुलिनम हैं: जिन्हें लक्षणानुसार सफलतापूर्वक प्रयोग किया जाता है।

10. **सांकेतिक क्रियाएँ** (Symptomatic Acts):- इन क्रियाओं का साधारणतः कोई अर्थ नहीं निकलता है; कर्ता को भी इन क्रियाओं का अर्थ ज्ञात नहीं होता है, परन्तु उसके अचेतन मन का विश्लेषण करने पर पता चलता है कि ये सांकेतिक क्रियाएँ भी सार्थक होती हैं, इनका भी कुछ गूढ़ अर्थ होता है। इन सांकेतिक क्रियाओं द्वारा अचेतना मन की इच्छाओं की अभिव्यक्ति होती है। इन क्रियाओं में बटन लगाना-खोलना तथा दुहराते रहना; किसी खास कपड़े को बारंबार पहनना या उतारना, बारंबार मूँछे ऐंठना, बारंबार अँगूठी पहनना तथा उतारना आदि।

एक व्यक्ति के ससुराल से मिले कपड़ों को ससुराल जाते समय ले जाना, वहीं पहनना तथा घर लौटते ही उन्हें धुलाकर रख देना इस बात का प्रमाण है कि वह ससुराल वालों को यह बताना चाहता है कि आप लोगों द्वारा प्रदत वस्तुओं को मैं अत्यधिक पसंद करता हूँ, हिफाजत तथा तौर-तरीके से रखता हूँ और उनका उचित उपयोग भी करता हूँ।

बारंबार मूँछें ऐंठना, झूठी पहलवानी दिखाने-सी प्रतीत होती है। दुबला-पतला बलहीन व्यक्ति भी जब अपने प्रतिद्वन्द्वी के सामने चलता है तो मूँछों पर हाथ फेरता हुआ मानो अपनी शान प्रदर्शित करता हो। खुदा खैर करे ऐसे लोगों का।

यदि कोई विवाहिता अपनी अँगूठी बारंबार उँगली के जड़ से पोड़ तक तथा पोड़ से जड़ तक लाती हो तो यह भी एक सांकेतिक क्रिया ही है जिसका निष्कर्ष यह भी हो सकता है कि वह समागम, सहवास तथा संभोग करना चाहती हो; पर यदि अँगूठी को उँगली से निकाल कर दूसरे हाथ में ले लेती हो तो इसका अर्थ यह भी हो सकता है कि जिस हाथ में उसके पति ने अँगूठी पहनायी वह उसे पसन्द नहीं है अर्थात् पति भी पसन्द नहीं हो सकता है; वह पति से संतुष्ट नहीं रहती होगी। मानो वह उस अंगूठी तथा पति से छुटकारा पाना चाहती हो।

यदि कोई व्यक्ति बार-बार अपनी उंगलियों को बजाता रहता हो, मानो उसे उँगलियों को बजाने की बाध्यता-सी हो तो इसकी दवा रस टॉक्स है।

एक औरत अपने पैर पर पैर चढ़ाकर बैठती है। पूछने पर उसने बताया कि लगता है कि मेरे जननांग से कुछ बाहर निकल रहा है इसे रोकने के लिए मुझे पैर-पर-पैर चढ़ाकर बैठना पड़ता है। इससे उसे राहत मिलती है। इस रोगिणी की उपयुक्त औषधि सिपिया प्रतीत होती है।

सांकेतिक क्रियाएँ अपना एक अलग ही महत्व रखती हैं इस संदर्भ में संत शिरोमणि तुलसी दास जी अपने राम चरित मानस के 'अयोध्या-काण्ड' में दोहा संख्या 57 के बाद चौपाई संख्या 3 में लिखते हैं:

**"चारू चरन नख लेखति धरनी । नूपुर मुखर मधुर कवि बरनी ।।**
**मनहुँ प्रेम बस बिनती करहीं । हमहि सीस पद जनि परिहरहीं ।।**

अर्थात्, प्रभु श्री रामचन्द्र जी की वनगमन की तैयारी चल रही है। प्रभु यह चाहते हैं कि जनक नंदनी जानकी अयोध्या में ही निवास करें ताकि अपने सास-ससुर आदि लोगों की सेवा कर अपने जीवन सफल बनावें लेकिन जानकी से पतिवियोग सहन नहीं होने से डर से मन-ही-मन अफसोस करती हुई अपने सुन्दर चरणों के नखों से धरती कुरेद रही हैं। ऐसा करते समय नूपुरों का जो मधुर शब्द हो रहा है कवि उसका वर्णन इस प्रकार कर हे है कि मानो प्रेम के बस होकर नूपुर यह विनती कर रहे हैं कि सीता जी के चरण कहीं हमारा त्याग न करें। मैं यह मानता हूँ कि सीता जी की यह सांकेतिक क्रिया अपने नूपुरों से धरती कुरेदना यह प्रदर्शित करता है कि वो प्रभु श्री राम की बातों को नहीं सुन रही हैं; वो तो चिन्ता के कारण धरती कुरेदने में व्यस्त हैं। सीता जी के इस सांकेतिक क्रिया को देखते हुए माता कौशल्या ने वन गमन हेतु आज्ञा दे दी तथा प्रभु श्री राम चन्द्र जी ने भी स्वीकार किया।

यदि होम्योपैथिक नजरियें से देखा जाए तो धरती कुरेदने की इस असामान्य सांकेतिक क्रिया हेतु स्ट्रामोनियम तथा टैरेन्टुला अच्छी दवाएँ हैं।

11. **देखने में गलती करना** **(Mistakes in Vision)** - हम वही देखते हैं जो देखना चाहते हैं, हम वही खरीदते हैं जो खरीदना चाहते हैं आदि।

मेले बाजार में किसी आशिक की नज़र अपने माशूका पर तथा माशूका की नजर आशिक से ही मिलती है; किसी और से नहीं। उन दोनों से अलग-अलग पूछा जाये कि वहाँ किस-किससे मुलाकात हुई? तो वे शायद एक-दूसरे के सिवा अन्य लोगों को न बता सकें। क्योंकि वहाँ पूरे मेले-बाजार में उन दोनों की नजरें हर जगह से कटती-छँटती एक दूसरे पर आकर टिक जाती थी। तो क्या इसे देखने में की गई भूल नहीं कहेंगे? उन लोगों को वहाँ कोई परिचित नज़र आया ही नहीं क्योंकि दोनों की नजरें एक दूसरे से लड़ चुकी थीं भला अब अन्य लोगों को कैसे देखें?

गुरू द्रोणाचार्य ने एक मछली को पेड़ पर टंगवा दिया और उसकी आँखों की पुतलियों को अपने शिष्यों से देखने के लिए कहा तथा प्रत्येक से पूछते गये तुम्हें क्या नजर आता है? तुम्हें क्या नजर आता है ? सभी शिष्य अपने-अपने अनुभव के आधार पर कोई मछली, कोई मछली की आँखें, कोई पेड़ पर टंगी मछली आदि बताये। अन्त में अर्जुन की बारी आयी, उससे भी गुरू द्रोणाचार्य ने पूछा तुम्हें क्या नजर आता हैं? उसने बताया मछली की आँखों की पुतलियाँ।

इस कहानी के विवेचन से स्पष्ट हो जाता है कि जब कोई व्यक्ति अति संवेदनशील मुद्दों पर होता है तो अन्य चीजें नजर नहीं आती हैं। उसकी नजर वहीं टिकी रहती है जहाँ उसका लक्ष्य या निशाना होता है। देखने में की गयी असामान्य भूलों के लिए होम्योपैथी में बेलाडोना, वोमिष्टा, युफोर्वियम, काली कार्ब, प्लैटिना आदि अच्छी सफल दवाएँ हैं।

दैनिक जीवन की मनोविकृतियाँ भी कम नहीं हैं। सबका उल्लेख करना भी संभव नहीं है। फिर भी उपयुक्त उदाहरणों में हमने देखा कि प्रतिदिन के जीवन की भूलें आकस्मिक तथा अर्थहीन नहीं है; इनके पीछे कोई-न-कोई कारण अवश्य होता है। इन क्रियाओं का सही अध्ययन किया जाए तो रोगी को आरोग्य करने में अत्यधिक मदद मिलेगी। रोगी को भी चाहिए कि अपनी गलतियाँ से चिकित्सक को अवगत कराये।

# 11 मानसिक दुर्बलता (Mental Subnormility)

कुछ लोग ऐसे ही पैदा होते हैं जिनकी बुद्धि कम या सामान्य के मुकाबले पिछड़ी हुई होती है। बुद्धि का यह पिछड़ापन जहाँ जन्मजात हो सकता है, वहीं यह विभिन्न घटनाओं के कारण भी हो सकता है। वैसी दुर्घटनायें जिनमें किसी कारण से मस्तिष्क के विभिन्न हिस्सों में चोट आ जाती हैं तब भी यह मन्दता व्यक्ति के अन्दर आ जाती है। यदि गर्भवती महिला को चेचक हो जाए तो भी जन्म के बाद बच्चा मानसिक रूप से अस्वस्थ हो सकता है। मानसिक दुर्बलता में वंशानुगत कारण (Genetic Factor) अत्यधिक महत्वपूर्ण है तथा बच्चे पर गर्भावस्था तथा प्रसवोत्तर वातावरण का प्रभाव भी पड़ता है।

मानसिक दुर्बलता विभिन्न नामों से जानी जाती है जिनमें मानसिक मन्दता (Mental Retardation), क्षीणमनस्कता (Amnetia), न्यून मनस्कता (Obligophrenia), हल्की मनस्कता (Feeble Mindedness) आदि प्रमुख हैं।

मानसिक स्वास्थ्य नियमावली 1959 (Mental Health Act 1959) के अनुसार यह दो प्रकार का होता हैं:

### (A) तीक्ष्ण मानसिक दुर्बलता (Acute Mental Subnormality)

इसमें रोगी की मानसिक वृद्धि रूक जाती है या कम हो जाती है जिस कारण उसकी बुद्धि सामान्य से कम हो जाती है। इसमें रोगी का स्वभाव ऐसा हो जाता है कि वह अपना जीवन स्वावलम्बी रूप से नहीं जी सकता है, उसका जीवन पराश्रित हो जाता है। इसके बढ़ते उम्र का उसके मस्तिष्क से कोई संबंध नहीहोता है। इसकी गंभीरता के कारण इसे गंभीर मानसिक दुर्बलता कहा गया। यह दुर्बलता किसी खास शारीरिक कारणों से उत्पन्न होती है।

## (B) मानसिक दुर्बलता (Mental Subnormality)

इसमें रोगी का मस्तिष्क सामान्य तेज भी नहीं होता है अर्थात् वह मन्द बुद्धि का होता है; इसमें रोगी को सेवा, मदद आदि की जरूरत होती है। इसका कारण शारीरिक नहीं भी हो सकता।

उपर्युक्त दोनों प्रकार की मानसिक दुर्बलता मानसिक क्षमता के अनुसार विशेष मनोवैज्ञानिक जाँच (Special Psycholological Test) के द्वारा वर्गीकृत होते हैं। अब तक मानसिक दुर्बलता का वर्गीकरण पूर्णतः नहीं हो सका है जिसका कारण यह है कि रोगी के लक्षण बदलते रहते हैं; फिर भी इसके मुख्य प्रकार सोलह हैं:

**1. मूर्खतापूर्ण मानसिक दुर्बलता (Indiotic Mental Subnormality)**– इस मानसिक दुर्बलता में वे रोगी आते हैं जिनके हाथ-पैरों या माथे की हड्डियों (Cranium) में कोई विशेष असामान्यता नहीं पायी जाती है। चेहरे की असामान्यता को भी जल्द पकड़ लेना कोई आसान काम नहीं है लेकिन रोगी के विचार जड़वत होते हैं, उसके होठ मोटे, नाक बन्दर की तरह (Pug-Nose), बड़ी-बड़ी कानें (Large Coarse Ears), नाक चपटी और धँसी हुई, ललाट चपटा या ललाट पर बालों का होना तथा निचला जबड़ा लटका हुआ हो सकता है।

इसके लिए अनेक महत्वपूर्ण दवाएँ हैं जिन्हें रोगी के लक्षणानुसार दिया जाता है जिनमें एइथुजा साइनोपियम, बाराइटा कार्ब, बाराइटा म्युर, कल्केरिया फॉस, कार्बोनियम सल्फ, हेलेबोरस, फॉस्फोरस, टुबरकुलिनम आदि हैं।

- तीक्ष्ण मानसिक दुर्बलता तथा नये रोगियों के लिए जो अपनी नाक बराबर रगड़ते रहते हैं – हेलेबोरस।
- जीर्ण मानसिक दुर्बलता तथा पुराने रोगियों के लिए – बाराइटा कार्ब।
- मूर्खतापूर्ण हरकत (Idiotic Action) – एन्टिमोनियम क्रुडम।
- मिर्गी के दौरे से पहले मूर्खतापूर्ण हरकत होना – कॉस्टिकम।
- चेहरा, मूर्ख व्यक्ति की तरह लगना (Idiotic expression of face)– एगारिकस, कल्केरिया, लैकेसिस, लॉरोसेरासस, लाइकोपोडियम आदि।

- हाथ-पैरों में मूर्खतापूर्ण गति होना - मर्क सॉल।

**2. मंगोलियता या "डॉन का संलक्षण" (Mongolism or Down's Syndrom)** - सन् 1866 ई. में क्लिफर्ड डॉन (Clifford Down) ने सर्व प्रथम इस रोग का विवरण प्रस्तुत किया था जिस कारण इस रोग का नाम "डॉन का संलक्षण" भी कहा जाता है। साथ ही इस रोग से पीड़ित रोगियों की आँखें मंगोलिया निवासियों की तरह तिरछी होती है जिस कारण इस बीमारी का नाम मंगोलियता रखा गया। इन बच्चों का चेहरा चपटा-सा, सिर छोटा और गोल, आँखें धँसी हुयी, नाक छोटा और नुकीला या चपटता, कद नाटा, पलकों की त्वचा असाधारण रूप से पतली या मोटी, होठ पतलें, दाँत बहुत छोटे-छोटे और बेडॉल हो सकते हैं। इनकी उँगलियाँ छोटी (Stunted) होती है और कनिष्ठा उँगली प्रायः टेढ़ी होती है। ये रोगी अपनी जीभ प्रायः लगातार बाहर निकालना चाहते रहते हैं। इनकी बुद्धि जड़ होना स्वाभाविक है।

इन रोगियों में गतिक-समन्वय (Motorco-ordination) नहीं मिलता है। आवाज भारी और मद्धिम होती है। इन्हें रक्त-संचार, पेट तथा श्वसन-संबंधी विकार उत्पन्न होने की संभावना अधिक रहती है।

पहले यह धारण थी कि यह एक आनुवांशिक बीमारी है पर अब तक यह देखा जाता है कि एक परिवार में एक से अधिक बच्चा इसका शिकार नहीं होता है, जिस भी परिवार में इसकी शिकायत होती है प्रायः बड़ा बच्चा ही प्रभावित होता है। इन दिनों यह माना जाता है कि पीयूष-गंन्थि (Pituitary Glands) के असंतुलन के कारण यह रोग उत्पन्न होता है।

इन बच्चों में जन्म जात हृदय-रोग (Congenital heart disease) लगभग 30 प्रतिशत होता है। ये बच्चे अनुरूपी (Imitative) होते हैं और उसके बाद सीमित उम्र तक पढ़ने योग्य होते है, लेकिन एक खास समय के बाद उनमें उत्थान नहीं होता है। इसके विशेष कारणों में एक प्रमुख कारण यह है कि गर्भावस्था में उसकी माँ की तबीयत बहुत अच्छी नहीं रही होती है। अधिक उम्र पार करने के बाद उत्पन्न संतान भी प्रायः इस रोग के शिकार हो जाते हैं। ये

बच्चे प्रायः अपने माँ-बाप के बड़े बच्चे होते हैं। इन कारणों से इसका कारण वंशानुगत माना गया था। नवीन शोधों 'साइटोलॉजिकल वर्क्स' (Cytological Works) ने यह प्रभाणित कर दिया है कि क्रोमोजोम्स की असमानता के कारण यह उत्पन्न होता है। सन् 1956 ई. में यह पाया गया कि इसके कारण रोगी में बुद्धि, रति आदि क्रियायें प्रभावित होती हैं। इन क्रोमोजोम्सों के कारण अण्डाशय में अण्डा नहीं बनता है (Ovarian Dysgenesis) तथा 'क्लिनेफेल्टर्स सिन्ड्रोम' (Klinefelter's Syndrom) पाया जाता है।

इसके चिकित्साक्रम में प्रयुक्त होने वाली महत्वपूर्ण दवाएँ इस प्रकार हैः आर्जेन्टम मेटालिकम, आर्जेन्टम नाइट्रिकम, आर्सेनिक आयोड, ऑरम मेटालिकम, ऑरम म्युरियेटिकम, ऑरम म्युरियेटिकम नैट्रोनेटम, काली आयोड, काली सल्फ, मेडोरिनम, मर्क सॉल, मर्क कॉर, मर्क आयोड फ्लैभम, मर्क आयोड रूबर, नेट्रम सल्फ, नाइट्रिक एसिड, फाइटोलक्का, सिपिया, साइलिसिया, स्टलिन्जिया सिल्वाटिका (Stillingia Sylvatica), स्टैफिसेग्रिया, सल्फर, थुजा आदि।

**3. लघुशीर्षता के कारण मानसिक मन्दता (Microcephalic Mental Subnormality)**- इस श्रेणी में वे बच्चे आते हैं जिनका सिर सामान्य बच्चों की तुलना में छोटा होता है। इस बच्चों के सिर का घेरा 12 इंच से 17 इंच तक हो सकता है जबकि सामान्य अवस्था में यह घेरा 22 इंच होता है। इनका ललाट पतला और पीछे की तरफ झुका (Slopes Backward) होता है जिस कारण ललाट धँसा हुआ लगता है। जिसके कारण दिमाग का अग्र भाग अपेक्षाकृत कम विकसित होता है। इन बच्चों की आँखे बड़ी-बड़ी तथा नाक गरूड़वत (Aquililinc) होती हैं। ये बच्चे मानसिक रूप से बहुत कम विकसित होते है। जबकि ध्यान देने की शक्ति (Power of Attention) इनमें थोड़ी होती है; तौ भी इनमें कुछ अनुरूपी (Imitative) होते हैं। ये बच्चे अधिकतर अल्पमति के (Imbecile) होते हैं।

ये बच्चे प्रायः सक्रिय, व्याकुल, चंचल और फुर्तीले होते हैं। इनकी प्रकृति अच्छी सी होती है। इनमें भाषा-विकास बहुत कम होता है तथा इनकी मानसिक क्षमता अति सीमित होती है। इस रोग का प्रमुख कारण आनुवंशिकता ही है।

इसके अन्य कारणों में अन्तर्गभाशयी संक्रमण (Intra Uterine Infection) तथा श्रोणीय-किरणन (Pelvic Irradiation) है। हीरोशिमा (जापान) में परमाणु-बम सन् 1945 ई. में गिराये जाने के बाद विस्फोट के परिणाम स्वरूप अनेक शिशु लघुशीर्षता के शिकार जन्म लेते रहे हैं।

ग्रीन-फिल्ड (Green field) साहब ने लघुशीर्ष मृतकों की शव-परीक्षा द्वारा पता किया कि गर्भावस्था में ही शिशु के चौथे-पाँचवें माह से मस्तिष्क विकास अवरूद्ध हो जाता है।

इसकी महत्वपूर्ण होम्योपैथिक दवाएँ एपिस मेलिफिका, कार्बो वेज, कॉस्टिकम, सिमिसिफ्युगा, कोक्कुलस, जेल्सेमियम, ग्रेफाइटिस, हायोसियामस, मर्क सॉल, नाइट्रिक एसिड, नक्स वोमिका, प्लम्बम, रस टॉक्स, स्टैनम मेटालिकम, स्ट्रॉमोनियम, सल्फर आदि हैं जिन्हें लक्षणानुसार दिया जाता है।

**4. सिर की हड्डी नुकीली या ऊँची होने के कारण मानसिक दुर्बलता (Oxycephalic Mental Sub-normality)** - इसमें बच्चों के सिर स्पष्टतः टेढ़े-मेढ़े होते हैं। सिर ऊँचा तथा नुकीला लगने लगता है। सिर के हड्डियों की जोड़े (Sutures) पूर्णतः स्थाई रूप से जुड़ जाते हैं तो माथे की हड्डियाँ (Cranium) ऊपर की तरफ बढ़ने लगती हैं इस कारण ललाट वाला भाग ऊपर उठ जाता है और पहले की तुलना में सिर का पिछला भाग छोटा हो जाता है या लगने लगता है; या आगेसे पीछे तक बीच वाला भाग नुकीला हो ऊपर उठ जाता है। खोपड़ी की हड्डियाँ अस्वाभाविक रूप से पतली हो जाती है और जल्द ही आँखों में बदलाव आ जाता है। इनके हाथ-पैरों की उँगलियों की हड्डियों की जोड़ें सामान्य रूप से दृष्य (Synoslosis) होती हैं लेकिन मानसिक त्रुटियाँ बहुत जल्द नहीं होती हैं लेकिन माथे की हड्डियों का परिवर्तन बिना मानसिक त्रुटियों के भी हो सकता हे। यह बीमारी एक ही परिवार के एक से अधिक सदस्यों को भी हो सकती है।

इस दुर्बलता के लिए कल्केरिया फ्लोर, कल्केरिया कार्ब, कल्केरिया फॉस, मर्क सॉल, साइलिसिया आदि होम्योपैथिक दवाओं में से किसी एक का चयन लक्षणानुसार कर सेवन कराया जाता है।

**5. जलशीर्षता के कारण मानसिक दुर्बलता (Hydrocephalic Mental Subnormality)** - जलशीर्षता का कारण मूलतः सिर में प्रमस्तिष्क-मेरू-तरल (C.S.F.) का असाधरण मात्रा में एकत्र हो जाना है जिसके कारण मस्तिष्क के तन्तु क्षतिग्रस्त हो जाते हैं। और सिर बहुत बड़ा हो जाता है। इन बच्चों के सिर की परिधि 30 इंच के आस-पास या अधिक हो सकती है। रोगी के हाथ-पैरों में प्रायः पक्षाघात की शिकायत हो जाती है। इसमें रोगी का चेहरा सामान्य होते हुए भी उसके सिर की खोपड़ी असामान्य रूप से बढ़ जाती है।

यह विभिन्न कारणों से उत्पन्न होता है जिनमें निम्नलिखित प्रमुख हैः-

- सिर में चोट लगना (Trauma to the head)
- जन्मजात सिफालिस (Congenital Syphilis)
- मस्तिष्क शोथ (Encephalitis)
- मस्तिष्क झिल्ली प्रदाह (Meningitis)

इन बीमारियों के कारण प्रमस्तिष्क-मेरू-तरल (C.S.F.) का मार्ग अवरूद्ध हो जाता है जिसके कारण यह तरल पदार्थ जमा होने लगता है और सिर बड़ा होना प्रारंभ हो जाता है और रोगी मानसिक दुर्बलता का शिकार होना प्रारंभ कर देता है।

जलशीर्षता तीन प्रकार का होता हैः-

**(a)** बाह्य कारणों से जलशीर्षता (Acquired-Hydrocephalus)
**(b)** जन्मजात जल शीर्षता (Congenital Hydrocephalus)
**(c)** विषैला जलशीर्षता (Toxic Hydrocephalus)

**(a) वाह्य कारणों से जलशीर्षता-** इसके आगमन के साथ वमन होना तथा मानसिक शक्ति का क्षय होना तथा बच्चों के सिर का बढ़ना, सिर के हड्डियों की दरारों में सूजन तथा सिर के हड्डियों की जोड़े खुली हुयी होती है। गर्दन-तोड़-बुखार या मस्तिष्क-झिल्ली-प्रदाह (Meningitis), टुबुलर (Iter) को अवरूद्ध करने वाले नये अर्बुद या वह बन्द जगह जो तरल पदार्थ को पुनः शरीर के लायक बनाता है का निचला भाग (Basal

Cisterns) में अवरोध के परिणाम स्वरूप यह बीमारी हो जाती है।

इसमें अत्यधिक सिर-दर्द, वमन, मानसिक संतुलन क्षीण होना, एकाएक बेहोश होना तथा चक्षु-गोलक में तरल पदार्थ का अस्वाभाविक जमाव या आँखों का छोटा होना पाया जाता है।

**(b) जन्मजात जलशीर्षता** - इसमें गर्दन के ऊपर के सभी अंगों की तुलना में सिर अधिक बड़ा होता है तथा चेहरे पर ललाट झुका हुआ लगता है। जल शीर्षता के इस प्रकार के कारण सिर जल्द ही बड़ा होना, प्रारंभिक चक्षुक्षीणता (Primary Optic Atrophy) तथा अन्धापन पाया जाता है। इसमें सिर की हड्डियों की जोड़े अलग-अलग होती हैं, इन बच्चों के सिर की हड्डियों की दरारों में सूजन (Bulge-Frontanells) तथा आंखों के चादर से भाग (Orbital Plates) पर दबाव के कारण आँखें धँसी हुई  पायी जाती है।

माथे की हड्डियों पर परीक्षा के निमित्त उँगलियों से धीरे-धीरे ठोकने (Percussion) पर एक तरह की कर्कष  आवाज (Cracked Pot Sound) होती है तथा सिर की हड्डियों इतनी पतली हो सकती है कि सिर के एक तरफ परीक्षा के निर्मित्त ऊँगत्तलियों से धीरे-धीरे ठोकने पर इसका आभास सिर के दूसरे तरफ (Transillumination) हो सकता है।

प्रायः सभी रोगियों में मानसिक गड़बड़ी तथा पक्षाघात उत्पन्न हो जाती है लेकिन रोगी जवानी तक जिन्दा रह सकता है। यह अत्यधिक गंभीर बीमारी तथा नित्य बढ़ने वाले रोागियों में नित्य बढ़ने वाली अव्यवस्था जो रीढ़ की हड्डिउयों में होती है जिसके कारण रीढ़ की हड्डियों में छिद्र बाहर की ओर हो जाता है जिससे मेन्निजिंज झाँकती रहती है यानी Bifida Spinar पाया जाता है तथा मस्तिष्क-नाड़ियों के बंद सूजन में नसों की जड़ें, (Sacral Meningocele Containing Nerve Roots) पाये जाते हैं।

**कारणः-** बच्चों में इसका कारण दिमाग का एक छोटा भाग सेरेबेलम (Cerebellum) बेढंगा होना होता है जिसमें रीढ़ के हड्डियों के बीच का स्थान जिसमें अस्सी (80.) औंस तरल पदार्थ रखा जा सकता है के छिद्र के द्वारा बगल के सेरेलेबर का गोल भाग का नुकिला भाग जो जीभ-सा होता है, नीचे की तरफ प्रक्षेप करता रहता है। इसे आरनॉल्ड चियरी मालफॉरमेशन (Ar nold-chiari-Malformation = Deformity of the cerebellum in which tongues of the lateral cerebellar lobes project down wards through the foramen magnum into cervical canal) कहते हैं।

**(c) विषैला जलशीर्षता (Toxic Hydrocephalus)** - इसे ओटाइटिक जलशीर्षता (Otitic Hydrocephalus) तथा मस्तिष्क की नाड़ियों से संबंधी जलशीर्षता (Meningeal Hydrocephalus) नामों से जाना जाता है।

इसके कारण सिर दर्द, वमन, बुखार तथा चक्षु गोलक में सूजन (Papilloedema) जो बिना किसी प्रत्यक्ष स्थानीय चिह्न (localising Sign) के प्रायः बच्चों तथा युवाओं में पाया जाता है। प्रमस्तिष्क मेरू तरल यानी रीढ़ के हड्डियों के अन्दर के तरल पदार्थ (C.S.F.) यदि दवाब में होता है तो निष्फल होता है तथा अत्यधिक उत्तकों या प्रोटीन से मुक्त होता है।

यह संलक्षण कानों से मवाद आने की पुरानी बीमारी के साथ होती है तथा मवाद बनने की यह बीमारी शरीर में कहीं भी हो सकती है। यह बीमारी विभिन्न अंगों जो वाण-सदृष्य दरार (Saggital Sinus) में रक्त का आंशिक जमाव के कारण होती है।

यह भद्र रोगों के श्रेणी में आता है तथा सिर के अन्दर का जलीय जमाव इच्छानुरूप अपने-आप दबने लगता है तथा रोगी ठीक हो जाता है। इसके भ्रद्रता का कारण चक्षु-गोलक का सूजन ही होता है।

यह प्रकार प्रायः गर्दन तोड़ बुखार के बाद ही होता है इसी कारण इसे मेनिन्थिनजयल हाइड्रोसिफेलस (Meningeal Hydrocephalus) कहा

जाता है।

जलशीर्षता हेतु होम्योपैथी में अनेक औषधियाँ हैं जिन्हें यदि लक्षणानुसार सही शक्ति तथा मात्रा में उचित समयान्तराल पर दिया जाय तो सफलता अवश्य मिलती है; जैसेः आर्निका, एपोसाइनम, एपिस मेलिफिका, आर्सेनिक, ऑरम मेटालिकम, ब्रायोनिया, कल्केरिया, कल्केरिया फॉस, कोनियम, डिजिटैलिस, फेरम मेटालिकम हेलिबोरस, हायोसियामस, आयोडियम, काली आयोड, लाइकोपोडियम, मर्क सॉल, नैट्रम म्युर, ओपियम, फॉस्फोरस, पल्साटिला, साइलिसिया, स्ट्रॉमोनियम, सल्फर।

- केहुनी तक (Forearm) का मृत शरीर की तरह ठंढ़ा (Deathly Coldness) होना - आर्निका।
- प्रारंभिक अवस्था में - एकोनाइट, काली ब्रोमेटम।
- लाल बुखार (Scarlatina) के बाद - एपिस मेलिफिका, हेलिबोरस, सल्फर, टुबरकुलिनम, जिंकम।
- टुबरकुलर (क्षयज) जलशीर्षता - एपिस मेलिफिका, हेलिबोरस, सल्फर, टुबरकुलिनम।
- जलशीर्षता के साथ सिर पर पसीना चलना -मर्क सॉल।
- जलशीर्षता में चेहरे का ठंढा रहना (Coldness of face in hydrocephalus) - एगारिकस, आर्जेन्टम नाइट्रिकम, कैम्फर, हेलिबोरस, वेराट्रम एलबम।
- जलशीर्षता के साथ दस्त होना (Diarrhoea during hydrocephalus acutus) - एपिस मेलिफिका, बेलाडोना, कल्केरिया, कार्बोलिक एसिड, हेलिबोरस, जिंकम।
- दूधिया मूत्र के साथ जलशीर्षता (Milky urine in hydrocephalus, very little but frequent discharge of milky urine with unconsciousness and delirium) - एपिस मेलिफिका।
- गर्दन तोड़ बुखार के कारण जलशीर्षता - एपिस मेलिफिका, आर्निका, बेलाडोना, ब्रायोनिया, कल्केरिया, जेल्सेमियम, ग्लोनायन, हेलेबोरस साइलिसिया, स्ट्रॉमोनियम, सल्फर, जिंकम आदि।
- सिर में चोट लगने के बाद जलशीर्षता - आर्निका, सिकुटा वाइरोसा, हाइपेरिकम, नैट्रम म्युर, नैट्रम सल्फ।

- बच्चों के सिर की हड्डियों की दरारें खुली हुई (Open Fontanells) - एपिस मेलिफिका, कल्केरिया, कल्केरिया फॉस, इपिकाक, मर्क सॉल, सिपिया, साइलिसिया, सिफिलिनम, सल्फर।

6. **स्नायु-तंत्र की कठोरता के कारण मानसिक दुर्बलता (Sclerotic Mental Subnormality)**- स्नायु-उत्तकों में मवाद बनने (Suppuration Of Neuroglia) के कारण यह मानसिक दुर्बलता होती है। यह दो प्रकार से सम्पन्न होती है:-

a. **ग्रंथि संबंधी स्नायु-तंत्र की कठोरता (Tuberous Or Nodular Sclerosis)** - इसमें मानसिक गड़बड़ी, मिर्गी का दौरा और सिबेसियस ग्लैण्ड के स्नायु तंत्र की असामान्य वृद्धि (Adenoma Sebaeeum) पायी जाती है। रोगी के चमरे पर एक प्रकार के दानें या ग्रंथियाँ जो 4-6 वर्ष के बच्चों के चेहरे पर आ जाते हैं; के कारण मानसिक दुर्बलता हो जाती है।

b. **स्नायु-तंत्र की व्यापक कठोरता (Diffuse-Selerosis)** - इसमें दिमाग का आकार बढ़ जाता है जिसके कारण इसे स्नायु तंत्र के उत्तकों में वृद्धि के कारण मानसिक दुर्बलता (Hypertrophic Mental Subnormality) भी कहा जाता है।

इसकी तुलना जलशीर्षता से सिर तथा दिमाग के बड़े होने के आधार पर किया जा सकता है। जलशीर्षता में बच्चों के सिर की हड्डियों की दरारों में सूजन तथा हड्रियों की जोड़े अलग-थलग पायी जाती हैं।

स्नायुतंत्र के कठोरता के कारण मानसिक दुर्बलता हेतु होम्योपैथी में अरूण्डो मौरिटानिका (Arundo-Mauritanica), एकोनाइट, कोक्कुलस इन्डिका, हुरा (Hur Br.), काल्मिया, मर्क सॉल, सोरिनम, रस टॉक्स, स्पाइजेलिया, थुजा, नक्स वोमिका आदि सफल दवाएँ हैं जिन्हें लक्षणानुसार सेवन कराया जाता है।

7. **मिर्गी के कारण मानसिक दुर्बलता (Epileptic Mental Subnormality)** - प्रायः यह देखा जाता है कि सात वर्ष से कम उम्र के बच्चों में जब मिर्गी का दौरा पड़ने लगता है तो वह मन्द बुद्धि का हो जाता है।

इस दुर्बलता के लिए होम्योपैथी में अनेक दवाएँ हैं जिन्हें लक्षणानुसार चयनित कर रोगी को दिया जाता है और आशातीत सफलता मिलती है जैसेः आर्जेन्टम मेटालिकम, आर्जेन्टम नाइट्रिकम, बाराइटा म्युर, व्युफो राना, कल्केरिया आर्स, कॉस्टिकम, सिकुटा वाइरोसा, कुप्रम मेटालिकम, हायोसियामस, ओइनान्थे क्रोकाटा (Oenanthe crocata), प्लम्बम, साइलिसिया, सल्फर, सिफिलिनम, विस्कम एलबम आदि।

8. **पक्षाघातिक मानसिक दुर्बलता (Paralytic Mental Subnormality)** - जन्म के समय या बचपन के माथे के चोट या अन्य कारणों से हुए पक्षाघात के कारण जब मानसिक दुर्बलता आती है तो उसे पक्षाघातिक मानसिक दुर्बलता कहा जाता है। कभी-कभी तो गर्भावस्था में लगे चोट का असर भी बच्चों को पक्षाघात के रूप में भुगतना पड़ता है।

इस हेतु बाराइटा कार्ब, व्युफो राना, कॉस्टिकम, डल्कामारा, जेल्सेमियम, हेलिबोरस, हायोसियामस, काली ब्रोमेटम, मैग्नेसिया फॉस, मर्क सॉल, फॉस्फोरस, प्लम्बम, रस टॉक्स, साइलिसिया, स्ट्रामोनियम, टैरेन्टुला, जिंकम आदि दवाओं का प्रयोग लक्षणानुसार किया जाता है।

9. **सूजनयुक्त मानसिक दुर्बलता (Inflammatory Mental Subnormality)** - स्नायुतंत्र के विभिन्न प्रकार के सूजनों के कारण जब मानसिक मन्दता आती है तो इस श्रेणी में रखा जाता है। इसमें मस्तिष्कशोध (Encephalitis), गर्दन-तोड़ बुखार (Meningitis), लाल बुखार (Scarlet fever), आदि बीमारियाँ प्रमुख हैं।

इस हेतु एकोनाइट, बेलाडोना, ब्रायोनिया, हेलिबोरस, कल्केरिया, जेल्सेमियम, ग्लोनायन, स्ट्रामोनियम, सल्फर, फ्लोरिक एसिड, मेजेरियम, फॉस्फोरिक एसिड, जिंकम आदि दवाओं का प्रयोग सफलता पूर्वक किया जाता है।

10. **उपदंश जनित मानसिक दुर्बलता (Syphilitic Mental Subnormality)** - जब मानसिक दुर्बलता का कारण उपदंश होता है तो इस श्रेणी में रखा जाता है। इसमें जन्मजात उपदंश के लक्षण भी पाये जाते हैं। कुछ रोगियों का दिमाग आक्रांत होता है जिसका परिणाम पक्षाघात, बहरापन,

अन्धापन, आक्रमण करने की प्रवृति (Seizures) आदि होता है। उपदंश के कारण कुछ बच्चे तो मृत ही जन्म लेते हैं।

इस हेतु आर्सेनिक आयोड, ऑरम मेटालिकम, ऑरम म्युरियेटिकम, ऑरम म्युरियेटिकम नैट्रोनेटम, काली आयोड, काली सल्फ, मर्क सॉल, मर्क कॉर, मर्क्युरियस रूबर, नाइट्रिक एसिड, फाइटोलक्का, साइलिसिया, स्टिलिन्जिया सिल्वाटिका (Stillingia Sylvatica), सिफिलिनम आदि दवाओं का प्रयोग लक्षणानुसार सफलतापूर्वक किया जाता है।

**11. वंशानुगत अंधापन के साथ मानसिक दुर्बलता ("Amaurotic Family Idiocy" or "Cerebromuscular Degeneration")** - इस अधांपन युक्त मानसिक दुर्बलतामें अन्धापन जन्म से या जन्म के कुछ दिनों बाद, बिना किसी स्पष्ट विशिष्ट कारण के होता है। यह अन्धापन एक ही परिवार के एक से अधिक लोगों को प्रभावित कर सकता है। कभी-कभी तो पीढ़ी-दर-पीढ़ी लोग प्रभावित होते चले जाते हैं। यह घटना प्रायः तीन से छः माह के बच्चों में प्रारंभ होती है।

इसके महत्वपूर्ण लक्षण निम्न प्रकार हैं:

a. शरीर के एक तरफ (बायें या दायें) के सदृष्य अंगों के पक्षाघात से दिन-प्रति-दिन पीड़ित होना (Progressive Diplegia) है।
b. उपयुक्त पक्षाघात के साथ-साथ मानसिक मन्दता जिसके कारण रोगी जड़-सा हो जाता है।
c. रोगी मिर्गी से हल्के दौरे का शिकार हो जाता है।
d. अन्ततः रोगी के आँखों से रोशनी अचानक चली जाती हैं

इसमें नवजात शिशुओं का देहान्त प्रायः 6-12 माह में हो जाता है। दिमाग के उत्तकों (Brain Cells) अत्यधिक फैल जाते हैं जिसका कारण गैंग्लियोसाइड्स (Ganglosides) है; जो लाइपोआयड्स के समूह (Groop of Lipoids) से आता है।

इसकी दवाएँ ऑरम म्युरियेटिकम, एकोनाइट, कोक्कुलस इन्डिका, कुप्रम मेटालिकम, कार्बोनियम सल्फ, हायोसियामस, मर्क सॉल, पल्साटिला, साइलिसिया, स्ट्रामोनियम, वेराट्रम एलबम आदि हैं जिन्हें लक्षणानुसार दिया जाता है।

**12. चेतना-खोने के कारण मानसिक दुर्बलता (Mental Subnormality From Deprivation of Senses)** - रोगी का दिमाग उसके वातावरण से अलग हो जाता है, उस पर रोशनी तथा आवाज का भी कोई असर नहीं पड़ता है जिसका कारण तीक्ष्ण रोगाणु संक्रमण (Acuteinfection), चोट (Trauma) तथा रक्तस्राव (Haemorrhage) होता है।

इसका उपचार कारण को दूर कर उचित दवा के सहारे किया जाता है। सर्वप्रथम कारण के आधार पर उपचार किया जाता है। यदि रोशनी का कोई असर व्यक्ति पर न होता हो तो इसे अंग्रेजी में Insensibility of Light कहते हैं; इसकी होम्योपैथिक दवाएँ एगारिकस, काली ब्रोमेटम आदि हैं। जबकि ध्वनी का कोई असर न होता हो तो इसकी दवाएँ एसारम यूरोपियम, कार्बो वेज, कोनियम मैकुलेटम, लाइकोपोडियम, मर्क सॉल, पल्साटिला, साइलिसिया आदि हैं।

**13. बौनापन के कारण मानसिक दुर्बलता (Mental Subnormality due to Cretinism or Dwarfishness)** - एक तरफ बौनापन किसी क्षेत्र विशेष के सभी लोगों को प्रभावित करता है तो दूसरे तरफ छिट-फुट भी पाया जाता है। यानी यह Epidemic तथा Sporodic दोनों रूपों में पाया जाता है। यह देखा जाता है कि जो लोग शारीरिक रूप से बौनापन के शिकार होते हैं वे प्रायः मानसिक रूप से भी बौनापन के शिकार हो जाते हैं या हो सकते हैं। इसमें रोगी का सिर प्रायः सामान्य से बड़ा होता है; सिर का ऊपरी भाग समतल होता है जो दोनों तरफ फैलता है। रोगी के सिर के बाल भद्दे (Coarse) और सूखे होते हैं तथा उसकी आवाज चीख-सी (Squeak Voice) होती है।

बौनापन में जन्म के समय से ही सारे लक्षण विद्यमान होते हैं फिर भी 6-7 माह के उम्र से पूर्व इसे पहचानना थोड़ा कठिन होता है। इन रोगियों का कद

छोटा, सिर हल्का बड़ा, पैर छोटे-छोटे, नाक चिपटी, होठ मोटा और भद्दा, गर्दन मोटी तथा छोटी, जिह्वा मोटी, त्वचा मुर्झायी हुई तथा ढ़ीली-ढ़ीली हो सकती है।

इन रोगियों में क्रियात्मक क्षमताओं का विकास देर से होता है। ये बच्चें देर से चलते, बोलते या बैठते हैं। इनके इलाज हेतु थाइरोयड ग्लैंड पर कार्य करने वाली दवाओं का असर अच्छा होता है क्योंकि इसका कारण थाइरोयड ग्लैंड की अकार्यकुशलता माना जाता है।

होम्योपैथी में इस हेतु बाराइटा कार्ब, बाराइटा म्युर, कल्केरिया, कल्केरिया फॉस, कार्बोनियम सल्फ, आयोडियम, लाइकोपोडियम, मेडोरिनम, ब्रोमियम, मर्क सॉल, ओलियम जेकोरिस असली (Oleum Jecoris Aselli), सिकेली कॉर, साइलिसिया, सल्फर, स्पान्जिया टोस्टा, थाइरोयडियम, जिंकम आदि दवाएँ हैं जिन्हें लक्षणानुसार प्रयुक्त किया जाता है।

इस बीमारी का उपचार अधिक समय तक चलाना पड़ता है।

14. **फेनाइल किटोन मेह (Phenyl keton-Uria = PKU तथा ग्लैक्टोसेमिया (Galactosaemia) के कारण मानसिक दुर्बलता** - यह निम्न दो प्रकार का होता है:-

**(a) फेनाइल किटोन मेह (PKU)** - यह जल्द ही मूत्र-जांच करा कर पता किया जा सकता है। इसके साथ मानसिक बीमारी हो जाए तो अत्यधिक जटिल होती है। भोज्य पदार्थों में फेनाइलालइन (Phenylalanine) से मुक्त पदार्थ ही देनी चाहिए।

एमाइनो एसिड (Amino Acid), फेनाइलालाइन के विघ्टन हेतु जरूरी होता है। यदि एमाइनो एसिड का उचित प्रयोग शरीर में न हो तो अम्ल शरीर में बढ़ने लगता है जिसके कारण वमन, बच्चे के शरीर से एक विचित्र गन्ध, शैशवकालीन चर्म-रोग और दौरा पड़ने लगता है। इस कारण मानसिक दुर्बलता मध्यम से तीव्र हो जाती है।

**(b) ग्लैक्टोसेमिया** - यह एक दुलर्भ बीमारी है जो दुधमुँहें बच्चों में ग्लैक्टोज अपापचय क्रिया के कारण उत्पन्न होती है। ग्लैक्टोज के अधिक बनने तथा

अवशोषित नहीं होने के कारण यह मूत्र के साथ निकलता है जिसे मूत्र-जाँच करा कर पता किया जा सकता है। इस कारण बच्चों की बढ़ोतरी सामान्य नहीं होती है। इसके साथ-साथ बच्चों में मानसिक दुर्बलता भी पायी जाती है। इस परिस्थिति में लैक्टोज-मुक्त भोज्य-पदार्थ बच्चों को दिया जाना चाहिए।

फेनाइल-किटोन-मेह तथा ग्लैक्टोसेमिया हेतु होमयोपैथी में बोभिष्टा, जिमनेमा, हेलोनियस, लाइकोपोडियम, फॉस्फोरिक एसिड, फॉस्फोरस, प्लम्बम मेटालिकम, सिजिजियम, सल्फर, टैरेन्टुला, टेरेबिन्थिना, थुजा, युरेनियम नाइट्रिकम आदि दवाओं का प्रयोग लक्षणानुसार किया जाता है।

**15. स्किल्डर्स डिजीज (Schilder's Disease) के कारण मानसिक दुर्बलता** - यह भी एक दुर्लभ बीमारी है फिर भी यदि पाया गया तो एक ही परिवार के कई सदस्य प्रभावित होते हैं। इसके लक्षण बचपन में ही आ जाते हैं। यह बीमारी आक्रान्त परिवार के बड़े बच्चे को छोड़ अन्य सभी को अपने क्रियाकलाप से अपना शिकार बना लेती है। इसके प्रत्यक्ष-लक्षणों (Conspicious Symptoms) में मानसिक अयोग्यता, बेहोश होना, दोनों आँखों का अंधापन (Bilateral Cortical Blindness), बहरापन तथा बढ़ता हुआ निम्नांग-पक्षाघात (Progressive Spastic Paraplegia) प्रमुख हैं। रोगी के आँखों के नशों (Optic Nerves) पर भी इसका असर हो सकता है। इसके उपचार में दवा का चयन रोग-लक्षण-संग्रह (Totality of Symptoms) के आधार पर ही होना चाहिए।

**16. हर्लर्स सिन्ड्रोम (Hurler's Syndrom or Gargoylism) के कारण मानसिक दुर्बलता** - यह एक वंशानुगत तथा जन्मजात कोमल हड्डी बनने वाला रोग है जिसके कारण हड्डियों का पूर्ण विकास नहीं होता है तथा रोगी बौना-सा हो जाता है। इसके कारण भी रोगी मानसिक दुर्बलता का शिकार हो जाता है। आँखें छोटी हो जाती हैं तथा वयस्क रोगियों के गुप्तांग दुध-मुँहे बच्चों की तरह (Sexual Infantilism) हो जाते हैं। इसकी तुलना Achondroplasi से किया जा सकता है, पर इसमें रोगी का चेहरा चमकदार होता है; रोगी तेज होता है तथा वह बच्चा पैदा करने की क्षमता भी रखता है।

इसके लिए एसाफिटिडा, बेलाडोना, कल्केरिया, हिपर सल्फर, लाइकोपोडियम, मर्क सॉल, नाइट्रिक एसिड, फॉस्फोरस, पल्साटिला, सिपिया, साइलिसिया, सल्फर आदि दवाओं का प्रयोग सफलतापूर्वक किया जाता है।

## मानसिक दुर्बलता के प्रमुख कारण

1. शारीरिक क्रियात्मक कारण (Physiological Cause) - सामान्य से कम मानसिक रूप से तेज लोगों के बच्चे भी मानसिक दुर्बलता के शिकार होते हैं।

2. वातावरण के कारण (Environmental Cause) - गर्भावस्था में X-Ray कराया जाना, अनेक प्रकार के संक्रमण जैसेः इन्फ्लुएन्जा, मिजिल्स, जर्मन मिजिल्स, दम घुटना (Asphyxia), अत्यधिक असंतुलित भोजन, गर्भवती महिला को मूर्छा होना (Pre eclampsia); कष्ट दायक प्रसव (Difficult Labour) आदि हैं। प्रौढ़ता से पहले तथा बुढ़ापे में उत्पन्ने बच्चों में भी मानसिक दुर्बलता या मन्दता पायी जाती है।

3. जन्मजात कारण (Genetic Cause) - मंगोलियता, ग्रिडु चाट सिन्ड्रोम (Gridu Chat Syndrom) के रोगियों में भी मानसिक दुर्बलता होती है।

4. स्नायुतंत्र की बीमारियाँ - इनके होने से भी मानसिक दुर्बलता हो जाती है। इनमें प्रमुख हैंः (a) स्नायु-तंत्र की कठोरता (Sclerosis), (b) स्पाइनो सेरिबेलर अटैक्सिया (Spinocerebellar Ataxias), (c) सेरिब्रो-मस्कुलर डिजेनेरेशन (Cerebro-Mascular Degeneration), (d) स्किल्डर्स डिजीज (Schilder's Disease), (e) मिर्गी (Epilepsy), (f) मस्तिष्क (ज्वर) शोथ (Encephalitis), (g) मस्तिष्क झिल्ली प्रदाह (Meningitis), (h) कोरिया (Chorea) आदि।

5. संक्रमण वाले कारणः उपदंश (Syphilis)

6. असामान्य अपापचय के कारण (Due to metabolic defects) - जैसेः-

(a) फेनाइल-किटोन-मेह
(b) ग्लैक्टोसेमिया
(c) होमोसिस्टिन्युरिया (Homocystinuria) आदि।

7. माथे के हड्डियों के कारण - जैसेः

(a) जलशीर्षता
(b) लघुशीर्षता
(c) सिर की खोपडी नुकिली या ऊँची आदि।

## बच्चों के कुछ सामान्य बीमारियाँ तथा लक्षण और उनकी महत्वपूर्ण दवाएँः -

A. (1) नवजात शिशुओं का दम घुटना - एकोनाइट, एन्टिम टार्ट, आर्निका बेलाडोना, कैम्फर, चाइना, लौरोसेरासस, ओपियम।

(2) नवजात शिशुओं के फेफड़ों में सूजन होना - एकोनाइट, न्टिम टार्ट, ब्रायोनिया, फेरम फॉस, इपिकाक, काली कार्ब, लोबेलिया, लाइकोपोडियम, मर्क सॉल, नक्स वोमिका, ओपियम तथा फॉस्फोरस।

(3) नवजात शिशुओं के नाक से आवाज आना - डल्कामारा, लाइकोपोडियम, नक्स वोमिका, पल्साटिला, सम्बुकस नाइग्रा आदि।

(4) (a) नवजात शिशुओं में मूत्रावरोध होना - एकोनाइट, एपिस मेलिफिका, आर्सेनिक एलबम, बेन्जोइक एसिड, कैम्फर, कैन्थरिस, कॉस्टिकम, इरिजेरॉन, हायोसियामस, लाइकोपोडियम तथा सल्फर।

(b) दूध-पिलाने, तैल-लगाने के बाद नवजात शिशुओं में मूत्रावरोध होना - ओपियम।

B. (1) (a) बच्चों की चिन्ताएँ - बोरक्स, कल्केरिया, कल्केरिया फॉस, जेल्सेमियम तथा काली कार्ब।

(b) झूले में ऊपर जाते समय बच्चों की चिन्ताएँ - कल्केरिया फॉस।

(2) बच्चों की तीव्र एकाग्रचित्ता - इथूजा साइनोपियम, बाराइटा

कार्ब आदि।

(3) बच्चों की मूढ़ता (मूर्खता) - आर्जेन्टम नाइट्रिकम, बाराइटा कार्ब, बाराइटा म्युर, कल्केरिया, कल्केरिया फॉस, कार्बोनियम सल्फ, आयोडियम, लाइकोपोडियम, मेडोरिनम, मर्क सॉल, साइलिसिया, सल्फर तथा जिंकम।

(4) बच्चा सोचता है कि सभी आगन्तुक उस पर हँसते हैं और कुर्सी, टेबुल आदि के पीछे छिपते हैं - बाराइटा कार्ब।

(5) बच्चों में आलस्य होना - बाराइटा कार्ब, लैकेसिस।

(6) बच्चों का शीघ्र ही क्रुध होना - कल्केरिया फॉस, कैमोमिला, चाइना, आयोडियम, मैग्नेसिया कार्ब, साइलिसिया आदि।

(7) बच्चा का जगते ही चिड़चिड़ा होना, लात मारना तथा ताना मारना या गाली देना प्रारंभ हो जाता है - लाइकोपोडियम।

(8) दिन में बच्चे का स्वभाव रूक्ष होना - सिना।

(9) विनम्रता पूर्वक कुछ कहने पर भी बच्चों का हठपूर्वक चिल्लाना - साइलिसिया।

(10) हठी बच्चों में मोटा होने की प्रवृति होना - कल्केरिया।

(11) बच्चों में आध्यात्मिक रूझान होना - आर्सेनिक, कल्केरिया, लैकेसिस, सल्फर आदि।

(12) (a) बच्चों की चंचलता (Restlessness) - एन्टिम टार्ट, बोरक्स, कैमोमिला, जलापा, रिह्यूम।

(b) बच्चों की चंचलता (Restlessness) जो गोद में घुमाने पर कम हो - एन्टिम टार्ट, आर्सेनिक, कैमोमिला, सिना, काली कार्ब।

(13) बच्चों में उदासी - आर्सेनिक, कल्केरिया, कॉस्टिकम, लैकेसिस, रस टॉक्स, सल्फर।

(14) अति संवेदनशील बच्चों के लिए - एकोनाइट, एन्टिमोनियम सल्फ्युरियेटम ऑराटम, एन्टिम टार्ट, बेलाडोना, कल्केरिया, कैमोमिला, काली फॉस, फॉस्फोरस, पल्साटिला, स्टैफिसेग्रिया, ट्यूक्रियम।

(15) (a) बच्चों का जोर से चिल्लाना, ठट्ठा मारकर हँसना -

एनाकार्डियम, एपिस मेलिफिका, बेलाडोना, बेन्जोइक एसिड, बोरक्स, कल्केरिया, कल्केरिया फॉस, कैमोमिला,सिना, कॉफिया, कुप्रम मेटालिकम, ?डॉरिफोरा (Doryphora), डल्कामारा, हेलिबोरस, इग्नैसिया, इपिकाक, जलापा, काली ब्रोमेटम, क्रियोजोटम, लैक केनाइनम, लाइकोपोडियम, रिह्यूम, सेना (Senna),स्ट्रॉमोनियम।

(b) पाखाना करते समय बच्चों का जोर से चिल्लाना - क्रियोजोटम।

(c) किसी के द्वारा छूने पर जोर से चिल्लाना - एन्टिम क्रुडम

(16) बच्चों में हड़ताल करने की प्रवृति - कैमोमिला, सिना।

(17) बच्चा अपनी सेवा-सुश्रुशा करने वाली औरत को टहलाते समय सिर के चक्कर के कारण पकड़ लेता है - बोरक्स, जेल्सेमिम।

(18) (a) छोटे बच्चों का मूत्रत्यागने से पहले चिल्लाना, ठहाका मार कर हँसना (Infant Scream Before Urine Passes)-बोरक्स, लैकेसिस, लाइकोपोडियम, नक्स वोमिका, सारसापैरिला।

(b) दर्दयुक्त मूत्र त्यागने के साथ यदि बच्चे को प्रसन्न नहीं किया गया तो उसका ऊपर-नीचे उछलना-कूदना प्रारंभ कर देना-पेट्रोसेलिनम।

(c) दर्दयुक्त मूत्र त्यागने के कारण बच्चों का रोना-चिल्लाना - बोरक्स, लैकेसिस, लाइकोपोडियम, नक्स वोमिका, सारसापैरिला।

(d) बच्चों का असफल मूत्र त्यागना - एको नाइट, एपिस मेलिफिका, कैम्फर, युपाटोरियम परप्यूरियम, लाइकोपोडियम।

(e) अचानक मूत्र त्यागने की आवश्यकता के कारण बच्चा जग तो जाता है पर बिछावन छोड़ने से पहले ही मूत्र स्राव प्रारंभ हो जाता है - क्रियोजोटम।

(f) दर्दयुक्त मूत्र त्यागने की इच्छा के कारण बच्चा अपने शिश्न को पकड़ चिल्लाता है -एकोनाइट, मर्क सॉल।

(g) मूत्र त्यागने में कष्ट, दर्द होने के कारण बच्चा मूत्र-त्यागना प्रारंभ करने से पूर्व चिल्लाता है - बोरक्स, लैकेसिस,

लाइकोपोडियम, नक्स वोमिका, सारसापैरिला।

(h) अनिक्षा पूर्वक मूत्र त्यागने के कारण बच्चे का जगना कठिन होता है - बेलाडोना, क्रियोजोटम।

(i) बच्चों में मूत्रावरोध होना - एकोनाइट, एपिस मेलिफिका, अर्टिमिसिया वल्गरिस, बेन्जोइक एसिड, कॉस्टिकम, कोपैवा ऑफिसिनालिस, डल्कामारा, जेल्सेमियम, ओपियम आदि।

(j) मूत्रावरोध के साथ बच्चे को आसानी से प्रत्येक बार ठंढ़ लग जाती है- एको नाइट, कोपैवा, ऑफिसिनालिस, डल्कामारा, पल्साटिला, सल्फर।

(19) (a) बच्चों के शिश्न में उत्तेजना होना - एलो सोकोट्रिना, लैकेसिस, मर्क सॉल, टुबरकुलिनम।

(b) बच्चों द्वारा अपने शिश्न (Penis) को हाथों से ऐंठन युक्त रगड़ते या पकड़े रहना - स्ट्रामोनियम।

(20) (a) जोर से किसी को बुलाने के कारण बच्चों का गला बैठना - कैमोमिला।

(b) बच्चों में अचानक श्वसन क्रिया रूकना - कैमोमिला।

(c) बच्चों में दमा-सी श्वसन क्रिया होना - एकोनाइट, एम्ब्राग्रिसिया, कैमोमिला, एपिकाक, काली ब्रोमेटम, काली आयोड, मॉस्कस, नैट्रम सल्फ, नक्स वोमिका, सोरिनम, पल्साटिला, सम्बुकस नाइग्रा, स्ट्रॉमोनियम, सल्फर।

(d) टिका करण के बाद बच्चों में दमा-सा श्वसन क्रिया होना - थूजा।

(e) बच्चों में श्वसन क्रिया कठिन होना - एम्ब्राग्रिसिया, कल्केरिया, कल्केरिया फॉस, लाइकोपोडियम, नैट्रम सल्फ,पल्साटिला।

(21) (a) दु:खी बच्चों में जीर्ण सूखी खाँसी होना - लाइकोपोडियम।

(b) गण्डमाला रोगी तथा दु:खी बच्चों को जीर्ण सूखी खाँसी होना -बाराइटा म्युर।

(c) दुर्बल बच्चों को सूखी खांसी होना - लाइकोपोडियम।

(d) सूखी, ऐंठन वाली तथा थकाने वाली बच्चों की खाँसी जो रात

में सोते समय तथा ठंढ़े कमरे में सोने हेतु ले जाते समय बढ़ती हो - सैन्गुनेरिया।

(e) खाँसी के कारण बच्चा अवश्य ही बैठक जाता है, उसका चेहरा नीला हो जाता है तथा उसे श्वास छोड़ने में असमर्थता-सी होती है- मेफाइटिस।

(f) श्वाँस रोकने वाली खाँसी जिसके कारण बच्चे का शरीर कठोर (अकड़ा हुआ) तथा चेहरा नीला पड़ जाता है - कुप्रम मेटा लिकम, इपिकाक।

(g) बच्चों के श्वाँस-नली में तथा फेफड़ों में सूजन - डल्कामारा, इपिकाक, काली कार्ब।

(22) बच्चा अपनी माँ का दूध अस्वीकार कर देता है- बोरक्स, कल्केरिया, कल्केरिया फॉस, सिना, लैकेसिस, मर्क सॉल, साइलिसिया।

(23) टखना (घुट्ठी) कमजोर होने के कारण बच्चों का देर से चलना या चलना सीखना - कार्बो एनिमेलिस, नैट्रम फॉस।

(24) (a) बच्चों में गाढ़ी निद्रा - कुप्रम मेटालिकम।

(b) अनिद्रा के कारण बच्चे को कंधे पर या गोद में टहलाना पड़ता है - कैमोमिला।

(c) अनिद्रा के कारण बच्चे को अवश्य ही झूलाना पड़ता है - सिना।

(23) (a) बच्चों के चमरे पर उद्‌भेदों (दानों) का आना- एकोनाइट, ब्रायोनिया, कैमोमिला, इपिकाक, सल्फर।

(b) कपड़ों के रगड़ के कारण बच्चे के चमरे में कष्ट होना - एन्टिम क्रुडम, बाराइटा कार्ब, बेलाडोना, कल्केरिया, कैमोमिला, चाइना, इग्नैसिया, क्रियोजोटम, लाइकोपोडियम, मर्क सॉल, पल्साटिला, रूटा, सिपिया, साइलिसिया, स्किवला हिस्पानिया, सल्फर।

(26) जल्द बढ़ने वाले बच्चों की कोरिया (Bergeron's Chorea) - फॉस्फोरस।

(27)बच्चों के ऐक्षिक पेशियों में अनैक्षिक खिंचाव होना एकोनाइट,

इयूजा साइनोपियम, एगारिकस, एम्ब्राग्रिसिया, एपिस मेलिफिका, अर्टिमिसिया वल्गरिस, बेलाडोना, ब्रायोनिया, कल्केरिया, कैम्फर, कॉस्टिकम, कैमोमिला, सिकुटा वाइरोसा, सिना, कोक्कुलस इन्डिका, कॉफिया, क्रोटैलस कास्कावेला, कुप्रम मेटालिकम, डॉलिकस प्रुरिएन्स (Dolichos Proriens), जेल्सेमियम, हेलिबोरस, हिपर सल्फर, हाइड्रोसायनिक एसिड, हायोसियामस, इग्नैसिया, इपिकाक, काली कार्ब, लैकेसिस, लौरोसेरासस, लाइकोपोडियम, मैग्नेसिया फॉस, नक्स वोमिका, ओपियम, प्लैटिना, सिकेली कॉर, साइलिसिया, ट्रामोनियम, सल्फर, वेराट्रम एलबम, जिंकम।

(28) बच्चों के पूरे शरीर की कमजोरी - बाराइटा कार्ब, बेलाडोना, कल्केरिया, लैकेसिस, लाइकोपोडियम, नक्स वोमिका, साइलिसिया, सल्फर।

(29) बच्चों के कानों की बीमारियाँ - कैमोमिला, पल्साटिला, साइलिसिया, जिंकम।

(30) (a) बच्चों के नाक से रक्तस्राव होना - बेला डोना, चिनिनम सल्फ, क्रोकस स्टाइवस, फेरम मेटालिकम, फेरम फॉस, हमामेलिस, मर्क सॉल, फॉस्फोरस, टेरिविन्थिना।

(b) बच्चों का नाक बन्द होना - अमोनियम कार्ब, आर्सेनिक, स्क्लेपियस टुबेरोसा (Asclepias Tuberosa), सम्बुकस नाइग्रा।

(c) दूध पीने वाले बच्चों का नाक बन्द होना - ऑरम मेटालिकम, काली वाइक्रोमिकम, लाइकोपोडियम, नक्स वोमिका, एम्बुकस नाइग्रा आदि।

(31) (a) बच्चों का निनावा मुँह में छाले पड़ना - बोरक्स कास्कारिला, काली क्लोरिकम, मर्क सॉल, म्युरियेटिक एसिड, नक्स वोमिका, नक्स मॉस्केटा, प्लान्टागो, सैक्रम एलबम (Saccharum Album), सल्फर, सल्फ्युरिक एसिड।

(b) बच्चों के मुँह में सड़नयुक्त घाव होना - आर्सेनिक

कास्कारिला।

(32) बच्चों के गले में सूजन होना - कैमोमिला।

(33) (a) बच्चों के पेट में फैलाव (distension) होना - बाराइटा कार्ब, कल्केरिया, कॉस्टिकम, सिना, कुप्रम मेटालिकम, साइलिसिया, स्टैफिसेग्रिया, सल्फर।

(b) बच्चों का पेट बड़ा (enlarged) होना - बाराइटा कार्ब, कल्केरिया, क्रुप्रम मेटालिकम, मैग्नेसिया म्युर, सोरिनम, सैनिकुला, सारसापैरिला, साइलिसिया, सल्फर।

(c) सुखण्डी रोग के साथ बच्चों का पेट बड़ा होना - कल्केरिया, सैनिकुला, सारसापैरिला।

(d) बच्चों के पेट में हर्निया होना - ऑरम मेटालिकम, लाइकोपोडियम, नाइट्रिक एसिड, नक्स वोमिका।

(34) बच्चों को खूनी बवासिर होना - म्युरियेटिक एसिड।

(35) बच्चों के मलाशय का च्यूत होना - फेरम मेटालिकम, हाइड्रास्टिस, नक्स वोमिका, पोडोफाइलम, रूटा आदि।

(36) (a) दाँतों के निकलते समय बच्चों के जीभ में दर्द तथा कष्ट होना - ब्रायोनिया।

(b) दाँतों के निकलते समय बच्चों के मुँह में लार (Saliva) कम या नहीं बनना - काली ब्रोमेटम।

(c) दाँतों के निकलते समय बच्चों को वमन होना - कल्केरिया, बिस्मथ, हायोसियामस, इपिकाक।

(37) छोटे बच्चों को अतिसार (dysentary) होना - बाराइटा म्युर।

मेरी धारणा है कि मानसिक दुर्बलता के रोगियों का उपचार अन्य चिकित्सा पद्धतियों में उतनी कारगर नहीं है जबकि होम्योपैथी में उचित दवा का चयन कर रोगी को उचित शक्ति में तथा उचित समयान्तराल पर दिया जाय तो सफलता तो मिलती ही है; भले ही बीमारी की गंभीरता के कारण समय अधिक लग सकता है।

चिकित्सकों को भी चाहिए कि लक्षण-संग्रह करने से दवा के चुनाव तक किसी भी दवा के प्रति पक्षघात पूर्ण रवैया न अपनाएं। किसी भी चिकित्सक की सफलता उसके द्वारा सफलता हेतु किए गए प्रयास पर निर्भर करती है क्योंकि किसी ने कहा है कि "असफलता यह प्रमाणित करती है कि सफलता के लिए किया गया प्रयास उचित और कारगर नहीं था"।

# 12 स्नायु-दौर्बल्यता (Neurasthenia)

Neurasthenia शब्द का प्रयोग सबसे पहले अमेरिकन चिकित्सक श्रीमान् बिअर्ड ने सन् 1880 ई. में स्नायु-दौर्बल्यता हेतु किया था, लेकिन आज इस शब्द का प्रयोग एक प्रकार की मानसिक असामान्यता हेतु किया जाता है जो निरन्तर चलने वाले भावनात्मक तनाव या आवेगों के फलस्वरूप पैदा होती है। इस रोग में रोगी उदास, दुःखी, सुस्त, थका हुआ, चिन्तित तथा चिड़चिड़ा रहता है। रोगी के विचार पूरी तरह बिखरे हुए या छिन्न-भिन्न होते रहते हैं। रोगी हमेशा एक बात ज़रूर कहता है, ''डॉक्टर साहब, अकारण ही पूरी तरह थका हुआ महसूस करता हूँ, ऐसी स्थिती में मैं कोई काम करूँ तो कैसे करूँ?'' ऐसे रोगियों को किसी भी तरह का शारीरिक या मानसिक काम करने को कहो तो वह थकान के बहाने टाल-मटोल करते हैं। सच तो यह है कि इन रोगियों की थकान (Fatigue) कभी न खत्म होने वाली होती है, क्योंकि उसका संबंध दिमाग से होता है। वास्तविक थकान (Tiredness) आराम करने, सोने, तेल मालिश कराने, चाय-कॉफी लेने आदि से कम हो जाती है। ठंडे तथा गर्म पानी से स्नान भी लाभदायक होता है। वास्तविक थकावट (Tiredness) हमेशा शारीरिक या मानसिक परिश्रम के बाद ही होती है, वह भी कार्य के मुताबिक।

अतः स्नायु-दौर्बल्य मनःस्नायविक विकृति का ही एक प्रकार है जिसमें रोगी जीर्ण अस्वाभाविक थकान या शिथिलता, शक्तिहीनता, उत्साहहीनता या अवसाद, अयोग्यता की भावना, एकाग्रता की कमी, भूख की कमी, नींद न आना, दुःख-दर्द आदि महसूस करता है।

## स्नायविक-दौर्बल्य के लक्षण

1. **अनिद्राः** स्नायविक-दौर्बल्यता के रोगी में नींद न आने की शिकायत एक सामान्य लक्षण हो जाती है। रोगी रात-रात भर बिस्तर पर लेट कर नींद

को बुलाता रह जाता है पर नींद इतनी बेदर्द हो जाती है कि लाख मनाने पर भी नहीं आती। कभी-कभी आती भी है तो अलसुबह, वो भी चन्द मिनटों के लिए तथा स्वप्न के साथ। फलस्वरूप आई हुई नींद भी अचानक भाग जाती है।

इस बीच रोगी दूसरों को सुख की नींद सोते हुए देखता है तो ईर्ष्या तथा व्यंग्यपूर्वक जगाते हुए कहता है, "खूब सो लो, फिर पता नहीं सोने को मिले या न मिले, मेरा तो सोने का सुख पता नहीं कहाँ चला गया? किसने ले लिया?"। इस तरह रोगी अपनी अनिद्रा की आदत से उत्पन्न दुःख को बढ़ा-चढ़ा कर लोगों के सामने पेश करता है।

2. **थकावट या शिथिलता**: इसमें रोगी बिना कोई काम,मानसिक या शारीरिक किए ही थका रहता है। उसकी यह थकावट मानसिक तथा मनोवैज्ञानिक होती है जिस कारण इसे आसानी से दूर नहीं किया जा सकता। यदि यह थकावट वास्तविक होती तो तेल मालिश करा के, विश्राम कर के, चाय-कॉफी या दूध पिलाकर, गर्म तथा ठंडे पानी से स्नान करा कर दूर की जा सकती थी।

3. **सिर दर्द**: रोगी को विशेष प्रकार का सिर-दर्द होता है जिसमें दर्द कम तथा दबाव अधिक होता है या फिर दर्दयुक्त तनाव महसूस करता है जो कि सामने यानि माथे से शुरू होकर चाँद (Vertex) पर और फिर सिर के पीछे होते हुए रीढ़ की हड्डी में या रीढ़ की हड्डी से प्रारम्भ होकर चाँद पर होते हुए आँखों में आ जाता है। रोगी अपने सिर में ऊनपन यादि ऊन-सा (Woolliness) तथा सिर के ऊपर बादल मंडराता हुआ महसूस करता है।

इस तरह का सिर दर्द वास्तविक कभी भी नहीं हो सकता है लेकिन रोगी अथवा उसके परिजनों द्वारा यह बताया जाता है कि रोगी के असहनीय दर्द से वे सभी वर्षों से परेशान हैं तथा इसके उपचार हेतु अनेक नामी चिकित्सकों से मिला जा चुका है तथा लगभग सभी महत्वपूर्ण जाँचें कराई जा चुकी हैं, फिर भी दर्द अब तक जस-का-जस बना हुआ है।

रोगी की आँखें भी थक जाती हैं। इसके अलावा कभी-कभी रोगी रीढ़, गर्दन, पीठ, जोड़ों आदि में भी दर्द की शिकायत करता है। उसकी कोशिश होती है कि वह अपने दर्द के बारे में ज़्यादा से ज़्यादा लोगों को बताए, ताकि कुछ लोगों की सहानुभूति तो वह पा जाए। किसी के सहानुभूति जताने पर रोगी को राहत मिलती है।

4. **पाचन-शक्ति कमज़ोर पड़ना**: स्नायविक-दौर्बल्यता के मुख्य लक्षणों में पाचन-शक्ति का कम होना भी पाया जाता है। भोजन पचता नहीं है, भूख लगती नहीं है। रोगी खाना पचाने तथा भूख लगाने के लिये विभिन्न प्रकार की औषधियों का प्रयोग बराबर किया करता है, लेकिन सभी औषधियाँ बेकार साबित होती हैं। कुछ रोगियों में डकार आने, अत्यधिक वायु बनने तथा पेट गुड़गुड़ाने की शिकायत होती है। रोगी कब्ज़ से अत्यधिक परेशान रहता है।

5. **स्नायुतंत्र एवं ग्रंथियों का प्रभावित होना**: स्नायविक-दौर्बल्यता का असर स्वायत्तशासी स्नायु-तंत्र तथा अंतःस्त्रावी ग्रंथियों (Atuonomic Nervous System and Endocrine Glands) पर नज़र आने लगता है, जिसकी वजह से हृदय की गति का अस्वाभाविक रूप से बढ़ना, शरीर में कम्पन, शरीर का वज़न कम होना आदि शिकायतें होने लगती हैं। अत्यधिक स्नायविक-दौर्बल्य वाले रोगियों में रक्तचाप भी कम हो जाता है साथ ही चक्कर आना या विचार-शून्यता भी होने लगती है। पैरों के तलवे तथा हाथों की हथेलियों का ठंडा, गीला या चिपचिपा (Claimminess) होना भी एक निशानी है।

6. **स्वार्थी तथा आत्मकेन्द्रित होना**: रोगी बहुत स्वार्थी तथा आत्मकेन्द्रित होता है। वह हमेशा अपनी ही कहता है, अपनी ही सुनाता रहता है दूसरों की एक भी नहीं सुनता। रोगी झक्की तथा चिड़चिड़ा हो जाता है, फलतः उससे जुड़े सभी लोग परेशान रहते हैं। स्नायविक-दौर्बल्य का रोगी अपने आप से दुःखी रहता है, जिस कारण औरों को संतुष्ट व सुखी देखकर उसे ईर्ष्या होती है और वह लोगों से कहता है, "देखिये न, मैं बीमार हूँ और ये सब मौज से मेरा हिस्सा भी खाए जा रहे हैं, खत्म किये जा रहे हैं," आदि।

7. **मानसिक स्नायु-दौर्बल्य** (Cerebral Neurasthenia): इसमें रोगी अपने दिमाग का प्रयोग कम करता है या बिलकुल ही नहीं करता है।

8. **रति-क्रिया पर प्रभाव**: रतिक्रिया का मन से सीधा संबंध है; इस कारण जब भी मन में कोई गड़बड़ी पैदा होगी तो उसका सीधा असर रति-क्रिया पर पड़ता है।

   a. **पुरूषों में-** स्नायु-दौर्बल्य वाले रोगियों में शीघ्रपतन, वीर्यस्खलन, नपुंसकता आदि परेशानियाँ हो सकती हैं। पेशाब प्रायः फॉस्फेटयुक्त तथा क्षारीय होता है। फॉस्फेट मूत्र-थैली में जमा हो जाता है, तथा मूत्र त्यागते समय अंत में आता है, जिसे रोगी कभी-कभी वीर्यस्खलन समझ बैठता है।

   b. **स्त्रियों में-** स्नायु-दौर्बल्य वाली रोगिणियों में मासिकस्राव समय पर नहीं होता है; कभी समय से पहले तो कभी बाद में आता है। रोगिणी को श्वेत प्रदर की शिकायत तथा रति-क्रिया (संभोग) संबंधी अनेक कष्ट हो सकते हैं।

## स्नायु-दौर्बल्यता का निदान (Diagnosis)

दूसरी स्नायविक विकृतियों की तुलना में इसे पहचानना कठिन नहीं होता है। नकली थकावट इसकी चुगली कर देती है। हाँ, कभी-कभी इसे खिन्नचित्त या अवसादित रोगियों (Depressive Illness) से अलग करने में दिक्कत होने लगती है। नकली थकावट तो दोनों ही में होती है, लेकिन खिन्नचित्त वाले रोगियों में हीनता-न्यूनता की प्रधानता होती है। इसका पता लगाने में रोगी का अतीत तथा पारिवारिक क्रिया-कलाप मदद कर सकते हैं। हाँ, प्रारम्भिक मनोविदलता (Early Schizophrenia) तथा स्नायु-दौर्बल्य को अलग करना बहुत आसान नहीं है।

## स्नायु-दौर्बल्यता के कारण

शुरूआती कारण तो मनोवैज्ञानिक ही होते हैं। किंतु इसके रोगियों का बिना लक्षण-संग्रह किए, स्नायु-दौर्बल्यता का रोगी कहा जाना उचित नहीं होगा क्योंकि

ये लक्षण सामान्य व्यक्तियों में भी कभी-कभी पाए जाते हैं। स्नायु-दौर्बल्यता के रोगियों में जो थकान होती है वह अत्यधिक परिश्रम के कारण नहीं होती यह तो बिना काम, परिश्रम या संवेग के ही हो जाती है। स्नायु-दौर्बल्यता की शिकायत सिर में आघात या चोट लगने से होती है। चाहे वह आघात या धक्का मानसिक अथवा बिजली आदि का ही क्यों न हो।

## स्नायु-दौर्बल्यता के प्रकार

1. **सिरदर्द-स्नायु-दौर्बल्यता**: इसमें सिरदर्द की प्रधानता होती है।
2. **थकान-स्नायु-दौर्बल्यता**: इसके रोगियों को हमेशा थकावट की शिकायत बनी रहती है।
3. **अनिद्रा-स्नायु-दौर्बल्यता**: इसमें अनिद्रा की प्रधानता होती है।
4. **पाचन-स्नायु-दौर्बल्यता**: इसमें रोगी की पाचनक्रिया सदा अस्त-व्यस्त रहती है।
5. **कम्पन-स्नायु-दौर्बल्यता**: इसके रोगियों में हृदय-गति का अस्वाभाविक रूप से तेज़ होना तथा कम्पन की प्रधानता होती है।
6. **रति-स्नायु-दौर्बल्यता**: इसमें रोगियों में नपुंसकता के अलावा जनन अंगों से संबंधित अनेक बीमारियाँ आ जाती हैं।
7. **स्वार्थी-स्नायु-दौर्बल्यता**: इसमें रोगी स्वार्थी होता है, वह केवल अपने ही विषय में सोचता रहता है।
8. **अधीर-स्नायु-दौर्बल्यता**: इसमें रोगी धैर्यहीन रहता है।
9. **मानसिक-स्नायु-दौर्बल्यता**: इसमें रोगी अपने दिमाग का प्रयोग कम करता है या नहीं कर पाता है।
10. **रीढ़-स्नायु-दौर्बल्यता**: इसमें रोगी की रीढ़ की हड्डी की दुर्बलता मुख्य होती है। फलतः उसके हाथ-पैर भी कमज़ोर हो जाते हैं या होने लगते हैं।
11. **आघात-स्नायु-दौर्बल्यता**: स्नायु-दौर्बल्य का कारण जब कोई चोट (Trauma) या आघात (Shock) होता है तो उसे आघात-स्नायु-दौर्बल्य कहते हैं।

## स्नायु-दौर्बल्यता के रोगी की व्यवस्था

स्नायु-दौर्बल्य के रोगी के लिये एक नियमित दिनचर्या का पालन करना बहुत ज़रूरी है। उसे रात में सोते समय गर्म दूध पीने को देना चाहिए; रोटी-चावल या अन्य चीज़ों के साथ दूध का सेवन करने से कब्ज़ और भी बढ़ सकता है। मौसमी फलों का सेवन पाचन क्रिया को ठीक कर, कब्ज़ को दूर कर थकान भगा सकता है, अतः उनको भोजन में अवश्य शामिल करें। संभव हो तो मक्खन, माल्ट, कॉड-लिवर-ऑयल, आदि का सेवन भी रोगी को कराना चाहिए। यह लाभदायक सिद्ध हो सकता है।

## परहेज़

थकान दूर करने के लिये नशीले या मादक पदार्थों का सेवन भूल कर भी नहीं करना चाहिए।

## उपचार

i. सबसे पहले तो रोगी को हर तरह से ढांढस बंधाना तथा सांत्वना देना ज़रूरी होता है।

ii. उसके भीतर जीवन के प्रति एक नए व स्वस्थ दृष्टिकोण को विकसित करने का प्रयास तब तक करते रहना चाहिए जब तक रोगी सामान्य नहीं हो जाये।

iii. लक्षण-भेद के अनुसार औषधि-निर्देशः

1. **कमज़ोरी की शिकायत करेः-**
   - संभोग के बाद- सिपिया, कल्केरिया।
   - वीर्यस्खलन के बाद (मर्दों में)- फॉस्फोरस, साइलिसिया, सल्फर, लाइकोपोडियम, नक्स वोमिका, फॉस्फोरिक एसिड आदि।
   - स्वप्न देखने के बाद- कल्केरिया सल्फ।
   - लिफ्ट में जाने से- कार्बो ऐनिमेलिस।
   - नीचे देखने पर- काली कार्ब।

- अनिद्रा के कारण- कोकुलस।
- थकान के साथ- प्लबम, कुप्रम मेटालिकम।
- प्यार में नाकाम होने के बाद- फॉस्फोरिक एसिड।
- मासिकस्राव के समय- कार्बो एनिमेलिस, सिपिया।
- अचानक ही- क्रोटोन हॉरिडस, ग्रेफाइटिस, सिपिया, आर्सेनिक, एकोनाइट नैपोलिस।
- बिस्तर में- पल्साटिला।
- उठने पर- लैकेसिस, फॉस्फोरिक एसिड, ब्रायोनिया।
- उठने के बाद- फॉस्फोरिक एसिड।
- जागने पर- नक्स वोमिका।
- दोपहर से पहले- ब्रायोनिया।
- खुली हवा में- स्पाइजेलिया, प्लैटिना।
- सीढ़ी चढ़ने पर- आयोडियम, कल्केरिया।
- बच्चों में- सल्फर, ब्रायटा कार्ब, लाइकोपोडियम।

2. **रोगी काम नही करना चाहता है:-** नैट्रम म्युर, नाइट्रिक एसिड, नक्स वोमिका, सिपिया, सल्फर, कार्बोनियम सल्फ, चेलिडोनियम, चाइना, ग्रेफाइटिस, लैकेसिस आदि।
    - जाड़ा लगते समय- कैम्फर।
    - ठंडे मौसम में- सैंगुनेरिया।
    - दोपहर का भोजन करने के बाद- फास्फोरस, चाइना।
    - वीर्य-स्खलन के बाद (स्त्रियों में)- सिपिया।
    - गर्म प्रदेश या गर्मी में दोपहर की झपकी के बाद- बोरेक्स, एनाकार्डियम।
    - सोने के बाद- मेजेरियम, बोरेक्स।
    - टहलते समय- सेबाइना, आर्निका मॉन्टाना।
    - दोपहर में- एलो सोक्रोटिना।
    - दिन के दो बजे- चेलिडोनियम।
    - शाम के समय- सल्फर।

- खुली हवा में- आर्निका मॉन्टाना।
- घर-गृहस्थी के काम करना नहीं चाहती- साइट्रिक एसिड।
- नाश्ते के बाद- नैट्रम सल्फ।
- बच्चों में- लैकेसिस, ब्रायटा कार्ब।

3. **मानसिक स्नायु-दौर्बल्य के लियेः-** कालीफॉस, फॉस्फोरिक एसिड, पिक्रिक एसिड, एनाकार्डियम, जेल्सेमियम आदि।
   - अकारण- सोरिनम।
   - उन्मादित- नैट्रम म्यूर।
   - सदमा लगने के बाद- नैट्रम म्यूर, इग्नेसिया।
   - उम्रदराज़ लोगों में- फॉस्फोरस, सेलेनियम, कोनियम।

## मानसिक स्नायु-दौर्बल्य के कारण

a. रोगी बिस्तर पर सो या बैठ नहीं सकता क्योंकि वह उसे गर्म लगता है- ओपियम।
b. चिन्ता के कारण रोगी आधी रात में बिस्तर से बाहर निकल आता है- आर्सेनिक एलबम।
c. नींद नहीं आना- सिमसिफ्युगा।
d. रोगी बिस्तर पर सो या बैठ नहीं सकता क्योंकि वह उसे कड़ा लगता है- ब्रायोनिया, पाइरोजेनम, आर्निका मॉन्ट।

4. **रीढ़ की हड्डियों की स्नायविक दौर्बल्यताः-** स्टरकुलिया (Sterculia), सारकोटैक्टिक एसिड (Sarcotactic Acid) आदि।
5. **पाचन-स्नायविक दौर्बल्यताः-** चाइना, कॉलचिकम, लाइकोपोडियम, नैट्रम सल्फ, फॉस्फोरिक एसिड, पोडोफाइलम, सल्फर, एनाकार्डियम, नक्स वोमिका, स्ट्रीचिनम फॉस, एलो सोकोट्रिना आदि।
6. **रति-स्नायविक दौर्बल्यताः-**
   - पुरूषों में- योहिम्बियम, स्टैफिसेग्रिया, सबल सेरूलाटा, ओनोस्मोडियम, पिक्रिक एसिड, जैन्थोजाइलम (Xanthoxylum), एग्नस, एनाकार्डियम,

थाइमोल, डामियाना, फॉस्फोरिक एसिड, फॉस्फोरस, चाइना आदि।

- स्त्रियों में- लैकेसिस, मैग्नेसिया कार्ब, सिपिया, कोकुलस, हेलोनियस, इग्नेसिया आदि।

7. **अधीर-स्नायविक दौर्बल्यताः** मेथाइलेन ब्लू (Methylene Blue), काली फॉस, लेसिथिन (Lecithin) आदि।

## कुछ महत्वपूर्ण औषधियाँ तथा उनके महत्वपूर्ण लक्षण

1. **जिंकम पिक्रिकम-** लकवे के कारण रोगी का मस्तिष्क शून्य होना, स्मरण शक्ति की कमी, शारीरिक शक्ति की कमी आदि लक्षण पाये जाते हैं। वीर्यस्खलन होता रहता है। रोगी स्पष्टतः स्नायु-दौर्बल्यता का शिकार लगता है।
2. **एनाकार्डियम-** स्थिर विचार, भ्रम वाले रोगियों को लगता है कि उनके शरीर में दो व्यक्ति अथवा उनके मन में दो विचार या इच्छाएँ हैं- पहली सकारात्मक तो दूसरी नकारात्मक। मानसिक दुर्बलता के कारण रोगी घर से बाहर घूमते समय चिन्तित हो जाता है क्योंकि उसे लगता है कि कोई उसका पीछा कर रहा है या उसे खोज रहा है। रोगी आक्रामक शब्दों का प्रयोग किया करता है। उसका मस्तिष्क शून्य हो जाता है; स्मरणशक्ति अचानक कमज़ोर या खत्म-सी हो जाती है। रोगी को आसानी से अत्यधिक गुस्सा दिलाया जा सकता है। उसे किसी भी व्यक्ति पर विश्वास नहीं होता है, यहाँ तक कि कभी-कभी तो वह अपने-आप पर से भी विश्वास खो देता है। रोगी के दिमाग में शक पैदा होने लगते हैं; और इसी कारण आधे रास्ते से लौट-लौटकर देखता है कि उसने मकान को ठीक से ताला लगाया है या नहीं। रोगी में सामान्य आचरण-शक्ति (Moral Power) की कमी होती है। उसे ऐसा महसूस होता है मानो हमेशा स्वप्न में हो। वह अपने भुलक्कड़पन के कारण बहुत परेशान रहता है; किसी व्यापार के लायक नहीं रह जाता। रोगी गाली तथा श्राप देना चाहता है।
3. **मेडोरिनम-** रोगी की याद्दाश्त कमज़ोर हो जाती है। अपने दोस्तों के नाम

भी याद नहीं कर पाता है। आश्चर्य तो तब होता है जब रोगी अपना खुद का नाम-पता भी भूल जाता है। भली-भाँति परिचित व्यक्ति या स्थान के नाम का हिज्जे (Spelling) करने में भी रोगी को काफी मुश्किल होती है। बातचीत करने में बातों का क्रम प्रायः टूट जाता है, जिस कारण रोगी अपनी बीमारी भी ठीक से नहीं बता पाता है।

4. **एड्रेनालिन-** रोगी का मन किसी भी चीज़ या काम में नहीं लगता है। वह पूरी तरह उद्देश्यहीन होता है। एकाग्रता तो उसमें होती ही नहीं है।
5. **लाइसिन-** रोगी को डर लगता है कि वह पागल हो जायेगा। उसे पानी से डर लगता है। पानी के गिरने की आवाज़ भी उसे डराती या उत्तेजित कर देती है।
6. **नक्स मॉसकेटा-** रोगी का दिमाग कमज़ोर होता है, जिस कारण वह हमेशा सोना चाहता है। वह सोच नहीं पाता है; सभी लोगों या चीज़ों से अलग-थलग रहना चाहता है। पढ़ते-लिखते समय रोगी का दिमाग विचार-शून्य हो जाता है, जिस कारण वह गलत शब्दों का प्रयोग कर बैठता है। कभी-कभी तो विचार-शून्यता के कारण वह अपने घर का रास्ता भी भूल जाता है। हल्का-फुल्का काम करने से भी उसे थकान हो जाया करती है, जिस कारण आराम करने के सिवाए उसे कोई दूसरा उपाय सूझता ही नहीं है।
7. **पिक्रिक एसिड-** व्यवसाइयों तथा बौद्धिक लोगों में तनाव या अत्यधिक कार्य के कारण उत्पन्न सिरदर्द, परिणाम स्वरूप रीढ़ की हड्डी पर जलन-सी मालूम पड़ती है, जो अत्यधिक थकान पैदा करती है। हल्के परिश्रम से भी पूरे शरीर में थकान (खासतौर पर हाथ-पैरों में) महसूस होती है। रोगी में इच्छा शक्ति की कमी रहती है।
8. **प्लम्बम-** रोगी की याद्दाश्त खत्म या कम हो जाती है जिस कारण वह उचित शब्दों का प्रयोग नहीं करता है।
9. **स्ट्रिचनिया फॉस्फोरिका-** यह दवा Cerebro-Spinal System के माध्यम से माँसपेशियों पर कार्य करती है, फलतः अंगों का फड़कना, अकड़ना, कमज़ोरी तथा शक्ति की कमी को ठीक करती है। जब रक्त संचार पर

कार्य करती है तो हल्की नब्ज़ का रूक-रूक कर चलना एवं हृदय की अस्वाभाविक तेज़ गति को ठीक करती है। जब दिमाग पर कार्य करती है तो नियंत्रण की कमी अर्थात् हँसी रोकने की शक्ति की कमी ठीक करते हुए दिमाग को संतुलित तथा प्रयोग करने योग्य बनाती है।

10. **मर्क्युरियस साइनाइड-** रोगी अत्यधिक कमज़ोरी महसूस करता है फलतः अपने पैरों पर खड़ा भी नहीं हो पाता है।
11. **म्यूरेटिक एसिड-** अत्यधिक शक्तिहीनता के कारण कहीं भी बैठते ही रोगी की आँखें बन्द होने लगती हैं। उसका निचला जबड़ा (Lower Jaw) लटक जाता है फलतः मुँह खुला रह जाता है। मानसिक-स्नायविक दुर्बलता के कारण रोगी माँस नहीं देख सकता तथा माँस के विषय में सोच भी नहीं सकता है।
12. **लैकेसिस-** कोई भी चीज़ यदि नाक या मुँह के पास आती है तो रोगी को लगता है कि उसकी सांसें बन्द हो जायेगी। और इस वजह से रोगी चाहता है कि कोई पंखा भी चले तो दूर से तथा धीरे-धीरे। वह मानसिक तथा शारीरिक दोनों प्रकार की थकान महसूस करता है। उसका पूरा शरीर काँपता है। जब उसकी जीभ देखी जाती है, तो वह भी काँपती हुई नज़र आती है। रोगी सुबह के समय टहलते समय प्रायः उदास हो जाता है।
13. **कार्बो वेज-** रोगी शारीरिक तथा मानसिक रूप से कमज़ोर होता है। रोगी की चिन्तन-शक्ति, पाचन-शक्ति, स्मरण-शक्ति आदि कमज़ोर होती हैं। वह कुछ भी खाए-पीए पर पेट में जाते ही गैस बनना प्रारंभ हो जाता है। वह महसूस करता है कि उसका पेट गैस से फट जायेगा। रोगी चाहता है कि उसे कोई व्यक्ति नज़दीक से ज़ोर-ज़ोर से पंखा चला दे।
14. **नैट्रम सल्फ-** सर में चोट लगने के बाद से रोगी उदास रहने लगता है। वह किसी से बात नहीं करना चाहता; यहाँ तक कि संगीत भी उसे उदास कर देता है।
15. **नैट्रम कार्ब-** रोगी कुछ सोच नहीं पाता है, अपने दिमाग का सही प्रयोग भी नहीं कर पाता है क्योंकि ऐसा करते ही उसे सिरदर्द की शिकायत होने

लगती है। रोगी पाचन-स्नायविक दुर्बलता के कारण जब भी दूध पीता है तो उसे दस्त प्रारंभ हो जाता हैं।

16. **जेल्सेमियम-** रोगी में मुख्य रूप से साहस की कमी पायी जाती है। उसमें कमज़ोरी-कम्पन की प्रधानता होती है। रोगी की जीभ, हाथों, पैरों तथा कभी-कभी तो पूरे शरीर में कम्पन स्पष्ट नज़र आने लगते हैं।

17. **ओपियम-** रोगी के शरीर पर दवाओं का कोई खास असर नहीं होता है क्योंकि रोगी की जीवनी-शक्ति कमज़ोर होती है। किसी भी बीमारी में रोगी अपना दुःख-दर्द बयान नहीं करता क्योंकि उसे इसकी अनुभूति ही नहीं होती है। वह कुछ भी नहीं माँगता है। रोगी को बिस्तर इतना गर्म लगता है कि वह उस पर सो या बैठ नहीं पाता। नींद में रोगी बिस्तर की चादर, कपड़ों या तकिया को चूमता है। रोगी को पाखाने की इच्छा महसूस नहीं होती है। दो-चार दिन के अंतराल से पाखाना होता भी है तो बहुत ही कड़ा, गोल-गोल तथा बकरी की लेड़ी की तरह।

18. **फॉस्फोरस-** रोगी कमज़ोर, संवेदनाहीन होता है तथा चाहता है कि उसे चुम्बकीयकृत किया जाये। स्नायुतंत्र में जलन के साथ अत्यधिक कमज़ोरी तथा पूरे शरीर में कम्पन से रोगी परेशान रहता है। सिर, छाती, पेट आदि में खालीपन महसूस होता है। उसे अकेलापन अच्छा लगता है, किसी से बातें करना नहीं चाहता है, बात करता भी है तो धीरे-धीरे। आश्चर्य तो तब होता है जब रोगी को अकेले होने का भी डर होता है। इस रोगी का पाखाना लम्बा, सूखा, कड़ा तथा कठिनाई से होता है। इसके पाखाने की तुलना कुत्ते के पाखाने से की जा सकती है।

19. **ब्रायटा कार्ब-** रोगी मानसिक तथा शारीरिक दोनों रूप से नाटा हो तो यह दवा फायदेमन्द होती है।

20. **काली ब्रोम-** याद्‌दाश्त की इतनी कमी होती है कि रोगी चलना भी भूल जाता है, उसका दिमाग शून्य हो जाता है। रोगी बिना 'तकिया-कलाम' का प्रयोग किये बोल भी नहीं सकता है। कमज़ोरी के कारण वह ठीक से बैठता भी नहीं है। उसके हाथ तथा अंगुलियों में लगातार कंपन तथा फड़फड़ाहट देखी जा सकती है।

21. **फॉस्फोरिक एसिड-** रोगी कमज़ोरी के मारे कांपता है, सीढ़ी चढ़ते समय उसके पैर सीढ़ी पर सही ढ़ंग से नहीं पड़ते हैं; इन सभी कारणों से जीवन के विभिन्न पहलुओं को वह अपने-आप के लिए नहीं मानता है।
22. **सिफिलिनम-** रोगी किताबों, व्यक्तियों, स्थानों आदि का नाम जल्द ही भूल जाता है। अंक गणित के सवाल रोगी कठिनाई से करता है।
23. **लैक केनाइनम-** अत्यधिक भुलक्कड़पन, मानसिक शून्यता आदि रोगी में होती है। लिखने-बोलने में रोगी अधिक शब्दों का प्रयोग करता है, फिर भी उचित शब्दों को छोड़ ही देता है। यह स्पष्ट नहीं होता है कि वह क्या लिखना-बोलना चाहता है?
24. **पल्साटिला-** रोगी हमेशा रोना चाहता है, बिना रोये कुछ भी कहना उसके लिये संभव नहीं होता है। उसके सभी लक्षण हर समय बदलते रहते हैं, जिस कारण दवा का चुनाव करना आसान नहीं होता है। रोगी को प्यास नहीं लगती है जबकि उसका मुँह हमेशा सूखा रहता है। रोगी खुली हवा में रहना चाहता है क्योंकि बंद कमरे में उसका दम फूलने-सा लगता है।
25. **सिपिया-** रोगिणी उदास तथा रोती रहती है, सोचती है कि "मैं अकेली रह जाऊँगी"। इसी कारण परिवार के लोगों या संबंधियों से अलग-थलग रहने लगती है तथा लालची एवं कंजूस हो जाती है। सिपिया रोगिणी अपने पति पर हमेशा गुस्सा करती रहती है। वह सोचती है तथा कह बैठती है, "इतने सारे बच्चे इन्हीं के कारण हुए, जिसके फलस्वरूप मुझे श्वेतप्रदर हुआ, मुँह पर छाहीं हुई, मैं सारा-सारा दिन इन बच्चों का काम करते-करते थक जाती हूँ, कभी-कभी लगता है कि मेरी बच्चेदानी निकली जा रही है जिसे रोकने हेतु मुझे पैर पर पैर चढ़ा कर बैठना पड़ता है।" अतः रोगिणी की नज़रों में जो दर्द पिया ने दिये उनकी उपयुक्त दवा सिपिया (Sepia= Se+pia) है।
26. **साइलिसिया-** रोगी मानसिक परिश्रम नहीं कर पाता क्योंकि थोड़ा भी लिखने-पढ़ने से उसे अत्यधिक थकान महसूस होने लगती है। सोचना उसके लिए मुश्किल कार्य होता है। इस रोगी का सिरदर्द गर्दन से प्रारम्भ होकर चाँद (Vertex) अर्थात् सिर के ऊपरी भाग पर चला जाता है, लगता है कि यह दर्द रीढ़ की हड्डी में से आ रहा है। चाँद के बाद यह

दर्द आँखों में चला जाता है। यह सिरदर्द अधिक मूत्र त्यागने, सिर दबाने, गर्म कपड़ों से ढँकने से ठीक होता है। इस रोगी को कब्ज़ की शिकायत रहती है। इसके मल का कुछ भाग बाहर आ जाता है और कुछ भाग पुनः मलाशय (Rectum) में चला जाता है।

27. **स्पाइजेलिया-** रोगी तेज़-धारदार या नुकीली चीज़ों, मसलन चाकू, कुल्हाड़ी, फरसा, भाला, सुई, काँटा, आलपिन आदि से बहुत डरता है। रोगी का सिरदर्द प्रायः सिर के निचले-पिछले भाग से प्रारम्भ होकर सिर के ऊपरी भाग से होते हुए आँखों तक पहुँचता है। यह दर्द सूर्य के साथ बढ़ता तथा घटता है। आँखों में दबावयुक्त असहनीय दर्द के कारण रोगी बिना पूरा शरीर घुमाये कुछ देख नहीं पाता है, क्योंकि दर्द के कारण आँखों को घुमाना संभव नहीं होता है।
28. **स्टैनम मेटालिकम-** रोगी को छाती में अत्यधिक कमज़ोरी मालूम पड़ती है, फलतः वह बात भी करना पसंद नहीं करता है। यह कमज़ोरी बातचीत करने, हँसने, पढ़ने, बोलने, गाने आदि के समय बढ़ जाती है। रोगी शारीरिक तथा मानसिक असमर्थता के कारण उदास रहता है।
29. **नक्स वोमिका-** यह छात्रों या उन लोगों के लिए जो घंटों बैठकर पढ़ने-लिखने का या कोई अन्य कार्य करते हैं तथा पाचन-स्नायविक दुर्बलता से पीड़ित हो जाते हैं, एकमात्र उचित औषधि है। इन कार्यों में रोगी रात-रात भर जागता है। रोगी को सिरदर्द की शिकायत हो जाती है। पेट की गड़बड़ी के कारण मुँह कड़वा हो जाता है। यह रोगी बाहरी परिवेश से जल्दी प्रभावित होता है क्योंकि यह हल्ला, महक, प्रकाश आदि बर्दाश्त नहीं कर पाता है।
30. **सैंगुनेरिया-** रोगी को सिर के पीछे दर्द शुरू होता है तथा ऊपर चाँद पर होते हुए दाहिनी आँख में आ जाता है। यह सिरदर्द प्रायः सूर्य के साथ बढ़ता तथा घटता जाता है।
31. **सेलेनियम-** रोगी अपने व्यापार में भूल किया करता है, लेकिन स्वप्न में भूली हुई बातें याद आ जाती हैं। उसे कब्ज़ रहता है, जिसकी वजह से उसे मल निकालने हेतु यांत्रिक उपकरणों (एनिमा, उंगली आदि) का प्रयोग करना पड़ता है। रोगी मानसिक स्तर पर कामुक तथा शारीरिक स्तर पर अक्षम यानि नपुंसक सिद्ध होता है।

रोगी टायफाइड या टाइफस के बाद थोड़ा सा भी मानसिक या शारीरिक परिश्रम करता है तो जल्द ही थक जाता है। रोगी को हल्की गर्मी या सर्दी भी बर्दाश्त नहीं होती है। वह इनसे पीड़ित हो जाता है।

32. **एलुमिना-** डॉ. एच. सी. ऐलन के अनुसार- "थकान के कारण रोगी बात करना भी नहीं चाहता है; बेहोश हो जाता है; थका रहता है, जिस कारण उसको बैठना पड़ जाता है।"

एक रोगी का जिक्र करना उचित है जो मेरे क्लिनिक में लाया गया था। वह अपने पेट की गड़बड़ी के साथ-साथ सिर भारी होने व दुखने, कमरदर्द, कमज़ोरी आदि का रोना रोता रहता था सबके सामने। तरह-तरह की विटामिन की गोलियाँ व रेचक औषधियाँ खाता रहता था, उसके लिए भोजन की विशेष व्यवस्था घर में रहती थी। ये सारी बातें रोगी के परिजनों ने बताईं। रोगी ने खुद भी कहा, "डॉक्टर साहब, सभी लोग मुझे परेशान कर देते हैं, मैं इतना थक जाता हूँ तो काम कैसे करूँ? ये लोग हमेशा काम करने को कहते हैं। मुझे तो खुद ही आश्चर्य होता है कि मैं बिना काम किये क्यों थका रहता हूँ। क्या यह कोई खास बीमारी है? मैं जानना चाहता हूँ कि मुझे कौन-सी बीमारी है, जो अब तक ठीक नहीं हुई?" मैंने रोगी के परिजनों को बताया कि यह जानबूझ कर बनावटी व्यवहार नहीं कर रहा है, बल्कि इसे सचमुच में थकान महसूस होती है, और इस थकान का कारण है- स्नायविक दौर्बल्यता। यह एक समझदार तथा बुद्धिमान लड़का है, बहाना क्यों बनायेगा? इस तरह मैंने उन्हें ढ़ाढ़स दिया तथा बताया कि यह जल्द ही ठीक हो जायेगा। बातचीत के इसी क्रम में एक सज्जन ने बताया, "डॉक्टर साहब, यह अब हर चीज़ में न कहने लगा है, अर्थात् नकारात्मक व्यक्तित्त्व का हो गया है। हाँ, एक विशेष बात और, जब इसे मंदिर या किसी चिकित्सक के यहाँ ले जाया जाता है तो पहले शौच अवश्य जाता है, उसके बाद ही घर से निकलता है। यहाँ आने से पहले भी पाखाना गया था। दूसरी बात यह कि जब कोई इससे कुछ भी पूछता है, तो यह काँपने लगता है। देखिये न, अभी भी सिर से पाँव तक इसके सभी अंग काँप रहे हैं।"

उसके रोग की पहचान कर मैंने उसे जेल्सेमियम 200 की चार खुराकें, प्रत्येक सप्ताह एक खुराक के हिसाब से खाने को दीं तथा एक माह बाद फिर बुलाया। रोगी जब दुबारा लाया गया तो लगभग 60 प्रतिशत ठीक नज़र आया मुझे तथा उसके परिजनों ने भी इसकी पुष्टि भी की। वही दवा उसी रूप में पुनः दी मैंने तथा एक माह बाद फिर बुलाया। इस बार रोगी बिल्कुल ठीक था। इस बार उसे IM शक्ति में एक खुराक दवा देकर ठीक घोषित कर दिया।

अंत में मैं यह कहना चाहता हूँ कि यदि दवा का प्रयोग सही ढंग से किया जाए तो होम्योपैथी से स्नायविक दौर्बल्य का इलाज अन्य चिकित्सा पद्धतियों की तुलना में बहुत ही अच्छी तरह से हो सकता है।

# 13 मद्यपानता एवं मादक पदार्थों का व्यसन

## (Alcoholism & Narcotic Addiction)

एक जमाना था जब शराबी या नशाखोर व्यक्ति उँगलियों पर गिने जाते थे, आज भी जब हम 21 वीं शती में प्रवेश करें चुके हैं तो शराब नहीं पीने वालों या नशा नहीं सेवन करने वालों को उँगलियों पर गिन रहे हैं। शराबियों तथा नशाखोरों के समाज में नशा सेवन नहीं करने वालों के लिए "तुलसी के जमाने का है।" "यह समाज के लायक नहीं हैं।" "कंजूस है।" "मक्खड़ है" आदि शब्दों का प्रयोग किया जाता है। जबकि नशा सेवन नहीं करने वाले लोग अपनी इज्जत बचाने के लिए सड़क के एक किनारे इन नशा खोरों से बचकर चलते हैं। एक व्यक्ति ने मुझे बताया, "यदि किसी के पास पैसे हों ही नहीं तो कोई चोर क्या चुराएगा? ठीक इसी तरह यदि किसी की इज्जत हो ही नहीं तो बेइज्जती का डर कैसा? यदि बात इन शराबियों की है, न इनको रहने का ढ़ंग है, न खाने की चिन्ता है न अपने इज्जत की।"

एक शिक्षक ने शराब के व्यवहार की कहानी मुझे बहुत पहले सुनायी थी जो इस प्रकार थी- एक दुष्ट व्यभिचारी औरत थी। उसने अपने जाल में एक व्यक्ति को फंसाया। उस औरत ने उस व्यक्ति से अपने साथ हम बिस्तर होने (सहवास करने) की इच्छा व्यक्त की। नकारने पर उसने अपने द्वारा अपहृत एक निर्दोष बालक की हत्या करने को कहा। इसे भी नकारने पर उस औरत ने कहा - "यदि तुम इन दोनों कार्यों में से किसी को भी करने में असमर्थ हो तो एक तीसरा कार्य करना होगा, थोड़ी शराब लेनी होगी।" उस व्यक्ति ने सोचा चलो इस औरत के साथ सहवास तथा मासूम बच्चे की हत्या तो नहीं करनी पडेगी अब। उसने थोड़ी शराब ली, नशा में आते ही और अधिक शराब पीने की इच्छा हुई। जब वह पूर्ण नशे में आ गया तो उस औरत के साथ मैथुन भी

किया तथा उस मासूम बच्चे की जान भी ली। तत्पश्चात वह अपराधियों तथा शराबियों की श्रेणी में आ ही गया।

इसी तरह एक थानेदार ने एक अपराधी से कहा था "जब तुम नशे में होते हो तो रावण, कंश और दुर्योधन की तरह लगते हो और जब नशा सेवन नहीं किये होते हो तो युधिष्ठिर यानी एक सज्जन की तरह लगते हो; कितनी अच्छी-अच्छी धर्मशास्त्र की बातें किया करते हो।"

मैं व्यक्तिगत तौर पर मानता हूँ कि प्रायः सभी अपराधी मदिरा, माँस, मैथुन से बच नहीं पाते हैं। यही उनकी जीवन-लीला समाप्त करने के कारण भी होते हैं।

कुछ लोग पर्व-त्यौहारों के अवसर पर अपने गमों को भूल, उत्सव में भाग लेने हेतु शराब पीते हैं तो निम्न परिवार के श्रमिक अपनी गरीबी भूलने की नियत से प्रायः सन्ध्या समय शराब पीकर घर में सपरिवार सानंद होते हैं और चैन की नींद सोते हैं; वही मध्यम वर्गीय परिवार के लोग शादी-तिलक आदि कार्यक्रमों में झूठी शान हेतु माँस-मदिरा आदि का प्रयोग करते हैं। जबकि उच्च वर्गीय परिवार काफी कीमती शराबों का प्रयोग "हर शाम जाम के नाम" कर डालते हैं। इन परिवारों में माँ-बाप, बच्चे-बूढ़े, पति-पत्नी सभी एक साथ बैठकर एक ही टेबुल पर जाम लिया करते हैं। जाम का यह दौर कभी नास्ता या खाने के पहले होता है तो कभी साथ-साथ और कभी बाद में। कुछ लोग प्रातः जगने के बाद से रात सोने तक नशा लेते ही रहते हैं।

नशा सेवन करना बचपन में नशा के प्रति प्रायः कौतूहल होता है, युवा वर्ग के लिए आवश्यकता जबकि बुजुर्गों के लिए समय काटने का साधन।

कई बार नशे को दवा के रूप में प्रारंभ किया जाता है और फिर धीरे-धीरे नशे का शिकंजा कशता चला जाता है। नशा के संदर्भ में लोगों के अपने-अपने तर्क, पक्ष तथा विपक्ष हुआ करते हैं, पर नुकसान का हिसाब किया जाये तो यह स्पष्ट होगा कि नशा से व्यक्ति का घर-परिवार उजड़ता है। मद्यपान करना कहीं मजबूरी है तो कही आजमाने का शौक।

कुछ वर्ष पहले की तो बात है, हरियाणा में अपने आगन्तुकों की सेवा में भी सबसे पहले शराब और हल्का नमकीन, भूँजिया, मेवा आदि रखा जाता था

जिसे वहाँ की औरतों के आंदोलन के बाद खत्म किया गया। शराब पीने, बिक्री करने, रखने आदि पर हरियाणा सरकार ने रोक लगा दी तथा शराब पीने, रखने या बिक्री करने पर सजा देने लगी। फलतः वहाँ शराब पर लगभग पूर्णतः रोक लग गई जिससे वहाँ की औरतें अमन-चैन से रह रही हैं।

इस संदर्भ में रूस के महान उपन्यासकार श्री लिवो टॉल्सटाय की एक चर्चित कहानी "The Imp and the Peasant's Bread" (यानी शैतान) और किसान की रोटी) है। कहानी का सारांश इस प्रकार है: रूस में एक गरीब किसान था। एक दिन वह खूब सबेरे अपना खेत जोतने निकला। वह अपने साथ अपने नास्ता के लिए रोटी का एक टुकड़ा ले गया था। शैतान उसके रोटी का टुकड़ा इस लिए चुरा लिया कि उसके मस्तिष्क की शांति भंग हो जाए लेकिन किसान थोड़ा भी गुस्से में नहीं आया। उसने सोचा कि चोर को मुझसे अधिक ही रोटी की जरूरत होगी। फलतः वह रोटी चुराकर खा लिया होगा और उसकी क्षुधाग्नि शांत हो गई होगी। उसने उस चोर की भी कुशल-मंगल की कामना की।

शैतान, महाशैतान (Devil) को घटना की जानकारी दी। इस पर महाशैतान अत्यधिक गुस्साया तथा आदेश दिया कि तुम उस किसान को तीन साल के अन्दर भ्रष्ट कर दो अन्यथा मैं तुम्हें पवित्र (गंगा व नर्मदा के) जल में फेंक दूँगा। भयग्रस्त शैतान ने पृथ्वी पर लौटकर पुनः किसान को भ्रष्ट करने का प्रयास प्रारंभ कर दिया। उसने किसान से दोस्ती किया। वह पहले वर्ष किसान को नीचले ठढ़े इलाके के खेतों में खेती करने का सलाह दिया। उस वर्ष सूखा पड़ गया फलतः उसे अच्छी पैदावार हो गईं। दूसरे वर्ष भी वह किसान को सलाह दिया तथा उसी के सलाह के अनुरूप खेती करने पर उसे पुनः अच्छी पैदावार हुईं फलतः वह किसान उस शैतान पर पूर्ण विश्वास करने लगा। तत्पश्चात् उस शैतान ने किसान को अन्न से एक प्रकार की शराब ''वोदका'' (Vodka) बनाने की तकनीक बतायी। उसके बाद किसान अपने धनी दोस्तों के साथ नियमित रूप से बोदका बनाकर पीने लगा। इस प्रकार वह अधिक मद्यपान करने लगा। एक बार किसान अपनी पत्नी से कुछ बोदका ढ़ालने को कहा तथा उसे गाली देने लगा। दोनों एक दूसरे पर बरस पड़े तथा आपस में लड़ने लगे। यह देख शैतान को अपने सफलता पर विश्वास हो गया।

तब शैतान ने महाशैतान को किसान के पतन के साक्ष्य हेतु बुलाया। महाशैतान भी किसान के साथ मद्यपान किया। उसने देखा कि किसान के सभी धनी दोस्त लोमड़ी की तरह पड़ गए हैं तथा भेंड़ियों की तरह लड़ रहे हैं। अन्ततः जब वे लोग अपने-अपने घर जाने लगे, तो उस समय अधिक मद्यपान करने के कारण कीचड़ में गिर पड़े और सूअरों की तरह चिल्लाने लगे। यह सब देख महाशैतान अति प्रसन्न हुआ। उसने सोंचा कि शैतान ने वोदका के माध्यम से इनके रक्त में उन जानवरों का रक्त मिला दिया है। जिसके कारण से सभी जानवरों-सी हरकत कर रहे हैं। लेकिन चतुर शैतान ने महाशैतान को बताया-मानव रक्त में ही इन सभी जानवरों के रक्त होते हैं। इन लोगों में जानवरों-सी हरकत को उजागर करने के लिए इन्हें मात्र मद्यपान करा दिया है मैंने।

विश्व स्वास्थ्य संगठन (W.H.O.) भी मद्यपानता के कारण उत्पन्न विकृतियों से चिंतित है। इस कारण W.H.O. मद्यपानता को इस प्रकार परिभाषित किया- ''मद्यपानता किसी भी प्रकार के मादक पदार्थों के सेवन को कहा जाता है, जो परम्परागत तथा प्रथागत दैनिक आहार या साधारणतया सम्पूर्ण समुदाय द्वारा मान्य सामाजिक प्रथा के विरूद्ध किया जाता है, जिसका कारण कुछ भी हो सकता है तथा वे भी कारण किसी हद तक आनुवंशिकता, शारीरिक गठन या अर्जित शारीरिक रोगात्मक तथा चयापचयी यानी रचनात्मक प्रभाव पर आधारित हो सकते है। ("Alcoholism refers to any form of alcoholic beverage drinking which goes beyond the traditional and customary dietary use, or the ordinary compliance with the social drinking customs of the whole community concerned, irrespective of the etiological factors leading to such behaviour and irrespective also of the extent to which such etiological factors and dependent upon heredity, constitution, or acquired psychopathological and metabolic influences" - Alcoholic sub committee of WHO's expert committee on mental health.)

अपराधी अपराध करने से पहले प्रायः शराब पीते हें जिससे उसमें दानवीय प्रवृति आ जाती है न उसमें हया होती है न शर्म। शराब के नशे में ये कुछ

भी कर सकते है। कुछ लोग शराबी होने का नाटक अपने बचाव हेतु करते हैं, ये लोग शराब कम पीते हैं पर अधिक नशे में होने का नाटक करते हैं, अपने प्रतिद्वन्द्वी को गाली देते हें, लड़ाई-झगड़ा करते हैं, बेइज्जत करते हैं तथा बाद में माफी मांगते हुए कहते हें "मुझे तो पता ही नहीं, क्योकिं मैं शराब के नशे में था" लोग भी उसकी गलतियों को माफ करते हुए कहते हैं- "जाने दो भाई, यह उस समय शराब के नशे में था, इसकी गलती नशे के कारण हुई है इस कारण इसे माफ कर दिया जाए।" जिसके कारण उस शराबी को अपने नाटक के कारण सामान्य जन माफ कर देते हैं।

मद्यपान का असर व्यक्ति की मनोदशा पर भी निर्भर करती है। यदि खुशी के मौके पर लोग मद्यपान करते हैं तो कुछ अधिक ही खुशी मनाते हैं, नाचते-गाते हैं, आदि; जबकि दुःख के मोके पर मद्यपान कर लोग रोते तथा अपने दुःख-तकलिफों का इजहार लोगों से अधिक ही करते हैं। लड़ाई-झगड़ा के समय मद्यपान किए लोगों को देखने पर लगता हे कि उनके अन्दर की सारी दानवीय तथा पशुवत् लक्षण स्पष्ट नजर आने लगते हैं।

मद्यपानता के खिलाफ आजादी से पहले ही सन् 1889 ई. में ब्रिटिश पार्लियामेंट शराब बिक्री से प्राप्त राजस्व की निन्दा का प्रस्ताव पास किया था। भारत की केन्द्रीय असेम्बली ने मार्च 1925 ई. में पूर्ण शराब बंदी का प्रस्ताव पास किया था। मार्च 1956 ई. में लोकसभा में पूर्ण नशाबंदी का प्रस्ताव सर्व सम्मति से पारित किया गया। सन् 1976 ई. में संविधान में संशोधन कर इसे "मौलिक कर्तव्यों" के अनुच्छेद में जोड़ा गया। मुख्य कर्तव्य यह बताया गया कि जिन महान आदर्शों की प्रेरणा से स्वतंत्रता-आंदोलन किया गया, उनको पोसना और उन पर अमल करना प्रत्येक नागरिक का कर्तव्य होगा।

"स्वतंत्रता-आंदोलन" में राष्ट्रपिता महात्मा गाँधी ने स्पष्ट तौर पर जोर देकर कहा था कि शराबबंदी भी हमारे अभियान का महत्वपूर्ण मुद्‌दा होगा। अँग्रेजों ने भारत में एक गहरी साजिश के तहत ही शराब बनाने का धंधा प्रारंभ कराया था ताकि भारतीयों को इसका गुलाम बनाया जा सके। अँग्रेज सबसे पहले सरकारी कर्मचारियों तथा सेना के जवानों ओर ऑफिसरों पर इसका

प्रयोग किया। आज भी सेना के जवानों तथा अर्द्धसैनिक बलों को शराब सस्ते दर पर उपलब्ध कराने की सुविधा है। यह एक प्रचलन-सा हो गया है। गांधी जी ने अंग्रेजों के इस चाल को समझकर ही नशाबंदी के विषय में सोचे थे।

आजादी के बाद गांधी जी ने शराब बंदी की ओर सरकार का ध्यान दिलाया। कई राज्यों में शराब बंदी भी हुई। इस पुनित कार्य में सरदार वल्लभ भाई पटेल का योगदान काविलेतारीफ था। लेकिन इस पुनित कार्य के मात्र छः माह बाद ही गाँधी जी की हत्या हुई तथा मात्र दो वर्ष बाद ही सरदार वल्लभ भाई पटेल का देहांत हो गया। नशाबंदी के दोनों नायकों के गुजर जाने के बाद पुनः नशाबंदी की पाबंदी खत्म हो गई। 1977 में जनता पार्टी की सरकार बनी और मोरारजी देशाई जी प्रधानमंत्री बने तो उन्होंने भी पूर्ण नशाबंदी हेतु कारगर कदम उठाया; सफलता की तरफ बढ़ ही रहे थे कि अपरिहार्य कारणों से उन्हें अचानक त्याग पत्र देना पडा और शराब "पुनः मूषिकों भवः" की कहानी चरितार्थ करने लगा।

आधुनिक मनौवैज्ञानिक दृष्टिकोण से मद्यपानता को मनोविकृत्यात्मक समस्याएँ (Psychopathological Problems) माना जाता है। मद्यपान करना उतना गुनाह नहीं है जितना मद्यपान कर नशे में आना है तथा अपने और अपने परिजनों के प्रति अहितकर होना है। होम्योपैथी में तो कुछ ही दवाएँ जलीय हैं अन्य सभी अल्कोहलिक ही हैं जिनकी प्रतिशतता 90-92 तक होती है। इसका कारण यह होता है कि दवाएँ वर्षों तक सुरक्षित रहती हैं। अल्कोहल के कारण दवाओं का असर भी जल्द होता है क्योंकि केन्द्रीय स्नायु मण्डल (Central Nervous System) पर अल्कोहल का असर जल्द ही हो जाता है। गंगा जल और अल्कोहल में कीड़े नहीं पड़ते हैं। दवा-दारू द्वन्द्व समास में आता है। दोनो की अपनी-अपनी महत्ता है। आज दवा के रूप में दारू उपलब्ध है तथा कभी-कभी दारू भी दवा के रूप में सेवन करते देखा जा सकता है। अन्तर केवल उनके प्रयोग पर निर्भर करता है।

आधुनिक **मनोवैज्ञानिकों का मत है कि शराब पीने से मनोविकृतियाँ उत्पन्न होती हैं पर होम्योपैथिक नजरिया यह है कि शराब पीने की इच्छा**

**होना ही मनोविकृति की पहचान है**, तत्पश्चात रोगी शराब पीता है और नशे में आकर न जाने क्या-क्या करता है।

इस संदर्भ में एक घटना याद आ रही है जो इस प्रकार है- एक लड़की की शादी पक्की हो गई लेकिन शादी के दिन अपरिहार्य कारणों से शादी के अंतिम चरण यानी सिंदूरदान से पहले कुछ झगड़ा-तकरार हो गया और बाराती बिना शादी हुए ही वापस लौट गये। कन्या पक्ष के लोग कन्या को समझाने-बुझाने लगे तथा कुछ दिनों बाद दूसरी जगह शादी की चर्चा करने लगे। कन्या ने स्पष्ट शब्दों में कह दिया "हमारी शादी उसी लड़के से हो चुकी हैं"। "शादी पक्की होने की सूचना ने मुझे उसे अपना वर मान लेने को मजबूर कर दिया।" यानी अपराध करने पर ही किसी को अपराधी माना जाय यह गलत होगा। अपराधी तो वह भी है जो अपराध करने को सोचता है या अपराध करने की साज़िश में संलिप्त होता है। यही बात इन शराबियों की है। जब शराब पीने की इच्छा हुई उसी समय उसकी मानसिकता विकृत हो गई; यदि उसी समय उचित होम्योपैथिक दवा का चयन कर दिया जाए तो उसकी यह इच्छा खत्म हो जाएगी और वह न शराब पीएगा, न अन्य प्रकार के विकृतियों का शिकार होगा और न ही अपराधादि दुष्कर्मों में लिप्त होगा।

अन्य चिकित्सा पद्धतियों में भी अनेक दवाओं के निर्माण में अलकोहल का प्रयोग किया जाता है। कुछ दिनों पहले जब शराब की कमी बाजारों में खटक रही थी तो आधुनिक चिकित्सा पद्धति में खाँसी के उपचार में प्रयुक्त होने वाली दवा फेन्सिडिल (Phensedyl) जिसे रोन-पॉलेन्क (Rhone-Poulenc) कंपनी ने बनाया है का प्रयोग नशा हेतु किया जाने लगा था। ऐसी अनेक दवाएँ एलोपैथी एवं आयुर्वेदिक चिकित्सा प्रणाली में हैं जिनका प्रयोग नशा हेतु किया जा रहा है। बहुत सारी निद्रा लाने वाली, शामक दवाएँ जैसे- कैम्पोज, वेलियम, पेथिडिन आदि का प्रयोग भी लोग नशा हेतु किया करते हैं।

कुछ शराबी मद्यपान करने के बाद शोकाकुल तथा उदास हो अपने दुःखरे रोने लगते हैं, तो कुछ सिर में चक्कर, महसूस करते है तो कुछ चिड़चिड़े तथा झगड़ालू हो जाते हैं लेकिन अधिकतर शराबी मद्यपान करने के बाद आनंदोन्माद (Euphoric) हो जाते हैं यानी आनंद तथा खुशी में डुबने-उतराने लगते हैं,

नाचने-गाने लगते हैं। जिसका ज्वलंत उदाहरण यह है कि आज अधिकतर शादियों में बारात दरवाजे लगने से पहले सभी बाराती-गण शराब का सेवन कर बैंड पार्टी के साथ नाचने-गाने लगते हैं। दंत-कथाओं में जिक्र मिलता है कि जंगली लोग माँस-मदिरा का सेवन करने के बाद नाचते-गाते तथा उत्सव मनाते थे।

आज समाज में शराब-सेवन का प्रचलन अधिक बढ़ने लगा है। लोग इसे फैशन के रूप में अपनाते हुए इसके चंगुल में फंसते जा रहे हैं। पश्चिमी देशों की तरह भारत में भी शराब, भोजन की तरह आवश्यक हो गया है। दूध-दही-घी मिले या न मिले पर माँस-मदिरा का सेवन जरूरी जान पड़ने लगा है। मदिरा-सेवन कराने में सबसे अधिक सरकार जबाबदेह है क्योंकि अब पूरे हिन्दुस्तान में ऐसा कोई चट्टी-बाजार नहीं होगा जहाँ शराब की सरकारी-गैर सरकारी दुकान न हो चाहे वह देशी हो या विदेशी, सरकार को इन शराब के दुकानदारों से काफी अच्छी आमदनी होती है साथ ही दुकानदारों को भी। जिसके कारण शराब के दुकानदारी में अब अच्छे व्यवसायी भी आने लगे हैं

एक जाना-माना लोकगीत गायक है जो स्टेज पर बैठने से पहले अवश्य ही शराब पीता है बिना मद्यपान किए वह गाना गाने बैठता ही नहीं है, एक चर्चित सर्जन है उसकी भी यही हालत है कि बिना मदिरापान किए शल्य-कक्ष (Operation Theater) में जाता ही नहीं है इस तरह अनेक नेताओं को भी देखा जा सकता है जो बिना मद्यपान किए स्टेज पर एक शब्द भी बोल नहीं सकता है जबकि मद्यपान करने के बाद उसकी ऊँची आवाज तथा लच्छेदार भाषण श्रोताओं को उत्तेजित कर देता है तथा आकर्षित करता है। शराब-पीना उतना घातक नहीं, जितना शराब-पीकर नशे में आ अपने विचारों तथा कृत्यों को विकृत करना है।

कुछ वैज्ञानिकों का मत है कि नियंत्रित रूप से शराब की थोड़ी मात्रा नियमित रूप से सेवन किया जाए तो व्यक्ति स्वस्थ जीवन जीते हुए दीर्घायु होता है। वही शराब की अधिक मात्रा लेने पर वह मानसिक तथा शारीरिक रूप से अस्वस्थ होकर अल्पायु हो जाता है। कुछ लोग इस शराब के कारण

अपना सब कुछ तन, मन तथा धन गवाँ बैठते हैं। नियंत्रित रूप से मद्यपान करने पर व्यक्ति का हर गुण और अधिक स्पष्ट रूप से नजर आने लगता है; सभ्य, अधिक सभ्य और उदंड, अधिक उदंड लगने लगता है।

पंकज उदास ने अपने एक गजल में शराब को इस तरह दर्शाया है:

**"हुयी मंहगी बहुत ही शराब, कि थोड़ी-थोड़ी पीया करो।**
**पीयो लेकिन रखो हिसाब, कि थोड़ी-थोड़ी पीया करो।।"**

इनके अनुसार थोड़ा तथा नियंत्रित रूप से मद्यपान किया जा सकता है क्योंकि शराब भी अब मंहगी हो गई है; बशर्ते हिसाब रखा जा सके।

फिल्म "शराबी" में शराबी नायक के रूप में अभिताभ बच्चन की भूमिका सराहनीय है उनके एक गाने- "लोग कहते हैं कि मैं शराबी हूँ, तुमने भी शायद यही सोच लिया......." का भावार्थ इस प्रकार है-सारी दुनिया नशें में है, किसी को किसी चीज का नशा है तो किसी को किसी चीज का। कोई आँखों से पीता है तो कोई होठों से। कोई अमृत पीता है तो कोई जहर पीता है। कोई शराब पीता है तो कोई शर्बत पीता है। कोई दूध पीता है तो कोई पानी पीता है तो कोई गम पीता है क्योंकि पीने का नशा तो सभी को है। इसी संदर्भ में फिल्म "उमराव जान" में आशा भोंसले ने एक गाना गाया- "इन आँखों की मस्ती के मयखाने हजारों हैं........." भी सटीक लगता है।

असामाजिक तत्वों में जो मदिरापान नहीं करते हैं अधिक हिंसक तथा आक्रामक तेवर के होते है क्योंकि उनका राज, राज ही रह जाता है, उनका कोई भी कुकृत्य नशे में न होकर एक साजिश के तहत होता है। मद्यपान करने वाले असामाजिक तत्व जब नशे में होते हैं तो हिंसक और आक्रामक हो जाते हैं वे लोग जब मद्यपान नहीं करते हैं तो एक सभ्य व्यक्ति की तरह लगते हैं।

एक व्यक्ति जो रात सोते समय हल्की मदिरा पीने का अभ्यस्त है, ने बताया- "हम लोग प्रायः सहवास से पहले थोड़ी मात्रा में शराब पीते हैं; क्योंकि हल्की शराब लेने के बाद संभोग का मजा ही कुछ और होता है। सहवास के समय हमारे बच्चे प्रायः जग जाते हैं जो परेशानी का एक कारण होता है।

इससे बचने के लिए मजबूरी में हमें अपने बच्चों को भी थोड़ी शराब पिलानी पड़ती है। इससे लाभ यह होता है कि बच्चे नशे में सो जाते हैं और सहवास के समय जगते नहीं हैं। इसे क्या पता कि खुद तो जहर-सी मद्यपानता कर रहा है और बच्चों को भी लत लगाया जा रहा है।

मद्यपान कम सेवन करना उत्तेजक होता है जबकि अधिक सेवन करना अवसादक। मद्यपान अधिकतर वे लोग करते हैं जो हीन-भावना या विशिष्ट-भावना (Inferiority Complex or Superiority Complex) के शिकार होते हैं।

मद्यपान करना उस समय विवाद का विषय हो जाता है जब-

1. शरीर में आंगिक परिवर्तन हो जाते हैं।
2. शराब के उत्पन्न लक्षण जिनमें चिकित्सकीय सलाह अति-आवश्यक हो जाता है या
3. आत्म-त्याग या उपवास के कारण लक्षण उत्पन्न हो जाता है।

नशे का निर्धारण शराब पीने के आधार पर न होकर रक्त में अल्कोहल की सान्द्रता के आधार पर किया जाता है। जब रक्त में अल्कोहल की मात्रा 0.1 प्रतिशत होती है तो व्यक्ति को नशा हो जाता है, पेशीय समन्वय, उच्चारण और दृष्टि में ह्रास होने लगता है और चिन्तन प्रक्रिया प्रभावित होने लगती है। जब यह मात्रा 0.5 प्रतिशत हो जाती है तो शराबी का समस्त तांत्रिकीय संतुलन बिगड़ जाता है, रोगी बेहोश हो जाता है क्योंकि यदि वह और अधिक शराब पी ले तथा रक्त में अल्कोहल की मात्रा 0.55 प्रतिशत हो जाए तो घातक हो सकता है, 0.6 प्रतिशत होते ही मृत्यु निश्चित हो जाती है। इन्हीं कारणों से जब रक्त में अल्कोहल की मात्रा 0.5 प्रतिशत या 0.5 प्रतिशत से अधिक होने लगता है तो प्रकृति उसे बेहोश कर देती है जिससे कि वह अब शराब लेना बन्द कर दे ताकि उसकी जीवन रक्षा हो सके।

अल्कोहल रक्तधमनियों के माध्यम से मस्तिष्क में पहुँचता है और यह शराब बिना पचे ही रक्त में मिल जाता है। यह मस्तिष्क में पहुँचकर अपना मादक प्रभाव डालना प्रारंभ कर देता है। जितना ही अधिक शराब का सेवन किया

जाता है उतना ही अधिक वह रक्त के साथ मस्तिष्क में पहुँचता है और उसी अनुपात में उस व्यक्ति को असंतुलित करता है। मद्यपान का असर जल्द होने का कारण यह होता है कि इसका प्रभाव सीधा केन्द्रीय स्नायु मंडल पर होता है। अल्कोहल का प्रभाव इस बात पर भी निर्भर करता है कि उसका (पीने वाले का) व्यक्तित्व कैसा है, उसकी शारीरिक स्थिति कैसी है, उसके पेट में कितना भोज्य-पदार्थ है तथा वह कितने से मद्यपान कर रहा है। लम्बे समयान्तराल के बाद मद्यपान करने पर भी नशा जल्द और अधिक होता है। एक सभ्य शराबी ने मुझे बताया था कि मद्यपान के क्रम में तीन डी० का ख्याल रखना स्वास्थ्य के हित में होता है -

**1D-Diet (भोज्य)-** खाली पेट शराब नहीं पीना चाहिए, पीने के क्रम में भी मेवा, माँस या फलों का सेवन किया जाना चाहिए, इससे शराब का दुस्परिणाम कम झेलना पड़ता है।

**2D-Duration (समयान्तराल)-** कितने दिनों के बाद शराब पी रहे हैं? यदि लम्बें समय से मद्यपान न किए हों तो हल्का ही मद्यपान करना चाहिए। पहले दिन अधिकतम एक औंस होना चाहिए।

**3D-Decoration (अलंकरण या सजावट)-** मद्यपान करने के क्रम में कितने शराब में कितना पानी मिलाया जाय ताकि उसका स्वाद अच्छा लगे? यह पूर्णतः शराबी पर निर्भर करता है; आमतौर पर एक औंस शराब में तीन औंस पानी मिलाया जाता है।

आश्चर्य की बात तो यह है कि अप्रैल 1996 से फरवरी 1997 तक वीयर के उत्पादन में अत्यधिक वृद्धि हुई थी। औद्योगिक स्वीकृति सचिवालय के रिपोर्ट के अनुसार इस अवधि में वीयर का कुल उत्पादन 3,88, 559 लीटर हुआ जो गत वर्ष की तुलना में 16.77 प्रतिशत वृद्धि दर्शाता है। आख़िर इसका प्रयोग तो होगा ही न? लगभग सभी तरह के शराबों में इथाइल अल्कोहल का प्रयोग होता है। विभिन्न किस्म के शराबों तथा ताड़ी में अल्कोहल की प्रतिशतता का अन्तर होता है। जो निम्न प्रकार होता है:

## अल्कोहल की प्रतिशतता

| | | |
|---|---|---|
| 1. | ह्विस्की (Whisky) | -40 % |
| 2. | ब्राण्डी (Brandy) (एक साथ 5-10 ऑंस ब्राण्डी पीना मृत्युदायक हो सकता है) | -40.5 -45.5% |
| 3. | जीन (Gin) | -40% |
| 4. | शेर्री और पोर्ट वाइन (Sherry & Port wine) | -16% |
| 5. | हॉक तथा बुरगाण्डि (Hock and Burgandi) | -09 - 15% |
| 6. | क्लारेट (Claret) | -09 - 12% |
| 7. | एलि, पॉर्टर तथा बीयर (Ale, Porter and Beer) | -04 - 06% |
| 8. | जिंजर बीयर (Ginger Beer) | -01 - 03% |
| 9. | रम (Rum) | -50 - 70% |
| 10. | चम्पाजेन (Champagane) | -10 - 13% |
| 11. | ताड़ी (Tadhi) | -02 - 10% |
| 12. | देशी शराब या दारू (Country Arrack or Daru) | -05 - 15% |

## मद्यजन्य विकृतियों के प्रकार
## (Types of Alcoholic Psylchoses)

1. **तीव्र या तीक्ष्ण मद्यपानता (Acute Alcoholism)**- इसका मुख्य कारण यह होता है कि रोगी कम समय में ही अधिक मद्यपान कर लेता है। शराब पचाने की क्षमता हर व्यक्ति में अलग-अलग होती है। प्रारंभिक लक्षणों में आन्दोन्माद (Euphoria) तथा वाचालता पायी जाती है। तत्पश्चात्, उसकी एकाग्रचित्रता समाप्त होने लगती है तथा बातों को भूलने की प्रवृति आ जाती है। धीरे-धीरे उसकी सोचने, निर्णय, स्मरण तथा बोलने की शक्ति समाप्त होने लगती है। उसका चेहरा उड़ा हुआ लालिमा के साथ (Flushed) हो जाता है, आँखों की पुतलियों में अभिवृद्धि (Dilated Pupils). श्वाँस में शराब की महक, तेज, नब्ज उछाल (Rapid Bounding Pulse), सामान्य आवाज में परिवर्तन आदि पाया जाता है। अन्ततः रोगी के अंगों में पक्षाघात-से लक्षण आने लगते हैं तथा उसके

शरीर का तापक्रम थोड़ा कम हो जाता है। उसकी कोई भी गति सामान्य नहीं पायी जाती है जिसके कारण न वह सीधी पंक्ति में लिख सकता है न चल ही सकता है। कभी-कभी वह अत्यधिक चिड़चिड़ा तथा प्रबल यानी साहसी-सा (Violent) हो जाता है। यदि वह गाड़ी को चलाता है तो वह गाड़ी परिचालन के नियमों का उलंघन करता है।

2. **मद्यपान के कारण बेहोशी (Alcoholic Coma)** - अधिक शराब पीने के बाद रोगी बेहोश हो जाता है तो वह बेहोशी, मधुमेह के रोगी की बेहोशी-जैसी होती है पर मदिरा के अन्य लक्षण तो उसमें होंगे ही शराब की महक तो मिलेगी ही। इस बेहोशी का कारण रक्त में अल्कोहल की मात्रा बढ़ना है, जो रक्त के साथ मस्तिष्क में पहुँचकर तत्काल प्रभावी होता है।

3. **तीक्ष्ण मद्यजन्य विभ्रमशीलता (Acute Alcoholic Hallucinosis)**- अत्यधिक मद्यपान के बाद रोगी को विभ्रम का शिकार होना पड़ता है, वह डरावना आवाज सुनने लगता है, तरह-तरह के जीव-जंतुओं को देखने लगता है, जिसके कारण डरने भी लगता है।

4. **जीर्ण मद्यजन्य विभ्रमशीलता (Chronic Alcoholic Hallucinosis)**- तीक्ष्ण मदिरा पान करने के कारण उत्पन्न/विभ्रम के बाद यह उत्पन्न/होने वाली स्थिति है। इसके कारण रोगी लम्बे समय से विभ्रम उत्पन्न करने वाले आवाजों को सुनता है।

5. **तीक्ष्ण मद्यजन्य स्थिरव्यामोह (Acute Alcoholic Paranoid State)**- इसमें रोगी अत्यधिक ईर्ष्यालु हो जाता है तथा इसमें स्थिर व्यामोह-सी स्थिति उत्पन्न हो जाती है।

6. **मद्यपान के कारण तीव्र उन्मत्तता या सकम्प प्रलाप (Delirium Tremens or Acute Alcoholic Delirium)**- यह प्रायः तीव्र होता है। यह मद्यपान करने के क्रम में या एकाएक मद्यपान छोड़ने के बाद उत्पन्न होता है, साथ ही यह सिर या मेरूदण्ड में चोट लगने के बाद भी उत्पन्न हो जाता

है। इसमें रोगी को आकुलता (Restlessness), रात में चिंता तथा पूर्णतः अनिद्रा, गला दबाने आदि का रात भर स्वप्न, विभ्रम आदि हो जाता है। विभ्रम में रोगी चूहा, कीड़े-मकोड़े, पेशा संबंधी प्रलाप, ज्वर, सूखे पंख सदृष्य जीभ, मूँह का सूखा होना तथा भूख की कमी या भूख न लगना; ऊँगलियों, चेहरे, होठों, तथा जीभ में कम्पन आदि प्रायः महसूस करता है। इसका प्रथम दौरा 3-5 दिन तक रहता है; जबकि दूसरा दौरा 2-3 सप्ताह तक रह सकता है। इसका दूसरा-तीसरा दौरा सामान्यतया अधिक समय तक रहता है और रोगी को मानसिक रूप से अस्वस्थ बना देता है।

उन्मत्तता उत्पन्न होने से पूर्व रोगी में बेचैनी तथा अनिद्रा पायी जाती है। असाधरण शोर और अनायास गतिशील वस्तुएँ उसे उत्तेजित कर देती हैं इसके मुख्य लक्षण निम्न हैं:-

(a) समय तथा स्थान के प्रति गलतफहमी - रोगी को मुर्दाघाटी को मंदिर, कारागार (जेल) को आराम करने का स्थान, कम्पाउन्डर को डॉक्टर आदि का विभ्रम हो जाता है।

(b) स्पष्ट विभ्रम- विशेष रूप से छोटे जीव जैसे- चूहे, बिल्ली, साँप, छुछुन्दर, तिलचट्टा, चींटी आदि वह भागता हुआ देखता है। अपने कुर्सी या पलंग के नीचे इनके चलने-दौड़ने की आभास उसे होता रहता है।

(c) तीव्र भय- विभ्रमों में नजर आने वाले जीव आकृति, आकार और रंग में परिवर्तित होकर उसे भयभीत करते हैं।

(d) अत्यधिक संसूच्यता- यदि रोगी को समझाया-बुझाया जाता है तो उसकी तीव्रता और बढ़ जाती है, उसे किसी भी आकार के पशु/जीव दिखायी पड़ने लगते हैं।

(e) उसके होंठो, हाथ-पैरों, चिह्वा, चेहरे आदि में तीव्र कम्पन के साथ-साथ पसीना चलना, हृदय-गति तेज होना, कमजोरी महसूस करना, बुखार होना, श्वास में दुर्गन्ध आना आदि लक्षण उत्पन्न हो जाते हैं।

इसे Delirium of Drunkards या Mania-A-Potu भी कहा जाता है। इसके लिए होम्योपैथी में एगारिकस, आर्सेनिक, कैनाविस इन्डिका, हायोसियामस, लैकेसिस, नैट्रम म्युर, नक्स मॉस्केटा, नक्स वोमिका, ओपियम, रनुन्कुलस बल्बोसस, स्ट्रामोनियम, स्ट्रीचिनम आदि दवाओं का प्रयोग सफलता पूर्वक किया जाता है।

7. **कोर्साकोफ की मनोविकृति** **(Korsakoff's Psychosis)**- यह मध्यम उम्र के पुराने पियक्कड़ों में पाया जाता है। कभी-कभी यह मद्यपान के कारण तीव्र उन्मत्तता के बाद भी पाया जाता है। यह प्रायः औरतों को होता है। सिर तथा मेरूदण्ड में चोट लगने के बाद या रक्त-दूषित हो जाने (Toxaemia) के बाद भी यह बीमारी हो जाती है। वस्तुतः यह बीमारी ''विटामिन बी'' के कमी के कारण ही होती है।

इसमें रोगी शब्दों को स्मरण करने में असमर्थ हो जाता है, हाल की घटनाओं को भूल जाता है, समय तथा स्नान के संदर्भ में भूल किया करता है। उसमें सुनने तथा देखने के संदर्भ में विभ्रम (Hallucinalion) हो जाता है। उसके विचार अस्थिर हो जाते हैं। उसे कभी आनंदोन्माद होता है तो कभी वह गुस्से में आ जाता है। उसे अनेक स्नायु-प्रदाह (Poly-neuritis) हो सकता है। इस परेशानी में रोगी महीनों रह जाता है तथा संवेगात्मक रूप से अस्थिर होता है।

इस रोग का सर्वप्रथम वर्णन सन् 1887 ई. में सर्जी कोर्साकोफ साहब ने किया था जिस कारण इस मनोविकृति का नाम ही कोर्साकोफ़्स-मनोविकृति रख दिया गया।

8. **मद्यपान करने का पागलपन** **(Dipsomania)**- यदि रोगी को शराब पीने का पागलपन हो गया हो यानी उसे शराब पीये बिना रहा नहीं जाता हो तो उसे ''डिप्सोमैनिया'' कहते हैं। इसके शिकार प्रायः मध्यम उम्र के लोग होते हैं। इसके रोगी प्रायः मनोरोगात्मक व्यक्तित्व या उत्साह विषाद मनोविकृति (Psychopathic Personality or Manic Depressive Psychosis) के

शिकार होते हैं। इसका कारण वंशानुगत भी होता है। यह कुछ समय बाद अचानक मद्यपान करने की इच्छा न रोक पाने की स्थिति है, जबकि रोगी कुछ समय बाद शराब का नशा खत्म होने के बाद सामान्य होते ही वह मद्यपान की अनिच्छा व्यक्त करता है। फिर वह अवशाद के दौरे से गुजरता है तथा उसमें मद्यपान करने की अनियंत्रित तीव्र इच्छा बलवती हो जाती है मानो उसे शराब पीने का पागलपन हो गया हो।

इस हेतु होम्योपैथी में आर्सेनिक, एसारम, व्यूफो, कल्केरिया, कॉस्टिकम, कोनियम, हिपर सल्फर, लैकेसिस, मैग्नेसिया कार्ब, मेडोरिनम, मर्क सॉल, नक्स वोमिका, ओपियम, पेट्रॉलियम, पल्साटिला, सेलिनियम, स्टैफिसेग्रिया, सल्फर आदि अच्छी दवाएँ हैं जिन्हें लक्षणानुसार दिया जाता है।

यदि यह पागलपन हर मासिक-स्राव से पहले होता है तो इसकी एक मात्र औषधि सेलिनियम है। यदि किसी व्यक्ति को मद्यपान करने का पागलपन तो हो पर चोरी-चोरी यानी चतुरता से जिससे वह अन्य लोगों की नजरों से बचना चाहता है/बच जाता है तो इसकी एक मात्र औषधि सल्फर ही है।

9. **मद्यपान के कारण व्यक्तित्व में ह्रास (Alcoholic Deterioration in Personality)**- लम्बे समय तक मद्यपान करने के बाद रोगी के व्यक्तित्व में ह्रास होने लगता है जो मनोभ्रंश (Dementia) तक पहुँच सकता है। संभवतः इसका कारण "विटामिन बी" के कमी के कारण स्नायु-कोष तथा उसके विभिन्न प्रवर्द्धन (Neurone) के नष्ट होने के कारण होता है।

कभी-कभी हल्का मद्यपान करने पर भी रोगी में अनायस विभ्रम हो जाता है, वह दिशाभ्रमित हो जाता है, उसका व्यक्तित्व विघटन प्रारंभ हो जाता है। इस परिस्थिति में हत्या करना, आग लगाना, चोरी करना, बलात्कार करना, झूठ बोलना आदि असामान्य क्रिया-कलापों में लिप्त रहने लगता है। इन असामान्य क्रिया कलापों में लिप्त रहने लगता है। इन असामान्य क्रियाओं में लिप्त होने के कारण उसे गहरी नींद आ जाती है और जगने पर उसे अपने किए गलतियों की याद नहीं रहती है।

10. **जीर्ण मद्यपानता** (Chronic Alcoholism)- लम्बे समय तक जीर्ण मद्यपान करने के पश्चात रोगी में शराब पचाने की अधिकतम क्षमता बढ़ जाती है। लगता है कि पहले व्यक्ति शराब पीता है और अन्त में शराब मानवता और उस व्यक्ति की शारीरिक तथा मानसिक क्षमता को भी पीने लगती है। इसके प्रारंभिक अवस्था में रोगी में चिड़चिड़ापन तथा व्यक्तित्व में ह्रास आ जाता है। उसकी बुद्धिमत्ता तथा एकाग्रचित्तता खत्म होने लगती है जिसके कारण वह स्वभावतः झूठ बोलने लगता है। उसमें क्रमबद्ध तरीके से उदासी या शक्तिहीनता तथा उत्तेजना आ जाती है। इस तरह रोगी पूर्ण रूपेण मिथ्यावादी (Liar) हो जाता है। उसमें मनोभ्रंश आ जाता है। उसे यदा-कदा मिर्गी-सा दौरा तथा तीव्र उन्मत्तता (Delirium Tremens) हुआ करता है। उसका चेहरा तमतमाया हुआ तथा नाक का अग्र भाग लाल हो जाता है और उसे चक्षुप्रदाह हो जाता है।

उसके कानों के नजदीक की ग्रंथियाँ (Parotid Glands) बढ़ जाते हैं; लिवर में कडापन, लिवर बड़ा, चर्बी-युक्त लिवर, आमाशय में सूजन; होठों, जीभ, उँगलियों आदि में हल्का कम्पन पाया जाता है। रोगी स्थूल-काय (Obese) हो जाता है उसके हृदय की पेशियों तथा धमनियों संबंधी ह्रास (Myocardial And Arterial Degeneration) पाया जाता है तथा रोगी वास्तविक उम्र से अधिक बूढ़ा लगने लगता है।

उसमें गठिया तथा जीर्ण वृक्क-शोध उत्पन्न हो सकता है तथा द्वितीयक रोगाणु-संक्रमण (Secondary Bacterial Infection) की संभावना अत्त्यधिक हो जाती है। इसका कारण रोगी के रोग प्रतिरोधी क्षमता का कम होना है। इन लोगों में फुस्फुसप्रदाह (Pneumonia), जीर्ण वायुनली भुजप्रदाह (Chronic bronchitis) या जीर्ण फुस्फुसीया क्षय रोग (Chronic Pulmonary Tuberculosis) होने की संभावना अधिक बढ़ जाती है। उसे चारो तरफ का स्नायु-प्रदाह (Periferal neuritis) भी होने लगता है। और अन्ततः रोगी कमजोर तथा दुबला होता चला जाता है। मद्यपानता, स्नायु, दोनों तरह की माँसपेशियों ऐक्षिक तथा असैक्षिक, कौषिक तत्वों (Epithelial Elements) पर जहर -सा कार्य करती है तथा उत्तकों के ओजनीकरण की क्रिया को रोकती है।

फलतः रोगी के शरीर में चर्बी का ह्रास प्रारंभ हो जाता है। मद्यपान करने के बाद व्यक्ति आत्म-संयम खो देता है तथा बर्हिर्मुखी हो जाता है। उसमें आत्म-निरिक्षण की शक्ति खत्म हो जाती है। अन्न खाने की अनिच्छा तथा पक्वाशय-प्रदाह (Gastric Catarrh) के कारण प्रातः काल रोगी को वमन प्रारंभ हो जाता है।

चुपके-चुपके पीने वाले लगभग सभी लोग जीर्ण मद्यपानता की श्रेणी में आते हैं जो प्रायः घर में रात में मद्यपान करते हैं तथा सो जाते हैं। ये चतुर शराबी अपने शराब पीने की भनक परिवार के अन्य सदस्यों को भी नहीं लगने देते हैं । इस श्रेणी में हर क्षेत्र के कुछ गणमान्य लोग इसके शिकार होते हैं। कुछ औरतें जो रजोनिवृत्त होती हैं इस श्रेणी में आ जाती हैं।

यदि रोगी का मद्यपान रोकने के बाद "अप्रिय लक्षण आने लगते तो उसे प्रारंभ में प्रतिदिन एक औंस ह्विस्की (Whisky), जिन (Gin) या ब्राण्डी दिया जा सकता है तथा रोगी को तुरन्त सामान्य बनाया जा सकता है।

## मादक दवाओं का व्यसन
## (Drugs Addiction)

शराब के बू आने की शिकायत तथा मधुशाला में जाने से बचने हेतु लोग निम्न दवाओं का प्रयोग शारीरिक या मानसिक तकलीफ सहन न करने वाली परिस्थिति में या आनन्दोन्माद पैदा करने हेतु करते हैं। ये दवाएँ हैं - अफीम, मॉर्फिया, हेरोयेन, कोकेन, एम्फेटामाइन सल्फेट, चरस, मेथाडोना, एल.एस.डी., मैरिजुआना, वारविचुरेट्स आदि।

इसके सेवन से रोगी पहली खुराक में ही एक प्रकार का सुखद अनुभव महसूस करता है जिसके कारण दूसरी खुराक लेना चाहता है और लेता चला जाता है। फलतः उसे इसकी आदत-सी हो जाती है तथा वह दवाओं पर निर्भर रहने लगता है। यदि ये दवाएँ उसे न मिले तो वह पागल-सा हो जाता है। ये दवाएँ निम्न प्रकार हैं:

## (A) उत्तेजक
## (Stimulants)

उद्दीपकों के सेवन से व्यक्ति उत्तेजित हो जाता है तथा उसकी क्रियाशीलता बढ़ जाती है। इनमें बेन्जेड्रीन, डेक्सड्रीन और मेथेड्रीन काफी प्रचलित है।

1. **एम्फेटामाइन सल्फेट-** इसका सेवन दवा के रूप में किया जाता है। इसका सेवन उदासी या खिन्नता, कमजोरी तथा अनैक्षिक निद्रा को कम करने हेतु किया जाता है। एम्फेटामाइन सल्फेट केन्द्रीय स्नायु मण्डल को प्रभावित करता है जिससे व्यक्ति उल्लास-आनंद का अनुभव करता है। रोगी में आत्म-विश्वास पैदा होता है फलतः वह सावधानी पूर्वक क्रियाशील भी होता है। जो लोग जग कर अधिक समय तक कोई कार्य जैसेः पढ़ना, पढ़ाना, गाड़ी-चलाना आदि; करना चाहते हैं इस मादक पदार्थ का सेवन करते हैं। इसके सेवन से भूख खत्म हो जाती है। वह उग्र, चिड़चिड़ा तथा अधिक बोलने लगता है। उसे निर्णय करने की शक्ति खत्म हो जाती है। अन्ततः उसका यकृत खराब हो जाता है; कभी-कभी उसका हृदय और स्नायु-मंडल क्षतिग्रस्त हो जाते हैं जिसके कारण उसका रक्त-चाप बढ़ जाता है। इस दवा को बन्द करते ही रोगी अवसाद में चला जाता है। यह दवा रोगी को अपने ठीक होने का आभास कराती है तथा थकावट दूर कर क्रियाशील बनाती है। इसके सेवन से इसकी आदत लग जाती है। इसका प्रयोग टैबलेट तथा कैप्सूल के साथ-साथ नशों में सूई लेकर किया जाता है। इसके कारण उत्पन्न अन्य लक्षणों में स्थिर-व्यामोह का लक्षण तथा मद्यजन्य मनोविकृति का लक्षण पाया जाता है।

2. **अफीम (Opium)-** इसका प्रयोग धुम्रपान के माध्यम से किया जाता है। इसके सेवन से रोगी उल्लासोन्माद-आनन्दोन्माद महसूस करता है। इसके प्रयोग के बाद रोगी का केन्द्रीय स्नायु मंडल अवसादित हो जाता है। दीर्घ कालीन प्रभावों में कब्ज होना तथा भूख और वजन में कमी होना अत्यधिक महत्वपूर्ण है। रोगी मूर्छा (Stupor) का शिकार हो जाता है। उसका चेहरा गहरा लाल हो जाता है। उसके आँखों की पुतलियाँ सिकुड़ (Pupils Contracted) जाती हैं। उसका नब्ज पूरा तथा धीमा (Full and

slow) होता है। गहरा श्वसन सामान्यतः पाया जाता है। उसके गालों में पक्षाघात के लक्षण आ जाते हैं फलतः गालों को फुलाने में रोगी अक्षम हो जाता है। धीरे-धीरे पक्षाघात पूरे शरीर में फैलने लगता है। उसे मल-मूत्र होता रहता है, इस पर उसका नियंत्रण नहीं रहता है। चमड़े पर ठंढ़ा पसीना होता है। उसका निचला जबड़ा लटक जाता है और अन्ततः उसकी मृत्यु हो जाती है। उपर्युक्त लक्षण अफीम के तीक्ष्णावस्था में पाये जाते हैं।

सैन्गुइनेरिया अफीम के कुप्रभावों को नष्ट करने के लिए कारगर होम्योपैथिक दवा है जैसा कि डॉ. एच.सी.एलेन का मत है। ("Sanguinaria is dynamic remedy for the narcosis of Opiom" - Dr. H. C. Allen)

3. **मॉर्फिया (Morphia)**- मॉर्फिया सेवन की आदत को मॉर्फिनिज्म या मॉर्फिनोमैनिया (Morphinism or Morphinomania) कहा जाता है। रोगी इसे आसानी से सहन करने लगता है। इसमें रोगी के चक्षु-गोलक सिकुड़ जाते हैं, चेहरा पीला पड़ने लगता है, वजन घटने लगता है तथा रोगी एक खास समयान्तराल के बाद मॉर्फिया हेतु चिल्लाने लगता है जब वह अवसाद के दौरे से गुजरता है। इसके सेवन के बाद रोगी दर्द और स्थित भ्रान्तियों से आराम महसूस करता है। दीर्घ कालिक प्रभावों में अस्थाई नपुंशकता, बॉझपन, मानसिक तथा शारीरिक बाध्यता, विनिवर्तित रोग आदि होना महत्वपूर्ण है।

मोर्फिया में, अफीम से लगभग दस गुणा अधिक मादकता होती है। इसका प्रयोग चिकित्सा के क्षेत्र में दर्दनाशक के रूप में किया जाता है। यह इंजेक्शन द्वारा शरीर में प्रवेश कराया जाता है। इसका असर जल्द ही हाइपोथालगस पर हो जाता है।

नशा के लिए लोग इसे धुम्रपान के रूप में भी करते हैं। धुम्रपान या सुई के माध्यम से इसे लेने पर केन्द्रीय स्नायु मंडल के माध्यम से हाईपोथालमस जल्द ही प्रभावित हो जाता है। इसके कारण रोगी का रक्तचाप बढ़ जाता है और नब्ज गति तेज हो जाती है। उसके हाथ पैरों

में झुनझुनी, पसीना चलना, छींके आना, आँसू आना, पतला पाखाना होना, वमन होना, अनियंत्रित थकान, बेहोशी आमाशय में खालीपन आदि महसूस होने लगता है। स्नायविक दुर्बलता के लक्षण तो आ ही जाते हैं। साथ ही रोगी के ऑखों की चक्षुतारा आलापिन की नोक की तरह (Pin pointed pupils) होने के कारण रोगी बेहोश हो जाता है। उसके हाथों, जाँघों पर सूई लेने के घाव जो रक्त दूषित करने वाली भी हो सकती है, देखे जा सकते हैं। सिगरेट से जले का निशान उसके छाति आदि पर देखने को मिल सकते है।

4. **चरस-** सिगरेट के रूप में पीने के बाद रोगी आनन्दोन्माद महसूस करता है। इसकी लत रोगी को जल्द ही लग जाती है। इसका प्रयोग निगलकर भी किया जाता है। इसके सेवन का कारण उल्लासित होने के लिए, जिज्ञासावश, सामाजिक अनुकरण, चिन्ता दूर करने के लिए, विद्रोह की भावना आदि है। इसके सेवन से रोगी को समय का सही ज्ञान नहीं रहता है, निर्णय करने की शक्ति खत्म हो जाती है तथा समन्वित गति की कमी हो जाती है। इसका निर्माण गाँजा-भाँग के पौधों के ऊपरी भाग के पत्तियों तथा फूलों से किया जाता है।

इसका असर हाईपोथलमस या पिट्यूटरी या दोनों पर होता है। परिणाम स्वरूप टेस्टोस्टेरीन नामक हॉरमोन का स्तर कम हो जाता है। इसके सेवन करने वालों में वसा में टी.एच.सी नामक अवयव जमा हो जाता है।

## (B) अवसादक
### (Depressant)

अवसादकों के सेवन से व्यक्ति में उदासी छा जाती है, वह निष्क्रिय हो जाता है। इस श्रेणी में बारविचुरेट्स का स्थान सबसे ऊपर है। अन्य अवसादक पदार्थों में नम्बुटल, सेकोनल, फेनोबारबिटल (Nambutal, Seconal, Phenobarbital) भी हैं। इनका सेवन लोग शराब के साथ मिलाकर करते हैं। इनके निरन्तर अधिक सेवन से आँगिक समस्यायें पैदा हो जाती है। इनका सेवन नींद लाने,

चिंता दूर करने, तनाव तथा दबाव से मुक्त होने के लिए किया जाता है। यह सबसे पहले मस्तिष्क को प्रभावित करता है। कुछ मस्तिष्कीय कोषों की ऊर्जा क्षीण हो जाती है फलतः केन्द्रीय स्नायु मण्डल के कुछ भागों में ढीलापन आ जाता है जिसके कारण व्यक्ति अत्यधिक सुस्त तथा निष्क्रिय हो जाता है।

इनके सेवन पर रोक लगाने से रोगी चिन्तित हो जाता है उसकी मॉसपेशियों में अनैक्षिक ऐंठन तथा कम्पन होने लगता है। उंगलियाँ तथा हाथों में कम्पन्न होने लगता है; कमजोरी बढ़ने लगती है, सिर में चक्कर आने लगता है, नींद नहीं आती है, वजन घटने लगता है, रक्त-चाप कम होने लगता है। उसे व्यामोह की शिकायत हो जाती है। उसको श्वसन क्रिया प्रभावित हो जाती है, कभी-कभी उसकी मृत्यु भी हो जाती हैं। इसका अल्पकालिक प्रभाव केन्द्रीय स्नायु मण्डल के द्वारा होता है तथा रोगी में अवसाद, निद्रा, तन्द्रा, सगन्वित गति निर्णय की शक्ति तथा प्रतिक्रिया काल में ह्रास होता है। दीर्घकालिक प्रभावों में चिड़चिड़ापन वजन की कमी, शारीरिक तथा मानसिक निर्भरता; विनिवर्तित रोग आदि महत्वपूर्ण है।

## (C) विभ्रांति उत्पादक
### (Hallucinogen)

इस श्रेणी में अनेक दवायें हैं जिनमें एल. एस. डी. (L. S. D. = Lysergic acid dimethylamids-25) प्रमुख है जिसके कारण रोगी में जल्द ही विभ्रम उत्पन्न हो जाता है। यह एक स्वादरहित एवं गन्ध रहित उजला चूर्ण है जो राई एवं तैलहन के पौधों पर लगी फफूंदी से तैयार किया जाता है। अब इसे कृत्रिम रूप से भी बनाया जाता है। यह टैबलेट तथा कैप्सूल के रूप में मिलता है। यह कीमती है। इसका मानव मन-मस्तिष्क पर प्रभाव आठ घंटे तक रहता है। इसका सेवन, सहानुभूति स्नायु मण्डल (Sympathetic Nervous System) को अधिक प्रभावित करता है। इसके कारण रोगी को उल्लासोन्माद, संवेगात्मक अस्थिरता, वस्तुओं के रंग, आकार तथा रूप के प्रत्यक्षीकरण में धुंधलापन-सा प्रतीत होना आदि लक्षण पाये जाते हैं। समय के संदर्भ में विभ्रांति पैदा हो जाती है। वह मिनट को घंटा, घंटा को दिन, दिन को महीना, महीना को वर्ष

समझने लगता है। उसमें एकाग्रचित्तता की कमी, तार्किकता, चिंतन तथा निर्णय की शक्ति का अभाव पाया जाता है।

इसका प्रयोग धोलकर निगलकर, किया जाता है। इसे उल्लासित होने के लिए, जिज्ञासावश, सामाजिक अनुकरण करने, चिन्तादि से बचने तथा विद्रोह की भावना से प्रेरित होकर लोग किया करते हैं। इसके सेवन के बाद रोगी में समन्वित गति का ह्रास भी हो जाता है। लम्बे समय तक सेवन के बाद उसमें मनोविकृतियों के लक्षण के साथ आतंक प्रतिक्रिया उत्पन्न हो जाती है।

## (D) आराम हेतु प्रयुक्त औषयियाँ
### (Realiver Medicines)

1. **हेरोयेन** (Heroin)- यह भी मॉर्फिया की तरह भयानक लक्षणों को उत्पन्न करता है। यह अफीम से बनता है। यह मॉर्फिया की तरह ही उजला पाउडर-सा होता है। मॉर्फिया का व्यसन छुडाने हेतु इसका प्रयोग प्रारंभ हुआ तो पता चला कि यह तो उससे भी कई गुणा अधिक मादक है, फलतः इसका प्रचलन प्रारंभ हो गया। इसका प्रयोग खाकर तथा सुई लगाकर किया जाता है। प्रारंभ में इसका प्रयोग सूंघ कर किया जाता था जिससे व्यसनी के नाक में सूजन हो जाता था। इसका असर 4-6 घंटे तक अत्यधिक आनंददायक होता है। 4-6 घंटे बाद इसकी जरूरत व्यसनी को महसूस होती है। इसके सेवन के बिना रोगी बेचैन हो जाता है। रोगी की बेचैनादि लक्षण 6 घंटे बाद प्रारंभ होकर 48 घंटे के अन्दर अत्यधिक तीव्ररूप धारण कर लेते है। वह जम्हाई लेने लगता है। उसे छींकने, पसीना चलने, भूख नहीं लगने आदि की शिकायत प्रारंभ हो जाती है। उसमें अशान्ति, खिन्नता, चिड़चिड़ापन, माँस-पेशियों में कमजोरी आदि लक्षण आ जाते हैं। वह खाने-पीने, यौनेक्षा, परिवार के लोगों प्रति सही व्यवहार, मनोरंजन आदि के प्रति उदासीन होने लगता है।
2. **कोकेन** (Cocaine)- यह मॉर्फिया के लक्षणों से अधिक कष्टदायक लक्षणों को प्रस्तुत करता है। इसके मानसिक लक्षण प्रचंड होते है तथा

मानसिक शक्ति का ह्रास होता जाता है। यह मार्फिया के साथ-साथ भी सेवन किया जाता है। चिकित्साक्रम में पहले रोगी को कोकेन से मुक्त किया जाता है तत्पश्चात मॉर्फिया से।

3. **मेथाडोन (Methadone)-** इसे पानी के साथ लोग निगल जाते हैं।यह भी अफीम से बना मादक पदार्थ है। इसे लोग ''डॉली'' भी कहते हैं। इसका प्रयोग दवा के रूप में किया जाता है। आमतौर पर इसका प्रयोग खाँसी, हेरोयेन तथा मार्फिया के व्यसनी की चिकित्साक्रम में आधुनिक चिकित्सा पद्धति में किया जाता है।

## धातुओं के कारण उत्पन्न मनोविकृतियाँ
## (Psychosis due to Metals)

यदि मानव शरीर में शीशा, पारा, आर्सेनिक, ऐन्टिमनी, तांबा, जिंक, सोना, चांदी, मैगनिज, आदि का प्रवेश किसी तरह अधिक मात्रा में हो जाए तो अनेक प्रकार की शारीरिक, मानसिक तथा स्नायुविक विकृतियाँ उत्पन्न हो जाती है। इन धातुओं का मानव शरीर में प्रवेश भोजन, पानी या अन्य वस्तुओं के द्वारा होता है। कभी-कभी इनका प्रवेश श्वसन क्रिया द्वारा हवा में वर्तमान इनके धूल-कणों या वाष्प के माध्यम से हो जाता है। शीशे द्वारा उत्पन्न मनोविकृतियों में थकान, आलस्य, चिड़चिड़ापन आदि लक्षण उत्पन्न होते हैं। शीशे से स्नायुमण्डल के प्रभावित होने के बाद रोगी में स्वास्थ्य लाभ की संभावना कम होने लगती है क्योंकि शरीर से इसे बाहर करना थोड़ा कठिन होता है। यदि इसे बाहर निकालने में सफलता मिल जाए तो आरोग्यता प्राप्त करना आसान हो जायेगा।

(a) शीशे के जीर्ण दुष्परिणामों को दूर करने हेतु - एलुमिना, एलुमेन, बेलाडोना, कॉस्टिकम, ओपियम, प्लैटिना, सल्फर आदि दबाओं का प्रयोग लक्षणानुसार किया जाता है।

(b) शीशे के दुष्परिणाम के कारण पूरे शरीर के किसी एक ओर दायें या बायें का पक्षाघात होने पर एलुमेन, कॉस्टिकम, कुप्रम मेटालिकम, काली आयोड, नक्स वोमिका, ओपियम, प्लम्बम, सल्फ्युरिक एसिड आदि

दवाओं का प्रयोग किया जाता है।

(c) शीशे तथा ताँबा के दुष्परिणाम के कारण पेट दर्द (Pain in abdomen due to toxic effects of lead and copper) होने पर एलुमेन, एलुमिना, बेलाडोना, फेरम मेटालिकम, नैट्रम सल्फ, नक्स मॉस्केटा, नक्स वोमिका, ओपियम, प्लैटिना, सल्फर, वेराट्रम आदि दवाओं का प्रयोग लक्षणानुसार सफलतापूर्वक किया जाता है।

पारा (Mercury) के विषय के द्वारा व्यक्ति के स्वभाव में चिड़चिड़ापन, आलस्य, तीव्र संवेगातमक अभिव्यक्तियाँ विस्मृति आदि लक्षण आ जाते हैं। इस हेतु होम्योपैथी में मर्क सॉल तथा मर्क्युरियस से बने अन्य दवाओं का सफलतापूर्वक, लक्षणानुसार प्रयोग किया जाता है। इन दवाओं के अलावे हिपर सल्फर भी अत्यधिक उपयोगी दवा सिद्ध होती है यदि इसका प्रयोग लक्षण संग्रह तथा लक्षण भेद के अनुसार किया गया हो। पारा के कारण उत्पन्न कुछ महत्वपूर्ण विकृतियाँ - बीमारियों और उनकी महत्वपूर्ण होम्योपैथिक दवाएं निम्न प्रकार है:

1. उदासी होना - ऑरम मेटालिकम, ऑरम म्युरियेटिकम, हिपर सल्फर, नाइट्रिक एसिड, स्टैफिसेग्रिया।
2. बहरापन होना - हिपर सल्फर, नाइट्रिक एसिड।
3. मूँह के अन्दर सूजन होना (Inflammation of Buccal Cavity)- बैप्टिसिया, कार्बोवेज, हिपर सल्फर, हाइड्रास्टिस, म्युरियेटिक एसिड, नाइट्रिक एसिड।
4. मुंहासा (Acne Simplex) होना - काली आयोड, मेजेरियम, नाइट्रिक एसिड।
5. पारा के वाष्प से मूर्छित (Convlusion) होना - स्ट्रोमोनियम।
6. पारा या सिलिका के दुष्परिणाम स्वरूप लम्बे हड्डियों का क्षरण (Carries and necrosis of bones) होना- फ्लोरिक एसिड, एग्नस।

पारा के सामान्य दुशपरिणामों को दूर करने हेतु एन्टिमोनियम क्रुडम, अर्जेन्टम मेटालिकम, ऑरम मेटालिकम, बेलाडोना, कल्केरिया, कार्बो वेज, चेलिडोनियम,

चाइना, क्लेमैटिस, कॉल्चिकम, कुप्रम मेटालिकम इयूफ्रेसिया, गुआयकम, हिपर सल्फर, आयोडियम, काली आयोड, लैकेसिस, लिडम, मेजेरियम, म्युरियेटिक एसिड, नैट्रम सल्फ, नाइट्रिक एसिड, फॉस्फारिक एसिड, फाइटोलक्का, पल्साटिला, सारसापैरिला, साइलिसिया, स्टैफिसेग्रिया, सल्फर आदि दवाओं का प्रयोग लक्षणानुसार किया जाता है।

आर्सेनिक (संखिया) का सेवन फिलाडेल्फिया के कुछ जिलो में अधिक किया जाता है। औरतों में सुन्दरता निखारने तथा पुरूषों में इसका प्रयोग कठिन परिश्रम के बाद भी थकान कम या नहीं होने के लिए किया जाता है। यह जग जाहिर है कि ये सब कुछ सेवन करने योग्य चीजें नहीं है। इनके सेवन से शारीरिक तथा मानसिक हानि होती है। आर्सेनिक सेवन करने वाले लोगों में तत्काल पाये जाने वाले लक्षण इस प्रकार है:

रोगी के आँखों की पुतलियाँ सूजी हुई (Oedematous Eye Lids) होती है और उसकी आँखें हल्की आई हुई - सी लगती हैं यानी लगता है कि उसे "स्लाइट कंजंक्टिभाइटिस" हुआ है, आँखें सदैव लाल लगती हैं तथा आँखों में जलन महसूस होती है। ये आँखें चुस्त यानि खींचाव युक्त (Smart) भी लगती है। इनके साथ रोगी की दृष्टि कमजोर होती है। उसके मुंह नाक और गले की उप त्वचा (Mucous Membrane) अस्वाभाविक रूप से गर्म तथा सूखी होती है। रोगी हमेशा प्यास की शिकायत करता है। उसकी पाचन क्रिया अवश्य ही अव्यवस्थित होती है। रोगी हमेशा अजीर्ण (Dyspepsia) का शिकायत करता रहता है। उसका चमरा सूखा तथा गंदा लगता है। असामान्यावस्था में ही उसका चमरा साफ नजर आ सकता है। उसे बारंबार दुलपित्ती-सी चर्म उदभेदों (Nettle Rash) की शिकायत होती है।

जीर्ण रोगियों में खुजली और जलन असह्य हो जाती है और बाद में उकवत-सा उद्भेद सामने आ जाता है। रोगी के शरीर के विभिन्न अंगों में "स्टुबॉर्न न्यूरालजिया" (Stubborn Neuralgia) हो जाता है। ये आर्सेनिक सेवन करने वाले पुराने रोगियों के सामान्य लक्षण हैं। इसके रोगियों में कुछ तीक्ष्ण लक्षण भी पाये जाते हैं जैसेः उसे मृत्युदायक मितली-सी आती है तथा

वमन का दौरा आता है। वह जो कुछ खाया होता है, वमन कर देता है। और अन्ततः रोगी के शरीर का ऊपरी भाग ठंढ़ा हो जाता है।

इसके दुश्परिणामों को दूर करने हेतु कैम्फर, चाइना, फेरम मेटालिकम, ग्रेफाइटिस, आयोडियम, इपिकाक, मर्क सॉल,नक्स वोमिका, सम्बुकस नाइग्रा, वेराट्रम एलबम आदि दवाओं का प्रयोग लक्षणानुसार किया जाता है।

## होम्योपैथी में निम्न पदार्थों हेतु प्रयुक्त होने वाली औषधियाँ इस प्रकार है:-

| पदार्थ का नाम | होम्योपैथिक दवाओं के नाम |
|---|---|
| शीशा | एलुमिना, कॉलोसिन्थ, काली आयोड ओपियम, सल्फ्युरिक एसिड। |
| पारा | ऑरम मेटालिकम, हिपर सल्फर, आयोडियम, काली आयोड, नाइट्रिक एसिड, मेजेरियम, एसिटिक एसिड, साइलिसिया आदि। |
| आर्सेनिक | आर्सेनिक, कार्बो वेज, चाइना, हिपर सल्फर, नक्स वोमिका, ओपियम। |
| ऐन्टिमनी | ऐन्टिमोनियम क्रुडम, कल्केरिया, हिपर सल्फर, मेजेरियम। |
| ताँबा | बेलाडोना, कैम्फर, सिकुटा वाइरोसा, चाइना, कोक्कुलस इन्डिका, कुप्रम मेटालिकम, हिपर सल्फर। |
| सोना | ऑरम मेटालिकम, बेलाडोना, चाइना, कुप्रम मेटालिकम, मर्क, सौल, कोक्कुलस इन्डिका, कॉफिया पल्साटिला, स्पाइजेलिया, सोलानम नाइग्रम (Solanum Nigrum)। |
| चाँदी | आर्जेन्टम मेटालिकम, मर्क सॉल, पल्साटिला। |
| मैगनिज | मैग्नेसिया फॉस, मैग्नेसिया सल्फ, मैग्नेसिया म्युर, मैंगेनम एसिटिकम, आर्सेनिक, कैमोमिला, कैम्फर, नक्स वोमिका, मर्क सॉल, पल्साटिला, रिह्यूम। |

| | |
|---|---|
| जिंक | कैमोमिला, कैम्फर, हिपर सल्फर, इग्नैसिया, नक्स वोगिका, जिंकम मेटालिकम। |
| पोटाश | कैम्फर, हेलोनियस, हाइड्रास्टिस नक्स वोमिका, जिंकम मेटालिकम आर्सेनिक, लैकेसिस, पल्साटिला आदि। |
| कपूर (कैम्फर) | कैम्फर, कैन्थरिस, कॉफिया, ओपियम, फॉस्फोरस, नाइट्री स्पीरिट्स डलसिस (Nitri Spiritus Dulcis) |
| लोहा | आर्सेनिक, हिपर सल्फर, फेरम मेटालिकम, एसिटिक एसिड, आर्निका, बेलाडोना चाइना, इपिकाक, पल्साटिला, सल्फर, वेराट्रम एलबम। |
| सल्फर | एकोनाइट, आर्सेनिक, रननकुलस बल्बोसस, कैम्फर, कल्केरिया, कैमोमिला, चाइना, कोनियम, कॉस्टिकम, नक्स वोमिका, मर्क सॉल, पल्साटिला, रस टॉक्स, सिपिया, साइलिसिया। |

## मद्यपानता हेतु कुछ महत्त्वपूर्ण लक्षण तथा उनकी महत्त्वपूर्ण दवायें

1. अल्कोहलिक पदार्थ पीने की इच्छा (चाहत) - एगारिकस, एन्टिम टार्ट, एपोसाइनम, आर्सेनिक, एवेना स्टाइवा, एसारम, ऑटम मेटालिकम, कल्केरिया आर्स, कोका, कार्बो वेज, कैप्सिकम, क्रोटैलस हॉरिडस, जेल्सेमियम, हिपर सल्फर, आयोडियम, क्रियोजोटम, लैकेसिस, लिडम, लेसिथिन, मेडोरिनम, म्युरियेटिक एसिड, नक्स वोमिका, ओपियम, फॉस्फोरस, सोरिनम, पल्साटिला, सेलेनियम, सिपिया, स्पाइजेलिया स्टैफिसेग्रिया, सल्फर, सल्फ्युरिक एसिड, सिफिलिनम, टुबरकुलिनम आदि।
2. मद्यपान करने की आदत - अन्जेलिका (Angelica), एवेना स्टाइवा, क्युर्कस ग्लैन्डियम स्पिरिट्स (Quercus Glandium Spiritus), फेरम फॉस, स्टरकुलिया, सल्फ्युरिक एसिड, सल्फर आदि।
3. मद्यपान करने की वंशानुगत आदत- एसारम, सोरिनम, सल्फर,सल्फ्युरिक एसिड, सिफिलिनम, टुबरकुलिनम।
4. जौ से बनी शराब एली (Ale) पीने की इच्छा या आदत- फेरम फॉस, मेडोरिनम, सल्फर।

5. ह्विस्की पीने की इच्छा या आदत- आर्निका, एसारम, आर्सेनिक, कार्बो एनियमेलिस, कार्बो वेज, लैक केनाइनम, लैकेसिस, फॉस्फोरस, सेलिनियम, स्पाइजेलिया, सल्फर आदि।
6. क्लारेट (Claret) एक प्रकार की फ्राँस की मदिरा, पीने की इच्छा या आदत- कल्केरिया सल्फ, स्टैफिसेग्रिया, सल्फर, मेडोरिनम।
7. बीयर पीने की इच्छा (आदत)- एकोनाइट, बेलाडोना, ब्रायेनिया,कॉस्टिकम, कोक्कुलस, कोलोसिन्थ, ग्रेफाइटिस, काली वाइक्रोमिकम, लैकेसिस, मर्क सॉल, नैट्रम कार्ब, नैट्रम म्युर, नैट्रम सल्फ, नक्स वोगिका, पेट्रोलियम, फेलान्ड्रिम, पल्साटिला, रस टॉक्स, साबाडिला, स्पाइजेलिया, स्ट्रोन्टियम, सल्फर आदि।
8. संध्या समय वीयर पीने की इच्छा (आदत)- जिंकम मेटालिकम।
9. बीयर पीने के बादः
   - खाँसी होना- मेजेरियम, नक्स कोमिका, रस टॉक्स, स्पोन्जियाटोस्टा।
   - मितली आना- ब्रायोनिया, लैकेसिस, म्युरियेटिक एसिड, नक्स वोगिका।
   - आमाशय में दर्द होना- कार्बोनियम सल्फ, नक्स वोमिका।
   - आमाशय में दबावयुक्त दर्द होना- कार्बोनियम सल्फ, नक्स वोमिका।
   - वमन होना- फेरम मेटालिकम, मेजेरियम, सल्फर।
   - बीयर का वमन, जल पीने के बाद वमन नहीं होना- मेजेरियम।
   - पाखाना पतला होना- एलो सोकोट्रिना, चाईना, गैम्बोजिया, काली वाइक्रोमिकम, लाइकोपोडियम, म्युरियेटिक एसिड, सल्फर आदि।
   - से खूनी बवासिर का बढ़ना- एलो सोकोट्रिना, ब्रायोनिया, फेरम मेटालिकम, नक्स वोमिका, रस टॉक्स, सल्फर।
   - पुराने पियक्करों के खूनी बवासिर होना।- आर्सेनिक, कार्बो वेज, नक्स वोमिका, सल्फ्युरिक एसिड आदि।
   - हृदय गति तेज (Palpilation of Heart) होना- सम्बुल।
   - दोनों पखुरों के बीच, बाहरी भाग में पीठदर्द का बढना- फॉस्फोरस।

- तलवों में व्याकुलता (Restlessness)- नैट्रम म्युर, सल्फर।
- नींद नहीं आना- थिया।
- सोने की इच्छा होना- सल्फर।
- ज्वर होना- बेलाडोना, फेरम मेटालिकम, रस टॉक्स, सल्फर।
- पूरे शरीर के तकलिफों का बढ़ना- एलो सोकोट्रिना, ब्रायोनिया, कार्बोनियम सल्फ, फोरम मेटालिकम, काली वाईक्रोमिक काली ब्रोमेटक, लिडम, नक्स वोमिका, नैट्रम म्युर, रस टॉक्स आदि।
- खूनी आवेग (Orgasm of Blood) होना- सल्फर।
- कष्ट दायक श्वसन होना- कोक्कुलस इन्डिका

10. ब्राण्डी पीने की इच्छा (आदत)- कार्बो वेज, हिपर सल्फर, नक्स वोमिका, ओपियम, पेट्रोलियम, फास्फोरस, सेलिनियम, सिपिया, स्पाइजेलिया स्टैफिसेग्रिया, सल्फर, सल्फ्युरिक एसिड आदि।

ब्राण्डी पीने के बादः

- खाँसी होना- फेरम मेटालिकम।
- मितली कम होना- आर्सेनिक।
- पेटदर्द होना- इग्नेसिया।
- उत्पन्न परेशानियाँ- आर्सेनिक, लिडम, नक्स वोमिका, ओपियम, रूननकुलस बल्बोसस, रसटॉक्स, स्ट्रामोनियम, सल्फर आदि।

11. वाइन पीने की इच्छा (आदत)- एकोनाइट, एइथुजा साइनोपियम,आर्सेनिक, ब्रायोनिया, कल्केरिया, सिकुटा वाइरोसा, हिपर सल्फर, लैकेसिस, लेसिथिन, मेजेरियम, फॉस्फोरस, ऐलिनियम, सिपिया, स्पाइजेलिया, सल्फर, सम्बुल आदि।

## वाइन पीने के बादः

- सिर में चक्कर आना- एलुमिना, बेलाडोना, कोक्कुलस, कोनियम मैकुलेटम, नैट्रम कार्ब, नैट्रम म्युर, नक्स वोमिका, पेट्रोलियम, सम्बुल, जिंकम मेटालिकम।

- सिर के चक्कर में राहत होना- आर्जेन्टम नाइट्रिकम, कोका, जेल्सेमियम, फॉस्फोरस।
- मितली आना- एन्टिम क्रुडम, ब्रायोनिया, कार्वो एनिमेलिस, फॉस्फोरस, जिंकम मेटालिकम।
- मितली कम होना- कोक्कस कैक्टि।
- वमन होना- एन्टिम क्रुडम।
- वमन में राहत- काल्मिया।
- आँखों के तकलिफों का बढना- जेल्सेमियम, जिंकम मेटालिकम।
- पीले चेहरे का लाल होना- कार्बो वेज, फेरम मेटालिकम।
- हृदय में जलन होना- ब्रायोनिया, कोक्कस कैक्टि, जिंकम मेटालिकम।
- आमाशय में दर्द होना- ब्रायोनिया।
- पेटदर्द होना- लाइकोपोडियम।
- कब्ज होना- जिंकम मेटालिकम।
- पुराने पियक्करों को पतला पाखाना होना- लैकेसिस, लाइकोपोडियम, जिंकम मेटालिकम।
- पुराने पियक्करों का पतला पाखाना होना ठीक होना- चेलिडोनियम, डायस्कोरिया।
- हृदय गति तेज होना- नैजा, नक्स वोमिका।
- दोनों पखुरों के बीच के बाहरी भाग में पीठदर्द का बढ़ना- फॉस्फोरिक एसिड।
- ज्वर होना- आर्सेनिक, कार्बोवेज, फ्लोरिक एसिड, जिन्सेंग, आयोडियम, नैट्रम म्युर, नक्सवोमिका, साइलिसिया।
- ललाट पर फुंसियों का होना- जिंकम मटेलिकम।
- मुँह से रक्तस्राव होना- एकोनाइट।
- पूरे शरीर के तकलिफों का बढ़ना- एलुमिना, एन्टिमोनियम क्रुडम, आर्निका, आर्सेनिक, बेन्जोइक एसिड, कार्बो वेज, कोनियम, फ्लोरिकएसिड, ग्लोनायन, लिडम, लाइकोपोडियम नक्स वोमिका, ओपियम, पल्साटिला, राडोडेन्ड्रॉन, रन्नकुलस बल्बोसस, सेलेनियम,

साइलिसिया जिंकम मेटालिकम।

- पूरे शरीर के तकलिफों में राहत होना- कोका।
- पैरों या तलबों में खुजली होना- सोरिनम।
- नींद आना- थिया।
- नींद नहीं आना - कॉफिया, फ्लोरि एसिड, नक्स वोमिका।
- सोने की इच्छा होना- एलान्थस, कार्बोलिक एसिड।
- सोने की इच्छा न होना- फ्लोरिक एसिड।
- जम्हाई में राहत- नैट्रम म्युर।
- पसीना आने में राहत- एकोनाइट, एपिस मेलिफिका, कोनियम, लैकेसिस, ओपियम, सल्फ्युरिक एसिड, थुजा।
- ताण्डव रोग (Chorea) का बढ़ना- जिंकम मेटालिकम।
- अन्दरूणी कम्पन होना- कोनियम।
- कमजोरी कम होना- आर्सेनिक, लाइकोपोडियम, फॉस्फोरस थुजा।
- तनाव युक्त सिर दर्द (Congestive Headache) का बढ़ना- ग्लोनायन।

## खट्टे वाइन पीने के बादः

- मितली आना- कोक्कस कैक्टि।
- पुराने पियक्कड़ों को पतला पाखाना होना- एन्टिम क्रुडम।
- "रेनिश सावर वाइन" (Rhenish Sour Wine) के दुष्प्रभावों को दूर करने हेतु- एन्टिमक्रुडम।
- जल्द ही आसानी से नशा आ जाना (Easily Intoxicated)- वोमिष्टा, कोनियम।
- "रेड वाईन" (Red Wine) पीने के बाद बीमारियों का बढ़ना- फ्लोरिक एसिड।
- "सल्फ्युरेटेड वाइन" (Suphurated Wine) पीने के बाद बीमारियों का बढ़ना- पल्साटिला।

12. अल्कोहल पीने के बादः

- मूत्र में लाल रक्त कणों का आना - आर्सेनिक, ऑरम मेटालिकम, बेलाडोना, बर्बेरिस वल्गरिस, कल्केरिया आर्स, कार्बो वेज, चाइना, क्रोटोन टिगलियम, कुप्रम मेटालिकम, फेरम मेटालिकम, लैकेसिस, लिडम, मर्क सॉल, नैट्रम कार्ब, नक्स वोमिका, सल्फर।
- जाड़ा लगना- लिडम, नक्स वोमिका।
- अल्कोहलिक उत्तेजकों के प्रयोग के बाद पूरे शरीर में तकलिफों का बढ़नाः- आर्सेनिक, एसारम, बाराइटा कार्ब, कार्बोनियम सल्फ, लैकेसिस, नक्स वोमिका, ओपियम, रननकुलम बल्बोसस, सेलिनियम, सल्फर, सल्फ्युरिक एसिड आदि।
- अल्कोहलिक पेय पदार्थ पीने के बाद पूरे शरीर में कमजोरी महसूस होना- कैन्थरिस

13. शराबियोंः

- के मुँह से रक्तस्राव होना- आर्सेनिक, हायोसियामस, नक्स वोमिका, ओपियम।
- के आमाशय में दर्द होना- कल्केरिया, कार्बो वेज, लैकेसिस, नक्स वोमिका, सल्फर, सल्फ्युरिक एसिड।
- के आमाशय में जलन-सा दर्द होना- सल्फ्युरिक एसिड।
- को वमन होना- कार्बोलिक एसिड।
- के मुँह में भोज्य पदार्थों का आमाशय से लौट आना (Retching)- आर्सेनिक, नक्स वोमिका, ओपियम।
- पुराने शराबियों को पतला पाखाना होना- एन्टिम टार्ट, एपिस मेलिफिका, आर्सेनिक, चाइना, लैकेसिस, नक्स वोमिका, फॉस्फोरस।
- मद्यपान करने से खाँसी होना- आर्निका, फेरम मेटालिकम, इग्नेसिया, लैकेसिस, लिडम, स्पॉन्जिया टोस्टा, स्टैनम मेटालिकम, स्ट्रॉमोनियम, जिंकम मेटालिकम।

## कुछ महत्वपूर्ण दवाएँ तथा उनके मद्यपानता से संबंधित महत्वपूर्ण लक्षणः

1. **एगारिकस मस्केरियस-** शराबियों के सिर दर्द की अच्छी दवा है। इस दवा के अन्य लक्षण कर्ण रेखावत (Diagonally) आते हैं; जैसे शरीर का ऊपरी बायाँ तरफ तथा निचला भाग दायाँ तरफ प्रभावित होता है। नशीले पेय पदार्थों के कारण उत्पन्न लक्षणों में इसका प्रयोग किया जाता है; इस कारण मद्यपानता भी इसके कार्य क्षेत्र में आता है। अचेतता (Delirium), उत्तेजना युक्त पागलपन, मूर्खतापूर्ण व्यवहार आदि रोगी में पाया जाता है। इसके अचेतता की विशेषता यह है कि रोगी कविता करता है, भविष्य कहता है; साथ ही वह भोली भाली आनंद की बातें, असंगत बातें; पागलपन के साथ अपने साथ के लोगों को चुम्बन भी करता रहता है तथा अचेत हो जाता है।

2. **आर्सेनिक एलबम-** रोगी को ब्राण्डी पीने की इच्छा होती है। मद्यपान करने के बाद वह सिहडता (Shivering) या भय से काँपता (Shuddering) है तथा उसे मदिरा पान करने के बाद मदिरा का वमन होता है और पतला पाखाना होता है; डकारें आती है, पेट दर्द होता है। पियक्करों के हाथ-पैरों में कम्पन पाया जाता है। मद्यसार संबंधी पेय (Alcoholic Drinks) के अत्यधिक प्रयोग के कारण उसमें पागलपन तथा स्मरण शक्ति हीनता पाया जाता है।

पियक्करों के मलाशय का स्थान च्युत होना, अत्यधिक मरोड़-सा दर्द तथा जलन और खूनी बवासीर पाया जाता है। मल त्यागते समय रोगी का मलाशय जलन के साथ बाहर झाँकने लगता है। रोगी की पाचन क्रिया खट्टे बीयर या मद्यसार (Sour beer and alcoholic drinks) पीने के कारण खराब पायी जाती है।

रोगी में अत्यधिक उदासीनता (Prostration) तथा मानसिक अस्थिरता पायी जाती है। वह यह महसूस करता है कि वह अब ठीक होने योग्य नहीं है। जिसके कारण उसे अकेले में मृत्यु भय सताती है। वह सोचता है कि दवा लेना अब व्यर्थ है क्योंकि अब वह मरने जा रहा है। रोगी के दर्द जलन युक्त होते है। आक्रांत अंग आग की तरह जलता हुआ महसूस

होता है। उसकी लगभग सभी बीमारियाँ आधी रात के बाद 1-2 बजे के आसपास तेजी पर होती है।

3. **एपोमॉर्फिनम-** डॉ. हलवर्ट (Dr. Halbert) इसके 3X विचूर्ण से मद्यपान तथा अफीम के सेवन के बाद उत्पन्न तीव्र अवस्था की सफलता पूर्वक उपचार किया करते थे।

इसका महत्वपूर्ण लक्षण लगातार मितली आना, कब्ज होना, अनिद्रा होना, मुर्छा उत्पन्न करने वाला सिर दर्द (Delirious Headache), भयंकर दुर्बलता, बढ़ा हुआ उन्माद आदि हैं।

4. **एवेना स्टाइवा-** रोगी का प्रधान लक्षण यह है कि उसके दिमाग के निचले भाग में दर्द महसूस होता है जैसा कि "ट्रग प्रुभिंग" के समय 20 बूंद दवा सेवन कराने पर उत्पन्न होता है।

रोगी में धैर्यहीन थकान, मैथुन की शक्तिहीनता, तथा मॉर्फिया की आदत इस दवा की मूल अर्क की कुछ खुराकों को आमंत्रित करती है। मद्यपानता भी एक महत्वपूर्ण लक्षणों में है। शराबियों की अनिद्रा, मार्फिया सेवन का कुप्रभाव आदि भी इस दवा से ठीक हो जाते हैं। उसमें एकागचित्तता की कमी होती है। हाथ-पैरों में पक्षाधात-सी झुनझुनी तथा शक्ति का ह्रास पाया जाता हैं।

डॉ. जॉन हेनरी क्लार्क (Dr. J. H. Clark) के अनुसार- "It is most valuable in enbling a patient to over come the morphine habit. It appears to exert the same kind of soothing action, without creating habit of its own. When not more than four grains of morphine have been taken daily it may be discontinued abruptly, 15gtt. of Avena in a wine glass of hot water being given four times a day instead.

अर्थात्, मॉफिया की आदत के रोगियों जो चार ग्रेन से अधिक मॉर्फिया सेवन नहीं करते हो, के लिए 15 बूंद एवेना स्टाइवा एक शराब वाले ग्लास गर्म पानी में डालकर प्रतिदिन चार बार पिलाने से इसकी आदत छूट जाती है तथा इस दवा एवेना स्टाइवा की लत भी नहीं लगती है।

5. **एसाराम यूरोपियम-** पियक्करों हेतु यह दवा रूस में काफी प्रचलित है। रोगी में मद्यपान करने की अदम्य इच्छा होती है। उसके पेट के ऊपरी तथा निचले भाग (Epigastrium) में जगने के बाद एक प्रकार की भयानक संवेदना (Horrible Sensation) होती है।

रोगी के स्नायु तंत्र अत्यधिक संवेदनशील होते है जिसके कारण उसे सन के बने हुए वस्त्रों (Linen) तथा रेशमी (Silk) कपड़ो को खुरचना या नोचना तथा कागज फाड़ने से उत्पन्न आवाज या कागज द्वारा उत्पन्न आवाज भी असहृय हो जाता है।

6. **ब्रायोनिया-** रोगी में न रोक पाने वाला प्यास जो बीयर पीने के बाद और बढ़ जाए, अत्यधिक महत्वपूर्ण है। पेट की बीमारियों में रोगी स्वतंत्र रूप से अत्यधिक पानी इसलिए पीना चाहता है कि उसके पेट की असामान्य चीजें पानी में घुलकर पच जाएँ। उसे वाइन पीने की इच्छा होती है।

इसके रोगी का चरित्रगत लक्षण यह है कि रोगी किसी भी प्रकार की गति से परेशान हो जाता है। इसके कारण ही वह शारीरिक तथा मानसिक रूप से आराम करना चाहता है। आराम करने से उसे हर तरह से राहत मिलती है। दर्द वाले तरफ सोने से उसका दर्द कम हो जाता है; जैसेः- रोगी को पूरे शरीर में बायी तरफ दर्द हो तो बायी करवट सोने से उसे राहत मिलती है।

ब्रायोनिया सेवन कराते समय रोगी को सलाद, फल आदि नहीं खाना चाहिए। उसे हर खाद्य पदार्थ उबला हुआ ही खाना चाहिए अन्यथा ब्रायोनिया का असर पूर्ण रूपेण नहीं हो पाता है।

7. **चाइना-** रोगी को वाइन पीने की इच्छा होती है। पानी पीना नहीं चाहता है। जबकि बीयर पीना चाहता है। उसके फेफड़ों (Lungs) में मवाद (Pus) आ जाता है, उसकी परेशानी क्षयज ज्वर (Hectic Fever) के साथ होती है। रोगी किसी के द्वारा छूने के प्रति भी अधिक संवेदनशील होता है।

8. **कोरियारिया रसिफोलिया (Coriaria Ruscifolia)-** इस दवा के प्रूभिंग के समय स्वस्थ लोगों पर बिलकुल मद्यसार की तरह ही लक्षण उभरते हैं।

अतः यह दवा अधिक उपयुक्त लगती है।

9. **कॉफिया क्रुडा-** रोगी को अत्यधिक भूख लगती है। वाइन या शराब (Liquor) पीने के बाद रोगी हल्का कपड़ा भी पहनना पसंद नही करता है।

इसका रोगी लम्बा, दुबला पतला, सांवले रंग का होता है। वह असामान्य रूप से शारीरिक तथा मानसिक कार्य करता है।

10. **क्रोटैलस हॉरिडस-** जीर्ण मद्यपानता के कारण उत्पन्न रोगों में यह अधिक लाभदायक औषधि है चाहे वह रोग आमाशय का सूजन ही क्यों न हो। रोगी में रक्तस्राव की आदत- सी पायी जाती है तथा उसकी जीवनी शक्ति कमजोर होती है।

11. **चिमाफिला अम्बेलाटा (Chimaphila Umbelata)-** जीर्ण शराबियों के यकृत तथा गुर्दे के जलयुक्त सूजन में यह अत्यधिक लाभदायक होता है।

12. **कार्बोनियम सल्फ्युरेटम-** यह दवा सल्फ्युरिक अल्कोहल यानी Bisulphide of Carbon से तैयार की जाती है। इस कारण यह अल्कोहल के दुष्प्रभाव को नष्ट करने की क्षमता रखती है।

मद्यसार के कारण अपना मानसिक तथा शारीरिक स्वास्थ्य गँवाने वालों की यह एक अच्छी दवा है। ये रोगी संवेदनशील होते हैं जिनकी परेशानियाँ ठंड से बढ़ जाती है, उनकी माँसपेशियाँ नष्ट होती जाती है, उनके त्वचा तथा उपत्वचा (Skin and mucous membrane) में एक प्रकार की सुन्नता आ जाती है। उसके शरीर में जैविक गर्मी (Vital heat) का अभाव होता है। प्रत्येक 4-6 सप्ताह पर होने वाला शराबियों का पतला पाखाना इस दवा के कार्य क्षेत्र में आता है।

13. **यूथेरम-** यह मद्यसार के अत्यधिक नजदीकी दवा है क्योंकि इसे हथाहत इथर या सल्फ्युरिक इथर $(C_2H_5)_2O$ के नाम से भी जाना जाता है जबकि मद्यसार (Alcohol) को $C_2H_6O$ से। इस रसायनिक समानता के कारण दोनों में लगभग समान रूप से नशा उत्पन्न करने के गुण हैं। रोगी

बार-बार काल्पनिक आनंददायक दृश्यों को देखता है क्योंकि उसमें विभ्रम होता है। कभी-कभी तो वह अत्यधिक उन्मत्ततावस्था में चला जाता है।

14. **यूजेनिया जैम्बोसा या जैम्बोस वलारिस (Eugenia Jambosa or Jambosa Vulgaris)-** यह भी मद्यसार की तरह ही नशा उत्पन्न करता है। रोगी को हर चीजें बड़ी तथा खूबसूरत लगती है तथा उसकी उत्तेजना जल्द ही उदासी में बदल जाती है।

15. **फेरम मेटालिकम-** बीयर पीने के बाद रोगी का सिर प्रभावित होता है या इसके कारण उसे वमन होने लगता है। उसका चेहरा पीला लगता है लौह तत्त्व के कमी के कारण शरीर में लाल लगने वाले भाग उजले से लगते हैं। वह जब बहते हुए पानी को देखता है तो उसे वमन प्रारंभ हो जाता है। कुछ खाते-पीते समय ही रोगी को पतला पाखाना हो जाता है। रोगी अपने सभी तकलीफों में धीरे-धीरे टहलने पर अत्यधिक राहत महसूस करता है।

16. **फ्लोरिक एसिड-** पियक्करों के यकृत यदि जूते के एड़ी में ठोकने वाले काँटी-सा (Lob nailed liver) हो तो यह अति फायदेमन्द है। मद्यपानता के कारण एक नवजवान भी बूढ़ा सा लगने लगता है।

17. **जेल्सेमियम-** रोगी के सभी बीमारियों में मद्यसार संबंधी उत्तेजक से पदार्थ पीने से राहत मिलती है। जिससे वह मजबूर होकर मद्यपान करता है। उसके माँसपेशियों में समन्वय गति नहीं होती है। जेल्सेमियम के चयन में 3D + I.T. अत्यधिक महत्वपूर्ण है जो निम्न प्रकार है।

| | |
|---|---|
| Ist D. - Dullness | - सुस्ती |
| 2nd D. - Dizziness | - सिर में चक्कर |
| 3rd D. - Drowsiness | - ओंघाई, नींद का भाव यानी तन्द्रा और |
| I.T. - Internal Trembling | - अन्दरूनी कम्पन। |

18. **गुआराना (Guarana)-** ब्राजील के एक प्रकार के ऊपर चढ़ने वाले झाड़ी के बीज जिनमें कैफीन होता है तथा वहाँ के निवासी, उससे एक

प्रकार की मदिरा बना कर पीते हैं। उन्हीं बीजों से गुआराना तैयार किया जाता है। फलतः उस मदिरा के दुष्प्रभाव को यह जल्द नष्ट कर देता है।

19. **कैफीनम-** रोगी में निम्न महत्वपूर्ण लक्षण हों तो यह लाभदायक औषधि है: आकुलता, सिर में चक्कर, सीधे खड़े होने या बैठने की अयोग्यता, तीव्र हार्दिक चिन्ता, छाती की धड़कन, पेट के नाड़ियों में धड़कन, सभी हाथ-पैरों का कम्पन, दाँतों का कटकटाना। उसके सभी लक्षणों में अति चिन्ता स्पष्टतः नजर आती रहती है। उसके नब्ज अत्यधिक तेज होते है।

यह दवा कैफीन से तैयार होती है अतः कैफीन का सेवन करने वालों में अधिक लाभदायक हो सकता है।

20. **इक्थाइयोलम (Ichthyolum)-** शराबियों के अमाशय में कुछ भी स्थिर नहीं रहता हो यानी वमन हो जाता हो तो यह एक अच्छी दवा है।

21. **इपिकाक-** रोगी हर हालत में लगातार मितली महसूस करता रहता है। मितली के साथ अधिक मात्रा में लार (Saliva) गिरता है। उसके साथ चमकीला लाल रक्तस्राव हो सकता है।

डॉ. जे.आर. हेयनेस (Dr. J.R. Hayness) के अनुसार, "Ipeac. as an antidote to the opium and morphin habit". He gives five drop of Ipeac. for every grain of morphia (or its equivalent in opium) which the patient has been accustomed to take. When a definite squence is observed in order to occurance of symptoms, This is of great practical importance.

अर्थात्, इपिकाक का प्रायौगिक महत्त्व अत्यधिक इस कारण है कि यह अफीम तथा मॉर्फिया के आदत को निष्क्रिय करता है। डॉ. हेयनेस प्रति ग्रेन मॉर्फिया या इसके समतुल्य अफीम हेतु इपिकाक मूल अर्क की पांच बूंद उन रोगियों को देते थे जो इसे लेने को अभ्यस्त होते थे। इस क्रम में रोगी के लक्षणों की नियमित निश्चित देख-भाल की जाती है।

22. **काली वाइक्रोमिकम-** रोगी बीयर तथा खट्टा पेय पदार्थ पीना चाहता है जबकि उसे माँस खाने से अनिक्षा होती है। "माल्ट लिकर" या "लेजर

बीयर" (Malt Liquor or Lager Beer) पीने वालों के जीर्ण बीमारियों में अधिक लाभदायक है।

हेरिंग साहब एक कहावत कहा करते थे कि वाइन पीने वाले कॉफी ले सकते हैं और वीयर पीने चाय ले सकते हैं। **कॉफी वाइन को निश्तेज करता है और चाय वीयर को;** इसी कारण काली वाइक्रोमिकम के रोगियों को चाय लेनी चाहिए, उन्हें कॉफी नहीं लेनी चाहिए क्योंकि काली वाइक्रोमिकम का संबंध वीयर से अच्छा है।

There is Hering's dictum that, "wine drinkers should take coffee and beer drinkers should take tea. Coffee antidotes wine and tea antidotes beer ; so as Kali Bich. corresponds to beer effects tea will be likely to agree with it better than coffee."

इसके रोगियों में अत्यधिक उदासी, कष्ट, शक्तिहीनता तथा लेट जाने की इच्छा आदि की प्रधानता होती है। बीयर पीने के बाद उसे मितली आती है और वमन होता है।

22. **लैकेसिस-** रोगी को वाइन पीने तथा घोंघा खाने की उत्कट इच्छा होती है। कोई भी खट्टा पेय पीने के बाद उसे मितली आती है तथा हृदय में जलन होता है शराब पीते ही उसे हिचकिया (Hiccough) प्रारंभ हो जाती हैं। पियक्करों के यकृत में सूजन अवश्य ही हो जाता है। उसके यकृत में घाव भी हो सकता है। उसका हर तकलीफ बायीं तरफ प्रारंभ होकर शरीर के दायीं तरफ चली जाती है। उसकी बीमारियाँ सोने तथा मद्यपान करने के बाद बढ़ जाती हैं। रोगी की मानसिक उत्तेजना अत्यधिक महत्वपूर्ण होती है, वह महान बकवादी होता है, हमेशा बातें करना चाहता है, एक शब्द उसके कहानी प्रारंभ करने का कारण बन जाती है।

पियक्करों के सिर में रक्तसंचित होने के कारण सिरदर्द होता है। उसे खूनी बवासीर हो सकता है। उसे एक प्रकार का घाव एरिसिपलस या मूर्छा (Erysipelas or Apoplexy) जल्द ही हो जाते हैं। उसकी खाँसी मद्यसार, खट्टे तथा अम्लीय पदार्थों के पीने से बढ़ती है।

24. **लिडम पालुस्ट्रे-** रोगी को मद्यसार के अधिक सेवन करने के बाद गठिया-वात् की शिकायत हो जाती है। इसका मुख्य लक्षण बायाँ कंधा और दायाँ कुल्हा (Left shoulder and right hip joint) आक्रान्त होना है।

स्वीडेन में लिडम के पत्तियों को बीयर में मिलाकर प्रयोग करने का प्रचलन इस कारण है कि बीयर का नशीलापन और अधिक बढ़ जाता है। इस तरह लिडम एक तरफ खाने पीने के सामान्य चीजों में से एक बन गया जबकि दूसरी तरफ यह एक अत्यधिक शक्तिशाली दवा के रूप में भी प्रयोग किया जाता है। पुराना गठिया-वात् जो पैर के तलवों से प्रारंभ होकर शरीर के ऊपरी भाग में फैलता है गठिया-वात् के पियक्कर रोगियों के चमकदार लाल रक्त युक्त झागदार वमन की महाऔषधि है।

25. **लोको वीड (Loco Weed, Darnel or Lolium Temulentum)-** "Darnel" शब्द का अर्थ मूर्छित करना (Stupefied) होता है। अति प्राचीन काल से इस पदार्थ का प्रयोग दुष्ट या पापी लोग किया करते थे। उन लोगों के निरीक्षण के उपरान्त लक्षण संग्रह किया जाता था। इसका मुख्य लक्षण दिमाग का अस्थिर (व्याकुल) होना, खासकर अचेतावस्था में अत्यधिक उदासी होना है। साथ ही मितली तथा रोटी के साथ श्लेष्मायुक्त वमन होता है। पक्षाघात, कम्पन तथा ऐंठनयुक्त चिहुकना, ज्वरपूर्व कंपकंपी यानी जाड़ा लगना (Cold Rigors) अन्दरूनी ठंढ़ा लगना, ठड़ा पसीना चलना है। इसका चरित्रगत लक्षण यह है कि रोगी के जांघों की माँसपेशियों (Calves) में कड़ापन; तीव्र (भयंकर) दर्द होता है मानो उसके जांघों को रस्सी से बांध दिया गया है। निम्नस्तर पर यह कड़ापन पैरों की सामान्य अवस्था को प्रभावित करता है।

उसमें पागलपन, हल्का मूर्छा, उदासीनता, चिन्ता, सामान्य राहत नहीं मिलना, धीरे-धीरे तथा कठिनाई से समझौता करना पाया जाता है।

26. **लाइकोपोडियम-** रोगी की हर बीमारी जल्द ही वाईन पीने के बाद बढ़ जाती है। उसकी हर तकलीफ सामान्यतया संध्या 4 बजे से 8 बजे तक उग्र रूप में रहती है। उसकी तकलीफ शरीर के दायें तरफ प्रारंभ होकर

बायें तरफ चला जाती है। उसकी पाचन क्रिया खराब होती है। उसे भूख अच्छी लगती है पर दो चार कौर (ग्रास) खाते ही भूख खत्म हो जाती है।

27. **नक्स वोमिका-** यह मुख्य रूप से निम्नलिखित प्रकार के लोगों में फायदेमन्द है -

a. जल्द ही गुस्साने तथा उत्तेजित होने, डाह करने, पाप (दुष्कर्म) करने के प्रवृत्ति वाले उत्साही लोगों (Zealous Persons) में विशेष रूप से लाभदायक है।

b. बार-बार गुस्साने, डाह करने, धोखा करने, प्रायः जल्द ही उत्तेजित होने वाले तथा धैर्यहीन लोगों के बीमारियों में लाभदायक है।

c. धैर्यहीन, विषादपूर्ण व्यक्ति जो अपच की शिकायत करते रहते हैं तथा नश प्रधान प्रकृति (Venous Constitution ) वाले जिन्हें खूनी बवासीर की शिकायत रहती है।

d. दुबले-पतले, जल्द उत्तेजित होने वाले काले बालों वाले, व्यक्ति जो कठिन मानसिक परिश्रम करते हैं या एक खास आदत के शिकार होते हैं यानी अपने जीवन जीने का एक अलग ढंग अपनाते है (Leads a sedentary life).

e. बलवान लोगों की कठिन आदत (Vigorous persons of dry habit) जिनकी तन्तुयें कसी हुई होती हैं तथा वह उत्साही तथा उत्तेजक प्रकृति (ardent and irascible temperment) और दृढ़ संकल्पित होता है।

f. वे लोग जो वाइन, कॉफी, मिर्च-मशाला आदि का सेवन अधिक करते हैं तथा एक अलग किस्म के आदत के साथ जीवन यापन करना चाहते है तथा जिन्हें मानसिक परिश्रम अधिक करना पड़ता है।

g. विषयासक्त (कामी) दुबला-पतला जल्द उत्तेजित होने वाले जिनकी नाड़ियां स्पष्ट नजर आती है, के लिए अधिक लाभदायक है।

h. दवाओं के कुप्रभावः

- उपयुक्त सभी लक्षणों के साथ नैतिक, मानसिक, धैर्यहीन, तथा मांसपेशियों का तनाव या ऐंठन रोगीमें पाया जाता है।

- पियक्करों में ऐंठनयुक्त वमन तथा कॉफी और ब्राण्डी पीने वालों का पेट दर्द अत्यधिक महत्वपूर्ण है। इन पियक्करों के सभी लक्षण मद्यपान करते ही बढ़ने लगते हैं। इनकी परेशानियाँ नशे में आने, नशीले दवाओं के सेवन करने, ब्राण्डी तथा वाइन का सेवन करने से बढ़ती हैं।
- ये पियक्कर शिक्षित या छात्र हो सकते हैं जो कमरे में बन्द रहा करते हैं, ध्ययन-अध्यापन किया करते हैं, व्यायाम करना चाहते हैं, वायु विकार की शिकायत किया करते हैं। इन्हें पेट की तमाम बीमारियाँ और कोष्ठबद्धता की शिकायत रहती है।

इस दवा के रोगियों के संदर्भ में डॉ. विलियम बोरिक (Dr. W. Boericke) साहब का कहना है कि:

"This indoor life and mental strain seeks stimulants, coffee, wine, possibly in excess;or again he hopes to quite his excitement, by indulging in sedative effect of tobacco is not really a victim, to the sedative drugs, like opium etc. These things are associated with other indulgences; at table. He takes preferable rich and stimulating food; wine and women play their part to make him forget the close application of the day. Late hours are consequence; a thick head, dyspepsia and irritable temper are the next day inheritance."

28. **ओपियम-** महात्मा हैनिमन साहब के अनुसारः- "रोगी की सभी परेशानियों का चरित्रगत लक्षण जड़ता या मूर्छा है। उसकी परेशानियाँ दर्दरहित होती है तथा अति, अरोचक निद्रा, खर्राटेदार श्वसन होता है तथा चमड़ा पसीनायुक्त हो सकता है। ओपयम ऐक्षिक गतियों को कम करता है; आँखों की पुतलियों में सिकुड़न, उच्च मानसिक शक्ति दबी होना; न्याय करने, आत्मसंयम तथा एकाग्रचित्त्ता की शक्ति की कमी पायी जाती है। यह मन की कल्पना यानी भावना को उत्तेजित करती है तथा चमड़े को छोड़ अन्य सभी स्रावों को नियंत्रित करती हैं।"

अफीम के अति सेवन के बाद रोगी में जो लक्षण आते हैं उनके इलाज के क्रम में रोगी को पूर्ण विश्राम करने की सलाह दी जाती है। कभी-कभी तो अफीम के कारण उत्पन्न मूर्छा और मूल मूर्छा रोग (Apoplexy) में अन्तर स्पष्ट करना कठिन हो जाता है। अफीम सेवन के कारण उत्पन्न मूर्छा, शराबियों के मूर्छा-सा होता है। अफीम सेवन के बाद उत्पन्न लक्षण ों का सामंजस्य "ओपियम" दवा से हो तो इसे शक्तिकृत रूप में देकर अफीम के कुप्रभावों को निस्तेज किया जाता है।

पियक्करों के सभी तकलीफों के साथ अतिजड़ता, दर्द रहित, किसी भी चीज के प्रति अपने दुखों को व्यक्त नहीं करना, किसी भी चीज की चाहत नहीं रखना आदि पाया जाता है। डॉ. लिप्पे साहब के अनुसार अफीम सेवन के कारण उत्पन्न हठीले दस्त की अच्छी दवा है।

29. **पैसिफ्लोरा इन्कारनाटा (Passiflora Incarnata)**- इस दवा का प्रयोग मॉर्फिया की आदत को छुड़ाने के लिए किया जाता है। बशर्ते रोगी में अनिद्रा, अचेतावस्था (Delirium Tremens), सिरदर्द चिन्ता आदि रोगी में विद्यमान हो।

30. **क्युर्कस ग्लैन्डियम स्पिरिट्स (Quercus Glandium Spiritus)**- यह मद्यपानता छुड़ाने की अच्छी दवा है। इसके प्रयोग से व्यक्ति पर मद्यपान के कारण उत्पन्न कुप्रभाव तो कम हो ही जाते है साथ ही उसकी मद्यपान करने की इच्छा भी कम होते हुए समाप्त हो जाती है।

डॉ. क्लार्क (Dr. J.H. Clark) साहब के अनुसार- यह दवा प्लीहा, पेट में वायु बनने, जीर्ण मलेरिया तथा मद्यपान के इतिहास वाले रोगियों पर अच्छा असर दिखलाती है जब इसे 3X विचूर्ण में दिया जाता है।

डॉ. रेडिमेकर साहब के अनुसार इसका मूल अर्क अधिक समय से ब्राण्डी पीने वालों, जिनका प्लीहा अत्यधिक दर्दयुक्त हो, साथ ही उनके पैरों में सूजन हो, जलोदर (Ascites) हो तथा लगता हो कि उसकी बीमारी अब मृत्यु तक रहेगी और ऐसा महसूस हो की रोगी अब मरने जा रहा है

कि एक अच्छी दवा है। यह दवा दस बूंद, एक चाय वाले चम्मच चुआए हुए स्पिरिट के साथ मिलाकर प्रतिदिन 3-4 बार पिलाया जाता है।

31. **रन्नकुलस बल्बोसस-** मद्यपानता के कारण उत्पन्न बीमारियों तथा लक्षणों जैसे हिचकी, मिर्गी का दौरा (Epileptiform Attacks), बेहोशी आदि खत्म करने की अच्छी दवा है।

32. **रेफनस (Raphanus)-** इसके रोगी प्रातः जगने के बाद टहलते समय नशा अनुभव करते हैं। कुछ रोगी भोजन करने के बाद नशा महसूस करते हैं जिसे कम करने हेतु केवल पानी पीते हैं। यह दवा मद्यपानता के इन हालातों में अत्यधिक महत्वपूर्ण है। अन्य लक्षण भी संग्रहणीय है।

33. **रूमेक्स क्रिस्पस-** अधिक मद्यपानता के कारण उत्पन्न पाण्डु रोग (Jaundice) की यह एक अच्छी दवा है। इस दवा का रोगी खुली हवा के प्रति अतिसंवेदनशील होता है। रोगी की खाँसी, कमरा या हवा बदलने के साथ बढ़ती है। यदि वह कम-से-कम भी ठंढ़ी हवा श्वसन क्रिया में लेता है तो उसकी खाँसी बढ़ जाती है जिसके कारण वह अपना सिर बिछावन के चादर से गर्म करने के नियत से ढ़क लेता है।

34. **सेलिनियम-** रोगी की सभी बीमारियों वाइन पीने से बढ़ जाती है। वह बार-बार ब्राण्डी तथा अन्य तेज मादक पदार्थ पीना चाहता है। यह पियक्करों के सिरदर्द की अच्छी दवा है।

35. **स्टरकुलिया (Sterculia)-** इसका प्रयोग मद्यपानता हेतु किया जाता है। यह भूख बढ़ाती है तथा पाचन क्रिया ठीक करती है साथ-ही-साथ मद्यपानता की चाहत भी कम करती है। इसे 3-10 बूँद प्रतिदिन तीन बार एक कप ताजा पानी के साथ पिलाया जाता है; कभी-कभी तो इसके मूल अर्क को एक ड्राम भी पिलाना पड़ता है।

36. **स्ट्रोन्सिया (Strontia)-** रोगी को भूख की कमी तथा माँस खाने से अनिक्षा होती है जबकि वह रोटी खाना तथा बीयर पीना चाहता है।

37. **स्ट्रोफान्थस (Strophanthus)-** मद्यपान, तम्बाकू तथा चाय सेवन से उत्पन्न हृदय की क्रियात्मक बीमारियों, जिनमें हृदय के तन्तुओं आदि में

खराबी नहीं आयी हो, मात्र हृदय की क्रिया ही प्रभावित हुई हो, को यह दवा पूर्णरूपेण ठीक करती है। यह दवा मद्यपान की इच्छा को पूर्णरूपेण खत्म कर पाचन-क्रिया को भी ठीक कर देती है। **यह शराब से घृणा उत्पन्न करती है।**

38. **सल्फर-** यह वंशानुगत शराबियों की एक अच्छी दवा है। **कई पीढ़ियों तक शराब पीने की आदत सोरा विष के कारण होती है, यह दवा इसे भी ठीक करती है। यह बीयर, स्पिरिट पीने के कारणों को ठीक करते हुए इसकी इच्छा का दमन करती है।** पियक्करों के मंदाग्नि जिसमें पेट में खालीपन यानी पेट में कुछ भी नहीं होने-सी संवेदना होना इस दवा के कार्यक्षेत्र में आता है। इस परिस्थिति में सल्फर 1M अत्यधिक असरदार होता है।

पुरानी मद्यपानता, पियक्करों की जलोदर तथा अन्य बीमारियों जो ठीक तो हो जाती हैं पर पुनः कुछ समय बाद चली जाती हैं की अच्छी दवा हैं। सामान्य लोगों में बीयर पीने की इच्छा, लेकिन पियक्करों में वाइन तथा ब्राण्डी पीने की इच्छा, इस दवा के कार्यक्षेत्र के तहत है।

39. **सल्फ्युरिक एसिड-** रोगी को ब्राण्डी पीने को इच्छा होती है। वह पाचनतंत्र की बीमारियों से विशेष रूप से तंग रहता है जिसके कारण वह आमाशय में ठंड़ापन, ढ़िला-ढ़ाला संवेदन महसूस करता है। यह ठंढ़ापन केवल पानी पीने पर बढ़ने लगता है, फलतः पानी में मद्यसार मिलाकर पीना रोगी की लाचारी होती है। इससे बचने हेतु वह कुछ उत्तेजक मद्यसार जैसे- ब्राण्डी का प्रयोग करता है। यह कोई जरूरी नहीं है कि वह मद्यपानता का रोगी हो ही, फिर भी आमाशय में उत्पन्न कष्टदायक लक्षणों को दूर करने हेतु मद्यपान करता है। उसका आमाशय इतना कमजोर होता है कि वह आमाशय में उपस्थित सभी भोज्य पदार्थों का वमन कर देता है, यह वमन अत्यधिक खट्टा होता है।

डॉ. हेरिंग साहब के अनुसार, सल्फ्युरिक एसिड- एक भाग, अल्कोहल (मद्यसार) तीन भाग मिलाकर 10-15 बूंद प्रतिदिन तीन बार सेवन करने

स दो-चार हफ्तों में शराब पीने की इच्छा चली जाती है और रोगी स्वस्थ जीवन जीने लगता है।

इसके अन्य लक्षण इस प्रकार हैं- प्रातः काल वमन, आभाशय में अम्लता, ग्रासनली (अन्न नली) तथा आमाशय में जलन; खट्टा, कड़ुवा यानी तीखा तथा घृणित (मलिन) डकारें आती हैं।

शीशे के कुप्रभाव के सदंर्भ में डॉ. जॉन हेनरी क्लार्क का कहना है कि - "Sulph. Ac. diluted, taken as a lamonade, is one of the best antidotes of the chronic effects of lead".

40. **सिफिलिनम-** किसी भी रूप में मद्यपान की इच्छा; वंशानुगत मद्यपानता तथा अत्यधिक मद्यपान करने की इच्छा इस दवा चयन करने में अधिक महत्वपूर्ण लक्षण होते है।

रोगी के अन्य लक्षणों में दर्द जो रात में प्रारंभ होकर दिन के प्रकाश के आगमन से ठीक होने लगता है। उसकी सभी परेशानियाँ रात में तेज हो जाती हैं। उसके सिर के बाल झड़ने लगते हैं तथा इस दवा के अन्य चरित्रगत लक्षण ऊभर जाते हैं। इस परिस्थिति में यह दवा राम-बाण सिद्ध होती है।

41. **जिकंम मेटाटिकम-** खाना खाने के साथ-साथ वाइन पीने पर रोगी का हर प्रकार का दर्द बढ़ जाता है। इसके रोगी का सिर दर्द महत्वपूर्ण है। सिर फोड़ने वाला दर्द जो सिर के किसी एक तरफ दायें या बायें हो जो मद्यपान करने से बढ़े महत्वपूर्ण है। उत्तेजक पदार्थों के साथ वाली प्रचंड प्यास; यह प्यास हर शाम प्रायः बीयर पीने हेतु होती है, क्योंकि बीयर पीते ही यह खत्म हो जाती है। रोगी को वाइन तथा ब्राण्डी से नफरत होती है।

रोगी की जीवनी शक्ति कमजोर होती है। सतत तथा तीव्र पैरों की अधीरता महसूस करने के कारण लगातार गति में रहता है यानि टहलता या चलता रहता है। बेहोशी (Convultion) के समय उसका चेहरा पीला तथा सामान्य शारीरिक ताप विहीन होता है। उसे दोपहर 11-12 बजे

अत्यधिक भूख लगती हैं। उसके दिमाग का कुछ ... छोटा हो जाता है। इस दवा का सर्वाधिक प्रभाव सेरेब्रम पर होता है।

होम्योपैथी के आविष्कार के इतिहास के आधार पर यह कहा जा सक... कि जब स्थूल रूप के कारण व्यक्ति अस्वस्थ होता है तो उसी दवा (पदार्थ) क... शक्तिकृत रूप में देने से उसकी अस्वस्थता ठीक हो जाती है जैसा कि सिन्कोना बार्क के साथ हुआ था। साधारण नमक अधिक मात्रा में खाने से उत्पन्न लक्षणों हेतु नैट्रम म्युर 30 का प्रयोग, कोचिला खाने से उत्पन्न लक्षणों हेतु नक्स वोमिका 200 आदि का प्रयोग जग जाहिर है मगर मादक पदार्थों के प्रयोग के बाद उत्पन्न लक्षणों हेतु और अधिक सत्यापन एवं खोज की जरूरत है। यह भी देखा जाता है कि रोगी को नैट्रम म्युर के सेवन के बाद नमक अधिक खाने की इच्छा समाप्त हो जाती है। **तो क्यों नहीं इन मादक पदार्थों के शक्तिकृत रूप का प्रयोग कर देखा जाए कि हम कितने सफल होते हैं?** यदि सफलता हाथ लगी तो मादक पदार्थों के दुष्परिणाम के साथ-साथ उसकी चाहत भी रोगी में खत्म हो जाएगी। इसमें कुछ के तो शक्तिकृत रूप पहले से ही होम्योपैथी में अन्य बीमारियों तथा लक्षणों हेतु व्यवहृत होते हैं। चाहे वह पोटासियम साइनाइड जैसा तेज जहर ही क्यों न हो।

**मैंने माना है कि यदि शराबियों की आदत मानव-कल्यानार्थ छुड़ानी हो तो राज्य सरकारों एवं केन्द्र सरकार को आगे आना होगा। शराब के भट्ठियों को बंद करना होगा। हाँ, राजस्व की कुछ हानि तो होगी ही, पर सरकार को आमद के और भी तो अनेक श्रोत हैं। अपनी जनता को शराब पिलाकर उसकी शारीरिक तथा मानसिक क्षति पहुँचाकर यदि राजस्व अच्छी भी मिले तो मानवता के हित में अच्छा नहीं है।**

साथ ही शराबियों को भी अपने आत्मबल को जगाने की जरूरत है उन्हें दृढ़निश्चय करना होगा **"हम शराब नहीं पियेगें"**। हर काम सरकार ही करें यह भी तो उचित नहीं है। यदि सरकार शराब बेंचवा रही हो और पीने वाले

ही न हों तो शराब की बिक्री भी बंद हो जाएगी फलतः दुकान अपने आप बंद हो जायेंगे।

अन्य चिकित्सा पद्धतियों की तुलना में होम्योपैथी में मद्यपानता तथा मादक पदार्थों का व्यसन और इससे उत्पन्न होनेवाले मनोविकृतियों की अत्यधिक सफल चिकित्सा व्यवस्था है। यदि उचित दवा का सेवन रोगी को करा दिया जाए तो शराबी, शराब पीना छोड़ देगा, उसे उससे नफरत हो जाएगी, वह सामान्य जीवन जीने लगेगा जो मानव-कल्याण के साथ-साथ उसके स्वयं के कल्याण के भी हित में होगा।

# 14 मद्यजन्य मनोविकृतियाँ (Toxic Psychoses)

आधुनिकता के चक्कर में जिस तरह मद्यपानता बढ़ती जा रही है उससे लगता है कि भविष्य में क्या होगा? कुछ लोगों को भ्रम होता है कि थोड़ी शराब पीने से भूख अच्छी लगती है, आनन्द की प्राप्ति होती है, द्वन्द्व से छुटकारा मिलता है, पुंशकता बढ़ जाती है आदि; जिसके कारण ये लोग शराब पीते हैं। मद्यपानता के कारण उत्पन्न मनोविकृतियों को ही मद्यजन्य जन्य विकृतियों के श्रेणी में रखा जाता है जिसका विस्तृत वर्णन ''मद्यपानता तथा मादक पदार्थों के व्यसन'' अध्याय में किया गया है।

लोग कहते हैं कि नशीले पदार्थों के सेवन से मनोविकृतियाँ उत्पन्न होती हैं पर होम्योपैथी के अनुसार तो व्यक्ति के इच्छा में विकृति होना, मद्यपान करने की इच्छा होना भी अपने आप में एक मनोविकृति है।

पियक्कड़ों के नाक में सूजन  होने पर आर्सेनिक बेलाडोना, कल्केरिया कार्ब, हिपर सल्फर, लैकेसिस, मर्क सॉल, पल्साटिला, सल्फर आदि दवाओं का प्रयोग लक्षणानुसार किया जाता है; जबकि पियक्कड़ों की स्वशनक्रिया दमा-सी हो तो इसकी एक मात्र औषधी मेफाइटिस है। बीयर पीने के बाद श्वसनक्रिया कठिन हो तो इसकी दवा कोक्कुलस इन्डिका है।

मादक पदार्थों के सेवन के कारण उत्पन्न पक्षाघात ;ज्वगपब चंतंसलेपेद्ध के लिए एपिस-मेलिफिका, आर्सेनिक, बैप्टिसिया, जेल्सेमियम, लैक केनाइनम, लैकेसिस, म्युरियेटिकम एसिड, रस टॉक्स, नक्स वोमिका आदि का प्रयोग लक्षणानुसार किया जाता है।

## धातुओं के कारण उत्पन्न मनोविकृतियाँ
**(Psychoses Due to Metals)**

किसी कारण या किसी तरह मानव शरीर में पारा, मैगनीज, शीशा आदि अधिक मात्रा में प्रवेश करने के बाद व्यक्ति में अनेक शारीरिक, मानसिक तथा स्नायविक विकृतियाँ उत्पन्न हो जाती हैं। शीशे के विष के कारण व्यक्ति में थकान, आलस्य, चिड़चिड़ापन, पेटदर्द आदि लक्षण आ जाते हैं। जब शीशे से स्नायु-मंडल प्रभावित होता है तो रोगी के पूर्ण स्वस्थ होने की संभावना कम हो जाती है; यदि उसका त्वरित उपचार समय पर नहीं किये जाये तो।

पारा (Mercury) विष के कारण व्यक्ति के स्वभाव में अत्यधिक परिवर्तन आ जाता है, उसमें चिड़चिड़ापन, तीव्र संवेगात्मक अभिव्यक्तियाँ, आलस्य, विस्मृति आदि लक्षण आ जाते हैं आदि।

## नशीली दवाओं या वस्तुओं के सेवन के कारण उत्पन्न मनोविकृतियाँ

(Psychoses due to narcotics, drugs or substances) :-

नशीली दवाओं या वस्तुओं का सेवन लोग जमाने से करते आ रहे हैं। प्राचीन काल में नशीली वस्तुओं को दवा के रूप में भी प्रयोग किया जाता था। पर आज तो दवाओं को भी प्रयोग लोग नशे के लिए कर रहे हैं। जिसके कारण अनेक मनोविकृतियों का सामना करना पड़ रहा है।

इन लोगों के जीवन में नैतिकता का कोई महत्व नहीं होता है। ये लोग धोखा देने, चोरी-बेइमानी करने में कदापी नहीं हिचकते हैं। इन्हें भूख की कमी हो जाती है, कभी-कभी तो भूख पूर्णतः लगती ही नहीं है। इनका मुँह सूखने लगता है, त्वचा शुष्क हो जाती है, पुंशकता खत्म हो जाती है आदि। इनके स्मरणशक्ति में भ्रम भी पाया जाता है। (विस्तृत जानकारी के लिए ‘‘मद्यपानता तथा मादक पदार्थों का व्यसन‘‘ अध्याय देखें)।

# 15 मनोदैहिक विकृतियाँ (Psychosomatic Disorders)

लंबे समय तक मानसिक-भावनात्मक तनावों या अन्तर्द्वन्द्वों के कारण व्यक्ति विभिन्न शारीरिक रोगों से ग्रसित हो जाता है। विसेरा से सम्बन्धित तथा स्वचालित स्नायुमंडल (Visceral and Autonomic Nervous System) से नियंत्रित होने वाले शारीरिक अंगों में अनेक प्रकार के कष्ट उत्पन्न हो जाते हैं, मसलन चेहरा लाल-पीला, जैसे होना। मुँह सूखना, पसीना छूटना, हृदय की धकड़कन बढ़ना, मासिकस्राव, गर्भपात, डर-भय के कारण कम्पन, तेज़ रक्तप्रवाह, तेज़ श्वाँसगति, पाखाना-पेशाब, पाचन-क्रिया खराब, असंयत मूत्रता आदि होना पाया जाता है। आज के दौर में प्रायः हर व्यक्ति शारीरिक श्रम करना न चाहकर मानसिक श्रम करना अधिक पसन्द करता है। इन हालात में अन्तर्द्वन्द्व होना स्वाभाविक है। कोई भी व्यक्ति अपनी वर्तमान स्थिती से संतुष्ट नहीं है। फलतः उसे विभिन्न प्रकार के मनोवैज्ञानिक का शिकार हो खुद पर लाद लेता है जिनका परिणाम ऐसे शारीरिक रोगों के रूप में भी सामने आ सकता है जिनका मूल कारण शारीरिक नहीं होता है।

इस संदर्भ में डॉ. किस्कर का कहना है कि "मनोदैहिक विकृतियाँ वे अवस्थाएँ हैं जिनमें लंबे समय से रोगी के भीतर पल रहे मानसिक-भावनात्मक तनाव और अन्तर्द्वन्द्व स्वचालित स्नायुमण्डल द्वारा नियन्त्रित शारीरिक अंगों में बीमारी के लक्षणों में परिवर्तित हो जाते हैं।" ["The Psychosomatic disorders are conditions in which the chronic emotional tension and inner conflicts of the patient are transformed into physical symptoms expressed through the autonomic nervous system." - Dr. Kisker]

डॉ. टी. एस. सैस (Dr. T. S. Szasz) के अनुसार अनेक प्रतिगामी दैहिक विकार हैं जिनमें प्रारम्भिक अवस्थाओं का परानुकम्पी-तंत्रिकातन्त्र (para sympathetic nervous system) 'सक्रिय होता है। परिणाम स्वरूप उसमें ऐसे अनेक रसायन और इन्जाइम (पाचक रस) उत्पन्न हो जाते हैं जो मनोदैहिक विकारों को उत्पन्न करते हैं। जैसे-पेट में अम्लों के अतिस्रावित होने के कारण पेप्टिक अल्सर उत्पन्न हो सकता है। श्वसनिका के तरल पदार्थों के अतिस्रावित होने के फलस्वरूप दमा रोग उत्पन्न हो जाता है। हिस्टामाइन (histamine) के अत्यधिक मोचन और त्वचा के तापमान बढ़ जाने से त्वचा विकार आदि उत्पन्न हो सकता है। डा० सैस के प्रतिगमन-सिद्धान्त पर रिचमॉण्ड एवं लस्टमैन (Richmond and Lustman) ने कड़ी आपत्ति करते हुए कहा है कि आंगिक लक्षणों के वर्तमान विकास का कारण व्यवहार से सम्बन्धित संवेगात्मक पक्ष है। जैसे- क्रोध, कुण्ठा और शत्रु-भावना आमाशय की गतिशीलता को बढ़ाकर अल्सर पैदा करते हैं। दैहिक-दौर्बल्य-परिकल्पना (Somatic weakness-Hypothesis) के तहत मनोदैहिक विकार शरीर के उसी अंग में उत्पन्न होते हैं जो दुर्बल होते हैं। इसके कारण खराब प्रजननिक निसर्गप्रदाय अथवा भूतपूर्व रोग (genetic endowment or previous disease) हो सकते हैं। अतः मनोवैज्ञाविक प्रतिबल और विशिष्ट प्रभावित अंग के बीच कोई सीधा संबंध नहीं है, परन्तु संबंध संयोग पर आधारित है। यह जग-जाहिर है कि कमजोर शारीरिक अंग जल्द ही आक्रान्त हो जाते हैं। डा० रीस (Dr. Rees) के अनुसार, दमा - टी.वी. के अधिकतर रोगियों के बचपन में श्वसन-संक्रमण का इतिहास पाया जाता है। होम्योपैथिक फिलॉस्फी के एफोरिज्म 11 के अनुसार ["In disease, the vital force only is primarily morbidly deranged, and expresses its sufferings (the internal change) by

## मनोदैहिक विकारों के प्रकार

1. हृद्वाहिका विकृत्तियाँ (Cardiovascular disorders)
   a. हृदयगति या नब्जगति में वृद्धि या कमी (Tachycardia and bradycardia or Brachycardia),
   b. रक्तचाप में वृद्धि (High Blood Pressure),

   c. छाती में दर्द (Anginal Syndrom) तथा
   d. हृदय रक्त-धमनियों की विकृतियां (Coronary Disorders)

2. आमाशयान्त्र विकृतियां (Gastro Intestinal Disorders)
   a. आँतों में घाव (Peptic Ulcer),
   b. अम्लता (Hyper acidity),
   c. हृदय की जलन (Heart-burn),
   d. भूख की कमी (Anorexia Nervosa),
   e. अत्यधिक भूख (Bulimia),
   f. जठरशोथ (Colitis) तथा
   g. कोष्ठबद्धता तथा अतिशार (Constipation and Diarrhoea)
   h. हिचकी (Hiccough)

3. श्वसन विकृतियाँ (Respiratory disorders)
   a. दमा (Bronchial Asthma),
   b. श्वसनी ऐंठन (Bronchial Spasm) तथा
   c. ऐंठनयुक्त दमा (Spasmodic Asthma)।

4. त्वचा विकृतियां (Skin Disorders)
   a. खुजली (Pruritus),
   b. त्वचा पर बनावटी सूजन (Dermatitis Artefacta)
   c. रोजासिया (Rosacea),
   d. डर्मेटाइटिस हर्पेटिफॉर्मिस (Dermatitis Herpetiformis),
   e. दुलपित्ति (Urticariya),
   f. लिचेन प्लानस (Lichen Planus),
   g. लिचेन सिम्प्लेक्स क्रोनिकस
   h. सोरियासिस (Psoriasis),
   i. एक्जीमा (Eczema) आदि।

**5.** प्रजननतंत्र तथा मूत्रतंत्र संबंधी विकृतियाँ (Genito-urinary Disorders)

(अ) प्रजनन-तंत्र संबंधी विकार (Reproductive Disorders)

a. अनावर्त्त (Amenorrhoea)
b. दर्दयुक्त मासिकस्राव (Dysmenorrhoea)
c. अतिरिक्त स्राव (Menorrhagia)
d. नपुंसकता या नामर्दी (Impotency)
e. शीघ्र तथा देर से पतन (Premature And Delayed Ejaculation)
f. स्वप्नदोष (Nocturnal Emission)
g. हस्तमैथुन (Masturbation)

(ब) मूत्रतंत्र संबंधी विकृतियां (Uinary disorders)

a. असंयत मूत्रता (Enuresis or Bed wetting)
b. मूत्रीय परेशानियाँ (Urinary disturbances)

**6.** अन्तःस्रावी विकृतियाँ (Endocrinal Disorders)

a. घेघा (Primary Thyrotoxicosis) तथा
b. मधुमेह (Diabetes)

**7.** अधकपारी दर्द या माइग्रेन (Migrane)

**8.** मनोदैहिक गठिया (Psychosomatic Rheumatism)

**9.** मनोदैहिक ज्वर (Tension Fever)

**10.** मनोदैहिक मिर्गी (Psychosomatic Epilepsy)

## 1. हृदय से संबंधित विकृतियाँ

आज की भागती-दौड़ती दुनिया में ढेरों-ढेर लोग हृदय रोग से परेशान हैं तथा मर रहे हैं। हृदय रोगियों में यह पाया जाता है कि वे प्रारम्भ में शारीरिक रूप से बीमार नहीं होते हैं। उनके रोग-लक्षण शारीरिक होते हैं पर कारण शारीरिक रोग

की अपेक्षा मानसिक-भावनात्मक अधिक होते हैं। मनोकायिक विकृतियों में सबसे महत्वपूर्ण हृद्वाहिका-विकृति है जिसमें हृदय और उसे रक्त पहुँचाने वाली रक्त-वाहिकाओं में मुख्य लक्षण विकसित होते हैं। हृदय यानि दिल बहुत नाज़ुक होता है जो मामूली-से झटके पर भी टूट जाता है। तभी तो कहा गया है कि "शीशा हो या दिल हो, आखिर टूट जाता है......."। यह लंबे समय से भीतर पल रहे मानसिक-भावनात्मक तनाव को सहन नहीं कर पाता है, फलतः व्यक्ति हृदय-रोग का शिकार हो जाता है। जब कभी भी भावनाओं की बात होती है तो वहाँ दिल का नाम लिया जाता है, फलतः कोई भावनात्मक धक्का लगते ही दिल टूट जाता है, घायल हो जाता है। दिल के घायल होने पर असुरक्षा, हीनभावना, भय, चिन्ता आदि उत्पन्न हो जाते हैं जिससे रोगी परेशान हो जाता है; भले ही चिकित्सकीय जाँच में उसका हृदय स्वस्थ पाया जाए।

a. **हृदय गति में असाधारण बढ़ोतरी या कमी**: हृदय गति में असाधारण बढ़ोतरी को बोवरेट्स की बीमारी (Bouveret's Disease) भी कहा जाता है। यह एक मनोकायिक विकृति है। इसमें हृदय-गति बहुत तीव्र हो जाती है, साथ ही कभी-कभी धड़कन में अनियमितता भी पायी जाती है। रोगी लंबे समय से भीतर पल रहे मानसिक-भावनात्मक तनाव के कारण चिन्तित रहता है और यह चिन्ता शारीरिक लक्षणों के रूप में परिवर्तित हो जाती है। बीमारी की शुरूआत में हृदय-गति का तीव्र होना किन्हीं खास परिस्थितियों की देन होता है, जबकि पुरानी होने पर यह हमेशा पायी जा सकती है। सामान्य अवस्था में हृदय तथा नब्ज़ की चाल बराबर यानि लगभग सत्तर प्रति मिनट होती है जो कि उम्र और अवस्था के अनुसार परिवर्तनशील है। असामान्य अवस्था में हृदय तथा नब्ज़ की चाल में असमानता पायी जाती है। असामान्य अवस्था में हृदय की चाल पचास प्रति मिनट से कम तथा नब्बे प्रति मिनट से अधिक हो जाती है। यह चाल पुरूषों की तुलना में स्त्रियों में अधिक होती है, शायद उनके भावना-प्रधान मन के कारण। यह चाल उम्र के मुताबिक परिवर्तनीय है, मसलनः

i. गर्भस्थ शिशु या नवजात बच्चों में - 140 प्रति मिनट

ii. 0-1 वर्ष के बच्चों में - 120 प्रति मिनट
iii. 1-3 वर्ष के बच्चों में - 100 प्रति मिनट
iv. 3-14 वर्ष के बच्चों में - 90 प्रति मिनट
v. 14-21 वर्ष के किशोरों में - 80 प्रति मिनट
vi. 21-65 वर्ष के लोगों में - 70 प्रति मिनट
vii. 65 वर्ष से अधिक के लोगों में - 80 प्रति मिनट

यहाँ यह ध्यान रखना आवश्यक है कि सामान्यतः स्त्रियों में नब्ज़ तथा हृदय गति मासिकस्राव, रजोनिवृत्ति तथा शारीरिक परिश्रम के बाद, शाम के समय और भोजन करने के बाद अधिक हो जाती है।

असामान्य रूप से तीव्र-धड़कन में हृदय या नब्ज़ की चाल 150-250 प्रति मिनट हो सकती है। चाल की अस्थिरता के कारण इसका औसत तकरीबन 180 प्रति मिनट हो सकता है। नब्ज़ की असामान्य चाल के उपचार हेतु होम्योपैथी में लैकेसिस, ओपियम, फॉस्फोरिक एसिड, फॉस्फोरस, रस टॉक्स, साइलिसिया, स्ट्रॅमोनियम, वेराट्रम एलबम, एकोनाइट, आर्सेनिक, आर्सेनिक आयोड, बेलाडोना, क्यूप्रम मेटालिकम, डिजिटैलिस, हायोसियामस, आयोडियम, क्रियोजोटम आदि औषधियाँ हैं।

यदि नब्ज़ की चाल सुनने योग्य (Audible Pulse) हो तो इसकी औषधि एन्टिमोनियम टार्ट है। नब्ज़ की असाधारण रूप से तेज़ चाल (Frequent, Accelerated, Elevated, Exalted, Fast, Innumberable And Repid Pulse) के उपचार हेतु नैट्रम म्युर, नक्स वोमिका, ओपियम, फॉस्फोरस, फॉस्फोरिक एसिड, पाइरोजेनियम, रस टॉक्स, साइलिसिया, स्पाइजेलिया, स्टैनम, स्ट्रॅमोनियम, सल्फर, जिंकम, एकोनाइट, एग्नस, एन्टिम टार्ट, एपिस मेलिफिका, आर्निका, आर्सेनिक, ऑरम मेटालिकम, बेलाडोना, बर्वेरिस, ब्रायोनिया, कैक्टस, कोनियम, क्यूप्रम मेटालिकम, डिजिटैलिस, जेल्सेमियम, ग्लोनाइन, आयोडियम, मर्क्युरियस आदि औषधियाँ हैं।

जब यह तीव्र गति दोपहर के बाद हो तो इसकी औषधि लाइकोपोडियम तथा आधी रात के बाद हो तो बेन्जोइक एसिड है। यदि नब्ज़ की चाल

हृदय की चाल से भी अधिक हो जाए तो इसकी औषधियाँ रस टॉक्स, स्पाइजेलिया, एकोनाइट तथा आर्निका हैं। यदि यह चाल आराम के समय या खड़े रहते समय अधिक रहती हो तो इसकी औषधि मैग्नेसिया म्यूर है। मल-त्यागने के बाद नब्ज़ की चाल अधिक होने पर इसकी औषधियाँ कोनियम तथा एगारिकस हैं।

नब्ज़ की चाल या हृदय गति कम होने पर काल्मिया, लौरोसेरासस (Laurocerasus), लुपुलस, मॉर्फिनम, ग्रेफाइटिस, ओपियम, सिपिया, स्ट्रॉमोनियम, एकोनाइट, एपोसाइनम, बर्बेरिस, कैम्फर, कैनाबिस इन्डिका, डिजिटेलिस, जेल्सेमियम आदि अच्छी औषधियाँ हैं।

b. **उच्च रक्त-चाप (High Blood Pressure)**- आजकल लोगों का रक्त-चाप बढ़ जाना आम बात हो गयी है। इसका सीधा संबंध हृदय या दिल से हैं। भावनात्मक उत्तेजनाओं के समय, मसलन क्रोध, ख़ुशी, चिन्ता आदि के समय हृदय की धड़कन का तेज़ हो जाना स्वाभाविक माना जाता है। बीमारी की प्रारम्भिक अवस्था में मानसिक तथा भावनात्मक तनाव के समय रक्त-चाप बढ़ जाता है तथा रोगी के सामान्य (तनाव मुक्त) होते ही रक्त-चाप भी सामान्य अवस्था में आ जाता है। लेकिन जब यह तनाव पुराना हो जाता है तो रक्त-चाप हमेशा अधिक बना रहने लगता है; इस अवस्था में रोगी के हृदय तथा रक्त-वाहिकाओं में संकुचन पैदा होने लगता है।

क्रोध आने या क्रोध को दबाने की स्थिती में रक्त-चाप बढ़ना स्वाभाविक लगता है। इस अवस्था में धमनीय-तनाव (Arterial Tension) बढ़ जाता है; इसमें रोगी द्वारा भीतर दबाई हुई क्रोधित या आक्रामक प्रवृत्तियाँ महत्वपूर्ण भूमिका निभाती हैं। बचपन से ही प्रायः शिक्षा दी जाती है कि क्रोध या आक्रामकता की भावना निन्दनीय तथा अस्वीकार्य है। परन्तु बच्चा जब बाल्यावस्था पार करता है तथा उसे उस समाज में रहना पड़ता है जिसमें कि अपना अस्तित्व बचाए रखने हेतु आक्रामक व्यवहार की आवश्यकता पड़ती है तो वह अपनी आक्रामकता को दबाकर ऊपर से पूरी तरह सुसंयत, परिपक्व और विनम्र नज़र आने की कोशिश करता है।

फलतः उसके मन की गहराइयों में क्रोध-रोष संचित होता रहता है तथा इसका परिणाम उच्च रक्त-चाप के रूप में सामने आता है। इसके उपचार हेतु होम्योपैथी में अनेक औषधियाँ हैं जिन्हें लक्षण-भेद के अनुसार दिया जाता है, मसलन क्रेटेइगस, ग्लोनाइन, लैकेसिस, पैसिफ्लोरा, राओल्फिया, विस्कम एलबम, कौनभालारिया माजालिस, स्पार्टियम स्कोपारियम, ऑरम मेटालिकम, ऑरम म्यूरियेटिकम नैट्रोनेटम, बेलाडोना, ब्रायटा म्यूर, ब्रायोनिया, कैनाबिस इन्डिका आदि।

c. **सीने में दर्द (Anginal Syndrom)-** इसे Angina Innocens Or Pseudo-Angina भी कहते हैं। इसमें सीने में धड़कन, सुस्ती, रोगी का बेहोश होना आदि पाया जाता है। चिकित्सकीय परीक्षण में रोगी का हृदय सामान्य पाया जाता है। हृदय सामान्य होते हुए भी सीने में दर्द होना आश्चर्यजनक लगता है, किंतु होता सत्य है, क्योंकि इसका कारण मानसिक है न कि शारीरिक। इसका दौरा अचानक पड़ता है और कभी-कभी तो मृत्यु का कारण भी बन जाता है। कभी-कभी दर्द सीने से शुरू होकर हाथों में चला जाता है। इस रोगी की मुख्य पहचान हृदय-गति या नब्ज़-गति कम होना तथा पीलापन (Brachycardia And Pallor) है।

इसके उपचार हेतु होम्योपैथी में अनेक सफल औषधियाँ हैं जिन्हें लक्षण-भेद के अनुसार दिया जाता है, मसलन कॉटाइलेडॉन, चिनिनम आर्स, ग्लोनाइन, लैक्ट्रोडेक्टस-मैकटन्स, नैजा, ऑक्जेलिक एसिड, फॉस्फोरस, रस टॉक्स, हेमाटॉक्सिलॉन, स्पाइजेलिया, स्पॉन्जिया टोस्टा, एकोनाइट, एमोनियम कार्ब, एमाइल नाइट्रोसम, एपिस मेलिफिका, अर्जेन्टम नाइट्रिकम, आर्निका, आर्सेनिक, ऑरम मेटालिकम, ऑरम म्युरियेटिकम, ब्रायोनिया, कैक्टस आदि।

अगर यह दर्द हाथों में चला जाता हो तो इसकी औषधियाँ डिजिटैलिस, लैक्ट्रोडेक्टस मैकटन्स तथा सिमसिफ्क्युगा ही हैं।

d. **हृदय की रक्त-धमनियों संबंधी विकार (Coronary Disorders)-** तरह-तरह के मानसिक तथा भावनात्मक तनावों की बारंबारता के कारण रक्त-धमनियाँ (Blood Vessels) जो हृदय को स्वच्छ रक्त प्रदान

करती हैं; में रक्त जम जाता है जिसे Coronary Thrombosis कहते हैं। इस कारण हृदय में स्वच्छ रक्त नहीं पहुँच पाता है। फलतः हृदय की माँसपेशियों को आवश्यकतानुसार स्वच्छ रक्त तथा ऑक्सीजन की प्राप्ति नहीं हो पाती।

इस रोग में अचानक ही छाती में भयानक दर्द होता है जिसके बारे में कभी तो लगता है कि अपच के कारण दर्द हो रहा है। यह दर्द स्टर्नम (Sternum) के ऊपरी भाग, मध्य भाग या निचले भाग के नीचे (अन्दर) पाया जाता है। यह दर्द बाहों में, गर्दन में, दोनों पखुरों के बीच या इपिगैस्ट्रियम (Eqigastrium) में चला जाता है किंतु शरीर के बाएँ अंगों में ही प्रचुरता होती है। रोगी का चेहरा पीला पड़ जाता है, वह अचेत-सा हो जाता है, उसे उलटी होने लगती है, पसीना बहने लगता है तथा रक्त-चाप अचानक कम हो जाता है। उसमें हृदय विफलता या हार्ट फेल के लक्षण आने लगते हैं। रोगी के हृदय की आवाज़ (Heart Sound) भी धीमी हो जाती है। आजकल इन रोगियों की संख्या में काफी वृद्धि हो गयी है। अज्ञानतावश लोग इसे शारीरिक कारणों से उत्पन्न रोग समझते हैं जबकि यह मनोवैज्ञानिक कारणों से उत्पन्न होता है। होम्योपैथी में इसके लिए अनेक औषधियाँ हैं जिनमें लैकेसिस, सम्बुल, स्पाइजेलिया-एन्थेल्मिया, मर्क्युरियस, सिकेली कॉर आदि महत्त्वपूर्ण हैं।

## 2. आमाशय तथा आंतों से संबंधित विकार

जब कोई व्यक्ति चिन्ता, डर आदि अवस्थाओं में होता है तो या तो उसे बिलकुल भूख नहीं लगती या फिर अत्यधिक भूख लगने लगती है। कोई भी परिस्थिति जो व्यक्ति को मानसिक या भावनात्मक या दोनों तरह से प्रभावित करती है; पाचन-तंत्र को भी प्रभावित करेगी। इसका कारण यह है कि जो स्नायु विसेरा (Viscera) से मस्तिष्क (Brain) तक जाती है वह आमाशय (Stomach) से होकर गुज़रती है। अतः उस स्नायु के कारण मानसिक या भावनात्मक तनाव का प्रतिफल आमाशय के साथ-साथ पूरे पाचन-तंत्र को

भुगतना पड़ता है जो विभिन्न प्रकार का होता है तथा विभिन्न तरीकों से आता है। पाचन-तंत्र की इन बीमारियों का संबंध मानसिक तनावों से होता है न कि शारीरिक गड़बड़ियों से, मसलनः

a. **आँतों में घाव** **(Peptic Ulcer)**- डॉ. सैविल का कहना है कि- "मध्यम आयु का या उम्रदराज़ पुरूष अथवा कोई नवयौवना या मध्यम आयु की महिला रोगी यदि बीमारी या दुश्चिंता की शिकार हो, तथा जिसे समय-समय पर भोजन के बाद अपच की शिकायत रहती हो; ऐसी शिकायत जो हल्का भोजन लेने, उलटी करने तथा अम्लीयता घटाने वाली औषधियों के सेवन से ठीक हो जाती हो तो जानना चाहिये कि वह रोगी संभवतः आंतों में घाव की बीमारी से पीड़ित है।"

प्रेम और स्नेह मानव का स्वभाव होता है, पर वयस्कता के समय मानव बदनामी के डर से इन भावनाओं को दबाना चाहता है। पेप्टिक अल्सर के रोगी प्रायः चिन्तित रहा करते हैं क्योंकि ये प्रेम करना, संभोग करना, दूसरों से स्नेह प्राप्त करना चाहते हैं किंतु लोक-लाज के डर से अपनी इन इच्छाओं को दबाए रखते हैं तथा इनकी संतुष्टियों के लिए ऐसे मार्ग खोजते हैं जिनमें किसी दूसरे की आवश्यकता न पड़े तथा लोक-लाज से भी बचा जा सके। और इसीलिये इन रोगियों में प्रेम-स्नेह की इच्छा, भोजन की इच्छा में परिवर्तित हो जाती है। शीघ्रता-आकुलता; क्लेश-चिन्ता; कढ़ी-शोरबा या अत्यधिक मिर्च-मसाला (Hurry, Worry And Curry) पेप्टिक अल्सर के तीन प्रमुख कारणों में गिने जाते हैं।

पेप्टिक अल्सर पेट के अन्दर आँतों के श्लेष्मायुक्त-स्तर में उत्पन्न होता है जो एक विसेरा (Viscera) है। विसेरा, स्वचालित तंत्रिका-तन्त्र (Atuo-Nomous Nervous System) द्वारा नियंत्रित होता है न कि ऐच्छिक नियंत्रण या संकल्प द्वारा। हम अपनी इच्छा-शक्ति से पेट में अम्लों के स्राव, लार आदि को न तो रोक सकते हैं न प्रारम्भ कर सकते हैं। संवेगों तथा भावनाओं के उत्पन्न होते ही अनुकम्पी तंत्रिका-तंत्र (Sympathetic Nervous System) सक्रिय हो जाता है। पेप्टिक अल्सर

के रोगियों में प्रायः स्नेह तथा सुरक्षा छिन जाने की चिन्ता बनी रहती है। पेप्टिक अल्सर का मुख्य कारण चिन्ता एवं मानसिक-भावनात्मक तनाव के कारण पाचक अम्लों (Digestive Acids) की मात्रा लम्बे समय तक बढ़ जाना ही है। यह स्राव उस समय अधिक होता है जब पेट अपेक्षाकृत खाली हो। जिस कारण रोगी दर्द वाली अवस्था में जब हल्का कुछ खा लेता है तो उसे दर्द में राहत मिलती है।

वास्तविकता को छुपाने के कारण मानव-जीवन सुखी नहीं रहता है। फलतः ये रोगी मानसिक-भावनात्मक तनावों के कारण पेप्टिक अल्सर के शिकार हो जाते हैं।

इसके उपचार हेतु होम्योपैथी में अनेक औषधियाँ हैं जिनमें मर्क्युरियस कॉर, मेजेरियम, नाइट्रिक एसिड, नक्स वोमिका, पोडोफाइनलम, फॉस्फोरस, पेन्सिलिन, रोबिनिया, सिम्फाइटम, यूरेनियम नाइट्रिकम, अर्जेन्टम नाइट्रिकम, एलुमिना फॉस, आर्सेनिक, कल्केरिया आर्स, कुरार, हाईड्रॉस्टिस, काली वाइक्रोमिकम, काली कार्ब, क्रियोजोटम, लाइकोपोडियम आदि मुख्य हैं जिन्हें कि लक्षण-भेद के अनुसार दिया जाता है।

b. **अतिअम्लता (Hyper Acidity)**- इसे Hyperchlorhydri भी कहा जाता है क्योंकि इसमें आमाशय में हाइड्रोक्लोरिक अम्ल की अधिकता हो जाती है। पेप्टिक अल्सर में देखा जा चुका है कि मानसिक-भावनात्मक तनाव तथा चिन्ता के समय पाचक अम्लों का अधिक स्राव होना स्वाभाविक है। आमाशय में स्रावित होने वाले पाचक रसों में हाइड्रोक्लोरिक अम्ल की प्रधानता होती है। इसी के कारण कारण वमन खट्टा होता है तथा गले तक जलन-सी महसूस होती है जो कि हल्का खाना खाने से कम हो जाती है। वमन के अलावा रोगी को खट्टी डकारें भी आती हैं।

इस हेतु बहुत अच्छी-अच्छी औषधियाँ हैं जिन्हें सफलतापूर्वक प्रयोग किया जाता है, मसलन करिका पापाया, कार्बो वेज, चिनिनम आर्स, आइरिस, नैट्रम कार्ब, नक्स वोमिका, पल्साटिला, रोबिनिया, सल्फ्युरिक एसिड, अर्जेन्टम नाइट्रिकम, एट्रोपिन, एनाकार्डियम, एकुआ टाइकोसिस (Aqua Ptycosis), कल्केरिया आदि।

c. **सीने की जलन** **(Heart-Burn)**- ऊपर देखा जा चुका है कि पाचक रसों का स्राव मानसिक -भावनात्मक तनाव तथा चिन्ता की अवस्था में अधिक होता है। जब भी हाइड्रोक्लोरिक अम्ल का स्राव अधिक होता है तो इपिगैस्ट्रीयम (Epigastrium) में जलन-सी महसूस होने लगती है जिसे हम अपनी भाषा में 'सीने में जलन' होना कहते हैं। यह जलन इपिगैस्ट्रीयम से प्रारम्भ होकर कंठ तक जाती है।

इसके उपचार हेतु होम्योपैथी में अनेक महत्त्वपूर्ण औषधियाँ हैं, मसलन फेरम फॉस, लाइकोपोडियम, मैग्नेसिया कार्ब, नक्स वोमिका, पल्साटिला, एम्ब्राग्रेसिया, एमोन कार्ब, कल्केरिया, कार्बो वेज, सिकुटा भाइरोसा, कोनियम, क्रोक्कस स्टाइवा आदि।

यदि यह जलन सुबह नाश्ते से पहले होती हो तो इसकी औषधि नक्स वोमिका है जबकि यदि सुबह धूम्रपान के समय या बाद में होती हो तो इसकी औषधि लैकेसिस है। रात में सोने के बाद जलन होने की रोबिनिया अच्छी औषधि है जबकि गर्भावस्था में यह कभी भी होती हो तो इसकी औषधियाँ मर्क्युरियस, कैप्सिकम आदि हैं। शराबियों की इस जलन की सल्फ्युरिक एसिड तथा नक्स वोमिका अच्छी औषधियाँ हैं। यदि उबला हुआ अण्डा खाने के बाद यह जलन होती हो तो इसकी औषधि सल्फर है। मासिक स्राव से पहले यह जलन होती हो तो इसकी औषधि भी सल्फर ही है।

d. **भूख में कमी** **(Anorexia Nervosa)**- इसे 'उन्माद' वाले अध्याय में अच्छी तरह वर्णित किया गया है।

e. **हद से ज़्यादा भूख लगना** **(Bulimia)**- गुस्से में कुछ लोग आवश्यकता से अधिक खाना खाने लगते हैं। यही बात मानसिक-भावनात्मक तनाव तथा चिन्ता की स्थिति में भी होती है।

इसके उपचार हेतु होम्योपैथी में लाइकोपोडियम, नैट्रम म्युर, नक्स वोमिका, पेट्रॉलियम, फॉस्फोरस, सोरिनम, पल्साटिला, साबाडिला,

साइलिसिया, सल्फर, वेराट्रम, एमोन कार्ब, अर्जेन्टम मेटालिकम, आर्सेनिक, आर्सेनिक आयोड, कल्केरिया, कल्केरिया फॉस, इन्डिका, चाइना, सिना, फेरम मेटालिकम, ग्रेफाइटिस आयोडियम आदि औषधियाँ महत्त्वपूर्ण हैं।

f. **जठरशोथ (Colitis)**- जठरशोध में अम्लता होना सामान्य माना जाता है। यों तो यह माना जाता है कि किसी भी एन्टिबायोटिक, खासतौर पर टेट्रासाइक्लिन के सेवन के बाद जठरशोथ हो जाता है। जैसा कि नाम से ही स्पष्ट है जठर (Colon) में शोथ (Swelling) या सूजन होना जठरशोथ कहलाता है। इसके संदर्भ में डॉ. पी.सी. दास का कहना है कि मनोवैज्ञानिक तनाव व दबाव जठरशोथ में महत्वपूर्ण भूमिका निभाता है किंतु यह इसका कारण है अथवा परिणाम; कह पाना मुश्किल है।

जठरशोध के बाद या साथ में जठर यानि बड़ी आँत में घाव हो जाता है इसे अल्सरेटिव कोलाइटिस (Ulcerative Colitis) कहा जाता है।

इसके उपचार हेतु एलियम स्टाइवा, मर्क्युरियस, एलो सोक्रोटिना आदि अच्छी औषधियाँ हैं। यदि इसका दर्द समूची बड़ी आँत में हो तो इसकी औषधि फेरम मेटालिकम है, जबकि केवल ऊपरी बड़ी आँत (Transverse Colon) में हो तो इसकी औषधि जेल्सेमियम ही है। अन्य औषधियाँ भी लक्षण-भेद के अनुसार दी जाती है।

g. **कब्ज़ तथा अतिसार (Constipation And Diarrhoea)**- मानसिक तनाव वाले रोगियों में कब्ज़, दस्त या दोनों बारी-बारी से पाए जाते हैं। कब्ज़ या दस्त तनाव की अवस्था या संवेगात्मक अवस्थाओं, मसलन भय, उत्तेजना आदि में अवश्य ही बढ़ जाता है। उदाहरण के तौर पर- एक व्यक्ति को एक लड़की से प्यार था। उसके परिजन बदनामी के डर से जब भी उसे समझाने-बुझाने बैठते तो वह बार-बार पाखाना जाने के बहाने उठ कर चला जाता था। इस बहाने को अपनाने का कारण यह था कि उस समय कोई भी उसे वहाँ बैठने के लिए मजबूर नहीं करेगा, क्योंकि पाखाना रोकना किसी के लिए भी बहुत आसान नहीं होता है। शौचालय से लौटते समय वह सोचता था कि लोग अब चले गए होंगे पर जब लौटता था तो देखता था कि अब भी लोग उसका ही इन्तजार कर रहे हैं। फलतः कुछ

समय बाद वह पुनः शौचालय चला जाता था, इजाज़त लेकर। यह क्रिया कुछ महीनों तक चलती रही। जिसका प्रतिफल यह हुआ कि वह 8-10 बार पाखाना जाने लगा, यह उसकी आदत-सी बन गयी और अन्ततः वह कब्ज़ का शिकार हो गया।

यदि किसी व्यक्ति को घर से दूर जाने पर कब्ज़ हो जाता हो तो इसकी एकमात्र औषधि लाइकोपोडियम है। अन्य प्रकार के कब्ज़ हेतु निम्नलिखित होम्योपैथिक औषधियाँ लक्षण-भेद के अनुसार दी जाती हैं: नक्स वोमिका, प्लैटिना, पल्साटिला, सारसापारिला, सेलेनियम, सिपिया, साइलिसिया, सल्फर, टेरेन्टुला, थुजा, एनाकार्डियम, कॉस्टिकम, कोनियम, हाइड्रॉस्टिस, लैकेसिस, लिलियम टिग, लाइकोपोडियम, मैग्नेसिया म्युर, मर्क्युरियस, नैट्रम म्युर, नाइट्रिक एसिड आदि।

दस्त हेतु भी अनेक औषधियाँ हैं, मसलन डल्कामारा, फेरम मेटालिकम, मर्क्युरियस, मर्क्युरियस कॉर, नैट्रम म्युर, नैट्रम सल्फ, फॉस्फोरिक एसिड, फॉस्फोरस, पोडोफाइलम, साइलिसिया, सल्फर, एलोसोक्रोटिना, एन्टिम क्रुडम, एन्टिम टार्ट, एपिस मेल, आर्जेन्टम नाइट्रिकम, बैप्टिसिया, ब्रायटा कार्ब, ब्रायोनिया, कल्केरिया, कैमोमिला, चाइना आदि जिन्हें लक्षण-भेद के अनुसार दिया जाता है।

रोगी के अकेले रहने पर दस्त होता हो तो इसकी औषधि स्ट्रॉमोनियम है जबकि गुस्साने के बाद होने वाले दस्त की औषधियाँ कॉलोसिन्थ, नक्स वोमिका, स्टैफिसेग्रिया, एलो सोक्रोटिना, कल्केरिया फॉस, कैमोमिला आदि हैं। पूर्वज्ञान (Anticipation) के बाद होने वाले दस्त हेतु जेल्सेमियम, फॉस्फोरिक एसिड तथा अर्जेन्टम नाइट्रिकम अच्छी औषधियाँ हैं; चिन्ता से उत्पन्न दस्त हेतु साइलिसिया, टाबैकम, आर्सेनिक तथा कैम्फर औषधियाँ प्रयुक्त होती हैं। बुरे समाचारों या उत्तेजक समाचारों को सुनने के बाद उत्पन्न दस्त की औषधि जेल्सेमियम है। दिमागी थकान के कारण दस्त होने पर पिक्रिक एसिड, साबाडिला, आर्जेन्टम नाइट्रिकम तथा नक्स वोमिका इच्छी औषधियाँ हैं। हल्ला-गुल्ला होने पर उत्पन्न दस्त की औषधि नक्स वोमिका तथा नाइट्रिक एसिड है।

कब्ज़ तथा दस्त बारी-बारी से हों तो इसकी औषधियाँ नक्स वोमिका, ओपियम, पोडोफाइलम, एन्टिमोनियम क्रुडम, चेलिडोनियम, नाइट्रिक एसिड आदि हैं।

h. **हिचकी** (Hiccup)- मनोकायिक कारणों जन्य हिचकी प्रायः युवा औरतों में अधिक पायी जाती है। इसका कोई भी शारीरिक कारण नहीं होता है। यह पूर्णतः मनोवैज्ञानिक दबावों, तनावों आदि के कारण होती है तथा किसी खास परिस्थिति में या रोगी के परिजनों के सामने ही आती है। इसकी औषधियाँ नक्स मॉस्केटा, जिंक वैलेरियाना, जेल्सेमियम, इग्नैसिया, मॉस्कम आदि हैं।

## 3. श्वसन-तंत्र संबंधी विकार

भय, दुख, शोक तथा मानसिक-भावनात्मक तनाव की अवस्थाओं में श्वसन-क्रिया सामान्यतः प्रभावित हो जाती है। प्रायः रोगी बताते हैं कि चिन्ता में उनकी छाती पर काफी दबाव महसूस होता है। ये सभी स्थितियाँ जब लगातार बनी रहती हैं तो निम्नलिखित श्वसन संबंधी विकृतियाँ उत्पन्न हो जाती हैं।

a. **दमा** (Bronchial Asthma)- दम फूलने या सांस लेने में कठिनाई के साथ खांसी आदि का होना दमा कहलाता है जिसका मूल कारण सांस नली की माँसपेशियों में ऐंठन होना है। दम फूलना संक्रमण के कारण भी होता है। इसके तमाम रोगियों में चिड़चिड़ापन, आक्रामक प्रवृत्ति, भय, मानसिक-भावनात्मक तनाव, असुरक्षा की भावना, चिन्ता, आत्मविश्वास की कमी पायी जाती है। अर्थात् दमित क्रोध, चिन्ता आदि की बाह्य अभिव्यक्ति ही दमा है। यह भी देखा जाता है कि पेप्टिक अल्सर के रोगियों की अपेक्षा दमा के रोगी अधिक संकुचित, आक्रामक और आवेशी होते हैं।

इसके उत्पन्न होने के कारणों में मनोवैज्ञानिक उथल-पुथल काफी महत्वपूर्ण है। इसकी औषधियाँ इग्नैसिया, इपिकाक, मॉस्कस, नक्स वोमिका, पल्साटिला, वैलेरियाना, एसाफिटिडा, क्यूप्रम मेटालिकम, जेल्सेमियम, हाइड्रोसायनिक एसिड आदि हैं।

b. **सांस की नली में ऐंठन** (Bronchial Spasm)- दमा के मामले में देखा जा चुका है कि मानसिक-भावनात्मक तनावों की वजह से सांस की नली में ऐंठन होती है जिससे कि वह सिकुड़ जाती है, तत्पश्चात दम फूलने लगता है।

सांस रोकने वाली छाती की ऐंठन हेतु स्ट्रॉमोनियम सर्वोत्तम औषधि है। अन्य होम्योपैथिक औषधियाँ भी लक्षण-भेद के अनुसार दी जाती हैं।

c. **ऐंठनयुक्त दमा** (Spasmodic Asthma)- जब मानसिक-भावनात्मक तनावों की वजह से सांस की नली में ऐंठन के साथ दमा हो तो उसे ऐंठनयुक्त दमा कहा जाता है। इसकी महत्वपूर्ण औषधियाँ लोबेलिया, स्पॉन्जिया, वैलेरियाना, एन्टिम टार्ट, आर्सेनिक, इपिकाक आदि हैं।

## 4. त्वचा संबंधी विकार

त्वचा के संदर्भ में कहा जाता है कि जिन लोगों की चमड़ी पतली होती है वे अधिक संवेदनशील होते हैं तथा जिनकी चमड़ी मोटी (चर्बीयुक्त) होती है वे कम संवेदनशील या संवेदनशून्य होते हैं। भैंस के संदर्भ में भी कहा जाता है कि पतली चमड़ी वाली भैंस दुधारू होती है। संभवतः इन्हीं कारणों से अंग्रेज़ी में संवेदनशील तथा भावुक लोगों के लिए Thin Skined Persons तथा कम संवेदनशील, संवेदनशून्य या निर्लज्ज लोगों हेतु Thick Skined Persons शब्द का प्रयोग किया जाता है। मेहनतकश लोगों की चमड़ी पतली होती है। ये लोग भावुक तथा संवेदनशील होते हैं फलतः इन्हें ठंड भी अधिक लगती है। आरामतलब लोगों की चमड़ी मोटी हो जाती है, अर्थात् इनकी चमड़ी के नीचे चर्बी (Fat) जमा हो जाती है। ये लोग न के बराबर भावुक तथा संवेदनशील होते हैं। ये ठंड तो बर्दाश्त कर लेते हैं पर इन्हें गर्मी सहन नहीं होती है। चर्बीयुक्त चमड़ी (मोटे चमड़ी) वाले इन लोगों को अन्य लोगों की मजबूरियों से कोई लेना-देना नहीं होता, इनको तो अपनी चाँदी काटनी होती है।

हर्ष, व्याकुलता या क्रोध की अवस्था में त्वचा प्रायः लाल हो जाया करती है, चेहरा तमतमा जाता है; जबकि चिन्ता, दुःख या पीड़ा में चेहरा पीला पड़

जाता है। इसका कारण यह है कि हर्ष, व्याकुलता या क्रोध की अवस्था में त्वचा की छोटी कोशिकाओं में रक्त-संचार अधिक होता है। फलतः जो लोग निरन्तर तनाव की स्थिति में रहते हैं उनमें मुंहासे तथा त्वचा पर पित्ति उछलने आदि की समस्याएँ (Skin Rash) हो सकती हैं।

त्वचा में बहुत ही सूक्ष्म रक्त-वाहिकाएँ होती हैं जिनका नियंत्रण स्वचालित तंत्रिका-तंत्र द्वारा होता है तथा इस तंत्र का सीधा सम्बन्ध भावनात्मक-मनोवैज्ञानिक तनाव से होता है। जब रोगी में त्वचा-विकार आ जाता है तो उसमें आत्म-अवमूल्यन, अपराध-बोध, क्रोध, आक्रामकता, रोष और अन्य हानिकारक भावनाएँ भी विकसित होने लगती हैं।

## विभिन्न प्रकार के त्वचा-विकारों का वर्णन इस प्रकार हैः

a. **खुजली**- निरन्तर तनाव की स्थिति में त्वचा में रक्त-प्रवाह अधिक हो जाने के कारण खुजली चलना स्वाभाविक होता है।

इसके उपचार हेतु मेजेरियम, नैट्रम म्युर, सोरिनम, पल्साटिला, रस टॉक्स, साइलिसिया, स्पाँजिया, स्टैफिसेग्रिया, सल्फर, टेरेन्टुला, आर्टिका यूरेन्स, एगारिकस, एपिस मेलिफिका, आर्सेनिक, वोविस्टा, कार्बो भेज, कार्बोनियम सल्फ, कॉस्टिकम, चेलिडोनियम, ग्रेफाइटिस, लाइकोपोडियम, मैग कार्ब, मर्क्युरियस आदि अच्छी औषधियाँ हैं।

b. **त्वचा की नकली सूजन (Dermatitis Artefacta)**- डर्मेटाइटिस का अर्थ होता है त्वचा की सूजन तथा आर्टीफैक्टा का अर्थ है बनावटी। अतः डर्मेटाइटिस आर्टीफैक्टा का अर्थ हुआ नकली या बनावटी सूजन। इस डर्मेटाइटिस आर्टीफैक्टा में सूजन मानव द्वारा किसी बाहरी रासायनिक या भौतिक पदार्थों द्वारा बनाई गई होती है। इसमें रोगी अपने शरीर पर खरोंच, फफोले, सूजन आदि बनाकर दिखाता है। इसके संदर्भ में डॉ. आर्थर रूक तथा डॉ. एग्नस सेविल का कहना है कि ''डर्मेटाइटिस आर्टीफैक्टा अजीबोगरीब मानसिक स्थिती वाले लोगों, उन्मादियों या फिर पागलों में देखा जाता है।''

c. **रोज़ासिया (Rosacea)**- मानसिक तथा भावनात्मक तनावों या आवेगों के कारण चेहरा लाल होते-होते पतली रक्त-नलिकाओं में फैलाव हो जाता है। फलतः नाक, माथे तथा गालों पर लाल-लाल दाने आ जाते हैं जो देखने में मुँहासे-से लगते हैं, इन्हें रोज़ासिया कहते हैं। यह एक प्रकार के मुँहासे (Acne) ही होते हैं।

इसके उपचार हेतु होम्योपैथी में अनेक महत्वपूर्ण औषधियाँ हैं जिनमें कॉफिया, हायोसियामस, मर्क्युरियस, फॉस्फोरस, यूजेनिया जाम्बस (Eugenia jambos), लैकेसिस, सोरिनम, रस टॉक्स, एकोनाइट, बेलाडोना, कल्केरिया सिलिकेटा, कार्बो एनिमेलिस, कार्बो वेज, कॉस्टिकम आदि प्रमुख हैं। यदि रोज़ासिया का रंग नीला हो तो इसकी औषधियाँ लैकेसिस तथा सल्फर ही हैं जबकि रोज़ासिया के दाने समूह में हों तो इसकी औषधि कॉस्टिकम है। यदि यह नाक पर हो तो इसकी औषधियाँ कल्केरिया फॉस, कैनाबिस स्टाइवा, कॉस्टिकम तथा सोरिनम हैं। सिफिलिटिक रोज़ासिया हेतु काली आयोड तथा फॉस्फोरस अच्छी औषधियाँ हैं।

d. **डर्मेटाइटिस हर्पेटिफॉरमिस**- त्वचा में सूजन, जलन तथा खुजली के साथ छोटे-छोटे दानों का उठना डर्मेटाइटिस हर्पेटिफॉरमिस कहलाता है। इसके कारणों में स्नायु दबाव, गर्भावस्था (Nervous Stress And Pregancy) आदि प्रमुख हैं।

इसकी मुख्य औषधियाँ लाइकोपोडियम, मर्क्युरियस, नैट्रम म्युर, रस टॉक्स, सिपिया साइलिसिया, सल्फर, टेल्युरियम, आर्सेनिक, बोविष्टा, कल्केरिया, कल्केरिया सल्फ, कार्बोनियम सल्फ, क्लेमैटिस, कोनियम, डल्कामारा, ग्रेफाइटिस आदि हैं।

e. **दुलपित्ती (Urticariya)**- त्वचा पर छोटे-छोटे उभारयुक्त लाल रंग के चकत्ते निकल आते हैं जो कि अति खुजलीयुक्त होते हैं। इसका कारण खान-पान, औषधियाँ, संक्रमण या भावनात्मक दबाव आदि हो सकते हैं।

इसके संभावित कारणों को निम्न प्रकार वगीकृत किया जाता है:

(i) बाहरी कारणः सर्दी, आघात, डंक।

(ii) औषधियाँः यकृत अर्क, पेनिसलीन, सीरम, ऐस्प्रिन।

(iii) भोजनः घोंघा मछली, केकड़े, अंडे।

(iv) रोगाणुः ऐस्केरिस, जिआर्डिआ, जूँ, मक्खियाँ आदि।

(v) विभिन्न प्रकार के बैक्टीरियाओं द्वारा।

(vi) मनोवैज्ञानिक कारण।

इसकी औषधियाँ क्लोरालम (Chloralum), कोपाइवा, डल्कामारा, हिपर सल्फर, लिडम पाल, नैट्रम म्यूर, रस टॉक्स, सल्फर, आर्टिका यूरेन्स, एपिस मेलिफिका, आर्सेनिक, स्टेकस फ्लुविएटिलिस (Astacus Fluviatilis), कल्केरिया, कलकेरिया सल्फ, कार्बोनियम सल्फ, कॉस्टिकम आदि हैं। यदि यह दुलपित्ती माँस खाने से हुई हो तो इसकी एकमात्र औषधि एन्टिम क्रुडम है।

f. **लिचेन प्लानस**- यह एक प्रकार का संक्रामक चर्म-रोग है जो कि एक चौड़े, समतल (बराबर), चमकीले तथा घिरे हुए धब्बे के रूप में होता है। इससे रोम-छिद्र, नाखून तथा मुँह की झिल्ली प्रभावित हो सकती हैं। यह प्रायः स्नायविक या मानसिक तनाव या चोट के कारण उत्पन्न होता है। इसकी प्रमुख औषधि एन्टिम टार्ट है। अन्य औषधियाँ भी कारण तथा लक्षण-भेद के अनुसार दी जाती हैं, मसलन मेजेरियम, फॉस्फोरस, पेट्रॉलियम, सिपिया, साइलिसिया, वेराट्रम एलबम, आर्सेनिक, आर्सेनिक आयोड, ऑरम मेटालिकम, ब्रायटा कार्ब, कल्केरिया, कल्केरिया सल्फ, लिडम आदि।

इसके उपचार हेतु जख्मों के मुताबिक औषधियों का चयन किया जाता है जिनमें कैन्थरिस, साइलिसिया, कैलेन्डुला आदि महत्त्वूपर्ण हैं।

g. **लिचेन सिमप्लेक्स क्रोनिकस**- यह प्रायः मध्यम आयु की या उम्रदराज़ औरतों में पाया जाता है, लेकिन इसका मतलब यह नहीं है कि यह मर्दों में नहीं पाया जाता। यह गर्दन पर तथा कानों के पीछे या कानों पर भी पाया जाता है। इसमें अत्यधिक खुजली होती है। त्वचा मोटी तथा रूखी हो

जाती है। इसका मूल कारण स्नायु-तनाव होता है, फलतः किसी भी प्रकार का मलहम राहत तो दे सकता है पर पूरी तरह ठीक करने में असमर्थ होता है जिसकी वजह से अंततः रोगी को होमियोपैथी के शरण में आना पड़ता है। इसके उपचार हेतु अनेक औषधियाँ हैं जिन्हें लक्षण-भेद के अनुसार दिया जाता है।

h. **सोरायसिस**- यह एक जीर्ण चर्मरोग है जो वंशानुगत, बार-बार होने वाला तथा तेज़ी से फैलने या भड़कने वाला होता है। इसमें त्वचा पर लाल-लाल दाने नज़र आते हैं जो कि चाँदी-सी पपड़ी से ढके हुए होते हैं। चिन्ता, मनोवैज्ञानिक दबावों आदि का इसकी स्थिती पर प्रभाव पड़ता है। डॉ. पी.सी. दास के अनुसार, "इसका ठीक-ठीक कारण अज्ञात है। संभवतः वसीय उपापचय की गड़बड़ियाँ, हॉर्मोन्स का असंतुलन, ऐलर्जी, दुश्चिंताएँ, आनुवंशिक प्रभाव आदि अपनी-अपनी भूमिकाएँ निभाते हैं।"

इस रोग में मैंगेनम, मर्क्युरियस, मेजेरियम, नाइट्रिक एसिड, पेट्रॉलियम, फॉस्फोरस, फाइटोलक्का, सोरिनम, पल्साटिला, रस टॉक्स, सिपिया, साइलिसिया, सल्फर, आर्सेनिक, आर्स आयोड, कल्केरिया, कल्केरिया सल्फ, कैन्थरिस, चाइना, क्लेमैटिस, आइरिस, काली आर्से, काली कार्ब, काली सल्फ, लोबेलिया, लाइकोपोडियम आदि औषधियाँ लक्षण-भेद के अनुसार दी जाती हैं।

i. **एक्ज़ीमा या दाद-खाज**- यह चर्म-रोगों में सर्वाधिक महत्वपूर्ण है तथा अनेक प्रकार का होता है। यह शरीर के किसी भी भाग में हो सकता है। इसके महत्वपूर्ण लक्षण इस प्रकार हैं:

i) त्वचा मोटी होना, पद्ध खुजली होना,
ii) खुजाने के बाद फुँसियों का निकलना,
iii) खुजाने पर लसलसा स्राव, रक्त, पानी आदि निकलना,
iv) पपड़ी जमना,
v) आक्रांत अंग में सूजन होना आदि।

इसके तमाम कारणों में मनोवैज्ञानिक कारणों का भी अहम स्थान है। अत्यधिक अकारण थकान तथा मानसिक-भावनात्मक दबाव काफी

महत्वपूर्ण हैं।

इसके उपचार हेतु जुगलन्स रेजिया, लापा मैजर, मेजेरियम, ओलिएन्डर, पेट्रॉलियम, सोरिनम, रस टॉक्स, सल्फर, सल्फर आयोड, आर्सेनिक, आर्सेनिक आयोड, ब्रायटा म्युर, कल्केरिया, कल्केरिया सल्फ, सिकुटा वाइरोसा, क्रोटॉन टिग, डल्कामारा, ग्रेफाइटिस, हिपर सल्फर, जुगलन्स सिनेरिया आदि लक्षण भेद के अनुसार दी जाती हैं।

## 5. प्रजनन-तंत्र तथा मूत्र-तंत्र संबंधी विकार

भय की अधिकता के कारण किसी को मूत्रस्राव होता है, किसी को वीर्यस्राव, तो किसी को गर्भस्राव आदि। कहने का अर्थ यह है कि मानसिक तथा भावनात्मक क्रियाओं का हमारे प्रजनन-तंत्र तथा मूत्र-तंत्र पर समान रूप से प्रभाव पड़ता है। जहाँ तक औरतों की बात है, तो वे अधिक भावुक तथा संवेदनशील होती हैं। शायद इसी कारण प्रायः लड़कियों में उनकी शादी के समय डर या खुशी के चलते मासिकस्राव या रजस्राव हो जाता है।

इस संदर्भ में डॉ. थॉमस का कहना है कि- "महिलाओं में मासिक-चक्र अनियमित हो सकता है। रोगी के लक्षणों में तमाम तरह की यौन गड़बड़ियाँ प्रमुखता से नज़र आने लगती हैं। पुरूषों में नपुंसकता, शीघ्रपतन, शुक्राणु अल्पता आदि प्रकट होने लगते हैं। मूत्र सामान्यतः क्षारीय होता है तथा उसमें बड़ी मात्रा में फॉस्फेट उत्सर्जित होता है। वास्तव में फॉस्फेट का जमाव मूत्राशय में होता है तथा मूत्र-त्याग के अंत में उत्सर्जित होता है जिसे रोगी वीर्य-स्त्राव समझकर शक्ति-ह्रास के लिये चिंतित हो उठता है।"

### (अ) प्रजनन-तंत्र के विकार (Reproductive Disorders)

a. **अनावर्त या 'पीरिएड्स' का न होना** **(Amenorrhoea)**- औरतों में मासिकस्राव न होने को अनावर्त कहते हैं। यह दो प्रकार का होता है-

- सामान्य या प्राकृतिक अनावर्त (Physiological Amenorrhoea)- वयस्कता से पहले, गर्भावस्था में, स्तनपान कराने वाली अवस्था

(Lactation period) तथा वृद्धावस्था में मासिक-स्राव नहीं होना सामान्य अनावर्त कहलाता है।

- असामान्य या रूग्ण अनावर्त (Pathological Amenorrhoea)- यदि मासिक-स्राव किसी असामान्य कारण से बंद हो जाए तो उसे असामान्य या रूग्ण अनावर्त कहते हैं।

यह भी दो प्रकार का होता है:

(क) प्राथमिक अनावर्त (Primary Amenorrhoea)- इसमें रोगिणी को शुरूआत से ही मासिक-स्राव नहीं आता है अर्थात् वे रोगिणियाँ इस श्रेणी में आती हैं जिनको कभी भी मासिक-स्राव हुआ ही नहीं।

(ख) द्वितीयक अनावर्त (Secondary Amenorrhoea)- सामान्य रूप से मासिक-स्राव होते-होते अनावर्त हो जाए तो उसे द्वितीयक अनावर्त कहते हैं। इसके प्रमुख कारणों में मनोवैज्ञानिक कारण भी शामिल हैं क्योंकि मनोवैज्ञानिक कारणों से थैलामस तथा हाइपोथैलामस प्रभावित होते हैं, फलतः पियूष ग्रंथी (Pitutary Gland) प्रभावित हो जाती है जिसके कारण अनावर्त होता है। भूख न लगना तथा पियूष ग्रंथी पर आघात (Anorexia Nervosa And Shock Of Pitutary Glands) के कारण भी द्वितीयक अनावर्त हो सकता है। अन्य कारणों में ओवरी सिस्टीक होना महत्वपूर्ण है।

इस प्रकार हम देखते हैं कि शारीरिक कारणों के अलावा कई मानसिक तथा मनोवैज्ञानिक कारणों से भी अनावर्त होता है।

मनोकायिक अनावर्त में लाइकोपोडियम, पल्साटिला, पाइनस लाम्बरटियाना, सेनेसियो, सिपिया, साइलिसिया, सल्फर, टुकरकुलिनम, ऑरम मेटालिकम, कार्बोनियम सल्फ, कोनियम, डल्कामारा, फेरम मेटालिकम, फेरम आयोड, ग्रेफाइटिस, इग्नैसिया, काली कार्ब आदि प्रमुख होम्योपैथिक औषधियाँ हैं जिन्हें लक्षण-भेद के अनुसार दिया जाता है।

b. **दर्दयुक्त मासिक-स्राव (Dysmenorrhoea)**- स्त्रियों को मासिकस्राव के

समय दर्द होना कोई नयी या अस्वाभाविक बात नहीं है, लेकिन यदि दर्द हद से ज़्यादा या असहनीय हो जाये तो इसे बीमारी की श्रेणी में रखा जाता है। इसके प्रमुख कारणों में मनोवैज्ञानिक कारण भी शामिल हैं।

इसके उपचार हेतु होम्योपैथी में काली कार्ब, सोरिनम, अशोका, सेनेसियो, बेलाडोना, कैक्टस, कल्केरिया फॉस, सिमिसिफ्युगा आदि महत्वपूर्ण औषधियाँ हैं जिन्हें लक्षण-भेद के अनुसार दिया जाता है। पैसीफ्लोरा 30 वीं शक्ति अधिक लाभदायक है।

c. **अति रक्तस्राव (Menarrhogia)**- इसमें मासिकस्राव अधिक समय तक तथा अधिक मात्रा में होता है, साथ ही 'पीरिएड्स' भी समय पर नहीं आते हैं। इस संदर्भ में डॉ. शॉ का कहना है कि "जैसा कि मासिकस्त्राव से जुड़ी तमाम समस्याओं के मामले में देखा जाता है, मनोवैज्ञानिक समस्याएँ, भावनात्मक तनाव, वैवाहिक जीवन से नाखुशी तथा दुश्चिंता निश्चय ही महत्वपूर्ण कारक हैं इसमें। लंबे समय तक होते रहने वाला मासिकस्राव किसी अरूचिपूर्ण या बोझ बन चुके शारीरिक संबंध से बचने का अच्छा बहाना हो सकता है। किसी भी कारण से गर्भधारण से डरने वाली किसी रोगिणी के लिये भी यह एक अच्छा तरीका हो सकता है इस वैवाहिक उत्तरदायित्व से भागने का।"

इसकी महत्त्वपूर्ण होम्योपैथिक औषधियाँ काली आर्स, काली कार्ब, लैक केनाइनम, मैगनेसिया म्युर, नैट्रम म्युर, नक्स मॉस्केटा, नक्स वोमिका, फॉस्फोरस, प्लैटिना, राटान्हिया, रस टॉक्स, साबाइना, अशोका, सेनेसियो, एम्ब्राग्रिसिया, आर्सेनिक, बेलाडोना, वोभिष्टा, ब्रायोनिया, कल्केरिया, कार्बो एनिमेलिस, कार्बो भेज, कैमोमिला, कोक्कुलस, साइक्लामेन, फेरम मेटालिकम, इपिकाक आदि हैं।

d. **नपुंसकता या नामर्दगी**- दुख, शोक, भय, क्रोध तथा अन्य मानसिक व भावनात्मक तनावों या आवेगों का रति-क्रिया पर सर्वाधिक प्रभाव पड़ता है। इन सब कारणों से व्यक्ति नपुंसक या नपुंसक-सा हो जाता है। यह प्रायः अनचाहे विवाह; शादी के बाद अनचाहे विवाद, झगड़ा आदि; शादी

से पहले किये गये हस्त-मैथुन का डर; पत्नी के जननांग-रोग के संक्रमण का डर आदि महत्वपूर्ण मनोवैज्ञानिक कारणों का परिणाम होता है।

इसकी महत्वपूर्ण औषधियाँ पिक्रिक एसिड, फ्लैटिना, डामियाना, फॉस्फोरिक एसिड, इग्नैसिया, कैन्थरिस, नक्स वोमिका, फॉस्फोरस आदि हैं।

e. **शीघ्रपतन तथा देर से पतन (Premature And Delayed Ejaculation)**- कई लोग शीघ्रपतन को हस्तमैथुन का परिणाम मानते हैं किंतु यह उचित नहीं है। और इसीलिये इसमें किसी भी तरह के संवेदना खत्म करने वाले मलहमों का प्रयोग नहीं होना चाहिए; इसके मुख्य कारण मनोवैज्ञानिक होते हैं। इन कारणों में डर, चिन्ता, तनाव आदि हो सकता है। शीघ्रपतन के अन्य कारणों में काफी अरसे बाद संभोग करना भी होता है। इसकी औषधियाँ स्टैफिसेग्रिया, सेलेनियम, जिंकम, ग्रेफाइटिस, लाइकोपोडियम, सल्फर आदि हैं।

जिस तरह शीघ्रपतन के मुख्य कारण मनोवैज्ञानिक होते हैं ठीक उसी तरह देर से वीर्यस्राव (स्खलन) होने (Delayed Ejaculation) के मुख्य कारण भी मनोवैज्ञानिक ही हैं। हाइपोथायरॉयडिज़्म (Hypothyroidism) के रोगियों में भी वीर्यस्खलन काफी देर से होता है। इसके उपचार हेतु लाइसिन, नैट्रम म्युर, जिंकम, एगारिकस, कल्केरिया, फ्लोरिक एसिड आदि काफी सफल औषधियाँ हैं जिन्हें लक्षण-भेद के अनुसार दिया जाता है।

f. **स्वप्न-दोष (Nocturnal Emission)**- सोते समय अर्थात् नींद में, बिना संभोग किये, स्वप्न देखते हुए या बिना स्वप्न के वीर्यस्खलन होना "स्वप्न-दोष" कहलाता है। यह प्रायः दिन-भर के तनाव, थकान, मज़ाक आदि मनोवैज्ञानिक कारणों का नतीजा होता है। अन्य कारणों में लंबे समय से बिना संभोग किये रहना भी हो सकता है। लम्बे यदि किसी व्यक्ति ने लंबे समय से संभोग न किया हो तो 'स्वप्न-दोष' के बाद वह वैसी ही तनावहीनता महसूस करता है जैसी कि संभोग के बाद उसे होती रही है। लेकिन यदि स्वप्न-दोष की क्रिया की बारंबारता बढ़ जाय तो उस व्यक्ति

में उदासी, हीन-भावना, चिन्ता आदि का बढ़ना स्वाभाविक है। इसकी औषधियाँ नैट्रम म्युर, नैट्रम फॉस, नक्स वोमिका, ऑरिगेनम, फॉस्फोरिक एसिड, फॉस्फोरस, सेलेनियम, स्टैफिसेग्रिया, सिपिया, सल्फर, बाराइटा कार्ब, बोरक्स, कल्केरिया, चाइना, डिजिटेलिस, डाइसकोरिया, काली फॉस, लोइकोपोडियम, नैट्रम कार्ब आदि हैं।

g. **हस्तमैथुन (Masturbation)**- जब किसी व्यक्ति की कामेच्छा सहज मैथुन अथवा रति-क्रिया से संतुष्ट नहीं होती या उसे ऐसा अवसर नहीं मिल पाता तब वह अप्राकृतिक या विकृत तरीकों का सहारा लेता है या लेने लगता है। हस्तमैथुन उनमें से एक है। यह क्रिया हाथों, अंगुलियों, बैंगन, डिलडो (Artificial Penis Of Rubber = Dildo) आदि के सहारे सम्पन्न की जाती है। इसे स्त्री तथा पुरूष दोनों ही समान रूप से अपनाते हैं। कुछ लोगों का तो मानना है कि विश्व में ऐसा कोई व्यक्ति नहीं है जिसने जाने-अनजाने कभी-न-कभी हस्तमैथुन न किया हो तथा ऐसी कोई स्त्री नहीं है जिसके साथ कभी-न-कभी बलात्कार न हुआ हो; भले ही वह उसके पति के द्वारा ही क्यों न किया गया हो।

हस्तमैथुन के पीछे अनेक मनोवैज्ञानिक कारण भी छिपे होते हैं, मसलनः

- गर्भधारण का डर,
- जननांग की खुजली।
- संभोग में पकड़े जाने पर मार-पड़ने, बेइ़ज़्ज़त होने आदि का डर
- कामेच्छा को प्रदर्शित करने पर स्वाभिमान या सम्मान घटने का डर,
- सामाजिक मान-प्रतिष्ठा का डर,

उपर्युक्त कारणों से व्यक्ति हस्तमैथुन को अपना लेता है, जो कहीं भी अकेले में किया जा सकता है तथा संभोग का आनंद देता है। सबसे खास बात यह कि इसमें किसी की सहायता की आवश्यकता नहीं पड़ती।

इसके उपचार हेतु अनेक होम्योपैथिक औषधियाँ हैं जिन्हें लक्षण भेद के अनुसार दिया जाता है, मसलनः पुरूषों में- ऑरिगेनम, प्लैटिना, स्टैफिसेग्रिया, एनान्थेरम म्युरियेटिकम, व्यूफो, लैकेसिस आदि हैं। स्त्रियों में हस्तमैथुन की आदत की औषधियाँ ऑरिगेनम, प्लैटिना, टुबरकुलिनम,

कालाडियम, जेल्सेमियम, लैकेसिस आदि हैं।

## (ब) मूत्र-तंत्र संबंधी विकार (Urinary Disorders)

**a. असंयत मूत्रता या बिस्तर गीला करना (Enuresis or Bed Wetting)**- इसमें रोगी संयमित ढंग से मूत्र-त्याग न कर असंयमित ढंग से बिस्तर पर, पैन्ट में या अन्य स्थानों पर पेशाब कर डालता है। इसके शिकार प्रायः बच्चे होते हैं पर बुजुर्गों में भी पाया जाता है। यह देखा जाता है कि किसी सार्वजनिक स्थल, परीक्षा भवन, साक्षात्कार कक्ष आदि में जाने से पहले लोगों में पेशाब करने की इच्छा बढ़ जाती है। यह भी पाया जाता है कि यदि कई स्त्री या पुरूष एक साथ चल रहे हों और उनमें से कोई एक मूत्र-विसर्जन (त्याग) करने लगे तो अन्य लोग भी करने लगते हैं। यह भी देखा जाता है कि कामुक स्त्री या पुरूष विपरीत लिंग के आकर्षक व्यक्ति को देख मूत्र-त्याग के बहाने लैगिंक-प्रदर्शन करने लगते हैं।

नींद में बिस्तर पर पेशाब करने का स्वप्न देखते हुए रोगी पेशाब कर डालता हो तो इसकी औषधियाँ सेनेगा, सिपिया, सल्फर, क्रियाजोटम, लैक केनाइनम, लाइकोपोडियम आदि हैं। जबकि बिना स्वप्न के ही बिस्तर पर मूत्र-त्याग करने की औषधियाँ जेल्सेमियम, नक्स वोमिका, अर्जेन्टम मेटालिकम आदि हैं। लगातार पेशाब करने की इच्छा हो तो इसकी औषधियाँ हेलेबोरस, हायेसियामस, नाइट्रिक एसिड, नक्स वोमिका, ओपियम, फॉस्फोरस, फॉस्फोरिक एसिड, पल्साटिला, सारसापारिला, स्ट्रॉमोनियम, एपोसाइनम, आर्निका, आर्सेनिक, कैन्थिरिस, कॉस्टिकम, डिजिटेलिस, एपाटोरियम पर्फ, जेल्सेमियम आदि हैं।

**b. मूत्रत्याग संबंधी परेशानियाँ (Urinary Disturbances)**- दैनिक जीवन में ऐसे अनेक उदाहरण मिलते हैं जिनसे यह स्पष्ट होता है कि मूत्र-त्याग का संबंध मानसिक तथा भावनात्मक दोनों ही अवस्थाओं से है, मसलन किसी व्यक्ति को मूत्र-त्याग करने के लिए किसी पूजा-स्थल, मुर्दा-घाटी, नदी आदि की ओर संकेत कर कहा जाए कि वहीं पर मूत्र-त्याग करो, तो वह व्यक्ति चाहकर भी वहाँ पेशाब नहीं कर पाएगा क्योंकि वह पहले से जानता है कि इन पवित्र-स्थानों पर पेशाब नहीं करना चाहिए। यही

बात संभोग के मामले में भी है। पुरूषों में वीर्य-स्खलन से पहले पेशाब हो ही नहीं सकता जबकि वीर्य-स्खलन के तुरन्त बाद मूत्र-त्यागने की इच्छा प्रायः होती है।

कुछ लोग किसी की मौजूदगी में मूत्र-त्याग नहीं कर सकते। ऐसे लोगों के लिये हिपर सल्फर, नैट्रम म्युर तथा म्युरियेटिक एसिड आदि औषधियाँ हैं (यदि किसी की मौजूदगी में पाखाना नहीं कर पाता हो तो इसकी औषधि एम्ब्राग्रेसिया है)। कुछ लोगों में संवेगों आदि के समय बार-बार पेशाब करने की आदत-सी होती है। इस हेतु होम्योपैथी में लाइकोपोडियम, नैट्रम म्युर, नक्स मॉस्केटा, फॉस्फोरस, सोरिनम, पल्साटिला, रस टॉक्स, सिपिया, स्टैफिसेग्रिया, एपिस मेल, आर्जेन्टम नाइट्रिकम, आर्सेनिक, आर्सेनिक आयोड, बेलाडोना, कॉस्टिकम, डल्कामारा आदि औषधियाँ हैं।

## 6. अन्तःस्त्रवी ग्रंथियों संबंधी विकार (Endocrinal Disorders)

अन्तःस्राविग्रंथियों का स्वायत्त-स्नायुमंडल (Autonomic Nervous System) से गहरा संबंध है जिस पर कि हमारा नियंत्रण नहीं होता है। अन्तःस्रावि ग्रंथियों का संबंध मनोवैज्ञानिक कारणों से भी होता है। इन अन्तःस्रावि ग्रंथियों के कारण ही भूख नहीं लगने (Anorexia Nervosa) की शिकायत होती है जिसे "उन्माद" अध्याय में दर्शाया गया है। ये विकार निम्न प्रकार के हैं:

a. **घेंघा (Goitre)**- इसे Primary Thyrotoxicosis भी कहते हैं। मानसिक तनावों तथा दबावों के कारण हाइपोथैलामस पीयूष ग्रंथि को उत्तेजित करता है, फलतः उससे अधिक मात्रा में थाइरोट्रॉपिक हॉरमोन स्रावित होता है जो थाइरॉयड ग्रन्थि को गति में ला देता है जिससे यह रोग उत्पन्न हो जाता है। इस कारण रोगी को अपने हाथों को उठाने में, जीभ निकालने आदि में कम्पन महसूस हो सकता है। चिन्ता की स्थिती में एकाग्रचित्तता की कमी पायी जाती है। रोगी में नींद की कमी तथा आत्महत्या की प्रवृत्ति भी पायी जा सकती है। औरतों में अनावर्त तथा मर्दों में नपुंसकता हो सकती है।

इसके उपचार के लिए होम्योपैथी में काली आयोड, लैकेसिस,

लाइकोपस, लाइकोपोडियम, मर्क्युरियस आयोड रूब्रम, नैट्रम कार्ब, नैट्रम म्युर, नैट्रम फॉस, नैट्रम फॉस, नैट्रम सल्फ, फॉस्फोरस, साइलिसिया, स्पॉन्जिया, टैरेन्टुला, थाइरोआयडिन, टुबरकुलिनम, एलान्थस, एम्ब्राग्रिसिया, एपिस मेलिफिका, ऑरम मेटालिकम, ऑरम आयोड, वैडियागा, ब्रोमियम, कल्केरिया, कल्केरिया फ्लोर, कल्केरिया आयोड, कल्केरिया सल्फ, कार्बो एनिमेलिस, कार्बोनियम सल्फ, कॉस्टिकम, सिस्टम, फेरम आयोड, फ्लोरिक एसिड, हिपर सल्फर, आयोडियम आदि औषधियाँ हैं।

यदि घेंघा दर्दयुक्त हो तो इसकी औषधियाँ प्लैटिना, स्पॉन्जिया तथा आयोडियम ही हैं।

b. **मधुमेह** (Diabetes)- खून में शक्कर का बढ़ जाना तथा मूत्र के साथ ग्लूकोज़ का उत्सर्जित होना मधुमेह कहलाता है। प्रायः कुण्ठित तथा पराश्रित या कामचोर लोग ही मधुमेह (Diabetes) के रोगी होते हैं। मानसिक या भावनात्मक तनाव की स्थिती रोगी के खून में शक्कर की मात्रा बढ़ा देती है और लम्बे समय तक इन मानसिक या भावनात्मक तनावों या दबावों की अवस्था बनी रहने पर मधुमेह का रोग हो जाता है। मधुमेह के रोगियों में अधिक मूत्रता आदि परेशानियाँ भी हो सकती हैं। इसके अनेक कारणों में मनोवैज्ञानिक कारण भी कोई कम महत्वपूर्ण नहीं हैं।

इसकी होम्योपैथिक औषधियाँ प्लम्बम, टैरेन्टुला, टेरेबिन्थिना, यूरेनियम नाइट्रिकम, सिजिजियम जैम्बुकम, जिमनेमा-सिल्वेस्ट्रिस, वोविस्टा, हेलोनिस, इन्सुलिन, लाइकोपोडियम, फॉस्फोरिक एसिड, फॉस्फोरस आदि हैं जिन्हें लक्षण-संग्रह तथा लक्षण-भेद के अनुसार दिया जाता है।

## 7. माइग्रेन या अधकपारी का दर्द

आधे सिर में दर्द होना अधकपारी-दर्द या माइग्रेन कहा जाता है जो किसी खास समयान्तराल पर होता है। साथ में वमन या दृष्टिदोष या दोनों ही हो सकते हैं। यह एक महत्त्वपूर्ण लक्षण है। माइग्रेन के अनेकोंनेक कारणों में से मनोवैज्ञानिक कारण महत्वपूर्ण हैं। इस दर्द के दौरे से पहले रोगी में संकेत स्वरूप कुछ लक्षण आते हैं जिनमें दृष्टिदोष, बोलने में कठिनाइयाँ, असामान्य

संवेदन आदि होते हैं। इसके साथ मितली, वमन आदि हो सकती हैं। यह दर्द प्रायः सूर्योदय के बाद सूर्य के साथ बढ़ता है तथा दोपहर के बाद सूर्य ढलने के साथ ही कम होने लगता है। उलटी के बाद दर्द का दौरा प्रायः समाप्त हो जाता है तथा रोगी अच्छा महसूस करता है। इस दर्द का सही कारण अब तक पता नहीं चल सका है पर इसके संभावित कारणों में मानसिक तथा भावनात्मक उथल-पुथल, चिन्ता, अत्यधिक कार्य, अत्यधिक रक्त-चाप, अनावर्त (Amenorrhoea), आवर्त से पहले के तनाव, भूखे रहना, कुछ विशेष जैसे संतरा, चॉकलेट आदि खाना काफी महत्वपूर्ण हैं।

एलेक्ज़ेण्डर साहब के अनुसार माइग्रेन-दर्द तथा अन्य मनोकायिक लक्षणों का मुख्य कारण क्रोध या आक्रामकता की भावना की उन्मुक्त अभिव्यक्ति में बाधा उत्पन्न होना है, अर्थात् जब कोई बहुत गुस्से या आक्रामक 'मूड' में हो और किसी कारणवश उसे अपने आवेग को रोकना पड़े तो संभव है कि उसे माइग्रेन-दर्द हो जाये। यह भी संभव है कि उस रोगी का रक्तचाप भी बढ़ जाये। यदि वह व्यक्ति आक्रामक व्यवहार करने ही जा रहा हो और ऐन मौके पर उसे रोक दिया जाये तो उस व्यक्ति में सन्धि-शोथ भी उत्पन्न हो सकता है जिसे कि मनोकायिक सन्धिशोथ (Psychosomatic Arthritis) कहते हैं।

माइग्रेन-दर्द हेतु होम्योपैथी में अनेक औषधियाँ हैं, मसलन नैट्रम म्युर, सिपिया, साइलिसिया, सैन्गुइनेरिया, स्पाइजेलिया, टबैकम, थुजा, अर्जेन्टम नाइट्रिकम, एमाइल नाइट्रोसम, कॉफिया, कैक्टस, इग्नेसिया, मेजेरियम, नक्स वोमिका आदि जिन्हें लक्षण-संग्रह तथा लक्षण-भेद के अनुसार दिया जाता है।

## 8. मनोदैहिक गठिया

मानसिक तथा भावनात्मक तनावों व दबावों के कारण रोगी में गठिया-सा लक्षण आ जाना ही मनोकायिक गठिया कहलाता है। इसे तनाव का दर्द (Tension-Pain) भी कहा जाता है। यह आमतौर पर औरतों में पाया जाता है क्योंकि मर्दों की तुलना में औरतें अधिक भावुक तथा संवेदनशील होती हैं।

इस अवस्था में रोगी सामान्य दर्द, जलनयुक्त-दर्द या फैलता हुआ दर्द

बतलाता है जिसका कोई खास स्थान नहीं होता है। यह दर्द रोगी के थकने, झगड़ने, चिन्ता करने या अनिच्छा से कार्य करने के समय या बाद में होता है। इस प्रकार यह रोगी काम करने से बचने के साथ-साथ अपने परिजनों से अपनी सेवा भी करवाना चाहता है। रोगी के अन्य लक्षणों में चंचलता, अवसाद-विषाद, अनिद्रा, बेवजह अत्यधिक थकान आदि हैं। इन कारणों से रोगी का वज़न घटने लगता है। किंतु रोगी की शारीरिक जाँच करने पर कुछ भी असामान्य नहीं मिलता है। फलतः एलोपैथी में ऐसे रोगियों का इलाज कठिन हो जाता है।

इसके उपचार हेतु होम्योपैथी में मेडोरिनम, नैजा, फाइटोलक्का, रस टॉक्सिकोडेन्ड्रॉन, साबाइना, स्पाइजेलिया, सिफिलिनम, बेन्जोइक एसिड, ब्रायोनिया, कॉल्चिकम, काल्मिया लैटिफोलिता, लिडम पालुष्ट्रे आदि औषधियाँ लक्षण-भेद तथा लक्षण-संग्रह के अनुसार दी जाती हैं।

मनोकायिक विकारों के विभिन्न कारणों के आधार पर उनके लिए महत्त्वपूर्ण औषधियाँ :

i. घर से बाहर रहने के कारण उत्पन्न खिन्नता (Home Sickness) जनित विकार- क्लेमैटिस, कैप्सिकम।

ii. अत्यधिक प्रसन्नता या हर्ष (Excessive Joy) के कारण उत्पन्न विकार- ओपियम, पल्साटिला, एकोनाइट, कॉफिया आदि।

iii. प्यार में निराश या विफल होने (Disappointed Love) के कारण उत्पन्न विकार- हायोसियामस, इग्नेसिया, लैकेसिस, नैट्रम म्यूर, फॉस्फोरिक एसिड, स्टैफिसेग्रिया, ऑरम मेटालिकम, कल्केरिया फॉस, सिमसिफ्युगा, कॉफिया, हेलेबोरस आदि।

iv. मानहानि (Mortification) के कारण उत्पन्न विकार- लाइसिन, नैट्रम म्युर, ओपियम, पालाडियम, फॉस्फोरिक एसिड, पल्साटिला, सेनेगा, स्टैफिसेग्रिया, सल्फर, अर्जेन्टम नाइट्रिकम, ऑरम मेटालिकम, ऑरम म्युरियेटिकम, ब्रायोनिया, कैमोमिला, कॉलोसिन्थ, इग्नेसिया, लाइकोपोडियम आदि।

v. गाली देने, धिक्कारने या तिरस्कार करने (Reproaches) के कारण उत्पन्न विकार- फॉस्फोरिक एसिड, स्टैफिसेगिया, कॉलोसिन्थ, इग्नेसिया, ओपियम।

vi. बुरे समाचारों के कारण उत्पन्न विकार- मेडोरिनम, नैट्रम म्युर, पालाडियम, सल्फर, एपिस मेल, कल्केरिया, जेल्सेमियम, इग्नैसिया आदि।

vii. अहंकार के कारण उत्पन्न विकार- पालाडियम, साइलिसिया, कल्केरिया, लाइकोपोडियम, मर्क्युरियस तथा सल्फर।

viii. व्याकुलता या व्यग्रता (Embarrassed) के बाद उत्पन्न विकार- प्लैटिना, सिपिया, स्टैफिसेग्रिया तथा सल्फर, कॉलोसिन्थ, इग्नैसिया, ओपियम, फॉस्फोरिक एसिड।

ix. शोक-पश्चाताप (Grief) के कारण उत्पन्न विकार- हायोसियामस, इग्नेसिया, लैकेसिस, नैट्रम म्युर, नक्स वोमिका, फॉस्फोरिक एसिड, प्लैटिना, पल्साटिला, स्टैफिसेग्रिया, एपिस मेल, ऑरम मेटालिकम, कल्केरिया फॉस, कॉस्टिकम, कोकुलस, कॉलोसिन्थ, जेल्सेमियम, ग्रेफाइटिस आदि।

शोक या पश्चाताप के कारण उत्पन्न रोगों में रोगी रो नहीं सकता हो तो इसकी औषधियाँ जेल्सेमियम तथा नैट्रम म्युर हैं।

i. गुस्साने, तंग आने आदि से उत्पन्न विकार- इपिकाक, नक्स वोमिका, ओपियम, प्लैटिना, सल्फर, एकोनाइट, कैमोमिला, कोकुलस, कॉलिसिन्थ, इग्नैसिया आदि।

ii. गुस्साने के साथ नफरत करने के बाद उत्पन्न विकार- नक्स वोमिका, स्टैफिसेग्रिया, ऑरम मेटालिकम, कॉलोसिन्थ आदि।

iii. गुस्साने के साथ झगड़े के बाद उत्पन्न विकार- ऑरम मेटालिकम, इग्नैसिया, एकोनाइट आदि।

iv. गुस्साने के साथ गुप्त शोक या पश्चाताप के कारण उत्पन्न विकार- नैट्रम म्युर, फॉस्फोरिक एसिड, स्टैफिसेग्रिया, कॉलोसिन्थ, कोकुलस, इग्नेसिया, लाइकोपोडियम।

v. गुस्साने के साथ चिन्ता के बाद उत्पन्न विकार- इग्नैसिया, नक्स वोमिका, एकोनाइट, आर्सेनिक आदि।

## 9. मनोदैहिक बुखार (Tension Fever)

मानसिक तथा भावनात्मक तनावों व दबावों के कारण त्वचा की छोटी कोशिकाओं में रक्त संचार बढ़ जाता है, फलतः शरीर, विशेषकर माथा गर्म लगने लगता है; लेकिन थर्मामीटर से तापमान देखने पर सामान्य ही पाया जाता है। शरीर का इस प्रकार गर्म होना, चेहरा व आँखें चढ़ी हुईं तथा लाल लगना तनाव के दौरान तथा कामुक होने पर सामान्यतः पाया जाता है। तनाव खत्म होने या रति-क्रिया सम्पन्न हो जाने के बाद यह सामान्य हो जाता है। लेकिन यदि संभोग के बाद भी त्वचा गर्म रहती हो तो इसकी औषधि ग्रेफाइटिस है। टहलने पर त्वचा गर्म हो जाती हो तो इसकी औषधियाँ पल्साटिला, साइलिसिया, फ्लोरिक एसिड तथा नैट्रम म्युर हैं। रात में त्वचा गर्म हो तो उसकी औषधियाँ ग्रेफाइटिस, नैट्रम म्युर तथा फ्लोरिक एसिड हैं। अन्य औषधियों में लैकेसिस, सल्फर आदि हैं जिन्हें लक्षण भेद तथा लक्षण-संग्रह के आधार पर सफलता पूर्वक प्रयोग किया जाता है।

## 10. मनोदैहिक मिर्गी

यह देखने में सामान्य मिर्गी की तरह लगती है पर इसके मूल कारण मनोकायिक होते हैं। इसे Psychic Attack, Psychomoter Epilepsy या Temporal Lobe Epilepsy भी कहा जाता है। इसमें रोगी किसी घटना विशेष को याद कर मिर्गी की अवस्था में आ जाता है। जिसे वह कभी-कभी पूर्ण विस्तार से बतलाता है। इसमें रोगी के मुँह का स्वाद, गंध, दृष्टि, श्रुति आदि संबंधी भ्रम, विभ्रम या व्यामोह हो जाते हैं। लगता है कि रोगी हमेशा स्वप्न में है। रोगी में फोबिया, हर्षोन्माद, हीना भावना मुख्यतः पायी जाती है। रोगी में लोगों के बीच नंगा होने; खिड़की-दरवाज़े आदि से झाँकने तथा कूदने, बिना मतलब के टहलने की प्रवृत्ति पायी जा सकती है। ई.ई.जी. (E.E.G.) कराने पर कुछ रोगियों में टेम्पोरल के एक लोब में धब्बा पाया जा सकता है।

इसके उपचार हेतु सिकुटा वाइरोसा, सिना, कुप्रम मेटालिकम, ग्लोनाइन, हायोसियामस, प्लम्बम, स्ट्रॉमोनियम, साइलिसिया, सल्फर, विस्कम, एगारिकस, अर्जेन्टम मेटालिकम, अर्सेन्टम नाइट्रिकम, ब्रायटा म्युर, बेलाडोना, व्यूफो, कल्केरिया, कल्केरिया आर्स, कॉस्टिकम आदि औषधियाँ सफलतापूर्वक लक्षण-भेद तथा लक्षण-संग्रह के आधार पर दी जाती हैं।

# 16 आँगिक मनोविकृतियाँ (Organic Psychoses)

मनोविकृतियों की उत्पत्ति जब आँगिक कारणों से होती है तो इन्हें आँगिक मनोविकृतियाँ कहते हैं। इन रोगियों में "ईड" इगो, "सुपरइगो" तथा वाह्य वास्तविकता का ज्ञान तथा सामंजस्य नहीं रहने के कारण इनके व्यवहार को इनके परिजन तथा समाज के लोग भी अस्वीकार करते हैं; इन्हें पागलों के उस श्रेणी में रखा जा सकता है जो आत्म-हत्या या हत्या भी कर सकते हैं।

आँगिक मनोविकृतियाँ प्रायः वृद्धावस्था में होती हैं, उम्र बढ़ने के साथ-साथ अनेक समस्याओं का जन्म स्वतः होता चला जाता है। इस अवस्था में शारीरिक तथा मानसिक-शक्ति का ह्रास प्रारंभ हो जाता है, पेशियों का समन्वय शिथिल हो जाता है और इन रोगियों में तनाव विफलता आदि का सामना करने की क्षमता कम होती जाती है, इन सभी का प्रभाव व्यक्ति के मस्तिष्क पर होती है। इस प्रकार ये समाज से अलग रहने की प्रवृति बना लेते हैं, उचित समायोजन के अभाव के परिणाम स्वरूप इनमें अनेक मानसिक विकृतियाँ उत्पन्न होने लगती हैं। ये मनोविकृतियाँ शारीरिक या किसी अंग के क्षतिग्रस्त या विकार आदि होने के कारण उत्पन्न होती हैं, इस अवस्था में उम्र का बंधन नहीं होता है।

अतः किसी भी उम्र में आँगिक कारणों से उत्पन्न मनोविकृतियों को आँगिक मनोविकृतियाँ कहते हैं। ये रोगी आत्म-संयम तथा सामाजिक संतुलन खो बैठते हैं। इनके अवास्तविक ज्ञान-अनुभवों को इनके परिजन या समाज के लोग भी स्वीकार नहीं करते हैं।

आँगिक मनोविकृतियों तथा क्रियात्मक मनोविकृतियों में निम्न अंतरों से स्पष्ट किया जा सकता है:

| | आँगिक मनोविकृति (Organic Psychoses) | क्रियात्मक मनोविकृति (Functional Psychoses) |
|---|---|---|
| 1. | शरीर के विभिन्न अंगों का आक्रान्त होना पाया जाता है। | ऐसा नहीं होता है। |
| 2. | ज्ञान, यादगार, समय तथा स्थान के संदर्भ में अज्ञानता उत्पन्न हो जाती है। | ऐसा नहीं होता है। |
| 3. | ज्ञान-अनुभव भी क्षीण हो जाते हैं। | ऐसा नहीं होता है। |
| 4. | मन की भावना संबंधी चिन्तन भी प्रभावित हो जाते हैं। | ऐसा नहीं होता है। |
| 5. | भावात्मक वाक्यशैली प्रायः पुनः लौटती नहीं है। | ऐसा नहीं होता है। |
| 6. | व्यक्तिगत तथा सामाजिक व्यवहार में ह्रास पाया जाता है। | ऐसा नहीं होता है। |
| 7. | दृष्टि संबंधी विभ्रम सामान्यतः पाया जाता है। | श्रवण संबंधी विभ्रम सामान्यतः पाया जाता है। |
| 8. | सामान्य या पारिवारिक वार्तालाप (Confabulation) पाया जाता है। | विरले मिलता है। |
| 9. | मनोवैज्ञानिक जाँचें जैसेः बेन्डर्स टेस्ट (Bender's Test) स्पष्टतः धनात्मक होता है। मौखिक तथा अमौखिक (Verbal and Non-Vertal) जाँचों में अंतर अस्पष्टतः नजर आता है। | मनोवैज्ञानिक जाँचों में कुछ भी असामान्य नहीं मिलता है। मौखिक तथा अमौखिक जाँचों में विशिष्ट अन्तर पाया जाता है। |
| 10. | विशिष्ट जाँचें जैसे - ई.ई.जी. आदि मे असामान्यता पायी जाती है। | प्रयौगिक जाँचे (Laboratory test) प्रायः सामान्य पाये जाते हैं। |

## आँगिक मनोविकृतियाँ

आँगिक मनोविकृतियों को कारण के आधार पर निम्न प्रकार वर्गीकृत किया जाता है

1. सामान्य उपदंश जन्य मनोविकृतियाँ (General Paretic Psychoses)
2. प्रामस्तिष्क धमनी काठिजन्य मनोविकृतियाँ (Cerebral Arteriosclerotic Psychoses)
3. वृद्धावस्था से पहले की मनोविकृतियाँ (Presenile Psychoses)
   (A) पिक का रोग (Pick's Dicease)
   (B) सठियाना (Alzheimer's Disease)
4. वृद्धावस्था की मनोभ्रंश - मनोविकृतियाँ (Senile Dementia Psychoses)
5. ताण्डव रोग मनोविकृतियाँ (Chorea Psychoses)
6. सकम्प पक्षाघातजन्य मनोविकृतियाँ (Parkinsonian Psychoses)
7. मिर्गीजन्य मनोविकृतियाँ (Epileptic Psychoses)
8. चोटजन्य मनोविकृतियाँ (Traumatic Psychoses)
9. मस्तिष्क प्रदाहजन्य मनोविकृतियाँ (Encephalitic Psychoses)
10. मस्तिष्क झिल्ली प्रदाहजन्य मनोविकृतियाँ (Meningitic Psychoses)
11. मस्तिष्क मैलेरियाजन्य मनोविकृतियाँ (Cerebral Malarial Psychoses)
12. विटामिन के कमी के कारण मनोविकृतियाँ (Avitaminotic Psychoses)
    (A) सांघातिक रक्ताल्पता के कारण (Due to Pernicious Anaemia)
    (B) पेलाग्रा के कारण (Due to Pellagra)
13. गुदा रोगजन्य मनोविकृतियाँ (Renal Psychoses)
    (A) मृत्र नाश विकारजन्य (Due to Uraemia)
    (B) गुर्दों के जीर्ण सूजनजन्य (Due to Chronic Nephritis)
14. यकृत रोगजन्य मनोविकृतियाँ (Hepatic Psychoses)
15. अन्तःस्रावी ग्रन्थि रोगजन्य मनोविकृतियाँ (Endocrinal Psychoses)
    (A) पुरूष जनन शक्तिजन्य (Due to Adrenogenital Syndrom)

(B) कशिंग सिन्ड्रोमजन्य (Due to Cushing Syndrom)

(C) घेघाजन्य मनोविकृतियाँ (Thyrotoxicotic Psychoses)

(D) ग्लूकोज रक्ताल्पताजन्य मनोविकृतियाँ (Hypoglycaemic Psychoses)

16. आक्सिजन कम होने के कारण मनोविकृतियाँ (Anoxic States Psychoses)

(A) हृदय में रक्तसंचयजन्य जीर्ण क्रियाहीनता मनोविकृतियाँ (Chronic Congestive Cardiac Failure Psychoses)

(B) फुस्फुसिया हृदयरोग के साथ जीर्ण अत्यधिक रक्ताल्पताजन्य मनोविकृतियाँ (Chronic Corpulmonale Severe Anaemic Psychoses)

## 1. सामान्य उपदंश जन्य मनोविकृतियाँ

इसे अंग्रेजी में विभिन्न नामों General Paresis Psychoses, General Paralysis of Insane, Neurosyphilis तथा Dementia Paralytic नामों से जाना जाता है। यह एक ऐसी विकृति है जो सिफिलिस के स्पाइरोकीटों (Spirochetes) के द्वारा उत्तरोत्तर अन्तः संचरण (Progressive Infiltration) तथा मस्तिष्क के उत्तकों के विनाश, मस्तिष्क में सूजन अपकर्षण (Degeneration) आदि के कारण उत्पन्न होती है। इस कारण यह बीमारी होम्योपैथी की नजर में मूलतः उपदंशजन्य (Syphilitic Origine) की है। इसमें शरीर के सभी अंगों का आंशिक पक्षाघात हो जाता है।

उपदंश के संक्रमण (Syphititic Infection) के बाद समय पर उचित उपचार नहीं कराने पर स्पाइरोकीटों के द्वारा मस्तिष्क के उत्तकों का प्रभावित होना अवश्यंभावी है। इसके कारण रोगी में शारीरिक तथा मानसिक (मनोवैज्ञानिक) ह्रास पाया जाता है जिसका अन्त पक्षाघात तत्पश्चात् मृत्यु के रूप में होता है। आंशिक पक्षाघात एक शारीरिक रोग है जिसमें मनोविकृतियों की प्रचूरता होती है। उपदंश- संक्रमण के कारण मस्तिष्क में सूजन तथा अन्य विकारों के कारण ही इस रोग का जन्म होता है। मानव-शरीर में उपदंश के विषाणुओं के

फैलने के साथ-साथ मानसिक तथा शारीरिक क्षति में वृद्धि प्रारंभ हो जाती है।

**लक्षण** (Symptoms)

इसके प्रारंभिक अवस्था में रोगी लापरवाह तथा असावधान हो जाता है। अपने दैनिक कार्यों में गलतियाँ करने लगता है। इसमें यथार्थ को समझने तथा उस पर सही निर्णय लेने की क्षमता का ह्रास होने लगता है। वह उदासीन हो जाता है। फलतः बुद्धु लोगों के श्रेणी में आ जाता है। पूछताछ के क्रम में चिड़चिड़ा होना, गुस्साना, आक्रमकता पेश करना आदि उसमें पाया जाता है। वह मुक्त सहवासी कामुकता (Promiscuous or Incest) व्यवहार करने लगता है।

विकार और अधिक बढ़ते ही अनेक शारीरिक लक्षण सुस्पष्टतः आने लगते हैं। आँखों के पुतलियों के आकार असामान्य रूप से छोटे-बड़े हो जाते हैं। प्रकाश के प्रति उसके चक्षुतारा में परावर्तित क्रिया (Pupillary Reflex) मन्द या नष्ट हो जाती है। उसके वाणी में हकलापन (Stuttering) पाया जाने लगता है। वह अनेक शब्दांशों को वार्ताक्रम में छोड़ देता है या आगे के शब्द को पीछे तथा पीछे के शब्द को पहले कर देता हैं जैसे- "Slip of Tongue" का उच्चारण "Tongue of Slip" कहता है। इस रोगी में गतिक-समन्वय (Motor-Co-ordination) कठिन हो जाता है, फलतः यह "लोको-मोटर-अटैक्सिया" (Loco-motor- attaxia) का शिकार हो जाता है। इसकी चाल अस्थिर तथा पैरों को घिसटने सी होती है।

सन् 1905 ई. में शौडिन (Schaudinn) साहब ने सिफिलिस-संक्रमण-किटाणुओं स्पाइरोकीटो की खोज की थी। सन् 1913 ई.में नोगुची तथा मूरि (Noguchi and Moore) ने आंशिक पक्षाघात के रोगियों के मृत्यु के बाद शव-परीक्षा द्वारा स्पाइरोकीटों को उनके मस्तिष्क में पाया था। उन लोगों ने पाया कि इसके रागियों की मानसिक क्रियाएं छिन्न-भिन्न हो जाती हैं। इसके लक्षण उपदंश-संक्रमण के 10-15 वर्षों बाद तक आते रहते हैं। इसका उद्भवन काल (Incubation-Period) कम से कम 2 वर्ष तथा

अधिक से अधिक 40 वर्ष तक हो सकता है। यह मनोविकृति औरतों की तुलना में मर्दों में अधिक पायी जाती है। उपदंश संक्रमण के कारण अनेक प्रकार के मानसिक तथा स्नायविक लक्षण उत्पन्न होते हैं जिनमें निम्नलिखित तीन प्रकार अत्यधिक महत्वपूर्ण हैं

(A) आंशिक पक्षाघात (Paresis)
(B) मस्तिष्क सुषुम्ना उपदंश (Cerebro-Spinal Syphilis)
(C) शिथिलता (Motor Attaxia)

## (A) आंशिक पक्षाघात

उपदंश के रोगियों में मात्र 2-3 प्रतिशत रोगी ही इसके शिकार होते हैं। उपदंश-संक्रमण से 2-25 वर्ष के बाद यह अवस्था आती है। यदि इन रोगियों की चिकित्सा समय पर तथा उचित न करायी जाए तो 2-25 वर्ष में रोगी की मृत्यु अवश्य हो जाती है।

आंशिक पक्षाघात एक आँगिक रोग है इसके कारण मानसिक तथा शारीरिक दोनों प्रकार के लक्षण पाये जाते हैं। उपदंश-संक्रमण के कारण उत्पन्न सूक्ष्म विषाणुओं (Viruses) के शरीर में प्रवेश कर पूरे शरीर में तीव्रता से फैलते हुए जब मस्तिष्क में पहुंचते हैं तो इस रोग के लक्षण स्पष्टतः नजर आने लगते हैं।

इसके प्रारंभिक अवस्था में रोगी विशेष रूप से लापरवाह तथा अवधान-शून्य यानी अन्यमनस्क हो जाता है और अपने दैनिक कार्यों में गलतियाँ करना प्रारंभ कर देता है। प्रारंभ में इन गलतियों का कारण अत्यधिक थकान, व्यस्तता आदि रोगी बतलाता है लेकिन कुछ समय बाद विकृति अधिक आने पर उसे अपनी गलती नज़र नहीं आती है। वह सिरदर्द, थकान, चक्कर आना आदि की शिकायत किया करता है। उसके व्यक्तिगत आदतों में बदलाव आ जाता है। जो व्यक्ति पहले साफ-सुधरा रहता था वहीं संक्रमण के बाद मैला-कुचैला रहने लगता है। उसकी प्रकृति ही बदल जाती है। उसके चेहरे में परिवर्तन के साथ-साथ आवाज में भी परिवर्तन हो जाता है जिसके कारण उसकी आवाज अस्पष्ट हो जाती है जो जल्द समझ में नहीं आती है। वह अपने दैनिक कार्यो

को समय पर नहीं करता है।

ये रोगी लिखने मे कुछ अक्षरो शब्दों को छोड़ देते है। इनमें चिन्ता, चिड़चिड़ापन अत्यधिक महत्वाकांक्षा, अस्वाभाविक कमजोरी, मिर्गी रोगियों-सा व्यवहार, निद्रा में गडबड़ी, स्मरणशक्ति की गड़बड़ी, निर्णय करने तथा सूझ में गड़बड़ीय लिखने, गिनने तथा जोड़ने में गड़बड़ी आदि लक्षण पाये जाते हैं। इन रोगियों में उत्साह - विषाद (Mania-Melancholia) के लक्षण आते रहते हैं।

ये रोगी जीवन के महत्वपूर्ण समस्याओं से बचने का प्रयास भी करते हैं या उसके प्रति उदासीनता के साथ अपनी प्रतिक्रिया व्यक्त करते हैं। ये अपने प्रियजनों के दुःख तथा चिन्ता दूर करने में सहानुभूति भी नहीं जताते हैं ना ही ये उनके सुख मे ही भाग लेते हैं। इनसे इनके अपने ही व्यवहार के विषय में पूछने पर गुस्साने लगते हैं तथा चिड़चिड़े हो जाते हैं।

इन उपर्युक्त लक्षणों के साथ-साथ इनके व्यक्तित्व का विघटन प्रारंभ हो जाता है। ये असभ्य, अकुशल व्यवहार, अपने सामानों के रख-रखाव के प्रति उदासीन तथा व्यवहारों में अनैतिक हो जाते हैं। इनमें तीव्र उल्लासोन्माद, अवसाद या उदासीनता आ जाता है। इन तीनों संवेगात्मक प्रक्रियाओं के आधार पर इस विकृति को तीन प्रारूपों में बाँटा जाता है जो निम्न प्रकार है:

1. विस्तार प्रारूप (Expansive Type)
2. अवसाद प्रारूप (Depresive Type)
3. मनोभ्रंश प्रारूप (Dementia Type)

(1) **विस्तार प्रारूप-** कुछ रोगी अत्याधिक उल्लासोन्मादी तथा प्रसरणशील (Expansive) हो जाते हैं। रोगी से कुछ भी पूछने पर "बढ़िया है" "सब कुछ ठीक है" आदि कहता है। उसमें महान्तोन्माद होता है, वह अपने आपको हर क्षेत्र में महान समझता या मानता है। वह अपने को संसार, देश, राज्य, जिला, प्रखण्ड या ग्राम स्तर का सबसे बड़ा विद्वान, शक्तिशाली, घनी, प्रशासक आदि मानता है। भविष्य के प्रति ये लोग अत्यधिक आशावान होते हैं। किसी के द्वारा उनके विचारों पर शक करने पर वे चिड़चिड़े हो जाते हैं तथा गुस्से में आ जाते हैं।

(2) **अवसाद प्रारूप-** कुछ रोगी अपने होने वाले शारीरिक नुकसान से हताश और अवसादयुक्त हो जाते हैं। ये रोगी महसूस करते हैं कि इनके व्यवहारों तथा व्यक्तित्व का विघटन हो रहा है। बाद में इन्हें विश्वास हो जाता है कि इनके पास दिमाग नाम का कोई चीज है ही नहीं। ये रोगी बचपना व्यवहार (Childish Behaviour) यानी मूर्ख-सा व्यवहार किया करते हैं। इनमें चिन्ता और उत्तेजना पाये जाते हैं। कभी-कभी इनमें प्रसरणता-व्यापकता के दौरे भी पड़ते हैं जो इनकी बढ़ती बीमारी की तीव्रता के द्योतक होते हैं।

(3) **मनोभ्रंश प्रारूप-** इसे साधारण प्रारूप (Simple Type) भी कहा जाता है। इसके रोगियों में उल्लासोन्माद या अवसादोन्माद के तीव्र लक्षण नहीं पाये जाते हैं फिर भी रोगियों में बोद्धिक तथा व्यक्तित्व संबंधी ह्रास स्पष्टतः नजर आते हैं। इसका मुख्य लक्षण उदासीनता, स्मृतिह्रास तथा सामान्य व्यक्तित्व-विघटन आदि है। इसके रोगियों का नैदानिक लक्षण मनोविदलता से मिलता-जुलता है। ये रोगी भी अपने परिवेश से धीरे-धीरे प्रत्यागमन कर लेते हैं और इनमें भी साधारण भ्रमाशक्तियाँ तथा विभ्रम पाये जाते हैं। सर्वांगीण आंशिक पक्षाघात के लक्षण आ जाते हैं।

जब रोग अपने अन्त्य-काल में पहुँचता है तो अत्यधिक मस्तिष्कीय क्षति के कारण तीनों प्रारूपों का चित्र एक-सा लगता है। इस अवधि में रोगी क्रियाहीन या क्रियाशून्य जीवन व्यतीत करने लगता है। वह किसी चीज में रूचि नहीं लेता हैं। उसकी भाषा स्पष्ट नहीं होती है, वह अपनी देखभाल भी खुद नहीं कर पाता है, ऐंठन के दौरे बार-बार पड़ते हैं। अन्ततः उसकी मृत्यु हो जाती है।

## (B) मस्तिष्क सुषुम्ना उपदंश

इसमें सिफिलिंस की विशेष प्रधानता होती है। संक्रमण के छः माह बाद इसके स्पष्ट लक्षण आ जाते हैं। इनके लक्षणों में सिरदर्द, मूर्छे का दौरा पड़ना,

वमन होना आदि प्रमुख हैं। रोगी के मानसिक लक्षणों में घबराहट, विस्मृति, चिड़चिड़ापन आदि प्रमुख हैं।

## (C) शिथिलता

यह उपदंशजन्म मनोविकृति का तीसरा प्रकार है। इसके रोगियों के सुषुम्ना के पुष्ठ-भाग में गड़बड़ी पैदा हो जाती है जिन्हें बाद में प्रायः सामान्य पक्षाघात की शिकायत हो जाती है। इनकी संवेदना, सहज-क्रिया (Reflex-Action) आदि में गड़बड़ी आ जाती है। इनके शारीरिक अंगों में समन्वयता नहीं होती है।

## कारण

जैसे कि स्पष्ट है कि यह मूलतः उपदंश के संक्रमण के कारण उत्पन्न होता है। अन्य कारणों में अत्यधिक मद्यपान करना, मस्तिष्क में चोट लगना आदि प्रमुख हैं। इस अवस्था में सेरेब्रल कॉर्टेक्स (Cerebral Cortex) के अन्दर वाले दो-तिहाई (2/3) भाग में सिकुड़न (Atrophy) हो जाता है।

## जाँच

सुषुम्ना के रस (Cerebro-Spinal Flnid) जाँच कराने पर मस्तिष्कशोथ (Encephatitis) तथा सामान्य उपदंश-जन्य मनोविकृतियों में निम्न अंतर पाया जाता है:

| S. No. | Tests | Normal | General Paralysis of Insane (G.P.I) | Encephalitis |
|---|---|---|---|---|
| 1. | Appearance of fluid | Clear, colourless, no clot on standing | Normal | Normal |
| 2. | Pressure of fluid in Recumbent posture | 60 – 120 mm. of mater | Increased | Usually increased |
| 3. | Protein mg. % | 020 - 050 | 050-100 | 020 - 050 |
| 4. | Cells per cmm. | 000 - 005 | 020 - 400 | 000 - 010 |

| | | | | |
|---|---|---|---|---|
| 5. | Type of cells | Lymphocytes | Lymphocytes | Lymphocytes |
| 6. | Organism | None | None | None |
| 7. | Wasser mann | Negative | Positive in over 99% | Negative |
| 8. | Colloidal Gold Curve | 0000000000 or 0011100000 | Curve su as ch 5555443200 | Normal or Lustic |
| 9. | Sugar % | 0-05-0-07 | Normal | Normal or slightly raised |
| 10 | Chlorides in mg. % | 720-750 | Normal | Normal |

## उपचार

इसके उपचार में सभी सिफिलिटिक दवाओं का प्रयोग लक्षणानुसार किया जाता है फिर भी लक्षण-संग्रह तथा लक्षण-भेद को प्राथमिकता दी जाती है। कुछ महत्त्वपूर्ण दवाएं निम्न प्रकार हैं: एकोनाइट, एइस्कुलस ग्लाब्रा, एगारिकस, एन्टिमोनियम क्रुडम, आर्सेनिक, ऑरम मेटालिकम, ऑरम आयोड, बैडियागा, बेलाडोना, कैनाबिस इन्डिका, सिमिसिफ्युगा, कुप्रम मेटालिकम, हायोसियामस, इग्नेसिया, आयोडोफॉर्मस, काली ब्रामेटम, काली आयोड, मर्क सॉल, मर्क कॉर, नैट्रम आयोड, नक्स वोमिका, ओपियम, फॉस्फोरस, प्लम्बम, फाइसोस्टिग्मा, स्ट्रामोनियम, सल्फर, वेराट्रम एलबम, वेराट्रम विरिडम, जिंकम मेटालिकम आदि।

## 2. प्रामस्तिक धमनी काठिजन्य मनोविकृतियाँ

वृद्धावस्था आने के साथ-साथ व्यक्ति के मस्तिष्क या मानसिक क्रियाओं मे ह्रास प्रारंभ हो सकता है। मस्तिष्क के असंख्य जीवित कोषों का पोषण मस्तिष्कीय रक्तवाहिनी धमनियों द्वारा होता है। कुछ लोगों में ये धमनियां बुढापा के साथ-साथ विकृत होने लगती हैं जिस कारण मस्तिष्कीय कोषों में प्रयाप्त मात्रा मे रक्त नहीं पहुँच पाता है जिसके कारण मस्तिष्कीय कोष नष्ट होने

लगते हैं जिसे प्रामस्तिक धमनी काठिन्य तथा अँग्रेजी मे "Arteriosclerotic Brain Disease" और "Cerebral Arterio-Sclerosis" कहते हैं। इसके कारण उत्पन्न मनोविकृतियों को "प्रामस्तिष्क धमनी काठिजन्य मनोविकतियाँ" कहते हैं।

मस्तिष्कीय कोषों के नष्ट होने के कारण व्यक्ति के व्यक्तित्व का विधटन प्रारंभ हो जाता है उसकी क्रिया विकृत होने लगती है जब पतली-पतली रक्त-धमनियांऐं नष्ट होती है तो रोगी में अस्थायी मानसिक तथा शारीरिक लक्षण आते हैं लेकिन जब बडी धमनियां नष्ट होती हैं तो व्यक्ति को बहुत बड़े आघात का सामना करना पड़ता है और रोगी मूर्छितावस्था (Coma) में चला जाता है इसके कारण कभी-कभी रोगी की मृत्यु भी हो जाती है।

"प्रामस्तिष्क धमनी काठिन्य" मे रक्त धमनिओं के अन्दर की परतों के विशिष्ट बिन्दुओं पर वसायुक्त तथा कैल्सियम युक्त पदार्थो के बड़े-बड़े धब्बे जमा हो जाते हैं और धीरे-धीरे इन धमनियों के रक्त मार्ग को अवरूद्ध कर देते हैं फलतः रक्त-संचार (Blood-Circulation) अंशतः या पूर्णतः नष्ट हो जाता है।

इसके प्रमुख तीन कारण हैः

a. जमाव होना या इकट्ठा होना।

b. अन्तः शल्यता (Embolism)- इस अवस्था मे कठोर पदार्थ का टुकड़ा ध ामनी के अन्दर की दीवार से खुरण्ड के रूप मे किसी ऐसे तंग स्थान पर पहुच जाता है जिससे रक्त प्रवाह बाधित होती है फलतः रक्त धमनियाँ फट जाती है जिससे मस्तिष्क के अन्दर-अन्दर रक्तस्राव होने लगता है।

c. प्रामस्तिष्क मे रक्त थक्का होना (Cerefral Thrombosis)- वसायुक्त एंव कैल्सियम युक्त पदार्थ धमनी मे जमा हो गये हों, उसी स्थान पर रक्त जम जाने के कारण रक्त-संचार रूक जाता है।

मस्तिष्क मे किसी भी स्थान पर बड़ी या पतली रक्तधमनियों के अवरोध के कारण या उनके फटने के कारण रक्तस्राव होता है। सामान्यतः बड़ी धमनियों

के फटने से रक्तस्राव अधिक होता है फलतः बड़ी परेशानियों का सामना करना पड़ता है जबकि पतली धमनियों के फटने के कारण सामान्यतया रक्तस्राव कम होता है फलतः हल्की परेशानियों का सामना रोगी को करना पड़ता है बड़ी धमनियों के आक्रांत होने पर इसे Cerebral Vascular Accident = C.V.A. कहा जाता है। यह रोग पुरूषों मे अधिक पाया जाता है तथा इसकी शुरूआत प्रायः लगभग 55-60 वर्ष के उम्र में होती है।

## लक्षण

रोगी के अन्तर्दृष्टि के कारण उसकी चिन्ताएं बढ़ जाती है। अधिकतर रोगियों मे लक्षण एकाएक उत्पन्न होते हैं तथा तीव्र-संभ्रम (Confusion) आ जाता है। रोगी को समय स्थान तथा व्यक्ति का ज्ञान समाप्त हो जाता है उसके शरीर के एक तरफ का पक्षाधात (Hemiplegia) हो जाता है; ऐंठनयुक्त दौरे भी पडते है तथा अंततः रोगी की मृत्यु हो जाती है। हल्के रूप से आक्रांत रोगियों मे संवेगात्मक अस्थिरता, चिड़चिड़ापन, अपने विषय में चिन्ता आदि लक्षण पाये जाते हैं।

"प्रामस्तिष्क धमनी काठिजन्य मनोविकृतियों" तथा "जराजन्य मनोविकृतियों" में समानता होते हुए भी निम्न लिखित अन्तर होते हैं

| क्र. सं. | प्रामस्तिक धमनी काठिजन्य मनोविकृतियाँ | जराजन्य मनोविकृतियाँ |
|---|---|---|
| 1. | मनःस्ताप अचानक उत्पन्न होता है और तेजी से मृत्यु की तरफ बढ़ता है। | मनःस्ताप धीरे-धीरे उत्पन्न होता और अत्यधिक लम्बे समय तक चलता है। |
| 2. | बौद्धिक ह्रास अपेक्षाकृत कम पाया जाता है। | बौद्धिक ह्रास अधिक गंभीर होता है और अधिकतर रोगियों में भ्रमाशक्तियां पायी जाती हैं। |
| 3. | सिरदर्द, चक्कर, ऐंठनयुक्त दौरे, अवसाद तथा तीव्र संवेगात्मक विस्फोट अधिक गंभीर होता है। | सिरदर्द, चक्कर, ऐंठनयुक्त दौरे, अवसाद आदि कम गंभीर होते हैं। |

| | | |
|---|---|---|
| 4. | लक्षणों में उतार-चढ़ाव स्पष्टतः होता है। | लक्षणों में उतार चढ़ाव स्पष्टतः नहीं होता है स्थिति एक-सी बनी रहती हैं। |

## उपचार

इसके उपचार में निम्न औषधियों का प्रयोग लक्षणानुसार किया जाता है: एड्रानालिन, अमोनियम आयोडेटम, अमोनियम बैनाडियम, एन्टिमोनियम आर्स, आर्निका, आर्सेनिक, आर्स आयोड, ऑरम आयोड, ऑरम मेटालिकम, ऑरम मयुर नैट्रोनेटम, बाराइटा कार्ब, बाराइटा म्युर, कैक्टस ग्रैन्डिफ्लोरस, कार्डुअस मैरियेनस, कल्केरिया फ्लोर, चिनिनम सल्फ, कोनियम मैकुलेटम, क्रेटेगस, इर्गोटिन, ग्लोनायन, आइडोथाइरिन, काली आयोड, फॉस्फोरस, प्लम्बम आयोड, प्लम्बम मेटालिकम, पॉलिगोनम एसिटिकम, सिकेली कॉर, स्ट्रोन्टिया कार्ब, स्ट्रोन्टिया आयोडेटम, स्ट्रोफैन्थस हिस्पिड्स, सम्बुल आदि।

## 3. वृद्धावस्था से पहले की मनोविकृतियाँ

यह मर्दों के तुलना में औरतों में अधिक पाया जाता है जिनका उम्र 35-60 वर्ष होता हैं। इसकी पकड़ अति तीव्र होती है जो 5-10 वर्ष के अन्दर मृत्युदायक भी हो सकती है। दो मनोवैज्ञानिक इस मनोविकृति पर अलग-अलग खोज किये फलतः इसके दो प्रकारों का नाम उन्हीं मनोवैज्ञानिकों के नाम से जाना जाने लगा।

**प्रकार-**

(A) पिक का रोग (Pick's Disease) तथा

(B) अल्जिमर का रोग (Alzheimer's Disease)

### (A) पिक का रोगः

सन् 1892 ई. में. डॉ. आरनॉल्ड पिक (Dr. Arnold Pick) ने इस रोग के विषय में बताया। इस रोग के रोगी अपेक्षाकृत कम पाये जाते हैं। यह

स्नायुमंडल का विह्रासी (degenerative) रोग है जो प्रायः 45-50 वर्ष के लोगों को हो सकता है। फेरारो (Ferraro) ने इस रोग के विषय में बताया कि यह पुरूषों की तुलना में औरतों में अधिक पाया जाता है। पुरूषों तथा औरतों में अधिक पाया जाता है। पुरूषों तथा औरतों का अनुपात औसतन 2:3 होता है। इसके प्रथमावस्था में रोगी के व्यवहार में बहुत थोड़ा परिवर्तन पाया जाता है, जो क्रियात्मक मनोविकृतियों सा होता है। कुछ वर्षों बाद तांत्रिकीय जाँचों (Neurological Tests) के द्वारा ही रोग का निर्णय किया जाता है।

इस रोग का विकास क्रमिक तथा मन्दगति से होता है। रोगी की चिन्तन प्रक्रिया तथा एकाग्रचिन्तता प्रभावित हो जाती है। रोगी में स्मृतिदोष पाया जाता है। वह जल्द ही थकान अनुभव करता है। भौतिक बल कमजोर होने के कारण इनके चरित्र में भी परिवर्तन हो जाता है। सर्वप्रथम इनके मस्तिष्क के अग्र-खण्ड तथा शंख-खण्ड (Frontal and Temporal Lobe) में ह्रास पाया जाता है। इस क्षीणता के साथ-साथ इनके मानसिक क्रियाओं के ह्रास में वृद्धि पायी जाती है। बौद्धिक क्रियाओं और निर्णय-शक्ति का ह्रास तीव्र हो जाता है। केन्द्रीय-बल्कीय (Focal Cortical) घाव के कारण इन रोगियों में गूँगापन तथा चेष्टा-क्षति (Aphasia and Apraxia) पायी जाती है। इसकी सबसे बड़ी विशेषता यह है कि इसके रोगियों के वर्तमान स्मृति में क्रमिक-ह्रास पाया जाता है जिस कारण ये अपने कार्यों को करने योग्य नहीं रहते हैं और अपने व्यक्तित्व तथा आचरण के विषय में लापरवाह हो जाते हैं। किसी कार्य को प्रारंभ तो कर देते हैं पर बीच में ही उसे छोड़ दूसरा कार्य प्रारंभ कर देते हैं, जैसे-

**"चले थे हरि भजन को, ओटन लगे कपास"** ।

यह रोग वंशानुगत होता है। इसके रोगी प्रायः 2-7 वर्ष के बीच दुनिया से चल बसते हैं यदि इनका उपचार समय पर तथा उचित न किया जाये।

## उपचार

इसके उपचार में एइस्कुलस हिप्पोकास्टेनम, अरूण्डो मॉरिटानिका (Arundo Mauritanica), ऑरम मेटालिकम, बाराइटा कार्ब, क्रोटैलस हॉरिडस, फ्लोरिक

एसिड, आयोडियम, फॉस्फोरस, प्लम्बम मेटालिकम, जिंकम मेटालिकम आदि दवाओं का प्रयोग लक्षणानुसार किया जाता हैं।

## (B) अल्जिमर का रोग

यह वृद्धावस्था पूर्व की एक ऐसी बीमारी है जिसमें व्यक्ति सारा जीवन परिश्रम करने के बाद अचानक अपने आपको एकाकी, दूसरों पर अवलंवित एवं शारीरिक बल क्षीण होने के कारण किसी भी कार्य को करने में असमर्थ हो जाता है।

सर्वप्रथम इस रोग का पता जर्मनी के एक मनोचिकित्सक अल्जिमर (Alzheimer) साहब ने सन् 1907 ई.में यह पता किया कि मनोवैज्ञानिक कारणों से उत्पन्न रोगों में यह प्रमुख है। यह रोग 30-60 वर्ष के आयु-वर्ग के लोगों में पाया जाता है, इस कारण इसे "सठियाना" भी कहा जाता है। इसका विकास तीव्रगति से होता है। इसमें तीव्र मस्तिष्कक्षति तथा मानसिक ह्रास प्रथमावस्था में पाया जाता है। अन्ततः रोगी में गूँगापन तथा चेष्टाक्षति (Aphasia and Apraxia) का विकास बार-बार होता है जिसके कारण उसके शब्दोच्चारण में तीव्र गड़बड़ी पैदा हो जाती है।

इसके रोगियों को तर्क-संगत या विवेकपूर्ण निर्णय लेने की क्षमता में कमी होने लगती है; भ्रांतियाँ आ जाती हैं; वस्तुओं के बारे में जानने की क्षमता में ह्रास होने लगता है; अपने दैनिक कार्यों को निपटाने की क्षमता में कमी का होना या भ्रांति की स्थिति का उत्पन्न होना; अकारण हाथ-पैरों को हिलाते रहना; निद्रा में परिवर्तन हो जाना; अधीरता तथा क्रोधी स्वभाग में वृद्धि होना, देख-भाल करने वाले लोगों पर भी क्रोध का प्रदर्शन करना, अंधकार या अकेलेपन से भयभीत होना, निजी सामानों के रख-रखाव की आदतों में बदलाव का होना आदि लक्षण स्पष्टतः नजर आते हैं।

इसकी तीन अवस्थाएं निम्न प्रकार हैं:

(i) **पहली अवस्थाः** रोगी के प्रत्यक्षीकरण तथा बोध में त्रृटि पायी जाती है। उसके स्मरणशक्ति में क्रमिकह्रास स्मृतिशक्ति, तर्कशक्ति, एकाग्रचित्तता, कार्य कुशलता आदि में त्रुटियाँ पायी जाती हैं। इन त्रुटियों के लिए ये

रोगी दूसरों को बदनाम करते हैं। इन रोगियों में क्षणिक अक्रमबद्ध उत्पीड़न-व्यामोह का विकास हो जाता है।

(ii) **दूसरी अवस्थाः** रोगी के बढ़ने के साथ-साथ उसमें बौद्धिक-ह्रास भी स्पष्टतः पाया जाता है। उसकी स्मरणशक्ति खत्म हो जाती है। उसका स्वभाव खिन्न, सशंकित और चिड़चिड़ा हो जाता है। उसमें संवेगात्मक उदासीनता पायी जाती है।

इस अवस्था में रोगी हँसता, चिल्लाता, निरूद्देश्य भ्रमण करता हुआ या एक ही क्रिया को बार-बार दुहराता हुआ पाया जा सकता है। उसे बोलने में कठिनाई होती है तथा पढ़ने-लिखने की योग्यता समाप्त हो जाती है।

(iii) **तीसरी अवस्थाः** इस अवस्था में रोगी समय, स्थान तथा व्यक्ति की ओर से उदासीन हो जाता हैं। यह रोगी अपनी पत्नी या अन्य परिजनों को भी नहीं पहचानता है और ना ही उनसे अच्छा संबंध रखता है। रोगी के शारीरिक अंगो में भी ताल-मेल नहीं रहता है। वह विछावन पर पड़ा रहना चाहता है जिसके कारण उसे बेडसोर (Bed-sore) हो जाता है। अन्ततः उसकी मृत्यु हो जाती है।

भूतपूर्व अमेरिकी राष्ट्रपति रोनाल्ड रीगन, हॉलीवुड के कलाकार रीता हेवर्थ और डेविन निवेदन, जाने-माने भारतीय तैराक मिहिर सेन आदि के मौत के कारण "ए.डी." ही मानी गयी।

आश्चर्य की बात तो यह है कि इसके रोगियों की सारी गतिविधियां अचानक बन्द हो जाती हैं। सोचने, याद करने या निर्णय लेने जैसे- कार्यों में दिखायी देने वाली असमर्थता को प्रायः परिवार के अन्य सदस्य हठी तथा दोषपूर्ण स्वभाव का नाम देते हैं।

यह बीमारी आनुवंशिकता तथा पर्यावरणात्मक कारणों के समन्वय से उत्पन्न होती है। विश्व स्वास्थ्य संगठन (W.H.O.) के एक ताजी रिपोर्ट के अनुसार सारी दुनिया में लगभग दो करोड़ बीस लाख लोग इसके शिकार हैं। केवल अमेरिका में, लगभग चालीस लाख लोग इससे पीड़ित हैं; भारत में 65 वर्ष से अधिक उम्र वाले लोग लगभग 3.5 प्रतिशत इससे पीड़ित हैं।

इसके रोगियों के मस्तिष्क का अग्रभाग (Frontal Lobe) क्षतिग्रस्त हो जाता है। C.A.T. Scaning (Computerized Axial Tomography Scanning) कराने पर पता चलता है कि रोगी का मस्तिष्क सामान्य रूप से छोटा (Generalized Cerebral Atrophy) हो गया है।

यदि रोगी का उचित उपचार कारगार एवं ठीक समय पर नहीं किया जाए तो उसका जीवन अधिकत्तम चार वर्ष और होता है। दबाव तथा तनाव से बचने हेतु ऑक्सिजन, विटामिन आदि दिया जाता हैं तथा मस्तिष्क उत्तेजित किया जाता है।

इसके लिए होम्योपैथी में ऑरम मेटालिकम, बाराइटा कार्ब, फ्लोरिक एसिड़, आयोडियम, फॉस्फोरस, प्लम्बम मेटालिकम, जिंकम मेटालिकम, जिंकम म्युरियेटिकम आदि दवाओं का प्रयोग लक्षणानुसार किया जाता है।

## 4. वृद्धावस्था की मनोभ्रंश मनोविकृतियाँ

बुढ़ापे के आगमन के साथ-साथ व्यक्ति में शारीरिक तथा मानसिक ह्रास पाया जाता है। वृद्धावस्था में जो मानसिक परिवर्तन होते हैं उनमें स्मृतिक्षीणता, संवेदनहीनता, रूचिसंकीर्णता, चिन्ता, मृत्युभय, स्वार्थपरता, मानसिक अतत्परता तथा असमायोजनशीलता हो जाना; नये विचारों तथा दिनचर्या में परिवर्तन के प्रति असहनशीलता आदि अग्रणी हैं। इसे Senile Brain Disease भी कहा जाता है।

इस मनोविकृति का विकास धीरे-धीरे होता है जिसके कारण मानसिक तथाा शारीरिक ह्रास हो जाता है। यह प्रायः साठ वर्ष से अधिक उम्र वालों को होती है। इसके रोगियों की एक विशेषता यह भी होती है कि वे वर्तमान की बातों को भूल जाते हैं तथा भूत की बातों को याद रखने में रूचि रखते हैं । यह एक जीर्ण मानसिक रोग है जिसमें मस्तिष्क की रक्तवाहिका में विकार, मस्तिष्क में सामान्य क्षीणता (प्रायः मस्तिष्क के अगले भाग में) और पूर्ण व्यक्तित्व विघटन पाया जाता है। ये रोगी अश्लील बातों पर आ जाते हैं तथा नंगे भी हो सकते हैं।

इसे सारासॉन साहब ने इस प्रकार परिभाषित किया था- "बुढ़ापे के कारण मनोभ्रंश मनोविकृतियाँ एक जीर्ण मानसिक रोग है जिसमें मस्तिष्क के

रक्त-वाहिकाओं में विकार, मस्तिष्क में सामान्य क्षीणता (प्रायः अग्र भाग में) और पूर्ण व्यक्तित्व परिवर्तन सन्निहित होता है।"

"Senile Dementia is a chronic brain disorder which involve irreversible degeneration of the brain's blood vessels, generalized brain atrophy (especially frontal lobe), and frequent grosspersonality alterations".
- I. G. Sarason

इस मनोविकृति के निम्नलिखित प्रमुख प्रकार हैं:

a. हल्का ह्रास (Simple Deterioration)- इसमें व्यक्ति धीरे-धीरे अपने परिवेश से नाता तोड़ लेता है, संबंधविच्छेद कर लेता है। उसके स्मरणशक्ति की कमी, असंस्मरणशीलता, परिवर्तन के प्रति असहनशीलता, दिशाभ्रम, अशांति, अनिद्रा, निर्णयशक्ति की कमी आदि लक्षण आ जाते हैं।

b. स्थिर व्यामोही प्रतिक्रियायें (Paranoid Reactions)- इसके रोगी में व्यामोह (Delusion) का क्रमिक विकास होता जाता है। इस व्यामोह यानी भ्रमासक्तियों की प्रकृति प्रायः उत्पीड़न (Persecution), कामुक (Sexual) तथा महानता (Grandural) संबंधी होती है। रोगी में उक्त संदर्भों में विभ्रम (Hallucination) भी पाया जाता है।

c. अवसादी तथा उत्तेजित प्रकार (Depressed and Agitated Type)- ये रोगी अत्यधिक खिन्न या/तथा उत्तेजित होते हैं। इन्हें रोगात्मक व्यामोह होता है। ये मान लेते हैं कि इन्हें कैन्सर, उपदंश, एड्स आदि असाध्य रोग हो गये हैं। ये अपने को गरीब, असहाय तथा परिवार पर भार-स्वरूप समझते हैं। इन्हें पाप की भ्रमाशक्ति हो जाती है जिससे इन्हें लगता है कि "मैं एक पापी हूँ।" ये अपने-आप पर अनेक अभियोग लगाते रहते हैं।

d. उन्मत्त तथा अव्यवस्थित प्रकार (Delirious and Confused Type)- रोगी मानसिक रूप से तीव्र व्यग्रता का शिकार होता है। उसकी स्मृति अधिक कमजोर हो जाती हैं फलतः उसे समय, स्थान तथा व्यक्ति

की पहचान भी खत्म हो जाती है। इन रोगियों में मानसिक धुंधलापन पाया जाता है। ये अधिक-परेशान, झगड़ालू तथा विरोधी होते हैं। जब कोई बूढ़ा व्यक्ति किसी तीव्र शारीरिक रोग से ग्रस्त होता है तो प्रायः उपर्युक्त लक्षण आ जाते हैं।

e. बुढ़ापे के कारण मनोभ्रंश प्रकार (Presbyophrenic Type)- इसके रोगियों में जालसाजी करना, प्रसन्नचित्त रहना, भद्रस्वभाव होना, स्मरणशक्ति क्षीण होना, मनगढ़ंत बातें बनाना, जिदांदिली होना, मिलनसार होना आदि लक्षण पाये जाते हैं। ये लोग ऊपरी रूप से सजग होते हैं। इनमें एक विशेष प्रकार की बेचैनी और उत्तेजना पायी जाती है। ये सदा उद्देश्यहीन किसी न किसी कार्य में व्यस्त रहते हैं; अधिक तीव्रता के कारण खुद को भी बरबाद करते हैं। जिसका परिणाम यह होता है कि रोगी को बहुत कम कार्यों में ही सफलता मिल पाती है।

यह भी पाया जाता है कि जो लोग किशोरवस्था में हँसमुख, सक्रिय, आक्रामक तथा वर्हिमुखी होते हैं, वे बुढ़ापे में इस विकृति के शिकार हो जाते हैं। बुढ़ापे के कारण उत्पन्न मनोविकृतियों में इस प्रकार के रोगी मात्र 10 प्रतिशत ही होते हैं।

इनकी विशेषता यह है कि इन्हें पुरानी बातें याद रहती हैं पर वर्तमान की बातें ये भूल जाते है या निकट भूत की बातें भूल जाते हैं। ये किसी विचार, वस्तु, घटना आदि पर ध्यान केन्द्रित नहीं कर पाते हैं; इन्हें नींद भी नहीं आती है, ये अश्लील बातें करने लगते है तथा कभी-कभी नंगे भी हो जाते हैं।

इनका उपचार इनके अच्छे देखभाल पर अधिक निर्भर करता है। रोगी के भोजन में पोषक-तत्वों का रहना अनिवार्य होता है तथा भोजन संतुलित होना चाहिए। आराम करना इनके लिए अत्यंत आवश्यक होता है।

(नोट -विस्तृत जानकारी के लिए ‘‘बुढ़ापे की मनोविकृतियाँ’’ अध्याय देखें।)

## होम्योपैथिक उपचार

इस मनोविकृति के लिए एनाकार्डियम, ऑरम आयोड, बाराइटा एसिटिका, बाराइटा कार्ब, कल्केरिया फॉस, कोनियम मैकुलेटम, नेट्रम आयोड, फास्फोरस, सिकेली कॉर आदि औषधियों का प्रयोग लक्षणानुसार किया जाता है।

बुढापे की कुछ अन्य महत्वपूर्ण बीमारियां तथा उनकी महत्वपूर्ण औषधियाँ:

a. कामग्रंथि का सूजन (Prostatitis)- एलो सोकोट्रिना, आर्निका मॉन्ट, बाराइटा कार्ब, बेन्जोइक एसिड, कोनियम मैकुलेटम, डिजिटेलिस, आयोडियम,नक्स वोमिका, सबल सेरूलेटा, सेलेनियम, स्टैफिसेग्रिया, सल्फर आदि।

b. पैर की उँगलियों का सड़नयुक्त घाव (Gangrene of Toes)- कार्बो एनिमेलिस, कार्बो भेज, कुप्रम मेटालिकम, फॉस्फोरिक एसिड, सिकेली कॉर आदि।

c. पक्षाघात (Paresis)- ऑरम आयोड, फॉस्फोरस आदि।

d. स्वास्थ्य खराब होना- ओफोरिनम (Oophorinum) (औरतों में), बाराइटा कार्ब (पुरूषों में)।

e. चमड़े का सड़नयुक्त घाव जो जलने, चोट लगने आदि के कारण प्रारंभ हुआ हो- कार्बो भेज, सिकेली कॉर

## 5. ताण्डव-रोग जन्य मनोविकृतियाँ

ताण्डव रोग के कारण उत्पन्न मनोविकृतियां ही ताण्डव- रोग जन्य मनोविकृतियाँ हैं जैसा कि नाम से ही स्पष्ट हो जाता है।

ताण्डव-रोग में आराम के समय माँस-पेशियों के समूहों का अव्यवस्थित (अक्रमबद्ध), ऐंठन युक्त, छटपटाने वाली, मुँह ऐंठने वाली झटका युक्त तथा अस्वभाविक गति होना पाया जाता है जो परिश्रम करने पर बढ़ जाता है। यह चेहरे पर दोनों तरफ समान रूप में फैलता है जिससे रोगी का मुँह टेढ़ा हो जाता है। इसका प्रकोप पैरों में किसी एक तरफ ही होता है। ऐक्षिक गतियाँ अपना समन्वय खो देती हैं।

ताण्डव-रोग अनेक स्नायविक विकृतियों के साथ होता है। इसके निम्न महत्वपूर्ण प्रकार हैं:

A. संक्रामक ताण्डव रोग या सिडेहंम्स कोरिया (Syblenham's Chorea)
B. हंटिंगसन्स कोरिया या हंटिंगसन का ताण्डव रोग (Huntington's Chorea)
C. मस्तिष्कशोथ जन्य ताण्डव रोग (Encephalitic Chorea)
D. बुढ़ापा जन्य ताण्डव रोग (Senile Chorea)
E. संन्यास रोग जन्य ताण्डव रोग (Apoplectic form Chorea)
F. उन्माद जन्य ताण्डव रोग (Hysterical Chorea)
G. हस्तमैथुन जन्य ताण्डव रोग (Masturbatic Chorea)

## (A) संक्रामक ताण्डव रोग

इसे विभिन्न नामों जैसे- गठिया जन्य ताण्डव रोग (Rheumatic Chorea) तथा सेन्ट वाइट्स डान्स (St. Vitus Dance) से भी जाना जाता है।

यह गठिया-जन्य मस्तिष्क- शोथ (Rheumatic Encephalitis) के कारण होता है। इसकी प्रकृति बार-बार होने की होती है तथा इसके कारण रोगी का हृदय प्रभावित होता है। यह लड़कों के तुलना में लड़कियों में तीन गुना अधिक पाया जाता है तथा वयस्कों के तुलना में 5-20 वर्ष उम्र वर्ग में अधिक पाया जाता है।

इसमें सामान्यतः रोगी के हृदय की धड़कनें तेज तथा हृदय में फैलाव पाया जाता है। हृदय के अन्दर की झिल्ली में सूजन तीसरे दौरे के समय या बीच में पाया जाता है। साधारण ताण्डव रोग (Uncomplicated Chorea) के साथ ज्वर नहीं होता है ई.एस.आर. सामान्य पाया जाता है।

इसके रोगियों में मानसिक ह्रास तथा मनोविदलता यानी मनोभ्रंश पाया जाता है। अन्य कारणों में गर्भावस्था, मानसिक तनाव भी हैं। बायें हाथ से कार्य अधिक करने वाले लोग इससे अधिक प्रभावित होते हैं। तीक्ष्ण-गठिया लगभग सभी रोगियों में पाया जाता है जबकि जोड़ों (गाठों) का सूजन (Arthritis) लगभग नहीं पाया जाता है।

इसमें रोगी का सिर काँपने लगता है, जबड़ों में कम्पन होने लगता है, जीभ होठें सहित पूरे शरीर मे कम्पन होने लगता है। रोगी का यह कम्पन उसके उन्तेजना के साथ घटता-बढता है; उतेजना प्रारंभ होते ही कम्पन प्रारंभ हो जाता है तथा समाप्त होते ही कम्पन भी समाप्त हो जाता है। रोगी के सो जाने पर कम्पन नहीं रहता है। उग्रता, खिन्नता, आत्महत्या की प्रवृति आदि रोगी में पाये जाते है। ये रोगी विभ्रम तथा व्यामोह के शिकार होते है। यह रोग वंशानुगत होता है। ये रोगी सिर-दर्द की शिकायत प्रायः किया करते हैं।

इसका आगमन अचानक तथा तीक्ष्ण होता है जिसका कारण बेसल-गैन्गलिया पर धब्बा होना (Lesion on Basal Ganglia) के साथ-साथ तीक्ष्ण गठिया (Acute Rheumatism) भी होता है।

यह दो प्रकार का होता है:

(a) मुलायम ताण्डव रोग (Flaccid Chorea or Chorea molli)- इसमें गति समाप्त हो जाती है तथा बच्चे को उनके परिजन या अविभावक लाकर चिकित्सक से कहते है- "यह अपने हाथ-पैरों का उपयोग करना या इनमें गति लाना अचानक बन्द कर दिया है।" इसका अर्थ यह है कि उसके माँस-पेशियों की दुर्बलता अधिक होती है। कभी-कभी ताण्डव-रोग और अद्धांग-पक्षाधात (Hemiplegia) में अन्तर स्पष्ट करना थोड़ा कठिन हो जाता है क्योंकि दोनों बीमारियों में लक्षणों का शरीर के एक ही तरफ वायें या दायें भाग में प्रदर्शन होता है तथा सावधानी पूर्वक शारीरिक जाँच करने पर रोगियों के चेहरे या उँगलियों में हल्का ताण्डव रोग-सी गति पायी जाती है। पक्षाधात में अनैक्षिक गति हल्की तथा मुलायम प्रवृति की होती है जबकि मुलायम ताण्डव-रोग में कोमलता तथा स्वेक्षानुरूप-गति में कमी (Lack of Spontaneous Movements) की अधिकता पायी जाती है।

यदि रोगी बच्चे का शारीरिक विकास अत्यधिक तीव्र-गति से हुआ हो या होता हो तो इसकी एक मात्र महौषधि फॉस्फोरस है।

(b) गर्भवति महिलाओं का ताण्डव-रोग (Chorea Gravidarum)- यह बीमारी गठिया जन्य ताण्डव रोग-सी होती है जो जवान गर्भवति महिलाओं मे गर्भावस्था के प्रथम तीन माह मे पायी जाती है। बीमारी गंभीर या खतरनाक भी हो सकती है तथा गंभीरता के साथ अंगों में गति देने वाली पेशियों तथा स्नायुओं मे अत्यधिक व्यग्रता और उन्मत्तता होती है जो विरले ही मृत्यु-दायक होती है। इस अवस्था में गर्भपात भी करवाना पड़ सकता है।

होम्योपैथिक उपचार कराने पर गर्भपात कराने की जरूरत नही पड़ती है और रोगिणी को कॉस्टिकम,कुप्रम मेटालिकम आदि दवाओं का सेवन लक्षणानुसार कराकर स्वस्थ कर लिया जाता है।

## (B) हंटिगसंस कोरिया

यह एक वंशानुगत बीमारी है जिसके चरित्रगत लक्षण निम्न प्रकार होते हैं।

(a) शरीर में दोनों तरफ बायें तथा दायें भाग मे यह रोग पाया जाता है।

(b) मनोविदलता का विकास उत्तरोत्तर होता जाता है।

यह रोग सामान्यतः अधिक पाया जाता है जितनी उम्मीद नहीं की जाती थी। चौथे तथा छठे दशक के उम्र में उत्तरोत्तर बढ़ता हुआ पाया जाता है। सामान्यतः इसके रोगी की उम्र 35 वर्ष के आस-पास होती है। मानसिक विघटन के लक्षण प्रायः बाद में आते है पर कभी-कभी प्रांरभ में भी पाया जाता है। यह मर्दों तथा औरतों को समान रूप से प्रभावित करता है।

प्रारंभ मे इसके लक्षण चेहरे तथा हाथों में अनैक्षिक रूप से झटका लगने के साथ उत्पन्न होता है। तपत्पश्यात रोगी में असम्यक-उच्चारण तथा माँस-पेशिक क्रिया की असमता (Dysarthia And Ataxia) उत्त्पन्न हो जाता है और अंततः वह मनोविदलता का शिकार हो जाता है। इसके रोगियों का यदि समय पर उचित उपचार नहीं किया जाये तो वह लगभग 15 वर्षो तक जिन्दा रह सकता है।

**कारणः** इसका कारण, कॉर्पस स्ट्रैटम तथा उपमस्तिष्क के गैन्गलियोन के उतकों का क्षय होना (Degeneration of Corpus Straitum and the Ganglion Cells of the Fore-Frain) होता है।

तरूणों में हटिगंसन का ताण्डव रोग (Juvenile Huntington's Chorea): यह प्रकार विरले ही मिलता है तथा होने पर बच्चों में सकम्प-पक्षाधात (Parkinsonism) जैसा लक्षण उत्पन्न होता है। इसके रोंगियों मे इस रोग का वंशानुगत इतिहास मिलता है। उपचार लक्षणानुसार किया जाता है।

## (C) मस्तिष्कशोथ जन्य ताण्डव रोग

इसके रोगी जड़बुद्धि वाले तथा निद्रालु होते हैं। मस्तिष्क-शोथ के अनेक लक्षण रोगी में मिल सकते हैं जिसमे हाथ-पैरों में दर्द हो सकता है। रोगी के आँखों के ऊपरी पलकों का पक्षाधात, पेशियों का पक्षाधात (Ophtalmoplegia) या आलस्य-निद्रा के आगमन पर विशेष नजर रखनी होती है क्योंकि यही उपर्युक्त लक्षण इसके संक्रामक ताण्डव रोग यानी गठिया जन्य ताण्डव रोग से अलग करते हैं।

## (D) बुढ़ापा जन्य ताण्डव रोग

यह हंटिंगसन का ताण्डव-रोग के ठीक विपरीत स्वरूप में आता है जिसका कारण बुढ़ापा होता है। मानसिक लक्षण प्रायः हल्के मिलते हैं या नहीं मिलते हैं।

## (E) संन्यास रोग जन्य ताण्डव रोग

यह बच्चों में कार्पस लुयसी (Corpus Luysii) मेरूदण्ड या मस्तिष्क के काले पदार्थ (Substantia Nigra) के आस-पास रक्त जमने के कारण होता है। रोगी जब इसके आकस्मिक तथा तीव्र आक्रमण से मुक्त होता है तो भयंकर ताण्डव-सी गति रह जाती है। यह अवश्य ही शरीर में एक तरफ बायें या दायें होता है इसे Hemiballismu भी कहा जाता है।

## (F) उन्माद जन्य ताण्डव रोग

इसका रोग निर्णय प्रायः जल्द ही कर लिया जाता है। इसके रोगियों में ताण्डव रोग जैसी गति चेहरें में नहीं पायी जाती है। विभिन्न प्रकार की ताण्डव रोग जैसी गतियाँ रोगी में अपने जानकार लोगों के बीच ही पायी जाती है पर अपरिचित वातावरण या अकेले में ताण्डव रोग का एक भी लक्षण रोगी में नहीं पाया जाता है और रोगी स्वस्थ व्यक्ति-सा लगता है।

## (G) हस्तमैथुन जन्य ताण्डव रोग

कुछ रोगियों में ताण्डव रोग का कारण हस्तमैथुन भी होता है। हस्तमैथुन करने के कारण रोगी पर मनोवैज्ञानिक दबाव पड़ता है तथा उसके जैविक रसों की बरबादी (स्राव) होती है इनके फलःस्वरूप ताण्डव रोग का यह प्रकार होता है।

### उपचार-

ताण्डव रोग के उपचार में होम्योपैथी अन्य सभी चिकित्सा पद्धतियों को अत्यधिक पीछे छोड़ देती है। इसके उपचार में निम्न दवाओं का प्रयोग लक्षणानुसार किया जाता है एगारिकस, आर्टिमिसिया वल्गरिस, कल्केरिया कार्ब, कॉस्टिकम, सिकुटा वाइरोसा, चाइना, सिमिसिफ्युगा, सिना, क्रोटोन कास्कावेला, कुप्रम मेटालिकम, इग्नेसिया, माइगेल, स्ट्रामोनियम, टैरेन्टुला हिस्पानिया आदि।

### लक्षणानुसार औषधि निर्देश :

ताण्डव रोग-

- शरीर में एक ही तरफ बायें या दायें का- कल्केरिया कार्ब, कोक्कुलस इन्डिका, कुप्रम मेटालिकम, नैट्रमंसल्फ, फाइसोस्टिग्मा।
- केवल दायें अंगों का- आर्सेनिक, कॉस्टिकम, नैट्रम सल्फ, फाइसोस्टिग्मा, टैरेन्टुला।
- केवल बायें अंगों का- सिमिसिफ्युगा, कुप्रम मेटालिकम, रोडोडेन्ड्रॉन।
- उन अंगों का जिस करवट रोगी सोया हो- सिमिसिफ्युगा।

- दिन में- आर्टिमिसिया वल्गरिस, टैरेन्टुला।
- मध्याह्न के बाद- नैट्रम सल्फ।
- संध्या समय- जिंकम मेटालिकम।
- रात में- आर्जेन्टम नाइट्रिकम, कॉस्टिकम।
- चेहरे का- कॉस्टिकम, सिकुटा वाइरोसा, कुप्रम मेटालिकम, हायोसियामस, माइगेल, नैट्रम म्युर, जिंकम म्युरियेटिकम।
- चेहरे से प्रारंभ होकर पूरे शरीर में फैलना- सिकेली कॉर।
- मैथुन/सहवास के बाद (औरतों में)- एगारिकस, सेड्रॉन (Cedron)
- ठंडे स्नान के बाद- रस टॉक्स।
- संवेगात्मक- एगारिकस, इग्नेसिया, लॉरोसेरासस, ओपियम, फॉस्फोरस।
- व्यायाम करने से राहत- जिंकम मेटालिकम।
- लड़ने-झगड़ने के कारण- एकोनाइट,एगारिकस, कल्केरिया कार्ब, सिमिसिफ्युगा, कुप्रम मेटालिकम, जेल्सेमियम, इग्नेसिया, काली ब्रोमेटम, लॉटोसेरासस, नेट्रम म्युर, ओपियम, स्ट्रामोनियम टैरेन्टुला जिंकम मेटालिकम।
- अनुकरण करने से (From Imitation)- कॉस्टिकम, कुप्रम मेटालिकम, माइगेल, टैरेन्टुला।
- जैविक रसों जैसे रक्त-वीर्य आदि के नुकसान होने के कारण - चाइना।
- मासिकस्राव के समय- जिंकम मेटालिकम।
- हस्तमैथुन या असम्पूर्ण रतिक्रिया (Onanism) के कारण- एगारिकस, कल्केरिया कार्ब, चाइना।
- निश्चित समयान्तराल के बाद- कुप्रम मेटालिकम, नैट्रम सल्फ।
- आराम करते समय- जिंकम मेटालिकम।
- गढिया जन्य- कॉस्टिकम, सिमिसिफ्युगा, काली आयोड, रस टॉक्स, स्पाइजेलिया, स्टिक्टा ल्मोनारिया, टैरेन्टुला, जिजिया ऑरिया।
- निद्रावस्था में- टैरेन्टुला
- सोने से राहत- एगारिकमस, कुप्रम मेटालिकम, हेलिबोरस, जिजिया ऑरिया।
- चर्म उद्‌भेदों के दबने के बाद- कॉस्टिकम, सेलेनियम, सल्फर, जिंकम मेटालिकम।
- के विषय में सोचने से उत्पन्न होना- कॉस्टिकम।

- बिजली चमकने तथा गड़गड़ाहट के साथ वाली आँधी आने से पहले (Worse, at approach of Thunderstorm)- एगारिकस।
- बिजली चमकने तथा गड़गड़ाहट के साथ वाली आँधी से पहल एगारिकस, रोडोडेन्ड्रॉन, सिपिया।
- बिजली या घटा गड़जने के समय- फॉस्फोरस।
- वर्षा में भिंगने के बाद- रस टॉक्स।
- कृमी के कारण- एसाफिटिडा, कल्केरिया कार्ब, सिना, सिमिसिफ्युगा, सैन्टोनाइनम, स्पाइजेलिया।
- शराब पीने से बढ़ना- जिंकम मेटालिकम।
- सुषुम्ना (Spinal Cord) से संबंधित- एसाफिटिडा, सिकुटा वाइरोसा, कोक्कुलस इन्डिका, कुप्रम मेटालिकम, माइगेल, नक्स वोमिका।
- खाना खाने के बाद- इग्नेसिया।
- दिन का भोजन करने के बाद- जिंकम मेटालिकम।
- रक्ताल्पता के कारण- आर्सेनिक, चाइना, हायोसियामस।
- असभ्य, कुद्ध करने वाला तथा जागृत उन्मत्तता (Corybandism) के कारण- बेलाडोना, हायोसियामस, स्ट्रॉमोनियम।
- धैर्यहीनता तथा स्नायविक उथल-पुथल (Nervous Disturbances) के कारण- एसाफिटिडा, बेलाडोना, सिमिसिफ्युगा, कोक्कुलस इन्डिका, क्रोक्कस स्टाइवा, जेल्सेमियम, हायोसियामस, इग्नेसिया, काली ब्रोमेटम, ओपियम, स्टिक्टा, स्ट्रॉमोनियम।
- औरतों में युवावस्था (Puberty) के समय- एसाफिटिडा, कॉलोफाइलम, सिमिसिफ्युगा, इग्नेसिया, पल्साटिला।
- दाँत निकलने या गर्भावस्था के कारण- बेलाडोना।
- संगीत सुनने या चमकदार रंगों के देखने से राहत- टैरेन्टुला।
- लयबद्ध गति (Rhythmical Motions) के साथ- एगारिकस, कॉस्टिकम, कैमोमिला, सिमिसिफ्युगा, लाइकोपोडियम, टैरेन्टुला।
- गण्डमला या क्षयरोग (Scrofula or Tuberculosis) के कारण- कल्केरिया कार्ब, कल्केरिया फॉस, कॉस्टिकम आयोडियम, फॉस्फोरस, सोरियम।
- ठंढ़ा, हल्ला-गुल्ला, रोशनी, संवेगों आदि के कारण- इग्नेसिया।
- ऐंठन के साथ, आंशिक रूप से तथा हमेसा शारीरिक स्थिति बदलते रहने के कारण- स्ट्रॉमोनियम।

- बाँयें हाथ तथा दाँयें पैर में- एगारिकस, सिमिसिफ्युगा।
- दाँयें हाथ तथा बाँयें पैर में- टैरेन्टुला।
- दाहिने तरफ अधिक, जीभ का भी आक्रान्त होना तथा आवाज प्रभावित होना (Staccato Speech)- कॉस्टिकम।
- के कारण बोलना कठिन होना- एगारिकस, व्युफो राना, कॉस्टिकम, कुप्रम मेटालिकम, कुप्रम एसिटिकम, मैग्नेसिया फॉस, मॉर्फिनम, स्ट्रॉमोनियम आदि।
- हस्तमैथुन जन्य- एगारिकमस, कल्केरिया कार्ब, चाइना, सिना।

## 6. सकम्प पक्षाघात जन्य मनोविकृतियाँ

सकम्प पक्षाघात (Parkinsonism) के कारण उत्पन्न मनोविकृतियाँ ही उक्त श्रेणी में आती हैं। सकम्प-पक्षाघात रोग की जानकारी सन् 1817 ई.में डॉ. जेम्स पारकिंसन ने दिया जिसके कारण इसका नाम उन्हीं के नाम पर रख दिया गया।

सकम्प पक्षाघात, केन्द्रीय-स्नायु-मंडल (Central Nervous System) का एक जीर्ण रोग है। इसमें बेसल गैन्गलिया (Basal Ganglia) थालमस (Thalmus) आदि आक्रांत होते हैं। यह रोग मस्तिष्क में लौह-तत्त्व जमा होने के कारण उत्पन्न होता हैं। एक स्वस्थ मानव के मस्तिष्क में 50 माइक्रोग्राम लौह तत्त्व होता है जबकि सकम्प पक्षाघात के रोगी के मस्तिष्क में यह 250 माइक्रोग्राम तक हो जाता है।

सकम्प पक्षाघात का मुख्य लक्षण रोगी के माँसपेशियों में कम्पन तथा कठोरता आना है। प्रायः यह कम्पन किसी एक बाँह में होता है फिर उसी तरफ के पैर में होता है। इसके बाद यह गर्दन, चेहरे आदि में प्रारंभ हो जाता है। यह कम्पन कभी भी रोगी के सिर या उसके आवाज में नहीं होता है। समय के साथ-साथ रोगी का चेहरा कठोर होता जाता है। रोगी आगे झुक्कर चलता है तथा झुका रहता है। इन सबके बावजूद उसके बुद्धिक्षमता में कमी नहीं आती है पर उसका अपने समाज, परिजनों तथा आत्मीय जनों से संपर्क छुटता जाता है और वह एकाग्रचित्त होकर किसी मुद्दे पर सोचने में असमर्थ हो जाता है। इसके प्रत्येक रोगी में इस रोग के लक्षण अलग-अलग होते हैं। अन्ततः उसे चलने-घुमने में असमर्थता (Bradykinesia) उत्पन्न हो जाती है।

विभिन्न वैज्ञानिकों ने इसका कारण अपने-अपने अनुसार दिया। Poskanzer and Schwabe ने इसे विषाणु-संक्रमण (Viral Infection) के कारण स्नायुमंडल का कुछ भाग क्षतिग्रस्त होना बताया था।

स्पेल मेन (Spellman) ने इसका कारण वंश परंपरा माना था। कुछ अन्य वैज्ञानिकों का मत है कि मस्तिष्क में अर्जित दुर्बलता ही इस रोग का कारण है। उनका विश्वास है कि अपर्याप्त रक्त संचालन तथा अवशिष्ट उत्पाद के मस्तिष्क में जमा होने से आयु वृद्धि के साथ-साथ मस्तिष्क की कुछ-कोषें विशेषकर थालमस, बेसल गैन्गलिया, और रेटिकुलर सिस्टम क्षतिग्रस्त/प्रभावित हो जाते हैं। नवीनतम शोध के अनुसार इसका एक कारण पेस्टिसाइड (Pesticide) के प्रयोग का दुःष्परिणाम भी है। इसके कारण रोगी की हर क्रिया-विधि प्रभावित होते हैं।

प्रारंभिक अवस्था में रोगी संवेगात्मक-दबाव, शारीरिक थकान सामान्यतया महसूस करता हैं। रोगी को चिन्ता सताने लगती है।

## उपचार

लक्षण-भेद के अनुसार होम्योपैथिक औषधि निर्देशः

A. हाथ-पैरों का कम्पनः

- प्रातः - नाइट्रिक एसिड, साइलिसिया।
- अपराह्न - जेल्सेमियम।
- जाड़ा लगते समय- कोक्कुलस इन्डिका, जेल्सेमियम आदि।
- ज्वरावस्था में- आर्सेनिक, बाराइटाकार्ब, नक्स वोमिका।
- वीर्यस्खलन के बाद- नैट्रम फॉस।
- उत्तेजना के समय- मर्क सॉल, फॉस्फोरस।
- झगड़ा के बाद- ओपियम।
- गति में- मर्क सॉल।
- पक्षाघातिक अंगो में- कॉस्टिकम।
- किसी कार्य को प्रारंभ करने पर- काली ब्रोमेटम।
- टहलने पर- मर्क सॉल।
- लिखते समय (हाथ का)- मर्क सॉल।
- खाँसी के बाद- फॉस्फोरस।

B. केवल हाथों का कम्पनः एगारिकस, आर्जेन्टम नाइट्रिकम, आर्सेनिक, कल्केरिया फॉस, कार्बोनियम सल्फ, सिकुटा वाइरोसा कोक्कुलस इन्डिका, कुप्रम मेटालिकम, हायोसियामस, मर्क सॉल, नाइट्रिक एसिड, ओपियम, फॉस्फोरस, प्लम्बम मेटालिकम, रस टॉक्स, साइलिसिया, स्पाइजेलिया, स्ट्रॉमोनियम आदि।

- खाना खाते समय- कोक्कुलस इन्डिका।
- सामान पकड़ने पर- प्लम्बम मेटालिकम, मर्क सॉल।
- दैनिक कार्य करने पर- मर्क सॉल।
- मुँह में कुछ लेने पर- मर्क सॉल, प्लम्बम।
- दर्द के साथ- कॉस्टिकम।
- हाथों को ऊपर उठाने पर- मर्क सॉल, कोक्कुलस इन्डिका।

C. हांथ के अँगूठों का कम्पनः रूटा, प्लैटिना।

D. पैरों का कम्पनः सहवास के बाद- कल्केरिया।

- टहलते समय- नक्स वोमिका।

E. फड़कना (Quivering): बेलाडोना, कोनियम, सल्फर आदि।

- बॉयीं ऊपरी पलक का- ऑरम ट्रिफाइलम।
- पलकों का- एगारिकमस, बेलाडोना, कल्केरिया कार्ब, सिकुटा वाइरोसा।
- गर्दन का- एंगुष्ट्रा वेरा।

F. ज्वर तथा अन्य बीमारियों के आवेग में कुल्हों के मॉँसपेशियों में कम्पन तथा ऐंठन होनाः इग्नेसिया।

G. पेट के गड़बड़ी के साथ ऐंठन युक्त खींचाव के साथ कम्पनः नक्स वोमिका।

H. प्रायः शरीर के ऊपरी भाग के किसी एक मॉँसपेशी या समूह में कम्पन होना- स्ट्रॉमोनियम।

I. (a) पूरे शरीर में ऐठंन के साथ कम्पन होना- हायोसियामस।

(b) बच्चा होने के बाद पूरे शरीर में ऐंठन के साथ कम्पन होना-

सिकुटा वाइरोसा।

J. शराबियों को कम्पन होनाः नक्स केमिका, एन्टिम टार्ट, कोकेन, कोक्कुलस इन्डिका।

K. धुम्रपान करने वालों को कम्पन होनाः कालीकार्ब, नाइट्रिक एसिड, सिपिया।

L. बूढ़ों तथा कमजोर लोगों को कम्पन होनाः एवेना स्टाइवा, कैनाविस इन्डिका, कोकेन, फॉस्फोरस, जिकम मेटालिकम।

M. चोट लगने के बाद कम्पन होनाः आर्निका, हाइपेरिकम, लिडम।

## कुछ महत्वपूर्ण औषधियाँ तथा उनके महत्वपूर्ण लक्षण

1. एवेना स्टाइवा- यह स्नायुतंत्र की एक टॉनिक-सी दवा है। बुढ़ापे या कमजोरी के कारण उत्पन्न कम्पन में लाभदायक है। कम्पन का कारण मॉर्फिन के सेवन की आदत, मद्यपानता आदि हो सकता है। इसके मूल अर्क को गर्म पानी के साथ पिलाया जाता है।
2. ऑरम सल्फ- रोगी अपना सिर बराबर हिलाता रहता है। रोगी के पूरे शरीर का कम्पन जो छूने से बढ़े इस दवा के कार्यक्षेत्र में आता है।
3. कुरार (Curare)- इसकी क्रिया ऐक्षिक शिराओं (Nerves) के बाहरी छोड़ों पर अधिक होती है। बिना किसी अनुभूति के पक्षाघात जिसमें माँस-पेशियाँ मदद नहीं करती हैं, हाथ-पैर कमजोर और भारी लगते हैं। उँगलियों में गति लाना भी मुश्किल होता है। चलते समय रोगी के पैरों में कम्पन होता है। ये इसके प्रमुख लक्षण हैं।
4. कुप्रम मेटालिकम- ऐंठन हाथ-पैरों की उँगलियों से प्रारंभ होकर पूरे शरीर में फैल जाता है।
5. हेलिबोरस- एक हाथ और एक पैर का अनैक्षिक-रूप से हिलना जो एक खास समयान्तराल पर भी संभव है; साथ ही आँखों का ऊपर की तरफ खींचा जाना जिस कारण पुतलियाँ (Cornea) दिखायी नहीं पड़ती हैं। रोगी अपना सिर तकिये में लगातार रगड़ता रहता है।

6. जिंकम मेटालिकम- पूरे शरीर में किसी भी माँस पेशी का फड़कन या कम्पन के तेजी के कारण रोगी का बिछावन भी हिलने लगता है। जिंक तथा आइरन के विषय में कहा जाता है कि:

**"What Iron is to Blood, Zinc is to the Nerves."**

## 7. मिर्गी जन्य मनोविकृत्रियाँ

मिर्गी के कारण उत्पन्न मनोविकृतियों को मिर्गी जन्य मनोविकृति कहा जाता है। मिर्गी रोग के लोग लगभग ईसा पूर्व 2080 वर्ष से जानते हैं। उस समय लोग इसे ईश्वरीय वरदान समझते थे। बाद में यह भूत-प्रेत आदि की देन समझा जाने लगा। यह विश्व के लगभग सभी देशों में पाया जाता है। इसमें रोगी का शरीर बुरी तरह ऐंठ जाता है तथा वह गिरकर अचेतावस्था में पहुंच जाता है। रोगी को इस तरह के दौरे आकस्मिक रूप से होते है; कभी-कभी ये दौरे अल्पकालीन होते हैं तो कभी दीर्घकालीन। दाँतें बैठ जाती हैं, मुँह से लार टपकने लगता है। यह दौरा कहीं भी, किसी भी अवस्था में पड़ सकता है परन्तु दौरे की अवधि अलग-अलग लोगों में अलग-अलग प्रकार की होती है। कुछ लोगों में दौरे की आवृति जल्द-जल्द तो कुछ लोगों में अधिक समयान्तराल के बाद होती है।

यह सभी जाति-धर्मों के लोगों में तथा स्त्री-पुरूष में समान रूप से पाया जाता है। वयस्कों की अपेक्षा 0-15 वर्ष के बच्चे अधिक आक्रान्त होते हैं। इसके रोगियों में क्रमिक मस्तिष्कीय क्षति या मानसिक मन्दन नहीं पाया जाता है। विश्व के अनेक प्रसिद्ध ऐतिहासिक लोगों को भी इसके दौरे पड़ते थे जैसे- हर्कुलस (Hercules),चार्ल्स पंचम (Charles-V) जूलियस सीजर (Julius Caesar), लॉर्ड बायरन (Lord Byron), नेपोलियम (Napoleon) आदि।

होम्योपैथी की नजर में तीनों ही मियाज्म सोरा, सिफिलिस तथा साइकोसिस इसके लिए जिम्मेवार हैं पर इनमें सिफिलिस थोड़ा अधिक है। सभी सिफिलिटिक रोगियों का दिमाग अत्यधिक तीक्ष्ण होता है और वे अधिक संवेदनशील, भावुक आदि भी होते हैं।

इसके दौरे के समय निम्न बातें रोगी में सामान्यतया मिलते हैं।

a. दौरे का आक्रमण आकस्मिक होता है।

b. रोगी के मस्तिष्क में क्षणिक उपद्रव होता है।

c. वह चेतनाशून्य हो जाता है।

d. उसमें आकस्मिक आवेग पाया जाता है।

e. उसके माँसपेशियों में ऐंठन पाया जाता है।

f. दौरे अल्पकालीन या दीर्घकालीन हो सकते हैं।

g. दौरे की पुनरावृति हो सकती है।

## मिर्गी के प्रकार

A. मिर्गी का बड़ा दौरा (Grand Mal Epilepsy or Major Epilepsy)

B. मिर्गी का हल्का दौरा (Petidmal epilepsy or Minor epilepsy)

C. जैकसोनियम मिर्गी (Jacksonian epilepsy or Idiopathic Epilepsy)

D. चोटजन्य मिर्गी (Traumatic Epilepsy)

E. मनोगतिक मिर्गी (Psychomotor Epilepsy)

## (A) मिर्गी का बड़ा दौरा

यह दौरा गंभीर स्थिति उत्पन्न करता है। यह प्रकार सबसे अधिक मिर्गी के लगभग 60 प्रतिशत रोगियों में पाया जाता है। इसकी क्रमिक चार अवस्थायें होती हैं।

(a) प्रथमावस्था- रोगी बहुत जोर से चीखने के बाद पूर्णरूपेण बेहोश यानी चेतना शून्य हो गिर जाता है। उसके शरीर में कठोरता, जबड़ों का जकड़ना तथा हाथ-पैरों का फैलाना आदि लक्षण आ जाते हैं।

(b) द्वितीय अवस्था- प्रथमावस्था के बाद रोगी के पूरे शरीर तथा माँस-पेशियों में एक प्रकार का संकुचन (Spasm) प्रारंभ हो जाता है। इसके कारण

कभी-कभी श्वसन-क्रिया प्रभावित हो जाती है तथा रूक जाती है। इसे टोनिक संकुचन (Tonic Spasm) की अवस्था कहा जाता है। यह अवस्था प्रायः 15-60 सेकेण्ड की होती है।

(c) तीसरी अवस्था- इसमें रोगी के माँसपेशियों में तालबद्ध रूप से झटकें, मुँह से लार निकलना, अनजाने में मल-मूत्र का परित्याग करना आदि असामान्य क्रियायें प्रारंभ हो जाती हैं। रोगी अपना मुँह, नाक, सिर आदि जमीन पर रगड़ सकता है। उसके आँखों से आँसू बहने लगते हैं। यह अवस्था 4-5 मिनट तक रहती है। उसके माँसपेशियों में तनावहीनता आने लगती है और वह सामान्य अवस्था की तरफ बढ़ने लगता है। इस तीसरी अवस्था को क्लोनिक अवस्था (Clonic Stage) कहा जाता है।

(d) चौथी अवस्था- इसके आते ही रोगी बेहोश हो जाता है या जटिल यन्त्रवत् व्यवहार करने लगता है। उसमें तंत्रिका संबंधी असामान्यतायें (Neurological Abnormalities) तथा गहरी निद्रा पायी जाती है। यह अवस्था कुछ-मिनटों या घंटों तक रह सकती है। रोगी के होश में आने पर उसे अपने द्वारा दौरे के क्रम में किये गये क्रिया-कलापों की याद नहीं रहती है। उसमें स्मृतिलोप पाया जाता है।

कुछ रोगी दौरा समाप्ति के तुरन्त बाद पुनः चेतना प्राप्त कर लेते हैं तो कुछ रोगी गाढ़ी निद्रा में सो जाते हैं। दौरों को पुनरावृत्ति का कोई खास समयान्तराल नहीं होता है। किसी में ये दौरे दिन में कई बार होते हैं तो किसी मे कई साल बाद। दौरे के कारण रोगी थकान महसूस करता है। गिरने का कारण रोगी जख्मी हो सकता है, जिह्वा कट सकती है। ऊँचे स्थान, कुँए के किनारे, आग के पास आदि जगहों पर यदि इसका दौरा आ जाये तो वह जानलेवा भी हो सकता है।

कुछ रोगी दौरा से पहले एक प्रकार का पूर्वाभास (Aura) जैसे-दर्द, सर्दी-गर्मी की संवेदना, दम का फूलना, छाती में भारीपन, हृदय बैठना, विशेष अनुभूति आदि का अनुभव करते हैं। इसके लगभग 50 प्रतिशत से अधिक रोगियों में पूर्वाभास पाया जाता है।

## (B) मिर्गी का हल्का दौरा

ह मिर्गी का हल्का प्रकार है जिसमें रोगी की चेतना का क्षणिक ह्रास होने साथ-साथ उसका रंग पीला-सा हो जाता है; चेहरा भावशून्य हो जाता है। ह कुछ बुदबुदाने लगता है और लगता है कि उसके मुँह से आवाज निकल रही है। ये दौरे अल्पकालीन होते हैं। दौरा समाप्ति के बाद रोगी अपने दैनिक कार्यों को करना प्रारंभ कर देता है; लगता है कि उसे कुछ हुआ ही नहीं था। ये दौरे प्रायः 1-40 सेकेण्ड तक रहते हैं। यह प्रायः 20 वर्ष से अधिक उम्र के लोगों में पाया जाता है। मर्दों की तुलना में औरतें तथा लड़कियाँ अधिक प्रभावित होती हैं।

## (C) जैकसोनियन मिर्गी

मिर्गी के इस प्रकार का वर्णन-सर्वप्रथम डॉ.जे.हुगलिंग्स जैकसन (Dr. J. Hughlings Jackson) ने किया था फलतः मिर्गी के इस प्रकार का नाम उन्हीं के नाम पर रख दिया गया। इस प्रकार में मिर्गी के दौरे के समय शरीर के किसी एक भाग का संकुचन तक ही सीमित रहता है। इसमें प्रायः हाथ, पैर या मुँह में कम्पन होने लगता है। कुछ रोगियों में कम्पन मुँह से प्रारंभ होकर धीरे-धीरे आँखों, चेहरे तथा गरदन तक फैलता है तो कुछ रोगियों में यह कम्पन हाथ के अँगूठे से प्रारंभ होकर हाथ, बाँह तथा कंधे तक फैलता है। इसी तरह कुछ रोगियों में यह कम्पन पैर के अँगूठे से प्रारंभ होकर पैर में ऊपर की तरफ जाँघों तक फैलता है। इसकी विशेषयता यह होती है कि रोगी प्रायः चेतना में रहता है फिर भी वह असहाय होता है। इसकी उत्पत्ति प्रायः शरीर के किसी भाग पर दबाव पड़ने या मस्तिष्क के किसी भाग में भारी चोट लगने के कारण होती है। आधुनिक चिकित्सक शल्यक्रिया द्वारा इसे ठीक करते हैं जबकि होम्योपैथी में अत्यधिक सफल उपचार है।

## (D) चोट जन्य मिर्गी

सिर, मेरूदण्ड आदि पर चोट के बाद व्यक्ति अचेतावस्था में जा सकता है। चोट लगने के बाद प्रायः पहले छः सप्ताह यानी कुल लगभग 45 दिनों

तक मिर्गी से दौरे पड़ सकते हैं उसके बाद ये स्वतः
सामान्यतया चोट के बाद होने वाले मिर्गी के दौरों में क्षत
का संकुचन होना (Scar Formation or Brain Atrophy) पा
जो चोट के बाद वर्षों तक रह जाने के कारण पाया जाता है।

## (E) मनोगतिक मिर्गी

इसे मनोजन्य मिर्गी (Psychic Epilepsy) तथा टेम्पोरल लोब इपिले (Temporal Lobe Epilepsy) नामों से भी जाना जाता है। इसका प्रमुख कारण मानसिक परेशानियाँ ही हैं। विभिन्न लोगों में यह उनकी विघ्नों, परेशानियों के कारण उत्पन्न होता है। अन्य कारणों में मस्तिष्क पक्षाघात (Cerebralpalsy), मानसिक मन्दन (Mental Retardation) आदि हैं। इसके रोगी में स्वाद संबंधी विभ्रम (Hallucination of Taste) सर्वाधिक पाया जाता है। रोगी अपने कार्यों को यन्त्रवत् रूप से करता है। कभी-कभी एक ही कार्य को बार-बार करता रहता है। उसके सभी कार्य अव्यवस्थित हुआ करते हैं। दौरे के बाद रोगी अपने को नये स्थान में पाता है। इस रोग के तीव्र आवेग में रोगी अचानक ही क्रोधित हो जाता है; सामानों को इधर-उधर फेंकता है, इधर-उधर दौड़ता है। ये रोगी कभी-कभी हिंसक भी हो सकते हैं, अपराध कर सकते हैं, इनकी चेतना अस्पष्ट होती हैं। ये देखने में सचेत लगते हैं। इस मिर्गी का दौरा प्रायः कुछ सेकेण्ड से मिनटों तक चलता है। कुछ रोगियों में यह दौरा कुछ दिनों तक चल सकता है; इस दरम्यान वह अपनी दिनचर्या करता है, कोई असाधारण या समाज विरोधी कार्य भी करने लगता है। इन रोगियों को हमेशा स्वप्न में होने का अहसास होता है। मिर्गी का यह प्रकार औरतों की अपेक्षा मर्दों में अधिक होता है महान चित्रकार ‘‘वॉन गाघ (Von Gogh) ने इस दौरे के दरम्यान अपनी कान काटकर एक लिफाफे में भरकर एक वेश्या को उपहार दिया था। इसके एक रोगी को मैं जानता हूँ जो अपने बायें हाथ का अँगूठा गड़ासी से काटकर अपने प्रेमिका को भेंट दिया था। गनीमत यह होता है कि इसके बहुत कम रोगी ही हिंसक होते हैं या घातक आक्रमण करते हैं।

इसका रोगी यदा कदा सपने में नजदीक सोये व्यक्ति को पीट देता है तथा स्वप्न देखता है कि अपने दुश्मन को पीट रहा है। जगने पर उसे स्वप्न के सिवाय कुछ भी याद नहीं रहता है। उसे दुःख इस बात का होता है कि अपने प्रियजनों को वह स्वप्न में मारा-पीटा; जिसे अन्य लोग बताते हैं

मिर्गी के गत्यात्मक क्रिया-कलाप (Motor Functions of Epilepsy) - संभव है कि मिर्गी के दौरे के समय रोगी के शरीर का एक ही भाग; किसी एक हाथ या पैर; में अनैक्षिक गति आ जाये। ऐसी क्रिया फोकल इपिलेप्सी (Focal Epilepsy) के कारण भी हो सकता है। जब दौरा कुछ घंटों या दिनों तक लगातार रहता है तो उसे "इपिलेप्सिया पारसियलिस कॉन्टिनुआ (Epilepsy Paratialis Continua) कहा जाता है।

मिर्गी के कारण मानसिक ह्रास तथा मनोविकृत्यात्मक प्रतिक्रियायें (Mental Deterioration and Psychotic Reactions in Epileptic Patient) - मिर्गी के बहुत कम रोगियों में क्रमिक मानसिक ह्रास या संबंधित मानसिक प्रतिक्रियायें होती हैं। रोगी में जो मनोविकृतियाँ उत्पन्न होती हैं। इन रोगियों में समायोजी बोझ और अधिक बढ़ जाता है। प्रतिकूल वातावरण में रोगियों की कठिनाइयाँ और अधिक बढ़ जाती है फलतः इन रोगियों में गम्भीर कुसमायोजन और ह्रास उत्पन्न हो जाना स्वाभाविक है।

## मिर्गी के कारण

इसके निम्नलिखित कारण हैं:

1. **जैविक कारण (Biological Factors)**- उन्माद के रोगियों में भी मिर्गी-से दौरे पड़ते हैं पर उनमें शारीरिक विकार नहीं होता है तथा यह दौरा उनके परिजनों के बीच हुआ करता है जबकि मिर्गी के वास्तविक रोगियों में स्पष्ट रूप से मस्तिष्क विकार पाया जाता है। डॉ. फ्रायड लैन्डर (Dr. Fried Lander) के अनुसार, मस्तिष्क के स्नायुओं तथा कोषों की क्षति के कारण यह रोग होता है। ई.ई.जी. कराने पर मस्तिष्कीय तरंगों में असामान्यता पायी जाती है। ये तरंगे एक-दूसरे से भिन्न होती हैं। मस्तिष्क में पाये

जाने वाले विकारों जिनके कारण मिर्गी हो सकती है, वे निम्न प्रकार हैं:

(a) संक्रमण (Infection)
(b) ज्वर (Fever)
(c) कुरचना (Malformation)
(d) अर्बुद (Tumor)
(e) संवहनी-अवरोधें (Vascular-Disturbances)
(f) क्षयज- बीमारियाँ (Degenerative-Diseases)
(g) मस्तिष्क-चोट (Tranma To The Brain)

जब रोगी में मस्तिष्क क्षति स्पष्टतः ज्ञात हो जाती है तो उसे लक्षणात्मक मिर्गी कहते हैं। जब मस्तिष्क-विकार प्रदर्शित नहीं होता है तो अज्ञान-हेतुक मिर्गी (Idiopathic Epilepsy) कहा जाता है। इसके लिए उत्तेजना सिद्धांत (Irritation Theory) अत्यधिक महत्त्वपूर्ण है। इसमें रोगी के उत्तेजित होते ही मिर्गी का दौरा प्रारंभ हो जाता है।

वृहदमस्तिष्क के अधिक क्षतिग्रस्त होने पर मिर्गी का बड़ा दौरा पड़ता है। कुछ लोग किसी खास चीज को देखने के बाद इसके दौरे के शिकार हो जाते हैं कुछ लोग बौद्धिक प्रश्नों को सुनकर या संवेगात्मक प्रतिबल (Emotional Stress) के कारण प्रभावित हो जाते हैं। इसी कारण मिर्गी के रोगियों को उत्तेजित होने से बचने की सलाह दी जाती है।

2. **वंशानुगत (Hereditory)**- अध्ययनों से पता चलता है कि इसके प्रमुख कारणों में वंशानुगत होना भी एक है। ई.ई.जी. (E.E.G.) से पता चलता है कि रोगी के स्नायुमण्डल कुछ अस्थिर होते हैं फिर भी अनेक रोगी ऐसे भी मिलते हैं जिनके खानदान में कभी भी यह रोग हुआ ही नहीं था।

3. **चर्मरोगों के दबने के कारण-** यह पाया जाता है कि आधुनिक चिकित्सा पद्धति द्वारा दूसरे रोगों जैसे चर्म-उद्भेदों (Skin-Erruptions) आदि को बाह्य प्रयोग (मरहम आदि) का प्रयोग कर दबाने के कारण उत्पन्न होना पाया जाता है।

4. **मनोवैज्ञानिक कारण** (Psychological Factors)- अनेक विद्वानों ने मिर्गी के मनोवैज्ञानिक कारणों पर प्रकाश डालते हुए बताया कि यह तीन मनोवैज्ञानिक कारणों से संबंधित है।

(a) जीवन की परिस्थितियों के प्रति रोगी की प्रतिक्रियायें- इसके रोगी प्रायः अत्यधिक आत्मसजग (Selfconcious) बन जाते हैं फलतः ये बहुत आसानी से सामाजिक परिस्थितियों में कुसमायोजित हो जाते हैं, अपने परिजनों तथा माता-पिता द्वारा अतिसुरक्षा, अस्वीकृति आदि उनकी परेशानियाँ बढ़ा देती हैं।

(b) मिर्गी के दौरों में अवक्षेपी (Precipitating) मानसिक प्रतिबल की सम्भावित भूमिका- जो लोग आँगिक रूप से मिर्गी के शिकार होते हैं या जिन्हें मिर्गी होने की संभावना होती है, उन्हें संघर्ष या विफलता के कारण भी मिर्गी के दौरे पड़ने लगते हैं उनमें मानसिक द्वन्द्व या कुण्ठा आदि के समय भी मिर्गी का दौरा पड़ने लगता है। इन रोगियों के द्व न्द्व, तनाव आदि मिर्गी के दौरे के बाद कम हो जाते हैं। यह अलग बात है कि मिर्गी होना एक असामान्य और असमायोजी क्रिया है।

(c) मिर्गी का व्यक्तित्त्व (Epileptic Personality)- यह पाया जाता है कि व्यक्ति के असमायोजन का स्वरूप बहुत हद तक मिर्गी के प्रकार पर निर्भर करता है। कुछ रोगी पारिवारिक-सामाजिक परिस्थितियों में जल्द ही घबड़ा जाते हैं और सफलता पूर्वक अभियोजन नहीं कर पाते हैं। कुछ रोगी चिड़चिड़े स्वभाग के हो जाते हैं।

5. **सामाजिक कारण** (Hereditory)- सभी जाति-धर्मों में इसके रोगी समान रूप में मिलते हैं फिर भी सामाजिक तथा आर्थिक रूप से पिछड़े लोग इसके शिकार अधिक होते हैं। सामाजिक मान्यता है कि इसके रोगियों की शादी नहीं करनी चाहिए। गाड़ी नहीं चलानी चाहिए आदि। कुछ सामाजिक अन्धविश्वास, कलंक, प्रतिबंध आदि रोगी के व्यक्तिगत जीवन की समस्याओं का समाधान करने में बाधा उत्पन्न कर देते हैं। इस संदर्भ में एक घटना इस प्रकार है- पटना में, एक व्यक्ति के शादी के दिन जयमाल के समय

लड़की घबरा गयी, उसके पैरों में कम्पन होने लगा, उसे पसीना चलने लगा और अन्ततः वह स्टेज पर ही गिर पड़ी। जिसका परिणाम उसे "शादी नहीं होने" के रूप में भुगतना पड़ा। उस दिन उस लड़के से उसकी शादी नहीं हुयी और बारात वापस चली गयी। वह लड़की (होने वाली दुल्हन) मिर्गी-रोगी थी या नहीं? यह एक अलग बात हैं, पर वर-पक्ष वालों ने मिर्गी का शक होने के कारण शादी संपन्न होने नहीं दिया और वापस लौट गये।

कुछ लोग "मिर्गी" के कलंक के डर से अपने बच्चों के विषय में न किसी चिकित्सक को बताते हैं और न ही अपने परिजनों को। इन्हें शक होता है कि लोग यह जान जायेंगे कि इनके परिवार में मिर्गी का रोग है जिसका फल इन्हें तथा परिवार के लोगों को विशेष रूप से भुगतना पड़ता है। बीमारी कोई भी क्यों न हो, मानवता के हित में उसका उपचार होना चाहिए।

## बचाव

रोगी जब दौरे की अवस्था में हो तो विशेष सावधानियों का पालन करना चाहिए,जैसे- सिर के चोट से बचाने के लिए सिर के नीचे तकिया रखना चाहिए। मुँह में रूमाल डाल देनी चाहिए इससे रोगी के होठ, जीभ आदि कटने से बच जाते हैं। उँगली मुँह में लगाने पर इसके कटने का डर रहता है तथा कड़ा चीज जैसे-चम्मच आदि लगाने पर दाँतों के टूटने का डर रहता है।

## उपचार

मिर्गी के बड़े दौरे के लिए एबिसन्यियम, एगारिकस, आर्जेन्टम नाइट्रिकम, आर्टिमिसिया वल्गरिस, बेलाडोना, ब्युफो राना, कल्केरिया आर्स, कल्केरिया कार्ब, कॉस्टिकम, सिमिसिफ्युगा, सिकुटा वाइरोसा, कोक्कुलस इन्डिका, कुप्रम मेटालिकम, फेरम साइनेटम, हाइड्रोसायनिक एसिड, हायोसियामस, इग्नेसिया, काली ब्रोमेटम, लैकेसिस, नक्स वोमिका, इनान्थे (Oenanthe), सालामान्ड्रा मैकुलेटा, साइलिसिया, सोलानम कारोलाइनिज, स्ट्रॉमोनियम, सल्फर, बर्बेना, जिजिया आदि दवाओं का प्रयोग लक्षणानुसार सफलता पूर्वक किया जाता है।

A. मिर्गी के बड़े दौरे का कारणः

- चर्मरोगों (उद्भेदों) के दबने के कारण होना- एगारिकस, एन्टिग टार्ट, कलकेरिया कार्ब, कुप्रम मेटालिकम, सोरिनम, सल्फर, जिंकम मेटालिकम आदि।
- लड़ने-झगड़ने तथा संवेगात्मक तनावों का होना- आजेन्टम नाइट्रिकम, आर्टिमिसिया वल्गरिस, ब्यूफो राना, कल्केरिया कार्ब, कैमोमिला, हायोसियामस, इग्नेसिया, स्ट्रामोनियम आदि।
- उन्माद होना- एसाफिटिडा, कोक्कुलस इन्डिका, कुप्रम मेटालिकम, हायोसियामस, इग्नेसिया, मॉस्कस, इनान्थे, सोलानम कारोलाइनिज, सम्बुकस, टैरेन्टुला हिस्पेनिया, जिंकम बैलेरियाना आदि।
- चोट लगना होना- कोनियम मैकुलेटम, कुप्रम मेटालिकम, मेलिफोलियम, नैट्रम सल्फ आदि।
- ईर्ष्या होना- लैकेसिस।
- मासिकस्राव संबंधी गड़बड़ी होना- आर्जेन्टम नाइट्रिकम, ब्यूफो राना, कॉलोफाइलम, कॉस्टिकम, सेड्रॉन, सिमिसिफ्युगा, कुप्रम मेटालिकम, काली ब्रोमेटम, मेलिफोलियम, इनान्थे, पल्साटिला, सोलानम कारोलाइनिज।
- गर्भावस्था होना- इनान्थे।
- दिमागी अर्बुदों रक्तधमनियों या स्नायुओं का क्रियाहीन (Sclerosis, Brain Tumours) होना- प्लम्बम मेट।
- लैंगिक बाधायें (Sexual Disturbances) होना- आर्टिमिसिया वल्गारिस, ब्यूफो राना, कल्केरिया कार्ब, प्लैटिना, स्टैनम मेटालिकम, सल्फर।
- उपदंश या टी.बी. होना- काली ब्रोमेटम।
- रात में ठंढ़ लगने के कारण आक्षेप दाहिने अंगों में अधिक होना- (From Taking Cold, Nocturnal, Worse at Right Side)- कॉस्टिकम।
- हृदय - वाल्व की बीमारियों का होना (From Valvular Disease)- कल्केरिया आर्स।
- जैविक रसों, जैसे- रक्त, वीर्य आदि का स्रवित होना (From Vital Drains, Onanism)- लैकेसिस।

- भींगने से ठंड लगना होना- कुप्रम मेटालिकम।
- कृमि होना- सिकुटा वाइरोसा, सिना, इन्डिगो, सैन्टोनाइन, साइलिसिया, स्टैनम मेटालिकम, सल्फर, मेरम भेरम ट्यूक्रियम।

B. मिर्गी के बड़े दौरे से पहले:

- पूर्वाभाष नहीं होना- जिंकम वैलेरियाना।
- अत्यधिक जल्द-जल्द होने वाला पूर्वाभाष रहित अनेक दौरा होना- आर्टिमिसिया वल्गरिस।
- दर्द वाले स्थान पर, दोनों पखुरों के बीच में, सिर में चक्कर या रूक-रूक कर पेट से सिर तक आने वाले गर्मी के रूप में मिर्गी के बड़े दौरे का पूर्वाभाब होना। (Aura begins, as painful spots or dizziness, flushes of heat from abdomen to leat)- इन्डिगो।
- दिमाग में तरंगमय या तरंगो-सी अनुभूति के रूप में पूर्वाभाष होना - सिमिसिफ्युगा।
- घुटनों में पूर्वाभाष प्रारंभ होकर पेट के ऊपरी बीच वाले भाग (Hypogastrium) में चला जाना- कुप्रम मेट।
- बायें बाँह में पूर्वाभाष प्रारंभ होना- साइलिसिया।
- पूर्वाभाष का आमाशय के पीछे तथा वृहत् धमनी (Aorta) के सामने वाले स्नायुओं (Nerves) तथा गैन्गलिया की क्रिया अव्यवस्थित होने के रूप में (Aura of Solar or Celiac Plexux) होना- आर्टिमिसिया वल्गरिस, वेलाडोना, व्युफो राना, कल्केरिया कार्ब, कॉस्टिकम, सिकुटा वाइरोसा, कुप्रम मेटालिकम, इन्डिगो, नक्स वोमिका, साइलिसिया, सल्फर।
- पूर्वाभाष आमाशय या जननांगों में प्रारंभ होना- व्युफो राना।
- पूर्वाभाष हाथों या पैरों में प्रारंभ होना- लाइकोपोडियम।
- पूर्वाभाष हृदय में प्रारंभ होना- क्लकेरिया आर्स, लैकेसिस।
- पूर्वाभाष हृदय स्थल में महसूस होना- कल्केरिया आर्स।
- पूर्वाभाष आमाशय में होना- आर्टिमिसिया वल्गरिस, बेलाडोना, व्युफो राना, कल्केरिया कार्ब, सिकुटा वाइरोसा, कुप्रम मेटालिकम, इन्डिगो, नक्स वोमिका, साइलिसिया, सल्फर।
- पूर्वाभाष आमाशय से सिर में जाना- कल्केरिया कार्ब।
- पूर्वाभाष गर्भाशय में होना- व्युफो राना।

- पूर्वाभाष गर्भाशय से अमाशय में चला जाना- व्युफो राना।
- पूर्वाभाष गर्भाशय से गले में चला जाना- लैकेसिस।
- पूर्वाभाष पेट से सिर तक होना- इन्डिगो।
- पीठ पर बर्फ-सा ठंढ़ापन जो नीचे की तरफ ढ़लता हुआ पूर्वाभाष होना (Icy Coldness Running Down Back Before Epilepsy)- आर्सेनिक।
- चूहे-से जानवरों के दौड़ने का पूर्वाभाष होना- बेलाडोना, कल्केरिया कार्ब, इग्नेसिया, नाइट्रिक एसिड, साइलिसिया, सल्फर।
- हाथों पर चूहों के दौड़ते हुये चढ़ने की अनुभूति होना- बेलाडोना, सल्फर।
- रोगी के हाथ-पैरों पर चूहों के दौड़ते हुये चढ़ने की अनुभूति; उसके आमाशय से गर्मी आने की अनुभूति तथा दृष्टि या स्रवण संबंधी व्यवधान उत्पन्न आदि रूपों में पूर्वाभाष होना (Aura begins,as a sensation of mouse running up limbs, heat from stomach, visual or aural disturbancees)- बेलाडोना, कल्केरिया कार्ब, सल्फर।
- पूर्वाभाष बाँहों में होना- कल्केरिया कार्ब, लैकेसिस, सल्फर।
- हाथों या बाँहों में खींचावयुक्त दर्द होना- कुप्रम मेटालिकम।
- बायें हाथ या बाँह में दर्द होना- कल्केरिया आर्स।
- हाथों, पैरों या हाथ-पैरों में कठोरता (Stiffness) आना- व्युफो राना।
- हाथों में कम्पन होना- साइलिसिया।
- जाड़ा लगना- कल्केरिया कार्ब, कुप्रम मेटालिकम, सल्फर।
- पूरे शरीर में बिजली-सा आघात (Electric Like Shocks) लगना- आर्सेनिक।
- रीढ़ की हड्डियों तथा पूरे शरीर पर ठंड़ी हवा होने का पूर्वाभाष होना- एगारिकस।
- रीढ़ की हड्डियों पर नीचे उतरता हुआ ठंढ़ापन का पूर्वाभाष होना- आर्सेनिक।
- रीढ़ की हड्डियों पर गर्म धारा से बहने वाले हवा का पूर्वाभाष होना- आर्सेनिक।
- शरीर के बायें अंगों पर ठंढ़ापन का पूर्वाभाष होना- साइलिसिया।
- हाथ-पैरों में कुछ उतरने का पूर्वाभाष होना- आर्सेनिक।
- शरीर में फैलाव (Expansion) की अनुभूति होना- आर्जेन्टम नाइट्रिकम।
- धैर्यहीनता महसूस होना- आर्जेन्टम नाइट्रिकम, नैट्रम म्युर।

- पूर्वाभाष एड़ी से चोटी तक (Heel to Occiput) प्रायः शरीर में दायीं तरफ होना- स्ट्रामोनियम।
- गर्दन में झटका महसूस होना- व्युफो राना।
- पूर्वाभाष घुटनों में होना- कुप्रम मेटालिकम।
- पूर्वाभाष दिमाग में झुनझुनी-सा होना- व्यूफो राना।
- आघात का पूर्वाभाष होना- आर्सेनिक, लॉरोसेरासस।
- सुस्ती (Dullness) होना- कॉस्टिकम।
- मुर्खतापूर्ण व्यवहार होना- कॉस्टिकम।
- जाड़ा लगना- कल्केरिया कार्ब, कुप्रम मेटालिकम, सल्फर।
- पूरे शरीर में कमजोरी महसूस होना- कैम्फर।

C. मिर्गी के बड़े दौरे के बादः

- गाढ़ी निद्रा आना- इथुजा साइनोपियम, हायोसियामस, काली ब्रामेटम, ओपियम।
- हिचकियाँ आना- सिकुटा वाइरोसा।
- मितली आना तथा वमन् होना- बेलाडोना।
- उदासीनता (Prostration) होना- इथुजा साइनोपियम, चिनिनम आर्स, सिकुटा वाइरोसा, हाइड्रोसायनिक एसिड, सिकेली कॉर, साइलिसिया, स्ट्रीचिनिनम सल्फ।
- बुद्धिहीन, क्रोध करने या उत्पात मचाने की प्रवृति (Epilepsy Followed by Rage, Automatic Impulse)- ओपियम।
- व्यग्रता (Restlessness) होना- कुप्रम मेटालिकम।
- अर्बुद (Tumor) होना- आर्जेन्टम नाइट्रिकम, सिकुटा वाइरोसा।
- मूर्छा (Delirium) होना- आर्जेन्टम मेटालिकम, प्लम्बम।
- अचेतावस्था (Unconsciousness) होना- व्युफो राना, ओपियम, प्लम्बम,
- पक्षाघात होना- कॉस्टिक्म, प्लम्बम, सिकेली कॉर।

D. मिर्गी के बड़े दौरे के समयः

- मिर्गी पेट से प्रारंभ होना- व्युफो राना।
- मूर्छा (Delirium) होना- ओपियम।
- क्रोध (Rage) होना- बेलाडोना, कुप्रम मेटालिकम, हायोसियामस, नक्स वोमिका, ओपियम, प्लम्बम।

- सिर में चक्कर आना- एपिस मेलिफिका, आर्टिमिसिया वल्गरिस, आर्जेन्टम नाइट्रिकम, बेलाडोना, व्यूफो राना, कल्केरिया आर्स, कल्केरिया कार्ब, कल्केरिया सल्फ, कॉस्टिकम, कोक्कुलस इन्डिका, क्रोटैलस हॉरिडस, कुप्रम मेटालिकम, कुरार, हाइड्रोसायनिक एसिड, इग्नेसिया, नैट्रम म्युर, नाइट्रिक एसिड, नक्स मॉस्केटा, ओपियम, प्लम्बम, साइलिसिया, थुजा, स्ट्रॉमोनियम, विस्कम एलबम।
- आँखों की पुतलियों का स्थिर तथा फैला हुआ होना; नब्ज हल्का, जल्द-जल्द तथा क्रियाहीन होना (Epilepsy with fixed & dilated pupils; small, quick and hard puls)- इथुजा साइनोपियम,
- आमाशय में सूजन, चिल्लाने (Screaming), अचेतावस्था (Unconsciousness), जबड़ों का जकड़ना (Trismus), हाथ-पैरों का टेढ़ा होना (Distorted Limbs) तथा बार-बार रात में मिर्गी का दौरा पड़ने की प्रवृति होना - सिकुटा वाइरोसा।
- रोना (Lamenting or Weeping)- आर्सेनिक।
- क्रोध होना- आर्सेनिक, बेलाडोना, स्ट्रामोनियम।
- हाथ के अँगूठों का पकड़ना- व्युफो राना, कॉस्टिकम, सिकुटा बाइरोसा, लैकेसिस, स्टैनममेटालिकम, स्टैफिसेनितया, सल्फर।
- हाथ के ऊँगलियों का पकड़ना- लैकेसिस, मैग्नेसिया फॉस, इनान्थे।
- हाथ के ऊँगलियों में झटका महसूस होना- सिकुटा वाइरोसा।
- हाथ के ऊँगलियों का सिकुड़ना (Contraction of Fingers)- लैकेसिस, मैग्नेसिया फॉस, मर्कसॉल।
- हाथ के ऊँगलियों में सुन्नपन (Numbness) होना- कुप्रम मेटालिकम।
- कंधो का ठंडा होना- कॉस्टिकम।
- दौरा हाथों में प्रारंभ होना- सल्फर।
- हाथों में दर्द होना- कल्केरिया आर्स।
- चेतावस्था (Consciousness) का होना- इग्नेसिया नक्स वोमिका।
- लाल चेहरा, हाथ के अँगूठों का पकड़ना, दाँतों का बैठ जाना, मुँह से झाग निकलना, आँखों का नीचे की ओर हो जाना; आँखों की पुतलियाँ झुकी हुयी, फैली हुयी; नब्ज निर्बल, तीव्र तथा कठीन होता है (Epilepsy with red face, clenched thumbs, locked jaws , foam from mouth, eyes turned down- wards, pupils flexed & dilated; puls small, quick and hard)- इथुजा साइनोपियम।

E. बच्चों में मिर्गी- इथुजा साइनोपियम, आर्टिमिसिया वल्गरिस, बेलाडोना, व्युफो राना, कल्केरिया कार्ब, कैमोमिला, सिकुटा वाइरोसा, कुप्रम मेटालिकम, इग्नेसिया, साइलिसिया, सल्फर।

F. निश्चित समयान्तराल के बाद होने वाला मिर्गी का बड़ा दौरा- आर्सेनिक, कुप्रम मेटालिकम।

G. मिर्गी के नये रोगियों हेतु- बेलाडोना, कॉस्टिकम, कुप्रम मेटालियम, हाइड्रोसायनिक एसिड, इग्नेसिया, ओपियम, प्लम्बम मेटालियम, स्ट्रामोनियम।

H. प्रतिदिन अनेक बार मिर्गी का दौरा पड़ना- आर्टिमिलिया वल्गरिस, सिकुटा वाइरोसा।

I. बिना होश में आये ही मिर्गी का लगातार दौरा पड़ते रहना- एकोनाइट, इथुजा साइनोपियम, बेलाडोना, कोक्कुलस इन्डिका, इनान्थे, प्लम्बम मेटालियम, जिंकम मेटालिकम।

J. मिर्गी के दौरे के समय, पहले तथा बाद में वेवजह हँसना- कॉस्टिकम, स्ट्रॉमोनियम, जिंकम मेटालिकम।

K. मिर्गी के दो दौरों के बीच दोनों हाथों में सुन्नपन (Numbness) होना–कुप्रम मेटालिकम।

L. मिर्गी होने का भ्रम होना- एट्रोपिन।

M. मिर्गी से डर लगना- एलुमिना, आर्जेन्टम नाइट्रिकम।

N. प्रातःकाल मिर्गी से डर- एलुमिना।

O. मिर्गी का हल्का दौरा पड़ना- आर्टिमिसिया वल्गरिस, बेलाडोना, कॉस्टिकम, सिकुटा वाइरोसा, फॉस्फोरस, सिफिलिनम, जिंकम साइनेटम।

P. मिर्गी के दौरों से पहले सिर का कम्पित होना- कॉस्टिकम।

Q. मिर्गी के कारण मनोविदलता (Epileptic Dementia)- एकोनाइट, बेलाडोना, सिमिसिफ्यूगा, कुप्रम एसिटिकम, कुप्रम मेटालिकम, लॉरोसेरासस, इनान्थे, साइलिसिया, सोलानम, कॉरोलिंनसे, स्ट्रॉमोनियम, वेराट्रम विरिडम।

यदि उर्पुक्त लक्षणानुसार चिकित्सा किया जाये तो रोगी को मिर्गीरोग तथा उससे उत्पन्न हुये मनोविकृतियों से छुटकारा दिलवाया जा सकता है। दवाओं के चयन में होम्योपैथिक मैटेरिया मेडिका आदि से भी मदद लिया जाना चाहिए।

## 8. चोट जन्य मनोविकृतियाँ

शरीर के विभिन्न भागों में चोट लगने के कारण मनोविकृतियों के त्पन्न होने पर उन्हें इस श्रेणी में रखा जाता है। इन रोगियों का पूर्णतः स्वस्थ होना चोट की गंभीरता पर निर्भर करता है। हल्के चोट के कारण उत्पन्न मनोविकृतियाँ धीरे-धीरे ठीक हो जाती है पर गम्भीर चोटों के कारण आँगिकक्षति होने पर रोगी को मनोविकृतियों से जीवन-पर्यन्त भी जुझना पड़ सकता है।

लक्षणानुसार इनकी दवायें निम्न प्रकार है:

- चोट के बाद अचेत (Convulsion) होना- आर्निका मॉन्ट, आर्टिमिसिया वल्गारिस, सिकुटा वाइरोसा, हाइपेरिकम, नैट्रम सल्फ, ओपियम, इनान्थे, रस टॉक्स, सल्फर, वैलेरियाना।
- चोट के बाद रूक-रूक कर अचेत होना- एबिसिन्थियम
- सिर के चोट के बाद पागलपन या उन्माद होना - नैट्रमसल्फ।
- सिर के चोट के बाद चक्कर आना- सिकुटा वाइरोसा, नैट्रम सल्फ।
- सिर के चोट के बाद अनेक लक्षणों का आना- आर्निका मॉन्ट, सिकुटा वाइरोसा, हाइपेरिकम, नैट्रम म्युर, नैट्रम सल्फ।
- आँखों के चोट के बाद अनेक लक्षणों का आना- एकोनाइट, आर्निका मॉन्ट, कल्केरिया कार्ब, कल्केरिया सल्फ, युफ्रेसिया, हेमामेलिस, लिडम पाल, साइलिसिया, स्टैफिसेग्रिया, सल्फर, सल्फयुरिक एसिड, सिम्फाइटम।
- छाती के चोट के बाद टी०बी० होना- रूटा।
- रीढ़ के हड्डियों के चोट का दुःष्परिणाम- एपिस मेलिफिका, आर्निका मॉन्ट, कल्केरिया कार्ब, कोनियम मैकुलेटम, हाइपेरिकम, लिडमपाल, नैट्रम सल्फ, नाइट्रिक एसिड, रस टॉक्स, रूटा, साइलिसिया, थुजा आदि।
- गर्दन के चोट का दुष्परिणाम- मेजेरियम।
- रीढ़ के सबसे नीचे की त्रिकोण हड्डियों कॉक्सिक्स में चोट लगना- कार्बो एनिमेलिस, हाइपेरिकम, मेजेरियम, साइलिसिया आदि।

- रीढ़ के हड्डियों में चोट लगने के बाद तलवा या तलहथियों से पसीना अधिक आना- नाइट्रिक एसिड।
- चोट के बाद ग्रंथियों (Glands) का शख्त तथा क्रियाहीन होना- कोनियम मैकुलेटम।
- ग्रंथियों के चोटों के अन्य दुःष्परिणाम- आर्निका मॉन्ट, सिकुटा वाइरोसा, कोनियम मैकुलेटम, डल्कामारा, हिपर सल्फर, आयोडियम, मर्क सॉल, फॉस्फोरस, पल्साटिला, रस टॉक्स, साइलिसिया, सल्फयुरिक एसिड।
- स्नायुओं के चोटों के साथ अत्यधिक दर्द- हाइपेरिकम, फॉस्फोरस।
- अस्थिआवरक (Periosteum) के चोटों का दुःष्परिणाम- रूटा।
- मुलायम भागों पर चोटों के दुःष्परिणाम- आर्निका मॉन्ट,
  कैमोमिला, कोनियम मैकुलेटम, डल्कामारा, युफ्रेसिया, लैकेसिस, पल्साटिला, सम्बुकस, सल्फर, सल्फयुरिक एसिड
- पेशीबंधनियों (Tendons) के चोटों के दुःष्परिणाम- एनाकार्डियम।
- दाँतों के चोटों के दुःष्परिणाम- हाइपेरिकम।
- स्त्री जननांगों का चोट के बाद शख्त तथा क्रियाहीन होना- कोनियम मैकुलेटमं।
- चोट के कारण जरायु से अस्वाभाविक रक्तस्राव होना (Metrorrhagia due to Concussion or Injuries)- आर्निका मॉन्ट, सिन्नामोनम, पल्साटिला, रस टॉक्स, रूटा, सिकेली कॉर, सल्फर।
- चोट के बाद नाखूनों के पास प्रदाह, अंगुलबेढ़ा (Felon, Onychia, Panaritium, Paronchia) आदि होना - लिडम पाल।
- चोट के बाद पूरे शरीर में आकस्मिक अवसाद (Shocks) होना- एकोनाइट, एमोन कार्ब, आर्निका मॉन्ट, बेलाडोना, कैम्फर, कैप्सिकम, कार्बो वेज, कैमोमिला, सिकुटा वाइरोसा, कोक्कुलस इन्डिका, कॉफिया, कुप्रम मेटालिकम, जेल्सेमियम, हाइपेरिकम, इपिकाक, लैकेसिस, मर्क सॉल, ओपियम, सोरिनम, स्ननकुलस बरबोसस, सिकेली कॉर, स्टैफिसेग्रिया, स्ट्रोन्सिया, सल्फर, वेराट्रम एलबम।
- चोट के साथ पर्युत्लावन (Extravasations) होना- आर्निका मॉन्ट, ब्रायोनिया, कैमोमिला, चाइना, सिकुटा वाइरोसा, कोनियम मैकुलेटम, डल्कामारा, युफ्रेसिया, फेरम मेटालिकम, हिपर सल्फर, आयोडियम, लैकेसिस,

लॉरोसेरासस, नक्स वोमिका, पैरिस क्वाड्रिफोलिया, प्लम्बम मेटालिकम, पल्साटिला, रस टॉक्स, रूटा, सिकेली कॉर, सल्फर, सल्फ्युरिकएसिड आदि।

चोटजन्य मनोविकृतियाँ सर्वाधिक मस्तिष्क तथा सुषुम्ना के चोट के कारण उत्पन्न होती हैं जिनका ठीक होना चोट की प्रकृति पर निर्भर करता है फिर भी उपचार होम्योपैथी में संभव है, भले ही दवा अधिक दिनों तक सेवन कराना पड़ सकता हैं।

## 9. मस्तिष्कप्रदाह जन्य मनोविकृतियाँ

मस्तिष्कप्रदाह के कारण उत्पन्न मनोविकृतियाँ इस श्रेणी में आती हैं। मस्तिष्कप्रदाह के सामान्य लक्षण निम्न प्रकार होते हैं:

यह बीमारी अचानक सिरदर्द, तन्द्रा, मूर्छा व्यामोह, भुलक्करपन या ऐंठन उत्पन्न करने वाले दौरों के साथ प्रारंभ होती है और अन्ततः नेत्रज्योति कम या समाप्त हो सकती है। माँसपेशियों का खिंचावयुक्त आघात (Myclonus), मांसपेशियों की असामान्य सक्रियता (Dystonia) तथा अन्य अनैक्षिक गतिविधियाँ देखने को मिलती हैं। मध्य मस्तिष्क के केन्द्रीय लक्षणों का पाया जाना सार्वलौकिक है। लक्षणों की गंभीरता हर रोगियों तथा हर प्रकोपों में अलग-अलगहोता है।

**कारणः** अमेरिका में इस बीमारी के महामारी  का कारण कॉक्साकी विषाणु (Coxsackie Virus) तथा इन्टेरिक साइटोपैथोजेनिक ऑरफन (Enteric Cytopathogenic Orphan Viruses) थे। ये दोनों ही विषाणु कोमल (Benign) प्रवृति के होते हैं।

**प्रकारः** इसके निम्न प्रकार है-

A. आस्ट्रेलियन एक्स० मस्तिष्क-प्रदाह (Australian X-Encephalitis)- सन् 1917 तथा 1926 ई० के गर्मी के महीनों में आस्ट्रेलिया में विषाणु जन्य मस्तिष्क प्रदाह जो अचानक और तीक्ष्ण रूप में था इस नाम से जाता है।

B. कॉर्टिकल इन्सेफालाइटिस (Cortical Encephalitis)- इस प्रकार में सूजन मात्र कॉर्टेक्स में होता है फलतः इसे इस प्रकार के नाम से जाना जाता है।

C. इक्वीन इन्सेफालाटिस (Equin Encephalitis)- इसमें दिमाग के साथ-साथ रीढ़ के हड्डियों के अन्दर वाली गुदी सुषुम्ना में भी सूजन हो जाता है। इसका संक्रमण "क्यूलेक्स मच्छरों" के काटने से होता है।

D. हर्पिस इन्सेफालाइटिस (Herpis Encephalitis)- देखने में यह इक्वीन इन्सेफालाइटिस की तरह होता है पर इसका कारण "हर्पिस वाइरस" है।

E. हेमॉरहेजिक इन्सेफालाइटिस (Haemorrhagic Enceph-Alitis) –जब हर्पिस इन्सेफालाइटिस में मस्तिष्क में सूजन के साथ-साथ रक्तस्राव भी प्रांरभ हो तो उसे हेमॉरहेजिक इन्सेफालाइटिस कहते हैं।

F. इन्सेफालाइटिस हाइपर प्लैक्सिटिका (Encephalitis Hyperplaxtica)- यह रोगी को जल्द ही आक्रान्त कर देता है लेकिन इसमें कभी मवाद नहीं बनता है। इस कारण इसे (Acute Non-Suppurating Encephalitis भी कहा जाता है।

G. इन्सेफालाइटिस नियोनैटोरम (Encephalitis Neo-natorum)- जब इन्सेफालाइटिस मे केवल नवजात शिशु ही शिकार हों तो उन्हें इस श्रेणी में रखा जाता है।

H. इन्फैन्टाइल इन्सेफालाइटिस (Infantitle Encephatitis)- किसी संक्रामक बीमारी के बाद बच्चे जब इन्सेफालाइटिस के शिकार होते हैं तो उन्हें इस श्रेणी में रखा जाता है।

I. इन्फ्लुएन्जल इन्सेफालइटिस (Influenzal Encephalitis)- इन्सेफालइटिस का यह प्रकार इन्फ्लुएन्जा के लक्षणों के साथ होता है।

J. लेड इन्सेफालाइटिस (Lead Encephalitis)- शीशे के खानों में या शीशे से संबंधित कार्य करने वाले लोगों में Lead Poisoning के कारण उनके मस्तिष्क (Cerebrum) आदि अंगों में सूजन आ जाता है। इन्सेफालाइटिस के इस प्रकार का कारण शीशा ही है।

K. इपिडेमिक इन्सेफालाइटिस (Epidemic Encephalitis)- विषाणुओं के कारण उत्पन्न मस्तिष्कप्रदाह जो किसी खास स्थान पर, इलाके में

अधिक लोगों को आक्रांत करता है, इपिडेमिक इन्सेफालाइटिस कहा जाता है। इसे इन्सेफालाइटिस लेथार्जिका तथा इकोनोमस इन्सेफालाइटिस (Encephalitis Lethargica and Economo's Encephalitis) भी कहा जाता है। यह सन् 1918 तथा 1930 ई. में यूरोप तथा यूनाइटेड किंगडम में एक सामान्य बीमारी-सी थी। इसमें ज्वर, तन्द्रा तथा आँखों में दर्द (Fever, Drowsiness and Ophthalmoplegia) अवश्य ही होता है। सोकर जगने के बाद रोगी द्विदृष्टि महसूस करता हैं। रोगी तीसरे से छठे सप्ताह तक प्रलाप (Delirium) में निद्राभ्रमण कर सकता है। कभी-कभी हिचकियाँ भी पायी जाती हैं। लगभग एक तिहाई रोगियों में सी.एस.एफ. का बढ़ा हुआ दबाव 10-100 लिम्फोसाइट्स प्रति घन से.मी. पाया जाता है जिसमें सामान्य क्लोराइड तथा ग्लूकोज के अवयव होते हैं। इसमें सभी रोगियों में लगभग एक-से लक्षण होते हैं जिससे इसे पहचानने में कठिनाई नहीं होती है। अन्य लक्षणों में वमन, गर्दन में अचानक अकड़न आदि का होना पाया जाता है। इसके विषाणु सी.एस. एफ. (सुषुम्ना-रसों), लार, नाक को साफ करने के बाद निकले गंदगी तथा अन्य त्याज्य पदार्थों में पाये जाते हैं। इसे पहचानने में इलेक्ट्रो इन्सेफेलो ग्राम (E.E.G.) अत्यधिक सहायक होती है।

L. पोस्ट इन्फेक्टिव इन्सेफालाइटिस (Post Infective Encephalitis)- किसी विषाणु जन्य या अन्य बीमारी के बाद इन्सेफालाइटिस होने पर इस श्रेणी में रखा जाता है। चेचक (Measles) के बाद होने वाले मस्तिष्कज्वर को Measles encephalitis कहा जाता है।

M. पोस्ट वैक्सिनल इन्सेफालाइटिस (Post Vaccinal Encephalitis)- यह प्रकार बहुत ही कम पाया जाता है। यह टीकाकरण के नौवें से पन्द्रहवें दिन तक अपनी करामात दिखाता है। इसमें अचानक तेज ज्वर, सिरदर्द तथा वमन प्रारंभ हो जाता है। यह प्रायः एक वर्ष से कम उम्र के बच्चों में होता है। इसकी होम्योपैथिक औषधियाँ मे लान्ड्रिनम, साइलिसिया, सल्फर, थुजा, आदि हैं जिन्हें लक्षणानुसार दिया जाता हैं।

N. रसियन वरनॉल इन्सेफालाइटिस (Russian-Vernal Encephalitis)- यह एक प्रकार का इपिडेमिक इन्सेफालाइटिस ही है। इसका संक्रमण रोगी मवेशियों के दूध, पानी, अन्न, वायु आदि अनेक प्रकार से होता है।

O. स्क्लेरोजिंग इन्सेफालाइटिस (Sclerosing Encephalitis) - इसका पता सन् 1934 ई.में डॉ. डावसन (Dr. Dawson) साहब ने किया था। यह भी विषाणुजन्य प्रकार है जिसमें बच्चे-नवजवान समान रूप से प्रभावित होते हैं।

P. जापानी बी. इन्सेफालाइटिस (Japanese B. Encephalitis)- यह अनेक नामों जैसेः Purulent Encephalitis, Pyogenic Encephalitis,Suppurative Encephalitis, Russian Autumanal Encephalitis, Russian Epidenic Encephalitis,Russian Forest Spring Encephalitis, Russian Spring Summer Ence-phalitis, Russian Tick-born Encephaliti से जाना जाता है।

इसमें मस्तिष्क (Cerebrum), लघुमस्तिष्क (Cerebellum), सान्तर विधान यानी कोरण्ड (Parenchyma) या मस्तिष्क का निचला भाग जो सुषुम्ना तथा मस्तिष्क अर्धगोलार्द्ध (Brain-Stem) को मिलाती है; में मवाद पैदा हो जाता है। मस्तिष्क के घाव का आकार प्रायः बदलता रहता है। रोगी कमजोर हो जाता है, उसके जीभ पर मैल जमा हो जाता है। रोगी के शरीर का तापक्रम बढ़ सकता है। मस्तिष्क के अन्दरूनी घाव (Intracerebral Abscess) में नब्ज की चाल कम हो जाती है जबकि मस्तिष्क के बाहरी घाव (Extracerebral Abscess) में नब्ज की चाल अधिक हो जाती है। शंखखण्ड के घाव (Temporal Lobe Abscess) में स्थानीय लक्षण कम नजर आते हैं। ई.एस.आर. अधिक हो सकती है। सी.एस.एफ. में लिम्फोसाइट्स अधिक तथा पॉलिमॉर्फ्स कम होते हैं। घाव रिसने तक ग्लूकोज तथा क्लोराइट्स के अवयव सामान्य होते हैं। इसके संवाहक सूअर, गाय, बैल, भैंस एवं अन्य पशुओं के साथ-साथ पक्षियों में मुर्गा-मुर्गी, बतख आदि हैं। इसका वेक्टर "क्यूलेक्स-मच्छर" जो बहुत ही छोटा तथा भूरे रंग का होता है। इसमें भी मुख्यतः बच्चे प्रभावित होते हैं।

प्रभावित व्यक्ति को तेजज्वर, सिरदर्द, बदनदर्द, शरीर में कम्पन के साथ बेहोशी होने लगती है तथा मुँह से झाग निकलने लगता है। इसकी पहचान रक्त जाँच कराकर तथा सी.एस.एफ. परीक्षण द्वारा वाइरस का पता लगाकर किया जाता है। इसके प्रसार के दौरान खान-पान, रहन-सहन, सफाई आदि पर विशेष ध्यान रखना आवश्यक होता है। इस रोग के संवाहक पर नियंत्रण हेतु मच्छर एवं कीटनाशक दवाओं जैसे- डी.डी.टी. का छिड़काव अधिक लाभदायक होता है। मवेशियों, सूअरों, मुर्गा-मुर्गी, बतख आदि को अपने निवास से अलग रखना चाहिए। यह रोग मनुष्य से मनुष्य में नहीं फैलता है। अतः रोगी को घर से दूर रखने या भयाक्रान्त होने की जरूरत नहीं है।

## उपचार

इसके उपचार में होम्योपैथी का अत्यधिक अच्छा स्थान है। लक्षण-संग्रह एवं लक्षण-भेद के अनुसार निम्न औषधियों का प्रयोग सफलता पूर्वक किया जाता है- एकोनाइट, एगारिकस, एपिस मेलिफिका, आर्सेनिक, आर्स आयोड, बेलाडोना, ब्रायोनिया, कल्केरिया, कार्बो एनिमेलिस, कैम्फर, कैमोमिला, सिकुटा वाइरोसा, सिना, कोनियम, सिमिसिफ्युगा, क्रोटैलस हॉरिडस, क्युप्रम मेटालिकम, क्युप्रिक एसिड, हेलिबोरस, हायोसियामस, इपिकाक, काली आयोड, क्रियोजोटम, लैबर्नम, लैकेसिस, मर्क सॉल, नक्स वोमिका, ओपियम, ओरियोडेफ्नी (Oreodaphne), पैरिस क्वाड्रिफोलिया, फॉस्फोरस, फाइसोस्टिग्मा, रस टॉक्स, साइलिसिया, स्ट्रामोनियम, सल्फर, थुजा, वेराट्रम विरिडम, जिंकम साइनेटम, जिंकम म्युरियेटिकम आदि।

- मस्तिष्कशोध के साथ प्रगाढ़ निद्रा होना- बोरक्स।
- मस्तिष्कशोध या अर्बुद (Encephaloma) होना- एसिटिक एसिड, आर्सेनिक, आर्स आयोड, कल्केरिया कार्ब, कार्बोलिक एसिड, कार्बो एनिमेलिस, कॉस्टिकम, काली आयोड, क्रियोजोटम, लैकेसिस, नाइट्रिक एसिड, फॉस्फोरस, साइलिसिया, सल्फर, थुजा।

## कुछ महत्त्वपूर्ण औषधियाँ तथा उनके महत्त्वपूर्ण लक्षण

1. **एकोनाइट नैपोलस-** बीमारी की प्रारंभिक अवस्था जिसमें अचानक तेज ज्वर तथा मृत्युमय हो तो यह अत्यधिक लाभदायक सिद्ध हो सकती है। संवेदनशीलता के कारण कभी-कभी तो रोगी मरने के दिन का निर्धारण भी कर डालता है। ज्वर में रोगी का चमड़ा सूखा तथा गर्म रहता है, वह ठंडा पानी अधिक मात्रा में पीता है।

2. **बेलाडोना-** यह दवा खासकर उन रोगियों को दी जाती है जिनका चेहरा लाल तमतमाया हुआ होता है, लगता है कि उसके शरीर का पूरा रक्त गर्दन के ऊपर आ गया है। प्रलापावस्था (Delirium) में रोगी अपने परिजनों को भी दाँत से काटता है, गाली देता है, रूठ जाता है तथा सामानों को फाड़ने-पटकने लगता है।

3. **बोरक्स-** मस्तिष्कशोध (ज्वर) के साथ रोगी यदि अत्यधिक एवं गाढ़ी निद्रा (Sopor) में रहता हो तो यह रामबाण (Panacea) सिद्ध होती है।

4. **सिकुटा वाइरोसा-** चर्म उद्‌भेदों के दबने के बाद यदि मस्तिष्कप्रदाह हुआ हो तो यह एक अच्छी दवा है। अचेतावस्था में रोगी हाथ-पैरों को झटकता है। ऐंठन (Convulsion), प्रायः सिर को कंधे की तरफ झुकाने पर प्रारंभ हो जाता है। रोगी अपने सिर में भारीपन महसूस करता है। दाँत-लगना, हाथ-पैरों का झटकना, बार-बार मूत्र त्यागना आदि इस दवा के लक्षणों में मुख्य हैं।

5. **बैप्टिसिया-** टायफॉयड ज्वर के साथ-साथ तथा बाद में मस्तिष्कप्रदाह हो तो यह एक अच्छी दवा हैं बशर्ते रोगी का जीभ पहले उजला परत से ढ़का हो तथा डोड़सा (Papillae) लाल हो और जीभ के बीच भूरा-पीला हो। जीभ पर दानें भी हो सकते हैं। रोगी जहां सोता या बैठता है महसूस करता है कि उसके शरीर का वह भाग जो नीचे बिछावन या चौकी आदि पर है, काफी दर्द युक्त है।

6. **जेल्सेमियम-** इसमें रोगी स्थिर रहना चाहता है क्योंकि हिलने-डुलने पर उसके सिर में चक्कर आने लगता है। उसका सिर भारी लगता है। उसके आँखों की पुतलियाँ भारी लगती हैं वह सिरदर्द महसूस करता है जो अंधापन पैदा करता है यानी सिरदर्द के समय रोगी कुछ भी देखने में असमर्थ होता है।

7. **हेलिबोरस-** मस्तिष्क प्रदाह में रोगी जब अपने सिर को बायें-दायें घुमाता रहता हो तथा अपने सिर को पीटता-ठोकता रहता हो तथा तकिये में घुसाता रहता हो तो यह महौषधि सिद्ध होती है। रोगी को मूत्र कम होता है तथा उसमें लाल, काले या काफी-से दाने हो सकते हैं। इसके संदर्भ में डॉ. क्लार्क साहब का कहना है किः "This is the Nearest General Analogue."

## 10. मस्तिष्कझिल्लीप्रदाह जन्य मनोविकृतियाँ

मस्तिष्कझिल्ली के प्रदाह के बाद भी मनोविकृतियाँ उत्पन्न होती हैं जिन्हें इस श्रेणी में रखा जाता है। मस्तिष्कझिल्ली (Meninges) के दो सतहों प्रायः मस्तिष्क अन्तर आवरण तथा वाह्य आवरण (Pia and Archnoid) के प्रदाह को मस्तिष्कझिल्ली प्रदाह कहा जाता है। इसके अतितीक्ष्णावस्था में गर्दन पीछे की और झुक जाता है। इसका रोगी अपने सिर को तकिये में रगड़ता रहता है। उसे अधकपारी- दर्द (Migrane), प्रकाश से मय आदि हो सकता है इसके साथ रोगी में प्रायः तंद्रा (Drowsiness), आलस्य या मूर्छा (Lethargy or Stupor) साथ में ज्वर तथा गर्दन में अकड़नयुक्त दर्द जो पीठ में चला जाता है, पाया जाता है।

मवाद बनने वाले मस्तिष्क झिल्ली प्रदाह (Pyogenic Meningitis) में नब्ज की चाल ज्वर की तुलना में अस्वाभाविक रूप से कम हो जाती है तौ भी रोगी की श्वसन क्रिया सामान्यतः तेज होती है।

बाद में रोगी के शरीर में चर्मउद्भेद (Skin Rash) या प्रारंभिक संक्रमण की अवस्था, जैसे-कानों का बहना, साइनुसाइटिस (Sinusitis) स्पष्टतः होती है। रोगी में दौरा तथा केन्द्रीय स्नायविक लक्षणें उत्पन्न हो सकती हैं और सिरदर्द, गर्दन में अकड़न का इतिहास पाया जाता है, कदाचित् ही उसे वमन होती है।

मस्तिष्क झिल्ली उत्तेजना (Meningeal Irritation) में गरदन झुक जाती है फलतः गरदन में दर्द होता है जो कभी-कभी पीठ में भी चला जाता है। साथ ही गरदन की - गति में बाधा उत्पन्न हो जाती है जिसका कारण गरदन के

प्रसारणी-पेशियों (Extensor Muscles) का अकड़ना होता है। सिर का खिंचाव गरदन की कठोरता प्रदर्शित करता है। यदि रोगी की ठुड्डी (Chin) को उसके छाती में सटाने को कहा जाये तो वह ऐसा करने में असमर्थ होता है यदि आंशिक रूप में सटेगा भी तो रोगी को अत्यधिक दर्द सहन करना होता है।

चक्षु विम्ब शोथ (Papilloedema), मस्तिष्क झिल्ली प्रदाह के प्रथमावस्था में सामान्यतः पाया जाता है, लेकिन इसके लक्षण मस्तिष्क झिल्ली प्रदाह के उपजीर्णावस्था (Sub Acute), जीर्णावस्था तथा मस्तिष्कधाव (Brain Abseess) के रोगियों में पाया जाता है। इसके कारण रोगी की नेत्रज्योति नष्ट हो जाती है।

## मस्तिष्क झिल्ली प्रदाह के प्रकार

A. **तीक्ष्ण मवाद युक्त मस्तिष्क झिल्लीप्रदाह (Acute pyogenic meningitis, Acute purulent meningitis - or Leptomemingitis)**- यह निम्न प्रकार का होता है-

- न्युमोकोक्कल मेनिनजाइटिस- यह न्युमोकोक्कस टाइप I, II या III के कारण होता है।
- इन्फ्युएन्जल मेनिनजाइटिस- यह हेमाफिलस - इन्फलुएन्जी के कारण होता है।
- स्ट्रप्टोकोक्कल मेनिनजाइटिस- यह स्ट्रेप्टोकोक्कस के संक्रमण के कारण होता है।

इसके अन्य कारणों में बी० प्रोटियस (B. Proteus), ई.कोलाइ (E. Coli) या बी. पायोसियानियस (B.Pyocyaneus) हैं जो स्वशन क्रिया द्वारा सिर में चोट लगने, मस्तिष्क की शल्य क्रिया या मेरूदण्ड से सूई द्वारा सी० एस० एफ० निकालने समय संक्रमण होना है।

B. **क्षयज मस्तिष्क झिल्ली प्रदाह (Tubercular Meningitis)**- इसमें संकमण के एक सप्ताह या अधिक के बाद, बच्चों या नवजवान रोगियों में बैचैनी, ज्वर, मस्तिष्क -झिल्ली उत्तेजना के लक्षणों के साथ तन्द्रा, तिर्यक दृष्टि (Squints) तथा क्षय (Diminution) या कण्डरा की परावर्तित क्रिया

की अत्युक्ति (Exaggeration of Tendon Reflexes) पायी जाती है। रोगी में टी०बी० का इतिहास या संक्रमण पाया जाता है।

बच्चों में इसकें अत्यधिक गुप्त प्रांरभिक लक्षणों में भूख की कमी का होना, दुबला-पतला होना पाया जाता है और बच्चा चिड़चिड़ा तथा उदासीन हो जाता है। हल्का क्रमहीन ज्वर तथा कोष्ठबद्ध ता सामान्यतः पाया जाता है और कभी-कभी वमन भी होता है। इन लक्षणों के कारण दो-तीन सप्ताह बाद उनके माता-पिता या अन्य परिजन यह महसूस करतें हैं कि बच्चें को कोई बीमारी अवश्य हो गई है । सर्वप्रथम इसमें थकावट (Lassitude), खिलौनों से खेलने या खेल खेलने में अरूचि, टहलने की अनिच्छा आदि पाये जाते है। किसी चीज को देखते ही उसका सिरदर्द प्रारंभ हो जाता है जो बढ़ता ही जाता है तथा मस्तिष्क झिल्ली प्रदाह के लक्षण प्रायः तीसरे सप्ताह के बाद ही स्पष्टतः नजर आते हैं।

यह बच्चों में भी पाया जाता है पर छः माह से कम उम्र के बच्चों में विरले ही मिलता है लेकिन सयाने लोगों में प्रायः 40 वर्ष से कम उम्र वालों में ही; कोमल प्रकृति (Benign) लगभग 85 प्रतिशत रोगियों में पाया जाता है। छाती का X-Ray कराने से पता चलता है कि वह मिलियरी टुबरकुलोसिस या पल्मोनरी टुबरकुलोसिस का शिकार है। मॉनटुक्स-टेस्ट सामान्यतः धनात्मक होता है। वयस्क लोगों में बैचेनी (Malaise), सिरदर्द के साथ मस्तिष्क झिल्ली प्रदाह के लक्षण जल्द ही आ जाते हैं जिनमें यदा-कदा वमन होना, क्रमहीन ज्वर जो $38^{0}C$ तक होना पाया जाता है। जिन रोगियों का उपचार उचित तथा समय पर नहीं होता है उनमें "क्रेनियल नर्व्स (Cranial Nerves) का पक्षाघात, पैरों का आंशिक पक्षाघात, या मस्तिष्क - क्षय (Cerebral Damage) जल-शीर्षता के साथ तन्द्रा (Hydrocephalus with Drowsiness), बेहोशी (Coma) तथा हल्का चक्षु बिम्ब सूजन (Papilloedema) पाया जा सकता है। मिलियरी टुबरकुलोसिस में उपास्थिवत् अर्बुद (Choroidal Tubereles), चक्षुतालगह्वर (Ocular Fundi) में पाया जाता है। नेत्रज्योति कम या नष्ट हो सकती है।

C. **उपदंश जन्य मस्तिष्कझिल्लीप्रदाह (Syphilitic Meningitis or Meningovascular syphilis)-** यह ट्रिपोनेमा पैलिडम (Tr. Pallidum) के संक्रमण के कारण होता है। इसके संक्रमण के बाद रोगी को ज्वर हो जाता है। साथ ही-

- समस्त मस्तिष्क तथा सुषुम्ना की मध्यमात्रिका और जालदार झिल्ल का प्रदाह (Diffuse Leptomeningitis) जलशीर्षता पाया जाता है। मस्तिष्क-खोपड़ी के अन्दर का दवाब बढ़ जाता है या उसके अन्दर के स्नायुओं का पक्षाघात हो जाता है। या
- स्थानीय मस्तिष्क मृदु झिल्ली-प्रदाह (Gummatous meningitis) के कारण मस्तिष्क नाभीय (Focal Cerebral) लक्षण आ जाते हैं। इसके बाद की स्थिति विरले ही आती है।

D. **कोमल प्रवृति का लसिका कोषिय मस्तिष्क झिल्ली पदाह (Benign Lymphocytic Meningitis or Lymphocytic-Chorio-Meningitis)-** यह प्रायः बच्चों तथा युवा जनों में पायी जाती है। रक्त नली (Blood Stream) में संक्रामण विषाणुओं (Virus) के संक्रमण के कारण रोगी के ऊपरी स्वशनतंत्र तथा पाकाशयीआँत्र-संक्रमण (Gastric Intestinal Infection) की संभावना बढ़ जाती है। एक सप्ताह के अन्दर ज्वर $99^0$F से $104^0$F तक हो जाता है। साथ में मस्तिष्क झिल्ली प्रदाह के निम्न लक्षण आ जाते हैं: अत्यधिक सिर दर्द, वमन, तन्द्रा के साथ गर्दन में अकड़ना, करनिग्स-लक्षण (Kernig's Sign) तथा कम या अधिक पारावर्तित क्रियाशीलता (Depressed Or Hyperactive Reflexes), पायी जाती है जो रोगाणु जन्य मस्तिष्क झिल्ली प्रदाह (Bacterial Meningitis) या पक्षाघात पूर्व पोलियोमाइलाइटिस की तरह लगता है। रक्ताम्बु (Serum) में एन्टिबॉडिज पाये जाने पर ही इसका रोग-निर्णय किया जाता है।

E. **उपतीक्ष्ण मस्तिष्क झिल्ली प्रदाह (Sub-Acute Meningitis)-** यह बहुत कम पायें जाने वाले कारणों से होता है जैसे:

- मांसार्बुद की भाँति के अबुर्द आदि का संक्रमण (Sarcoidosis=Besnier-Boek-Schaumann Morbus इसमें मस्तिष्क झिल्लीउत्तेजना

(Meningeal Irritation के साथ लिम्फोसाइट्स की संख्या 10-200 per cmm. हो जाता है और रक्त में श्वेतरक्तकणों तथा इस्नोफिल की संख्या बढ़ जाती है। टी० बी० की जाँचें ऋणात्मक होते हैं। इसका रोग-निर्णय ड़े की छोटी गाँठे या लसिका-ग्रन्थि (Skin Nodule Or Lymph Node) का वायोप्सी कराकर किया जााता है।

- इसके लिए होम्योपैथी में अकुआ मैरिना, अंरानिया इक्सोबोला (Aranea Ixobola), एसारम यूरोपियम, बेरिलियम मेटलिकम, हाइप्युरिकम एसिडम (Hippuricum Acidum), हिस्टामाइनम म्युरियेटिकम (Histaminum Muriaticum), क्रिसोलम (Kresolum), मान्ड्रागोरा-ऑफिसिनेरम (Mandragora Officinarum), पाराथाइरॉयडिनम (Para-Thyroidinum), थियोप्रोपेराजाइनम (Thioproperazinum), वैक्सिन एसिन्यू विलाई (Vaccin Attenue Bilie) आदि का प्रयोग लक्षणानुसार किया जाता है।
- लास्टोमाइसिस का संक्रमण (Blastomycosis)- यह प्रायः मस्तिष्क झिल्ली प्रदाह पर आक्रमण नहीं करता है। सुषुम्ना के तरफ पदार्थों सी० एस० एफ० के जाँच में प्लियोसाइटोसिस (Pleocytosis) पाया जाता है जो विचारणीय हो सकता है; प्रोटीन की अधिकता; क्लोराइड तथा ग्लुकोज का धन परिणाम कम हो सकता है। यह बीमारी देखने मे क्षयल मस्तिष्क झिल्ली प्रदाह,मस्तिष्क अर्बुद या हॉकिंस डिजिज (Tubercular Meningitis, Brain Tumor or Hodgkin's Disease)- जैसा लगता है।

F. **मस्तिष्क सुषुम्नावर ज्वर (Meningococcal Meningitis, Spotted Fever or Cerebro-Spinal-Fever)**- यह मवाद युक्त मस्तिष्क झिल्ली प्रदाह का आसानी से मिलने वाला एक प्रकार है। इसमें श्वसन क्रिया के द्वारा संक्रमण हो जाता है और तब यह रक्तसंचार (Blood-Stream) के साथ चक्षुकृष्णपटल के स्नायु-नाड़ियों (choroid Plexus) को अन्ततः प्रभावित करता है। इस बीमारी का आक्रमण अचानक होता है।

**इसकी तीन अवस्थायें होती है-**

(a) मस्तिष्क झिल्ली उत्तेजना की अवस्था (Stage Ofmeningial Irritation)

(b) मस्तिष्क झिल्ली दबाब की अवस्था (Stage Of Meningial Compression)

(c) शिथिलता या पक्षाघात की अवस्था (Stage Of Coma Or Paralysis)

यह "नाइजेरिया मेनिन्जाइटाइडिस (Neisseria Meningitidis)" के संक्रमण के कारण उत्पन्न होता है।

## लक्षण

(a) मस्तिष्क झिल्ली उत्तेजना की अवस्था में सिरदर्द, वमन, सिर के ऊपर बादलों के होने का विभ्रग; ऐंठन युक्त बेहोशी (Convulsions)- प्रायःबच्चों में; विभिन्न प्रकार का ज्वर जल्द गुस्साने की प्रवृति आदि रोगी में पाया जाता है।

इसके सामान्य लक्षण निम्न प्रकार होते है:

1. इस अवस्थां मे ज्वर $102^0$F-$104^0$F तक हो सकता है जो जाड़ा तथा अकड़न युक्त ठंढक के साथ आ सकता है।
2. भयंकर सिर दर्द, सिरफटने की अनुभूति, लगता है कि सिर दो भागों में फट जायेगा, जो प्रायः सिर के पिछले भाग में होता है या उसी समय ललाट के क्षेत्र में होता है। यह सिर में ऊपर की तरफ जाता हुआ या नीचे गर्दन में जाता हुआ महसूस होता है।
3. व्यग्रता तथा शीघ्र क्रुद्ध होने की प्रवृति रोगी में पायी जाती हैं, किसी के द्धारा जाँच किया जाना रोगी को तनिक भी पसंद नहीं होता है।
4. उसे प्रकाश असहनीय हो जाता है।
5. व्यापक लचीला अवस्था जिसे हमदमतंसपेमक सिमगमक Attitude or Huddled Up-Position भी कहतें है पाया जाता है
6. गरदन तथा गरदन संबधी कठोरता पायी जाती है यह एक महत्त्वपूर्ण लक्षण है और यह गरदन के माँसपेशियों के ऐंठन के कारण होता है गरदन का लचीलापन कम होने के कारण रोगी का ठुड्डी

(Chin) उसके छाती मे सट नहीं पाती है ठुडडी छाती में सटाने का प्रयास करते ही रोगी खड़ा होने को मजबूर हो जाता है कभी-कभी उसका गरदन फैली हुयी अवस्था में ही रह सकता है।

7. करनिग्स लक्षण धनात्मक होता है।
8. ब्रुजिंस्कीज लक्षण, (Brudzinski's Sign)-

   i. गरदन में पहचान-गरदन बायें या दायें झुकाते ही दोनों पैर झुक जाते हैं।

   ii. पैरों में पहचान-करनिग्स लक्षणों में दोनों ही जाघों के जाँचों के समय पैर झुक जाते हैं।
9. नब्ज की चाल अत्त्यधिक तेज हो जाती है।
10. श्वसन-दर सामान्य या तेज होता है।
11. चक्षुतारों (Pupils) पर प्रकाश की प्रतिक्रिया रूक-रूककर तथा अव्यवस्थित होती हैं।
12. ललाट के हड्डियों के भीतरी भाग में क्रमहीन सूजन (Bulge) हो सकता है।
13. परावर्तितक्रिया-तलवों में किसी नुकीले पदार्थों से खुरचने पर इसकी क्रिया संकोचनी पेशी (Flexor) पर होती है जिससे तीव्र झटका लगता है मुख संकोचनी पेशी (Sphincteric Muscles) पर इसकी क्रिया सामान्य होती है।
14. क्रेनिअल-नर्व्स (Cranial Nerves) सामान्य होते हैं।
15. ऑखों के सूक्ष्म जाँघों में कुछ भी असामान्य नहीं मिलता है।
16. (i) मस्तिष्क झिल्ली दबाब की अवस्था में निम्न बातें स्पष्टतः पायी जाती है:
    - ज्वर स्थायी-सा हो जाता है। रोगी उत्तरोत्तर आलसी तथा व्याकुल हो जाता है।
    - सिरदर्द अत्यधिक तेज हो जाता है। वमन प्रारंभ हो जााता है। वमन की प्रकृति प्रक्षेपान्तक (Projectile) वमन से पहले मितली नहीं आती है।

- ललाट के हडियों के भीतरी भाग में क्रमहीन-सूजन (Bulge) रहता है।
- गरदन का अकड़न तथा करनिग्स लक्षण वर्तमान रहता है।
- आँखों की पुतलियाँ फैली होती हैं लेकिन प्रकाश का प्रभााव उन पर होता है।
- छःठें क्रेनियल नर्व्स के पक्षाघात के कारण चक्षु गोलक की गति विशेषरूप से प्रभावित हो जाती है।
- पैर के तलवों में किसी नुकीले पदार्थे से खुरचने पर इसकी क्रिया प्रसारणी पेशी (extensor muscles) पर होती है, झटका मन्द होता है और मुख-संकोचनी पेशी (sphincteric muscles) की क्रिया लोप होने लगती है।
- आँखों के सूक्ष्म जाँचों से पता चलता है कि रोगी के चक्षुविम्ब में सूजन (Papilloedema) हो गया है।
- नब्ज की चाल धीमी और उछालयुक्त होती है।
- रोगी की स्वशन क्रिया चेयनी-स्टॉक्स या वायोट्स प्रकार (Cheyane-Stokes or Biot's type) की होती है ।

(ii) बेहोशी या पक्षाघात की अवस्था में निम्न बातें होती है:

- रोगी गहरे बेहोशी में होता है।
- शारीरिक तापक्रम अधिक, नब्ज की चाल तेज, श्वसन की चाल तेज होती है।
- गरदन में कठोरता तथा करनिग्स-लक्षण नहीं पाये जाते हैं।
- आँखों की पुतलियाँ अत्यधिक फैल जाती हैं और उनपर प्रकाश का कोई असर नहीं होता है।
- हाथ - पैरों मे शिथिलता पायी जाती है, पैर के तलवों में किसी नुकीले पदार्थ से खुरचने पर प्रसारणी पेशी पर क्रिया होती है तथा झटका समाप्त हो जाता है।
- मल-मूत्र अनैक्षिक रूप से विसर्जित होते है।
- चक्षु विम्ब का सूजन अधिक हो जाता है।

- रोगी को शय्याक्षत (Bedsore) हो जाता है।

## जाँचें (Investigation)

1. रक्तपरीक्षण से पता चलता है कि रोगी के रक्त में श्वेत कणों की अधिकता के साथ पॉलिमॉर्फ्स अधिक होते हैं।
2. मस्तिष्क मेरूमज्जा रसों (C.S.F.) के परीक्षण से पता चलता है कि उसका दबाब-अधिक, रंग-गंदला कोषों की संख्या-1000-3000 cmm होती हैं। जिसमें मवाद के कोष (Pus Cells) अधिक होते है। प्रोटीन की मात्रा बढ़ जाती है। चीनी के अवयव तथा क्लोराइड कम हो जाते है (चीनी के अवयव विशेष रूप से कम होते हैं)। कल्चर (Culture) धनात्मक होते हैं।

## निम्न अन्य परेशानियाँ इस बीमारी के साथ प्रायः पायी जाती हैः

1. जलशीर्षता (Hydrocephalus)
2. आठवाँ क्रनियल नर्व्स के पक्षाघात के कारण बहरापन हो जाता है। अन्य क्रेनियल नर्व्स के पक्षाघात और उनके लक्षण हो सकते हैं।
3. अर्द्धांग- पक्षाघात या निम्नांग-पक्षाघात (Hemplegia Or Paraplegia) हो सकता हैं।
4. पागलपन हो (Insanity) हो सकता है।
5. रक्त की विकृतावस्था यानी रक्त दूषित (Septicaemia) हो सकती है।
6. ज्वर अत्यधिक हो जाता है।
7. उपवृक्क में तीक्ष्ण अकार्यकुशलता (Acute-Adrenal Failure) पायी जाती है।

## होम्योपैथिक उपचार

लक्षण-भेद एवं लक्षण-संग्रह के आधार पर निम्न औषधियों का प्रयोग सफलतापूर्वक किया जाता है-

(a) मस्तिष्क झिल्ली प्रदाहः एकोनाइट, एपिस मेलिफिका, आर्जेन्टम नाइट्रिकम, आर्निका मॉन्ट, बेलाडोना, बायोनिया, कल्केरिया कार्ब, कल्केरिया फॉस, कैन्थरिस, सिना, कोक्कुलस इन्डिका, क्युप्रम मेटालिकम, जेल्सेमियम, ग्लोनायन, हेलेबोरस, हिप्पोजेइनम, हायोसियामस, काली ब्रोमेटम, लेकेसिस, मर्क सॉल ,नैट्रम म्युर, ओपियम, फॉस्फोरस ,प्लम्बम मेटालिकम, रस टॉक्स, साइलिसिया, स्ट्रॉमोनियम, सल्फर, जिंकम मेटालिकम आदि।

- मस्तिष्क झिल्ली प्रदाह के समय पक्षाघात होना -एकोनाइट
- मस्तिष्क झिल्ली प्रदाह के साथ सुषुम्ना प्रदाह (Cerebro-Spinal Meningitis) होना - सिकुटावाइरोसा, क्युप्रम मेटालिकम, जिंकम सियानेटम
- क्षयज मस्तिष्क झिल्ली प्रदाह–बैसिलिनम, कल्केरिया आयोड, क्युप्रम सियानेटम (Cuprum Cyanatum), लाइकोपोडियम, मर्क सॉल, नैट्रम म्युर, फॉस्फोरस, साइलिसिया, सल्फर, टुबरकुलिनम, जिंकम मेटालिकम आदि ।

(b) सुषुम्ना झिल्ली प्रदाह (Spinal meningitis)- एकोनाइट, एपिस मेलिफिका, बेलाडोना, ब्रायोनिया, कल्केरिया कार्ब, सिकुटा वाइरोसा, सिमिसिफ्युगा, कोक्कुलस इन्डिका, कोटैलस हॉरिडस, क्युप्रम मेटालिकम, डल्कामारा, जेल्सेमियम, हायोसियामस, हाइपेरिकम, काली आयोड, इपिकाक, मर्क सॉल, नैट्रम सल्फ, नक्स वोमिका, ओपियम, ऑक्जेलिक एसिड, प्लम्बम मेटालिकम, रस टॉक्स, सिकेली कॉर, वेंराट्रम विरिडम, जिंकम मेटालिकम आदि।

- पारा के दुःष्परिणाम के कारण - काली आयोड।
- लाल बुखार या चेचक के दानों का सही रूप में नहीं निकलने के कारण (During scarlet fever or measeles, eruption do not develop)- डल्कामारा ।

डॉ. एच.सी. एलेन के अनुसार, नैट्रम सल्फ के मसिष्क झिल्ली प्रदाह तथा सुषुम्ना झिल्ली प्रदाह के रोगी में निम्न लक्षण हो सकतें हैः "Spinal memngitis: violent crushing gnawing pains at base of brain head drawn back:

spasms with mental irritability and delirium: congestion of flood to head; delirium; opisthotonos यानी भयंकर कुचलने तथा काटने- सा दर्द जो मस्तिष्क के निचले भाग में होता है। सिर पीछे की तरफ खींचा जाता है। ऐंठन के साथ मानसिक उत्तेजना तथा अवसन्नता पाया जाता है। सिर में रक्तसंचय हो जाता है। एक प्रकार का ऐंठन जिसमें सिर तथा पैरों की एड़ियाँ पीछे की तरफ मुड़ जाती हैं और शरीर आगें की तरफ निकल जाता है यानी वहिरायाम-आक्षेप (Opisthotonos) पाया जाता है।

हेलबोरस के संदर्भ में डॉ.एच.सी.एलेन साहब का ही मत है कि मस्तिष्क झिल्ली प्रदाह जो तीक्ष्ण, क्षयज हो; अधिक, कम या सम्पूर्ण पक्षाघात हो; इन सबके साथ-साथ मस्तिष्क झिल्ली प्रदाह के अन्य लक्षण भी हों।

"Meningitis: acute, cerebro-spinal, tubercular, with exudation; paralysis more or less complete; with cry encephalique."

- Dr. H.C. Allen.

जबकि वेराट्रम विराइड (Veratrum Virde) के संदर्भ में कहना है कि- "It is suitable for full blooded, plethoric persons. Congestion esp. to the base of brain, chest, spine and stomach. Convulsions; dim vision; basilar meningitis; head retracted; child on verge of spasms. Tongre: white or yellow with red streak down the middle".

- Dr. H. C. Allen

## 11. मस्तिष्क मैलेरिया जन्य मनोविकृतियाँ

मस्तिष्क मलेरिया के कारण उत्पन्न मनोविकृतियों को इस श्रेणी में रखा जाता है। मलेरिया का कारण "मारात्मक तृतीयक परजीवी प्लाज्मोडियम फाल्सिपारम (Malignant Tertian Parasite Plasmodium Falciparum) होता है। यह मलेरिया से ग्रसित 2 प्रतिशत से कम रोगियों में ही पाया जाता है। मस्तिष्क संबंधी लक्षण इस बीमारी के होने के बाद प्रायः दूसरे या तीसरे सप्ताह में स्पष्ट होते हैं। इसका संबंध ज्वर की अधिकता से नहीं होता है। इसके लक्षण मस्तिष्क प्रदाह (Encephalitis) की तरह होते हैं।

मस्तिष्क मलेरिया के मनोवैज्ञानिक लक्षणों में मूर्छा (Delirium), पूर्व की स्थिति नहीं होना, स्मरण शक्ति हीनता तथा न करने वाले व्यवहारों को करने की प्रवृति अत्यधिक रोगियों में पायी जाती है। पक्षाघात, अर्द्ध-दृष्टि (Hemianopia) या माँस पेशियों की क्रियाओं में असमता (Ataxia) पायी जा सकती है। मनः स्नायविक लक्षण कृमि से संबंधित दवाओं के प्रयोग (Mepacrine Treatment) मलेरिया के उपचार के दौरान करने पर आ जाते हैं लेकिन कृमि की दवा के बदले कुनाइन का प्रयोग करते ही उक्त लक्षण स्वतः समाप्त हो जाते हैं - ये बातें एलोपैथी में जानकारी के अभाव में यदाकदा मिलते हैं।

मस्तिष्क मलेरिया के लक्षण लू लगने या गर्मी के कारण थकावट आदि के लक्षणों से मिलते-जुलते हैं।

## रोग निर्णय
### (Diagnosis)

रक्त में प्लाज्मोडियम फाल्सिपारम पाया जाता है। सुषुम्ना रसों (सी.एस.एफ.) में दबाव अधिक होता है तथा वह शरीर पर पीले रंग के धब्बे उत्पन्न कर सकता है यानी गंदजीवबीतवउपब होता है; उसमें लिम्फोसाइट्स तथा प्रोटीन अधिक होते हैं। रक्त का "W. R. Test" कराने पर घनात्मक होता है लेकिन सुषुम्ना के रसों में ऋणात्मक होता है।

इसके विशिष्ट लक्षणों में मूर्छा (Delirium), तन्द्रा (Drowsiness), ऐंठन (Convulsion), बेहोशी (Coma), पक्षाघात (Paralysis), वाक्रोध (Aphasia), दृष्टि में धुँधलापन आदि हैं। ये लक्षण प्रायः बीमारी के संक्रमण के 24-72 घंटे बाद आते हैं।

## प्रकार

यह निम्न प्रकार का होता है:

A. सन्यास रोग-सा प्रकार (Apoplectic Form)- इसमें तन्द्रा, अचैतन्य (Stupor) तथा बेहोशी होती है।

B. मिर्गी-सा प्रकार (Epileptic Type)- इसमें मिर्गी-सा ऐंठन (Epileptic ConvulsionLike) लक्षण होते हैं।

C. मस्तिष्क झिल्ली प्रदाह-सा प्रकार (Meningitic Form)- इसमें अकड़न, उत्तेजना की प्रवृति, शीघ्र क्रोधित होने की प्रवृति पायी जाती है।

D. अत्यधिक ज्वर वाला प्रकार (Hyperpyerxia Form)- इसमें ज्वर अधिक हो जाता है।

E. पक्षाघातिक प्रकार (Paralytic Form)- इसमें अर्द्धांग का पक्षाघात (Hemiplegia) किसी एक अंग का पक्षाघात (Monoplegia) आदि पाया जाता है।

## होम्योपैथिक उपचार-

इसके उपचार में एपिस मेलिफिका, बैप्टिसिया, जेल्सेमियम, डॉरी (Dory), मर्क वाइवस, हेलेबोरस, आर्सेनिक, चाइना, चिनिनम आर्स, नक्स वोमिका आदि दवाओं का प्रयोग लक्षणानुसार किया जाता है।

## 12. विटामिन के कमी जन्य मनोविकृतियाँ

जैसा कि नाम से ही स्पष्ट है जो मनोविकृतियाँ विटामिनों के कमी के कारण होती है उन्हें इस श्रेणी में रखा जाता है। इसके मुख्यतः दो प्रकार हैं:

A. सांघातिक रक्ताल्पता जन्य मनोविकृतियाँ (Psychoses due to pernicious anaemia)

B. पेलाग्रा रौद्रत्वक जन्य, मनोविकृतियाँ (Psychoses due to pellagra)

### (A) सांघातिक रक्ताल्पता जन्य मनोविकृतियाँः

यदि रोगी स्पष्टतः रक्ताल्पता का शिकार हो तथा उसमें रक्त का अस्वाभाविक रूप से नुकसान होने का कोई भी इतिहास नही मिलता हो, वह मध्यम उम्र का हो तथा उसका चमड़ा नीबू-से पीले रंग का हो तथा जीभ में खरास की

शिकायत करता हो और उसके हाथ-पैरों की उँगलियों में उप-संवेदनशीलता (Paraesthesia) हो तो रोगी संभवतः सांघातिक रक्ताल्नपता का शिकार हो सकता है।

संघातिक रक्ताल्पता के कारण उत्पन्न मनोविकृतियों को इस श्रेणी में रखा जाता है। इस सांघातिक रक्ताल्पता को अनेक नामों जैसे- ''एडिसन्स एनिमिय (Addison's Anaemia)", तथा ''एडिसोनियन एनिमिया (Addisonian Anaemia)" से जाना जाता है।

कारणः इसके निम्न महत्त्वपूर्ण कारण हैं।

1. यह अवश्य ही वंशानुगत प्रकृति की बीमारी है जिसमें रोगी के आमाशय में हाइड्रोक्लोरिक अम्ल, पेप्सिन तथा अन्य स्वाभाविक पाचक रसों का स्राव नहीं होता है।
2. हाल के विचारों के अनुसार यह लगभग 80% रोगियों में स्वतः रोग फैलने की संभावना से मुक्त बीमारी (Auto-Immune Disease) है। रोगी के रक्त में गैस्ट्रिक एन्टिबॉडिज (Gastric-Antibodies) पाये जाते हैं।
3. उम्र- सामान्यतः मध्यम यानी 40-60 वर्ष होती है।
4. स्त्री जाति के लोग अधिक प्रभावित होते हैं।
5. इस रोग का विकास उत्तरोतर होता है।

## लक्षणें (Symptoms)

इसके निम्न महत्त्वपूर्ण लक्षण हैं।

1. कमजोरी, पीलापन, थकावट (भारीपन), सनसनाहट की अनुभूति, रक्ताल्पता के कारण हृदय की धड़कन तेज, भूख की कमी आदि रोगी में पाये जाते हैं तथा वजन घटने लगता है।
2. बार-बार होने वाला दस्त तथा पेटदर्द पाया जाता है।
3. परिश्रम करने पर दम फूलने लगता है।
4. जीभ में रूखापन-सी अनुभूति पायी जाती है।
5. नेत्रज्योति कम होती है।

6. सुषुम्ना के उपजीर्ण संयुक्त क्षय (Subacute Combined Degeneration of Spinal Cord) के कारण स्नायविक लक्षण आ जाते हैं।
7. ज्वर रहता है।
8. प्रायः इसके सभी रोगियों के बाल सफेद भूरे (Silver-Grey) रंग के होते हैं या समय पूर्व सफेद हो जाते हैं।
9. संतुलित आहार देने पर भी उनका वजन घटता जाता है।
10. बिना किसी संक्रमण के ही हल्का ज्वर बराबर रहता है।
11. कुछ रोगियों में प्लीहा (Spleen) हल्का बढ़ा हुआ मिल सकता है।
12. सामान्यतया क्रेनियल नर्व्स प्रभावित नहीं होते हैं लेकिन प्रारंभिक अवस्था में चक्षु स्नायु प्रदाह (Optic Neuritis) पाया जा सकता है।
13. रोगी को कोई तकलिफ महसूस न होना यानी आनांदोन्माद (Euphoria) प्रायः सभी रोगियों में पाया जाता है। उदासीनता तथा मानसिक-शक्ति की कमी प्रायः प्रत्येक रोगियों में मिलता है।

## चिह्नें
## (Signs)

1. पीलापन, उपत्वचा (Mucous Membrane) तथा चमड़े का रंग नींबू-सा पीला हो जाता है; जिसका कारण मुँह से थूक के साथ रक्त आना होता है।
2. जिह्वा-कण्टक (Papilla) के नहीं रहने के कारण जीभ-लाल, अनुभव रहित तथा घृष्ट होता है।
3. रोगी के हृदय का फैलाव तथा रक्त-स्वल्पता के कारण मरमर शब्द पाया जाता है।
4. पैर तथा हाथों की ऊँगलियों में आलपिन या सुई चूमने की अनुभूति पायी जाती है।
5. लगभग 60% में प्लीहा तथा यकृत स्पर्शनीय होते हैं।
6. सुषुम्ना विभिन्न प्रकार से आक्रान्त हो जाती हैं।
7. घुट्ठियों (Ankles) में सूजन पाया जा सकता है।

8. चक्षु-क्षीणता पायी जाती है।

## जाँचें

1. पाकाशय विश्लेषण (Gastric-Analysis) से स्पष्ट हो जाता है कि रोगी के पाचक रसों में हाइड्रोक्लोरिक अम्ल नहीं होता है। इसे "Achylia Gastrica" कहा जाता है।
2. ऊँगलियों के पोरों से लिए गये रक्त के जांच से पता चलता है कि लालरक्तकणों की कमी होती है, साथ ही असंगत कम हिमोग्लोबिन प्रतिशतता पायी जाती है, सामान्यतः Hb% - 20-40% (3.0-6.0 G.per 100ml) होता है। रंग-सूची एक (1.0) से अधिक होता है। श्वेत रक्त कणों में कमी आ जाती है। कभी-कभी रक्त के छोटे-छोटे कणों प्लेटलेट्स कम हो जाते हैं। सामान्यतः 25% रोगियों में प्लेटलेट्स की संख्या 40,000-80,000 per cmm तक हो जाते हैं। लाल रक्त कणों के असामान्य आकार-प्रकार, परिणाम, लाल रक्त कणों को ही रंगने वाली प्रक्रिया तथा कोष-मध्यस्थ बिन्दु की तरह लाल रक्त कण पाये जा सकते हैं (Nucleated Rbc May Be Present) कदाचित् ही वृहदाकार लाल रक्त कण देखने को मिल सकते हैं। जिसे (Megaloblast) कहा जाता है। औसत कॉर्पस्कुलर आयतन (MCV) तथा औसत कॉर्पस्कुलर व्यास (MCD) का मान बढ़ जाता है। सामान्य अवस्था में डब्ट (Mean Corpuscular Volume) - 78-94 cu μ (Cubic micrones) तथा MCD (Mean Corpuscular Diametre) - 1.3 μ (micrones) होता है। सामान्यतया डब्क का मान 8-9 μ भी हो सकता है।
3. अस्थिमज्जा (Bone-Marrow) जांच से वृहदाकार रक्त-कण प्रतिक्रियाओं का पता चलता है।
4. सिरम $B_{12}$ का स्तर कम हो जाता है। सामान्य अवस्था में यह 150-850 pg per c.c. होता है।

5. स्किलिंग- टेस्ट सकारात्मक होता है। इसमें रेडियो से प्रभावित होने वाले कोबाल्ट के साथ विटामिन $B_{12}$ के स्राव का स्तर कम पाया जाता है।
6. रक्त-जमने का समय बढ़ जाता है यानी रक्त-स्राव के बाद अपने निश्चित समय-सीमा के अन्दर नहीं जमता है।
7. ई.एस.आर. बढ़ जाता है।
8. ‘‘इन्डाइरेक्ट वान डेन रिएक्सन (Indirect Van Den Reaction) से सिरम-विलिरूबिन की अधिकता का पता चलता है यह लगभग 1.0mg per 100ml. हो जाता है। रोगी के मूत्र में यूरोविलिनोजन अत्यधिक पाया जाता है।

## अन्य परेशानियाँ

1. आमाशय का कैन्सर (Gastric Carcinoma)
2. पित्ताशय की बीमारियाँ (Diseases of Gall-Bladder)
3. शिरा का समावरोधन (Venous Thrombosis)
4. गठिया (Gout) आदि सांघातिक रक्ताल्पता के रोगियों को हो सकते हैं।

## उपचार

1. रोगी को पूर्ण विश्राम दिया जाना चाहिए।
2. स्वादिष्ट भोजन जिसमें प्रोटीन, लौह-तत्त्व तथा विटामिन-सी की अधिकता वाले खाद्‌य पदार्थो को दिया जाना चाहिए।
3. हिमोग्लोबिन 4gm% से कम होने पर रोगी को रक्त चढ़ाया जाना चाहिए।

## होम्योपैथिक उपचार

आर्सेनिक, कल्केरिया कार्ब, चाइना, फेरम मेटालिकम, फॉस्फोरस, नैट्रम म्युर, पिक्रिक एसिड, पल्साटिला, थाइरोयडिनम, ट्राइनाइट्रोटोलुएनि (TNT) आदि औषधियों का प्रयोग लक्षणानुसार किया जाता है।

## कुछ महत्त्वपूर्ण दवाएँ और उनके महत्त्वपूर्ण लक्षण

1. **आर्सेनिक एलबम-** सांघातिक रक्ताल्पता के साथ यदि रोगी म लक्षण हों तो यह कारगर सिद्ध होती है। अत्यधिक परिश्रम करन कारण माँसपेशियों के कष्ट के कारण दुर्बलता, अत्यधिक व्यग्रतात मुत्युभय प्रायः पाया जाता है। रक्तकणों (Corpuscles) में ह्रास; तीव्र तथा अत्यन्त उदासीनता साथ ही जीवनी-शक्ति कमजोर होती है। शोथ के साथ लक्षणों में भयंकर तथा रूक-रूक कर होने वाले हृदय की धड़कन साथ ही अम्लीय पदार्थों तथा ब्राण्डी पीने की अदमनीय इच्छा होती है। रोगी हमेशा गर्म कमरे में रहना चाहता हैं। रोगी में आर्सेनिक दवा के अन्य लक्षण भी होते हैं।
2. **कल्केरिया कार्ब-** युवतियों में हरित् पाण्डु रोग (Green-Sickness Or Chlorosis) पाया जाता है। रोगी का रूप-रंग मोम की तरह होता है। उसके होंठ तथा कान खड़िया-मिट्टी (Alabaster) की तरह होते हैं साथ ही आँखें चमकिली होती हैं। माँस खाने से अरूचि तथा खट्टा, अपाच्य पदार्थों को खाने की इच्छा होती है, पेट में सूजन होता है, उसके सिर में चक्कर आता है तथा वह पीड़ित रहता है।
3. **चाइना-** थकाने वाले स्राव; जैविक रसों, जैसे- रक्त, वीर्य आदि के नुकसान होने के कारण रक्ताल्पता, दुर्बलता, धैर्यहीनता, उदासीनता, खिन्नता आदि पाया जाता है। आँखों के चारों तरफ चमरे का रंग नीला-सा पड़ जाता है। चक्षुपट की रक्ताल्पता के कारण रतौंधी होना पाया जा सकता है।
4. **फेरम मेटालिकम-** चेहरे का पीलापन या मिट्टी-सा तथा हाथ-पैरों में मोटापन- स्थूलता, रक्ताल्पता, गर्दन की नाड़ियों में मरमर (Murmur) शब्द होना, रोगी आसानी से थकने वाला होता है। खाना खाने के बाद भोज्य पदार्थ का वमन पाया जाता है। यक्ष्मा-ज्वर (Hectic Fever) तथा निरंतर जाड़ा लगना पाया जाता है। रोगी की प्रकृति चण्ड होती है। उसे हल्का भी शोर-गुल असहनीय हो जाता है।

5. **नैट्रम म्युर-** रोगी के शरीर में पीलापन, दुर्बलता, धड़कता हुआ सिरदर्द, श्वास-कष्ट, कोष्ठबद्धता तथा अप्रसन्नता पायी जाती है। सांत्वना देने पर उसकी तकलिफें बढ़ जाती हैं और वह चुप कराने पर और अधिक रोने लगता है। उसके हृदय के धड़कन में कम्पन पाया जाता है। हृदय की सामान्य क्रिया क्षणिक रूप में रूक-रूक कर होती है। रोगिणी का मासिक स्राव थोड़ा होता है। वह नमकीन भोज्य पदार्थों को अधिक पसन्द करती है।
6. **पल्साटिला-** रोगिणी हरित पाण्डु रोग; एक प्रकार की रक्तहीनता जिसमें स्त्रियों के शरीर का रंग हरी-आभा लिये हो जाता है; का शिकार हो जाती है। वह हमेशा जाड़ा लगने की शिकायत करती है और खुली हवा, ताजी हवा में राहत महसूस करती है। वह थकी हुई सी लगती है। उसके शरीर के सभी उत्तक ढीले होते हैं। वह चिड़चिड़ा पर क्रोध नहीं करने वाली होती है। उसकी प्रकृति सुस्त (धीमा) तथा कफमय होती है। यह दवा प्रायः फेरम मेटालिकम तथा चाइना के असफल होने पर सफलता प्रदान करती है।
7. **ट्राइनाइट्रोटोलुएनि** (Trinitrotoluene=TMT)- इसके महत्त्वपूर्ण लक्षणों में श्वास कष्ट, सिर में चक्कर, सिरदर्द, अवसन्नता, हृदय - धड़कन तेज, अस्वाभाविक थकान, माँस पेशियों का अकड़न (muscular-cramps), चमरे का नीला होना (Cyanosis) साथ ही तन्द्रा, विषाद, अनिद्रा आदि है।

## (B) पेलाग्रा जन्य मनोविकृतियाँ

पेलाग्रा एक हीन-भावना से उपजी विटामिन की कमी से संबंधित बीमारी है। इसके कारण भी मनोविकृतियाँ आती हैं जिन्हें पेलाग्रा जन्य मनोविकृति कहते हैं।

पेलाग्रा निकोटिनिक एसिड (Nicotinic Acid ) यानी प्रोटीन के कमी के कारण उत्पन्न रोग है। इसके प्रधान लक्षण चमड़े में सूजन, खुजली, चमड़ा फटा-फटा होना, दस्त तथा मनोविदलता (Dermatitis, Diarrhoea and Dementia) है जिसे 3D से जाना जाता है। एक वयस्क व्यक्ति के लिए निकोटिनिक एसिड की मात्रा 15mgm-20mgm प्रतिदिन जरूरत होती है।

यह प्रायः उन लोंगों को होता है जो मक्का (Maize) अधिक खाते हैं तथा माँस, दूध आदि का सेवन कम या नहीं करते हैं।

इसके सामान्य लक्षण निम्न प्रकार होते हैं:

**1. चमड़े पर-**

- जगह-जगह लाल चकोते सुडॅाल रूप से शरीर के खुलें भागों पर पाये जाते हैं जो विशेषकर तलहथी के पीछे, कलाइयों, बाहों, चेहरे तथा गरदन पर पाये जाते हैं।
- लालीपन, सूजन तथा खुजली पायी जाती है।
- प्रथमावस्था में तेज बहावयुक्त निःसरण जख्म नासूर पाया जा सकता है।
- जीर्णावस्था में चमड़े में खुरखुरापन, कठोरपन, सूखापन पाया जाता है। चमड़ा पपरी हटने वाला तथा गहरे रंग का होता है।
- पैरों में सुन्नपन तथा अकड़न हो सकता है। उसके पैरों में आपेक्षित या कोमल आंशिक पक्षाघात (Spastic or Flacid Paresis) पाया जाता है।

**2. अन्नबहानली (मूँह से मलद्वार तक) तंत्र** (Alimentary System) -

- जीभ प्रायः अनुभव रहित; गो माँस-से लाल, दर्द युक्त तथा सूजनयुक्त होता है।
- जीभ के तिकोण पर छाला आना तथा होठों का सूजन पाया जाता है।
- मितली तथा वमन के साथ पेट के ऊपरी तथा बीच के भाग में जलन होता है। अधिक मात्रा में पानी-सा पतला पाखाना होता है।
- अत्यधिक लार (Saliva) बनना पाया जाता है।
- भूख नहीं लगती है।

**3. स्नायुतंत्र** (Nervous System) पर-

- इस रोग के हल्के शिकार रोगियों में कमजोरी, चिन्ता विषाद शीघ्र कुद्ध होने की प्रवृति पायी जाती है।
- तीक्ष्णावस्था में हल्का प्रलाप (Delirium) पाया जाता है।
- जीर्णावस्था में स्मरणशक्ति नष्ट हो जाती है। सुषुम्ना विभिन्न प्रकार से आक्रान्त हो जाती है।
- सिरदर्द, सिर में चक्कर, अनिद्रा, कमजोरी, विषाद, उदासीनता, जल्द कुद्ध होना आदि पाया जाता है।
- उसे विभ्रम हो जाता है कि उसके सिर के ऊपर बादल मंडरा रहे हैं।

## पेलाग्रा के अन्य कारण (Associated Factors)

1. यह प्रायः 20-40 वर्ष के लोगों में पाया जाता है।
2. मर्दों की तुलना में औरतों को अधिक होता है।
3. यह प्रायः शरद-ऋतु के प्रारंभ में होता है।
4. यह प्रायः गरीब लोंगों, उपदंश रोगियों, टी० बी० रोगियों तथा शराबियों में अधिक पाया जाता है।

## उपचार

सर्वप्रथम रोगी को संतुलित आहार जिसमें 2500 से 4500 कैलोरी शक्ति मिलें यानी प्रोटीन वाले मोज्य पदार्थों का सेवन अधिक कराना चाहिए।

होम्योपैथिक उपचार के क्रम में आर्सेनिक, आर्स सल्फ रूब्रम, बोमिष्टा, चाइना, सिमिसिफ्युगा, जेल्सेमियम, मर्क सॉल, प्लम्बम आयोड, रस टॉक्स, सोरिनम, सिकेली कॉर, सल्फर आदि दवाओं का प्रयोग लक्षणानुसार किया जाता है।

- रौद्रत्वक जन्य विकार (Pellagra Cachexia) - आर्सेनिक, सिकेली कॉर।

- रौद्रत्वक के साथ चमड़ा, दरार युक्त फटना , खाल उधड़ना तथा उद्भेदों का निकलना (Fissures, Desquamation, Skin Irruption With Pellagra).
- ग्रेफाइटिस, हिपर सल्फर, इग्नेसिया, फॉस्फोरस, पल्साटिला, सिपिया आदि।

डॉ. विलियम बोरिक साहब का विचार है कि पेलाग्रा के उपचार में हिपर सल्फर की स्थूल मात्रा यानी निम्न शक्ति (विचूर्ण) में दवा की अधिक मात्रा की जरूरत होती है।

## 13. गुरदारोग जन्य मनोविकृतियाँ

मुख्यतः निम्न दो गुरदा रोगों के कारण मनोविकृतियाँ उत्पन्न होती है:

A. मूत्रनाश विकार (Uraemia) तथा

B. गुर्दों का जीर्ण विस्तृत सूजन (Chronic Diffuse Nephritis)

### (A) मूत्रनाश विकार

इसे गुरदों का जीर्ण क्रियाहीनता (Chronic Renal Failure) भी कहा जाता है। "Uraemia" शब्द का प्रयोग गुरदा की क्रियाहीनता के कारण उत्पन्न लक्षणों जिनमें मूत्र कम या नहीं होता है, के लिए किया जाता है। वास्तव में इसका अभिप्राय नाइट्रोजनयुक्त पदार्थो का रक्त तथा कोषिकाओं में रूकना है। अब यह व्यापक रूप में स्वीकार किया जाता है कि एक स्वस्थ प्राणी में गुरदा वाह्य कौषिक रस की मात्रा को नियंत्रित करता है जिसमें अम्लीय-क्षारीय संतुलन भी सम्मीलित है। इन्हीं कारणों से गुरदे की क्रियाहीनता मानवशरीर के विभिन्न अंगों पर भी अपना व्यापक प्रभाव डालता है।

सामान्यतः यूरेमिया शब्द का प्रयोग गुरदे की क्रमिक तथा जीर्ण क्रियाहीनता के कारण उत्पन्न लक्षणों के लिए किया जाता है। लेकिन कभी-कभी यह क्रियाहीनता तीक्ष्ण भी होती है।

इसके स्नायविक लक्षणों में सिरदर्द, सिर में चक्कर आना, माँस-पेशियों की कमजोरी तथा हल्का झटका यानी फड़कना (Twitching) उदासी के साथ एकाग्रचित्तता की कमी, स्नायविक-दर्द  व्यग्रता, मोटी आवाज, तन्द्रा-अनिद्रा, पारावर्तित क्रिया बढ़ी हुई क्षणिक तथा स्थाई अपूर्वीय स्थिति तथा उन्मत्तता आदि सामान्यतः पाये जाते हैं।

रोगी के मुँह में सूखापन, जीभ धूसर-खाकी रंग से ढ़का हुआ, क्षतयुक्त मुँह में छाला पड़ना (Ulcerative Stomotitis) (जिसे कुरथन भी कहा जाता है) साथ ही दुर्गंधित उच्छश्वास होना, भूख की कमी, अत्यधिक प्यास लगना, मितली तथा वमन आदि होना महत्त्वपूर्ण लक्षणों में हैं।

श्वसन क्रिया के समय रोगी के श्वास से अमोनिया-सी गंध आती है तथा स्वशन क्रिया के समय उत्पन्न आवाज सामान्यतः सूखी तथा कर्कश होती है।

उपचारः इसके उपचार में क्युप्रम मेटालिकम, टेरिविन्थि, कैनाबिस इन्डिका, अमोनियम कार्ब आर्टिका यूरेन्स, जिंजिवर आदि औषधियों का प्रयोग लक्षणानुसार किया जाता है।

## (B) गुरदों का जीर्ण विस्तृत सूजन

इसे द्धितीयक सिकुड़ा हुआ गुरदा तथा जीर्ण मूत्र पिण्ड आवरक झिल्ली प्रदाह  (Secondary contracted kidney and chronic pyelo- nephritis) नामों से भी जाना जाता है।

### लक्षणें

1. मूत्र संबधी परिवर्तन (Urinany Changes):
   (a) एलबुमेन की अधिक मात्रा में कभी हो जाती हैं जो बीमारी के प्रथमावस्था मे अधिक पाया जाता है।
   (b) मूत्र की मात्रा बढ़ जाती है।
   (c) विशिष्ट गुरूत्व (Specific Gravity) कम हो जाता है और यूरिया के अवयव विशेष रूप से कम हो जाते हैं।

2. मूत्र अधिक होते ही सूजन कम होने लगता है।
3. रक्त मे मूत्र-क्षार (Blood Urea) तथा रक्तचाप लगातार बढ़ता ज. और हृदय का बायाँ ग्राहक कोष्ठ (Left Ventricle) में अत्यधिक बृ हो जाती है।
4. गुरदों की क्रियाहीनता की अंतिम अवस्था में मूत्र की मात्रा कम हो जाती है और मूत्र के क्षारीय होने के लक्षण आ जाते है।
5. बच्चों में गुरदों के कारण हड्डियों के मुलायम होने की अवस्था (Renal Rickets) हो सकता है।

## कारण

इस रोग का मुख्य कारण इस्सेरिचिया कोलाई (E. Coli) है।

## उपचार

बर्बेरिस वल्गरिस, कैन्थरिस , फाइटोलक्का, पाराइरा ब्रेवा (Pareira Brava), सिपिया, जिंजिबर आदि औषधियों का प्रयोग लक्षणानुसार किया जाता है।

## 14. यकृतरोग जन्य मनोविकृतियाँ

ये मनोविकृतियाँ प्रायः यकृति का तीक्ष्ण रूप मे क्रिया बन्द करने (acute hepatic failure) के कारण उत्पन्न होती हैं इसके निम्न कारण हो सकते है:

a. विषाणु जन्य यकृत प्रदाह (Viral Hepatitis),
b. यकृत का सूजन के कारण क्रियाहीन होना (Cirrhosis of Liver)
c. पित्त के कारण यकृत मे सूजन होना (Biliary cirrhosis of liver)
d. विषाक्त यकृतशोथ (Toxic hepatitis)
e. शिशुओं का यकृतशोथ (Infantile cirrhosis of liver)
f. वैसी दवाएं जो यकृत पर विषाक्त प्रभाव डालती है (Hepatotoxic drugs) का प्रयोग करना।

g. यकृत का कैन्सर (Carcinoma of liver)

## लक्षणें

इसके लक्षणों का विकास उत्तरोतर होता है पर तीक्ष्ण भी हो सकता है। इसके महत्त्वपूर्ण लक्षण निम्न प्रकार है:

a. रोगी में उदासी, मस्तिष्क क्रिया विलम्ब से, तन्द्रा, जम्हाई तथा अन्त में बेहोशी हो सकती है।

b. उसने व्यक्तित्त्व तथा मानसिकता में बदलाव पाया जाता है।

c. उसकी आवाज धीमी तथा उच्चरण अस्पष्ट होता है।

d. दुर्गंध युक्त यकृतशोध में रोगी के मुँह से उच्छवास के क्रम में शव-सा दुर्गंध आता है जो मिथाइल मर्कैप्टेन (Methyl Mercaptan) के कारण हो सकता है।

e. रक्त में प्रोथ्रोम्बिन की कमी (Hypprothrombinaemia) के कारण शरीर के विभिन्न भागों में रक्तस्राव हो सकता है।

f. गरदन के चारों तरफ मकड़े की तरह रक्तनली में अर्बुद (Spider Angioma) तथा रक्त में इस्ट्रोजेन (Oestrogen) की अधिकता के कारण तलहत्थियों में लाल-लाल चकोते पाये जाते हैं।

g. स्नायु संबंधी असामान्यता - आँखों में टकटकी युक्त दृष्टि होना, तीव्र झटका (Brisk Jerk), धुट्ठियों में क्षणिक संकोचन, संकोचनी पेशियों का प्रभाव तलवों में देखा जा सकता है। फड़फड़ाहट युक्त कम्पन, हाथ पसारते समय इसका एक अतिमहत्त्वपूर्ण लक्षण है।

यकृत सामान्यतया हाथों से स्पर्श नहीं होता है तथा मूल बीमारी के लक्षण वर्तमान होते हैं।

## जाँचें

1. यकृत क्रिया जांचें (Liver Function Tests) - क्रियाहीनता प्रदर्शित करती हैं।

2. ई.सी.जी. (E.C.G.) में कुछ बदलाव आ सकता है।
3. मूत्र-परीक्षण में ल्युसि न तथा टाइरोसिन-स्फटिक (Leucine and Tyrosin Crystal) पाये जा सकते हैं।

## उपचार

लक्षण-संग्रह तथा लक्षण-भेद के अनुसार दवा का चयन कर उपचार किया जाता है पर कुछ हद तक ही अरोग्यता संभव है।

## 15. अन्तःस्रावी ग्रंथिरोग जन्य मनोविकृतियाँ

निम्न अन्तः स्त्रावी बीमारियों के कारण मनोविकृतियाँ उत्पन्न हो सकती हैं:

A. पुरूष जनन शक्ति से संबंधित लक्षण (Adrenogenital Syndrom Or Virilism)
B. कशिंग सिन्ड्रोम (Cushing Syndrom)
C. घेघा जन्य मनोविकृतियाँ (Thyrotoxicotic Psychoses)
D. ग्लूकोज-रक्ताल्पता जन्य मनोविकृतियाँ (Hypoglycaemic Psychoses)

### (A) पुरूष जनन शक्ति से संबंधित लक्षण

यह प्रायः औरतों में होता है। इसके लक्षण स्पष्टतः मासिक स्राव होने से पहले आ जाते हैं। औरतों में पुरूषत्व आ जाता है जिसमें निम्न लक्षण आ जाते हैं:

a. अस्वाभाविक केश-वृद्धि (Hirsuties)- इसमें केशों की अत्यधिक वृद्धि ठुड्ढ़ी पर; ऊपरी होठ के ऊपर (मूछों की तरह), गालों पर साथ ही साथ बाहों, जाँघों, पैरों तथा गले में हो जाती है। (इस हेतु मैनें ओलियम जेकोरिस असली 30 का प्रयोग सफलतापूर्वक करता हूँ।)
b. माँसपेशियों का विकास मर्दों-सा होता है साथ ही कंधा चौड़ा उभरा हुआ तथा कुल्हा पतला होता है।
c. आवाज मर्दों-सी मोटी होती है।

d. औरतों के लक्षण कम हो जाते हैं जैसे- अनावर्त (Amenorrhoea) आ जाता है चाहे वह प्राथमिक या द्वितीय (Either Primary or Secandary Amenorrhaea) ही क्यों न हो। स्तन अविकसित होते हैं। कभी-कभी भगांकुर (Clitoris) बड़ा हो जाता है।

इसके अनेक रोगियों का शरीर अधिक चर्बीयुक्त हो जाता है। मूत्र में अधिक मात्रा में 17-किटोस्टेरवायड्स (17-Ketosteroids) पाये जाते हैं और वृक्कअर्बुद (Adrenal Tumor) का पहचान Poncean-Fuchsin Staining Reaction (Vines) के धनात्मक होने पर किया जाता है। मारात्मक अर्बुद (Malignant Tumor) मर्दों में विरले ही मिलते हैं लेकिन यदि अपवाद में मिलते हैं तो उस रोगी में जल्द ही औरतों-से लक्षण (Feminisation) आ जाता है।

उपचार के क्रम में लक्षणसंग्रह तथा लक्षण-भेद के अनुसार औषधि चयन करना ही सर्वोत्तम है।

## (B) कशिंग सिन्ड्रोम

गुरदा के ऊपर स्थित झिल्ली (Suprarenal Cortex) से अधिक स्राव होने के कारण उत्पन्न लक्षणों को "कशिंग सिन्ड्रोम" कहते हैं। यह औरतों में सामान्यतः पाया जाता है तथा 15-45 वर्ष के बीच किसी भी उम्र में हो सकता है। इसमें लक्षण निम्न प्रकार हैं:

a. रोगी के पेट-पीठ आदि में चर्बी अधिक संचित हो जाता है।
b. उसका रंग-रूप रक्त पित्त के रोगियों-सा हो जाता है।
c. उसका कंधा कुबरा-सा (Kyphosis) तथा गोल हो जाता है।
d. प्रायः मेरू-दण्ड के हड्डियों में किनारे पथरी की तरह (Osteo porosis) हो जाता है तथा पीठ-दर्द होता रहता है।
e. पूरे शरीर में कमजोरी, विषाद तथा कभी-कभी स्पष्ट मनोविकृतियाँ पायी जाती हैं।
f. उच्च रक्त-चाप पाया जाता है।

g. उसे चीनी की सहन-शक्ति यानी पचाने की शक्ति कम हो जाती है और मधुमेह भी हो सकता है।

रोगी के रक्त में हाइड्रोकॉर्टिसोन की मात्रा बढ़ जाती है; यह मात्रा 18μ 100ml उस से अधिक हो जाती है। इन रोगियों के मूत्र में पुरूषत्व से संबंधित प्रभाव के साथ अस्वाभाविक केश-वृद्धि आदि भी देखा जाता है। इसका कारण सामान्यतया एड्रिनलकॉर्टेक्स (Adrenal Cortex) का बढ़ना ही होता है। कभी-कभी एड्रिनल एडिनोमा (Adrenal Adenoma) के कारण भी यह रोग होता है। इसका एक विरल कारण "पियूष-ग्रंथि" का "क्रोमोफोन एडिनोमा" (Chromophone-Adenoma) होता है।

इसके विशिष्ट लक्षण निम्न प्रकार हैं: शरीर के लचीले तन्तुओं के अभाव या कमी के कारण शरीर पर चिह्न आ जाते हैं जैसा कि प्रसवोत्तर काल में औरतों के पेट के निचले भाग में पाया जाता है। यह स्तनों, जाँघों, कुल्हों, बाहों आदि पर भी हो सकता है। इसे Striae Atrophicae कहते हैं। यह चिह्न लाल, बकाइन (lilac) या क्रमहीन उजले रेखा-सी बंधन के रूप में हो सकता है। यह प्रायः तनावयुक्त शारीरिक अंगों पर ही होता है।

इसका उपचार भी लक्षणानुसार किया जाता है।

## (C) घेघा जन्य मनोविकृतियाँ

घेघा (Thyrotoxicosis or Hyper Thyroidism) गल-ग्रंथि के अत्यधिक या विकृत क्रिया ही अवस्था है। साथ ही अपवाद में यदि सामान्य जन गलग्रंथिसार यानी थाइरोक्सिन (Thyroid Extract or Thyroxine) का सेवन अधिक कराने से भी उसे घेघा हो जाता है गल-ग्रंथि आगे की ओर बढ़कर निकल आती है।

ध्यान देने योग्य बात यह है कि हर रोगियों में गल-ग्रंथि का आकार बढ़ें ही यह आवश्यक नहीं है। गल-ग्रंथि के बढ़ने के साथ उसकी क्रिया कम हो जाती है जबकि कभी-कभी एक छोटी ग्रंथि भी क्रियात्मक रूप से अधिक सक्रिय हो

सकती है। घेघा के कारण भी मनोविकृतियाँ उत्पन्न होती है जिन्हें घेघा-जन्य-मनोविकृतियाँ कहते हैं।

## घेघा दो प्रकार का होता है

a. प्राथमिक घेघा (Primary Thyrotoxicosis or Grave's Disease)
b. द्वितीयक घेघा (Secondary Thyrotoxicosis)

### (a) प्राथमिक घेघा

इस बीमारी में हृदय-गति स्वाभाविक रूप से तेज (Tachycardia), कम्पन, घेघा के कारण आँखों के गोलों का बाहर निकलना (Exophthalmos) तथा चया-पचयी क्रिया (Basal Metabolism) अधिक होना पाया जाता है।

इसके मनोवैज्ञानिक लक्षण निम्न प्रकार हैं: धैर्यहीनता, अत्यधिक उत्तेजना का इतिहास (Episodes of Extreme Excitability) मिलता है। चण्ड-प्रकृति, संवेगात्मक अस्थिरता, क्रोध का विस्फोट होना, जो रूलाई के साथ अदल-बदल कर प्रायः औरतों में पाया जाता है। वाक्- विकृति पायी जाती है।

### (b) द्वितीयक घेघा

यह बीमारी गल-ग्रंथि के एक या अनेक अर्बुदों (adenomata), के साथ होती है तथा लगग्रंथि के विषाक्त होने के लक्षण तथा चिह्न प्रायः प्राथमिक घेघा के तरह होते हैं पर उनमें निम्न अन्तर होते हैं:

1. आँखें बाहर कम निकलती हैं तथा आंखों के अन्य चिह्न भी कम होते हैं।
2. स्नायविक कम्पन के चिह्न स्पष्ट नहीं होते हैं।
3. अचानक तथा खतरनाक रूप में गल-ग्रंथि के लक्षणों का आना (Thyroid crises) नहीं पाया जाता है।
4. हृदय- संबंधी परेशानियाँ अधिक होती हैं।
5. शल्य- क्रिया के बाद यह दुबारा विरले ही होता है।

## उपचार

1. शारीरिक तथा मानसिक रूप से रोगी को पूर्ण विश्राम दिया जाना चाहिए।
2. अधिक ऊर्जा (शक्ति) देने वाला भोजन दिया जाना चाहिए।
   रोगी को 4000-5000 कैलोरी उर्जा भोजन से प्रतिदिन मिलनी चाहिए।
3. कैल्सियम, फॉस्फोरस, आयोडिन, ब्रोमियम, विटामिन डी. की न्युनता पूर्ण करनी चाहिए।
4. पोटासियम क्लोराइड (Potasssium Chloride) प्रतिदिन 1-3 ग्राम रोगी को दिया जाना चाहिए।

होम्योपैथिक उपचारः आयोडम, कल्केरिया फॉस, कल्केरिया कार्ब, सिपिया, ब्रोमियम, फाइटोलक्का, कोनियम, स्पॉन्जिया टोस्टा, नैट्रम म्युर, थुजा, फॉस्फोरस, काली फॉस, काली म्युर आदि दवाओं का प्रयोग लक्षणानुसार किया जाता है।

## (D) ग्लूकोज रक्ताल्पता जन्य मनोविकृतियाँ

रक्त-चीनी (Blood-Sugar) का अचानक निम्न स्तर पर आना ''ग्लूकोज-रक्ताल्पता'' (Hypoglycaemia) है तथा इसके कारण उत्पन्न मनोविकृतियाँ ही ''ग्लूकोज रक्ताल्पता जन्य मनोविकृतियाँ हैं।

रक्त में चीनी का अचानक कम होना इन्सूलिन अधिक सेवन करने से भी हो सकता है या शरीर में इन्सूलिन अधिक मात्रा में स्रवित होने से भी हो सकता है। इसके प्रारंभिक लक्षणों के आने का कारण उप वृक्क ग्रंथि के सक्रिय अवयव एड्रेनालिन का अचानक सक्रिय होना है। इसमें एक प्रकार की कमजोरी की अनुभूति "Sinking Feeling" होती है, चिन्ता, अत्यधिक पसीना, कम्पन, छाती की धड़कन, पीलापन, भूख के कारण पेटदर्द, मितली-वमन तथा सिरदर्द आदि पाया जाता है। होठों में सुन्नपन, आधे अंगों का पक्षाघात (Hemeparesis) तथा कभी-कभी द्विदृष्टि (Diplopia) भी हो सकती है। प्रायः चलने-फिरने में तकलीफें हो सकती है।

बाद के लक्षण मस्तिष्क-क्रिया पर इसके प्रभाव के कारण उत्पन्न होते हैं। यह विभिन्न प्रकार का होता है तथा एक ही रोगी में बार-बार होता है। इसमें

निम्न लक्षण पाये जाते हैं:

1. शब्दों को भूलने की प्रक्रिया (Amnesia) जो स्वतः अपने आप सेकेण्ड़ों, मिनटों या घंटों रोगी के सामान्य व्यवहार के साथ पाया जाता है। इस समय रोगी मे स्थायी स्मरण-शक्तिहीनता पायी जाती है।
2. रोगी के अस्थिर मानसिक चेतना, हल्का-गुल्ला में असामान्य व्यवहार के दौरे पड़ते हैं। वह अस्पष्ट उच्चारण करने वाला (Dysarthric) होता है तथा माँस-पेशियों की क्रियाओं की असमानता पायी जाती है।
3. विशिष्ट ज्ञानेन्द्रियों के लिप्त होने के कारण उसे द्विदृष्टि, द्विदृष्टि संबधी विभ्रम (Visual Hallucination), वस्तु बड़ा दीखना (Macropsia) या वस्तु छोटा दीखना (Micropsia), घ्राणेन्द्रीय विभ्रग (Oltactory-Hallucination), कानों के लक्षणों के साथ चक्कर लगाने वाला सिर का चक्कर लेकिन कानों मे घंटी बजने की तरह टुनटुनाहट की आवाज (Tinnitus) या बहरापन नही होता है।
4. कम या अधिक समय के लिए बेहोशी हो सकती है।
5. मिर्गी -सा बड़ा दौरा देखने को मिलता है लेकिंन ऐसे रोगी कभी भी मिर्गी-से ऐंठन जिसमें तेज अनुक्रम तथा बीच के समय में चेतना सामान्य हो जाती है।

## जाँचें

1. रक्त-चीनी (Blood Sugar) जाँच कराने पर 60mg% से कम होता है पर रोग-निर्णय के लिए 50mg% से कम होना आवश्यक है।
2. स्वाभाविक रोगियों (यानी इन्सूलिन के कारण उत्पन्न बीमारी में नहीं) में 5-10 यूनिट इन्सूलिन की सूई भूखे रोगी को लगाने पर उसे लाक्षणिक दौरे पड़ते हैं।
3. लम्बे समय तक ग्लूकोज की सहनशीलता जाँच (Glucose Tolerance Test) मे 5-6 घंटें तक रक्त -चीनी 5mg% से कम होती है।
4. एड्रेनालिन 1ml उस की सूई निराहार व्यक्ति के चमड़े के नीचे (Subcutaneous) दिया जाता है। रक्त में चीनी की जाँच प्रत्येक 15

मिनट पर चार बार लिया जाता है जो कम से कम 35mg% तक बढ़ सकता है। रक्त में चीनी की यह बढ़ी हुई मात्रा ग्लूकोज रक्ताल्पता के रोगियों में कम हो जाती है।

5. ई.ई.जी. (E.E.G.), कॉर्टिकल-क्रिया (Cortical Function) की न्यूनता दर्शाता है और बाद में ग्लूकोज रक्ताल्पता के समय अल्फा सम-गति (Alpha Rhythm) अनुपस्थित होता है।
6. जब यह शंका होती है कि रोगी के लक्षण ग्लूकोज-रक्ताल्पता या अन्य कारणों से हैं तो इसका एक रोग निर्णय क्रिया निम्न प्रकार है: रोगी को एक औंश ग्लूकोज मुँह से दिया जाता है या ग्लूकोज का 20 प्रतिशत घोल 10 मि.ली. नस में सुई द्वारा दिया जाता है, तब रोगी गहरे या लम्बे समय से चले आ रहे बेहोशी (Coma) में होता है तो उपर्युक्त-क्रिया के बाद बचा लिया जाता है। उपर्युक्त क्रिया के बाद रोगी नाटकीय ढ़ंग से स्वस्थ-सा हो जाता है और ई.ई.जी. के असामान्य लक्षण भी खत्म हो जाते हैं। यह दो प्रकार का होता है:
    a. स्वयंभूत रोग यानी वह रोग जो बाहरी कारणों से न हुआ हो उसे "Idiopathic Hypoglycaemia" कहते हैं तथा
    b. मधुमेह के रोगी को इन्सूलिन की मात्रा अधिक दे दी गई हो।

## उपचार

लक्षण-संग्रह तथा लक्षण-भेद के अनुसार औषधि चयन कर उपचार किया जाता है।

## 16. ऑक्सिजन कम होने के कारण उत्पन्न मनोविकृतियाँ

सामान्यतया (A) हृदय में रक्त अधिक संचय होने के कारण जीर्ण क्रियाहीनता तथा (B) फुस्फुसिया हृदय-रोग के साथ जीर्ण रक्ताल्पता के कारण भी ऑक्सिजन की कमी हो जाती है तथा इन कमियों के कारण भी मनोविकृतियाँ उत्पन्न होती हैं।

## (A) हृदय में रक्त अधिक संचय होने के कारण क्रियाहीनता (Chronic Congestive Cardiac Failure)

यह अवस्था प्रायः पूरे शरीर या फुस्फुस के शिराओं में रक्ताधिक्य के साथ होता है। इस प्रकार यह बायें या दायें तरफ के हृदय की क्रियाहीनता निर्दिष्ट करती है। यह दो प्रकार का होता है:

(a) बायाँ ग्राहक कोष्ठ की क्रियाहीनता (Left Ventricular Failure)- यह हृदय के ग्राहक कोष्ठ की क्रियाहीनता है जिसमें रक्त आगे धकेला नहीं जा पाता है फलतः फुस्फुस चक्र रक्तपात (Pulmonary-circulation), रात में रूक-रूक कर दम फुलना, हृदय की सरपट चाल (Gallop Rhythm), चिन्तायुक्त चेहरा साथ ही पसीना चलना तथा प्रायः शय्या-क्षत (Bed-Sore) हो जाता है। रक्तचाप अधिक होता है सामान्यतः यह 200/100 mm of Hg से अधिक भी हो सकता है।

(b) दायाँ ग्राहक-कोष्ठ की क्रिया-हीनता (Right Ventucular Failure)- यह हृदय के दायें ग्राहक कोष्ठ के रक्त को बाहर भेजने की अक्षमता है जिसके कारण दायें ग्राहक-कोष्ठ (Right Ventricle and Right Atrium), पूरे शरीर के शिराओं में सूजन के साथ यकृत में फैलाव तथा उस पर आधारित सूजन पाया जाता है।

हृदय के दायें ग्राहक-कोष्ठ की क्रियाहीनता के मानसिक लक्षणों में अनिद्रा, दृष्टि का धुँधलापन, एकाग्रचित्तता की कमी, भुलक्करपन, व्यक्तित्त्व विघटन, व्यग्रता आदि पाये जाते हैं:

### जाँचें

1. ई.सी.जी. से दायें ग्राहक-कोष्ठ में वृद्धि पायी जाती है तथा कसावयुक्त आकार पाया जाता है।
2. छाती का X-Ray कराने पर हृदय का फैलव खासकर दायें ग्राहक-कोष्ठ में पाया जाता है; फुस्फस-वायु-स्फीति में बदलाव हो सकता हैं।

## होम्योपैथिक उपचार

एकोनाइट, एसाफिटिडा, बेलाडोना, ग्लोनायन, हाइपेरिकम, नक्स मॉस्केटा, सल्फर, इग्नेसिया, लिलियग टिग, पल्साटिला आदि का प्रयोग लक्षणनुसार किया जाता है।

## (B) फुस्फुसिया हृदयरोग के साथ जीर्ण अत्यधिक रक्ताल्पता
**(Chronic Corpulmonale Severe Anaemia)**

जैसा कि नाम से ही स्पष्ट है कि इसमें जीर्ण अत्यधिक रक्ताल्पता का कारण फुस्फुसीया हृदय रोग (Pulmonary Heart Disease = Corpulmonale) है तथा इस कारण ऑक्सिजन की कमी हो जाती है।

फुस्फुसीया हृदय रोग- यह वह अवस्था है जिसमें फुस्फुस के कारण हृदय का दायाँ भाग रोग-ग्रस्त हो जाता है।

खांसी, बलगम, हफनी (Breath Lessness), श्वास-शब्द (Wheeze), अल्प- मूत्र, पैरों में सूजन, अनिद्रा आदि इसके सामान्य लक्षण हैं।

## जाँचें

1. छाती के X-Ray से पता चलता है कि रोगी वायुस्फीति (Emphysema), बढ़े हुये हृदय के साथ मुख्य फुस्फुसीया धमनी में फैलाव है।
2. ई.सी.जी. से पता चलता है कि P-Waves लम्बा तथा नुकीला होता है और दायें ग्राहक-कोष्ठ अधिक बढ़े होने का प्रमाण मिलता है।

## उपचार

इसके तीक्ष्णावस्था में ऑक्सिजन दिया जाता है तथा रोगी को पानी नस द्वारा चढ़ाया (रिहाइड्रेशन किया) जाता है। निम्न होम्योपैथिक दवाओं का सेवन लक्षाणनुसार किया जाता है: एडोनिस वर्नालिस, एड्रेनालिन, एगारिसिन, कार्बोनियम सल्फ, एमाइल नाइट्राइट, एन्टिम टार्ट, एट्रोपिन, कैफिन, कोकेन, कॉन्भालारिया, क्रेटेइगस डिजिटेलिन, डिजिटेलिस, ग्लोनायन, सिरम एन्विलर इक्थाइटॉक्सिन (Serum Angwillar Ichthytoxin) स्पार्टियम स्कोपारियम, स्ट्रोफान्थस टिस्पिडस, वेराट्रम एलबम आदि।

★ ★ ★

# 17 मनोलैंगिक विकृतियाँ (Paraphilia)

सृष्टि की उत्पत्ति ''काम'' द्वारा हुयीं तथा ब्रह्माण्ड में ''काम'' ही सर्वोपरि है। जन्म से मृत्यु पर्यन्त प्रत्येक जीव ''काम'' का ही कामना करता है। इसके द्वारा आनन्द की प्राप्ति होती है तथा सन्तानोत्पत्ति भी होती है। इसका सीधा संबंध संभोग से हैं। कुछ लोगों का विचार है कि सेक्स में खुलापन के मामले में भारत, ब्राजील के बाद दूसरा देश बन गया है। एक जमाना था जब पति तथा पत्नी दोनों ही एक पति व्रतधारी/पत्नी व्रतधारी होते थे यानी इसे भी व्रत -पवित्रता से जोड़ा गया था, जो अब भी है पर बहुत कम।

जब काम संयमित तथा मर्यादित ढंग से सम्पन्न होता है तो व्यक्ति स्वस्थ तथा दीर्घायु होता है जबकि असंयमित तथा अमर्यादित होते ही व्यक्ति अस्वस्थ तथा अल्पायु होने लगता है। किशोरावस्था में कदम रखते ही युवा एवं युवतियाँ कामशास्त्र के मामले में प्रायः गफलत के शिकार हो जाते हैं। कामशास्त्र का यथेष्ट ज्ञान सुखी वैवाहिक जीवन तथा उत्तम संतान प्राप्ति के लिए आवश्यक है। काम के असंयमित तथा अमर्यादित होते ही व्यक्ति अनेक मनोविकृतियों का शिकार होने लगता हैं जिनमें लैंगिकविकृतियाँ अपना एक अलग स्थान रखती हैं। लैंगिकविकृतियों का उपचार, कामशास्त्र की जानकारी देकर भी किया जा सकता है क्योंकि ''विषश्य विषमौषधम्''। होम्योपैथी का तो आधार "Similia Similibus Curanture" भी है। कामशास्त्र की शिक्षा के द्वारा युवक-युवतियों को भ्रांतिपूर्ण गलत भटकाव, नैतिकपतन, मानसिकविकृतियों, लौंगिकविकृतियों आदि से बचाया जा सकता है।

लैंगिकविकृतियों के संदर्भ में एक कहानी याद आ रही है जिसका जिक्र करना आवश्यक जान पड़ता है। एक लड़का हस्तमैथुन करने का आदी हो गया

था। शादी से पहले ही उसे एक लड़की से संपर्क हुआ, लड़की भी उसे बहुत चाहती थी। एक दिन "गोदान किस लेखक की कृति है" विषय पर दोनों में बहस छिड़ गयी। लड़की यह जानते हुये कि मुंशी प्रेमचंद की कृति हैं, तुलसी दास की कृति बताने लगी। अंततः दोनों में बाजी लग गयी कि जो हारेगा उसे दूसरे की बात माननी होगी। लड़की राजी हो गयी और उसे शक था कि मैं जो चाहती हूँ वही अब होना निश्चित-सा हो गया; वह था सहवास करना। लड़का बाजी जीत गया। लड़के ने कहा रूको न तब न शर्त की बात होगी। लड़की जाने को बेचैन थी क्योंकि बहुत देर हो चुकी थी। लड़की के बार-बार आग्रह करने पर कि ठीक है जो तुम कहोगे मैं करूंगी, लड़के ने धीरे से कहा तो ठीक है मेरा हस्तमैथुन करना होगा। लड़की को आफत आ गयी जो हम बिस्तर होना चाहती थी उसे हस्तमैथुन करना पड़ा।

एक दूसरे व्यक्ति को मैं बहुत नजदीक से जानता हूँ जो शादी के लगभग 4-5 वर्षों बाद लैंगिकविकृतियों का शिकार हो गया था। उसकी कहानी इस प्रकार है: शादी के बाद जब वह अपनी पत्नी से मिलता था, हमबिस्तर होता था तो वह संभोग न कर बलात्कार करने सा महसूस करता था क्योंकि उसकी पत्नी रतिक्रिया में सहयोग करने के बदले तरह-तरह की परेशानियों को उसके सामने रखती थी, बहुत सारा उलाहना देती थी, यह परेशानी हो रही है, वह परेशानी हो रही है आदि बताती रहती थी। उसकी पत्नी की भावना यह थी कि उसके पति उससे और प्यार करेगें पर उसका परिणाम उल्टा होने लगा। उसका पति उसके परेशानियों के कारण तंग आकर सहवास के समय तथा बाद में आत्मग्लानी महसूस करने लगा। लगातार आत्मग्लानी महसूस करने के बाद वह लैंगिकविकृतियों में सर्वप्रथम हस्तमैथुन का शिकार हुआ। तत्पश्चात् वह मुक्तसहवासिता का शिकार हो गया था। जब पत्नी को अपने गलती का अहसास हुआ तो वह Bed-Lecture बंद की तथा सहवास में रूचि लेने लगी पर समय बीत चुका था संभलने-संभालने का। फिर भी पत्नी ने अपने सूझबूझ का प्रयोग कर पति को सामान्य बनाया जिसमें वर्षों लग गये थे।

कामेक्षा (Libido) का दमन शारीरिक तथा मानसिक रूप से व्यक्ति को प्रभावित करता है साथ ही अकामुकता (Asexuality) तथा अतिकामुकता

(Satriasis) भी अनेक विकृतियाँ उत्पन्न करती हैं। कामेक्षा तथा रतिक्रिया भी सामान्य होनी चाहिए। सामान्य से कम होना तथा सामान्य से अधिक होना अतिकामुकता (Satriasis, Erotomania or Hyper-Sexuality) दोनों ही व्यक्ति के व्यक्तित्व को प्रभावित करते हैं। कामशक्ति कम होने पर पत्नी को संतुष्ट करना कठिन होता है जिस कारण पत्नी व्यभिचारिणी बन सकती है जबकि अतिकामुकता के कारण व्यक्ति में अनेक लैंगिकविकृतियाँ आ जाती हैं और वह अन्ततः वेश्यालय तक पहुंच सकता है। ठीक इसी तरह औरतों में भी अतिकामुकता (Nymphomania) आते ही वह खुद व्यभिचारिणी हो सकती है, लैंगिक विकृतियों का शिकार हो जाती है और अन्ततः वह होटलों-वेश्यालयों की तरफ जा सकती है; अकामुकता यानी कामशैत्य (Frigidity) आते ही उसका पति असंतुष्ट हो अनेक लैंगिकविकृतियों का शिकार हो सकता है।

प्रत्येक देहधारी जीव में लैंगिक इच्छा होती है। इस संदर्भ में राजा भतृहरि ने कहा था-

**"आहार, निद्रा, भय, मैथुनानी, चत्वारि चिह्ननी वसन्ति देहे।"**

अर्थात्, शरीर के पहचान चिह्न चार हैं जो निम्न प्रकार हैः वह आहार लेता है यानी भोजन करता है, उसे निद्रा आती है, उसे भय होता है तथा वह मैथुन करता है। लेकिन ये सामान्य हों तो व्यक्ति सामान्य रहता है इनके असामान्य होने से विकृतियाँ आती हैं।

आज समाज में अनेक लोग मिलेंगे जो पूर्णतः स्वस्थ लगते हैं तथा संतुलित व्यवहार का प्रदर्शन करते हैं पर उनका लैंगिक जीवन पूर्णतः असामान्य होता है। वे लोग विपरीत लिंग के प्रति आकर्षित भी नहीं होते हैं, उनकी लैंगिक इच्छा तथा आवेग विकृत होते हैं। उनकी कामेक्षा असंगत विषयों से संबंधित होती है जिसका कारण मनोलैंगिक विकास का सामान्य ढंग से नहीं होना है। इन विकृतियों के कारण व्यक्ति असामान्य रूप से अपनी कामेक्षा की पूर्ति करता/करना चाहता है। इस मनोविकृति के जड़ में समय पर शादी नहीं होना, स्त्री-पुरूष में मनमुटाव, नपुंशकता, कामशैत्य, अति कामुकता आदि है।

हर अविभावक को चाहिए कि बच्चों को लैंगिक विकृतियों से बचाने के लिए उनकी शादी समय पर कर दें।

अधिकतर अपराधी अविवाहित, विधुर या बिना बाल-बच्चों वाले होते हैं। इसका कारण स्पष्ट है- अति कामुक व्यक्ति अधिक गुस्साता है। लोग कहते हैं कि साँप यदि संभोग करता हो और कोई देखता हो जिसे साँप भी देख ले तो उस व्यक्ति का पीछा कर काटता है। आश्विन माह (सितम्बर-अक्टूबर के आस-पास) में जब प्रकृति के नियमानुसार कुत्ते कामुक होते हैं तो लैंगिक इच्छा के अतृप्त होने पर पागल-कुत्तों की संख्या बढ़ जाती है। आश्चर्य तो तब होता है जब इस तरह के पागल लोगों को देखा जाता है। इनकी संख्या भी कम नहीं है। अतिकामी लोगों के संदर्भ में कहा जाता है कि:

"कामोजेचित्त विभ्रम तन्द्राआलस्यऽभोजनम्।
हृदये वेदनाचास्य गात्रं च परिसुख्यते।।

– (अभि. शाकु.)

अर्थात, कामी का चित्त भ्रमित होता है, उसे तन्द्रा होती है, आलस्य होता है, भूख नहीं लगती है, हृदय में वेदना महसूस होती है और उसका शरीर सूखने लगता है यानी दुबला होने लगता है।

दुबले-पतले लोगों के लिए होम्योपैथी में एगारिकस, एम्ब्राग्रिसिया, आर्जेन्टम नाइट्रिकम, ब्रायोनिया, कल्केरिया फॉस, कॉस्टिकम, आयोडियम, इग्नेसिया, लैकेसिस, लाइकोपोडियम, नैट्रम म्युर, नाइट्रिक एसिड, नक्स वोमिका, फॉस्फोरस, सिकेली कॉर, सिपिया, साइलिसिया, टुबरकुलिनम आदि दवाओं का प्रयोग लक्षणानुसार किया जाता है।

साथ ही मोटे लोगों (Obesity or Fatty People) के लिए अमोन म्युर, एन्टिम क्रुडम, ऑरम मेटालिकम, कल्केरिया कार्ब, कल्केरिया आर्स, कैप्सिकम, क्युप्रम मेटालिकम, फेरम मेटालिकम, ग्रेफाइटिस, काली ब्रोमेटम, काली कार्ब, लैक डेफ्लोरेटम, लाइकोपोडियम, पल्साटिला, सल्फर आदि दवाओं का प्रयोग किया जाता है।

यदि किसी का शरीर मोटा यानी मॉसल हो और पैर अपेक्षाकृत पतला हो तो इसकी एक मात्र दवा अमोनियम म्युर ही है। वृद्ध जन के मोटापे की दवा काली कार्ब है जिसका सेवन कराकर वृद्धों के मोटापा तथा मनोविकृतियों से छुटकारा पाया जा सकता है।

इन्हीं कारणों से "राम चरित्र मानस" के लंका-काण्ड में दोहा संख्या-30 के बाद की चौपाइयों में जिक्र किया गया है जिसका भावार्थ यह है कि अतिकामी जन मृत-समान हैं। आज विश्व के सबसे घातक रोग एड्स की जड़ में भी अतिकामुकता ही है।

लैंगिकता की दुनिया अति निराली है। अब तो स्त्रियाँ (मनोविकृत) अपनी कामेक्षापूर्ति डिलडो, बैगन, केला, उँगलियों आदि के प्रयोग से कर रही हैं जो कि पूर्णतः असामान्य है। मर्दों में कामेक्षापूति नहीं होने पर वे गुदामैथुन, शवमैथुन, ........आदि को अपना लेते हैं। अब तो अनेक देशों के बाजारों में स्त्री-सी कृत्रिम आकृति (पॉर्न) बाजारों में उपलब्ध है। जिसे कामुक जन खरीदकर उसमें हवा भर कर अपनी-अपनी कामेक्षा की पूर्ति करते हैं। पुनः हवा निकाल कर वे उसे अपने बैग में रख चल बनते हैं फिर आवश्यकता अनुसार हवा भर कर अपनी कामग्नि, कामज्वर शांत करते हैं।

सम्भोग में यह जरूरी होता है कि दोनों ही मर्द तथा औरत की समान भागीदारी हो और दोनों ही तृप्त तथा संतुष्ट हों जबकि मैथुन में यह जरूरी नहीं होता है कि दुसरा भी संतुष्ट हो। मैथुन अकेले भी हो जाता है जैसे- हस्तमैथुन, वस्तुमैथुन आदि।

पहले लोग सन्तानोत्पत्ति की इच्छा होने पर सहवास करते थे, पर आज अधिकतर लोग मौज-मस्ती के लिए मैथुन किया करते हैं। उन्हें पता होना चाहिये कि मैथुन व्यक्ति को हर तरह से प्रभावित कर उसके व्यक्तित्व का विघटन करता है। मैथुन का कारण कामोत्तेजना है और कामोत्तेजना का कारण अन्तः स्त्रावी ग्रंथियों की क्रिया असामान्य होना (Hormonal Fluctuation) भी है। जिस प्रकार भूख मिटाने के लिए शरीर में रसायनिक परिवर्तनों का

संयोग जरूरी होता है, उसी प्रकार कामोत्तेजना मिटाने हेतु शरीर के अन्दर कुछ रसायनिक, मनोवैज्ञानिक तथा मूलतः जैविंक (Basic Biological) क्रियायें होती हैं। इसी कारण इसे Sexual Diet भी कहा जाता है। आज केवल भारत में ही नहीं पूरे विश्व में मैथुन संबंधी युद्ध (Sexual Revolution) छिड़ गया है।

जब व्यक्ति संभोग को छोड़, मैथुन को अपनाता है तो उसके उद्‌देश्य भी बदल जाते हैं क्योंकि सम्भोग में एक उद्‌देश्य होता है- बच्चा पैदा करना। मैथुन का अपना एक अलग उद्‌देश्य होता है- वीर्यस्खलन करना आदि।

कॉलमैन साहब के अनुसार लौंगिक विकृतियों को तीन श्रेणियों में बाँटा गया है:

1. लैंगिक विकृतियाँ जिनमें कामेक्षा तथा रतिशक्ति की अतिकमी या अधिकता हो जाती है जैसे- नपुंशकता, कामशैत्य, कामोन्माद।
2. लैंगिक विकृतियाँ जिनमें रतिक्रिया सामान्य होती है पर समाज विरोधी परिस्थितियों में किया जाता है जैसे- मुक्तसहवासिता, बलात्कार आदि।
3. लैंगिक विकृतियाँ जिनमें कामपात्र (Sex object) का चयन सामान्य नहीं होता है जैसे- समलैंगिकता, पशुमैथुन, वस्तुमैथुन आदि।

कुछ विद्वानों के अनुसार इसे मुख्यतः दो भागों में बाँटा गया है:

A. आधार संबंधी लैंगिक विकृतियाँ (Sexual perversions related to objects)
B. उद्‌देश्य संबंधी लैंगिक विकृतियाँ (Sexual perversions related to aims)

## (A) आधार संबंधी लौंगिक विकृतियाँ

इसकी विशेषता यह है कि इसमें कामेक्षा का आधार बदल जाता है। सामान्यावस्था में व्यक्ति अपनी पत्नी/अपने पति के जननेन्द्रियों (Sex Organs) का प्रयोग कर अपनी कामेक्षा की पूर्ति करता/करती है। यानी एक सामान्य मर्द अपने स्त्री की योनि आदि का प्रयोग करता है और एक सामान्य औरत अपने पति के शिश्न का प्रयोग कर अपनी कामेक्षा की पूर्ति करती है। जब

## मनोलैंगिक विकृतियाँ

किसी कारण कामेक्षा का आधार योनि तथा शिश्न न होकर शरीर का कोई अंग हो जाता है तो उसे इस श्रेणी में रखा जाता है। इसे कई भागों में बाँटा गया है जैसे: समलैंगिकता, हस्तमैथुन, गुदामैथुन, मुखमैथुन, पशुमैथुन, शवमैथुन, बालमैथुन आदि।

औरतें सहवास के समय अनेक बार चरम रतिआनंद को प्राप्त करती है (Women have multiple orgasm)। मर्दों के द्वारा उचित ढंग से उत्तेजित किये जाने पर ये जल्द ही उत्तेजित हो जाती हैं। औरतें प्रायः डिम्बाणु तैयार होते समय अधिक कामुक होती हैं, इन्हें इस समय लगातार कामेक्षा बनी रहती है। मर्दों के तुलना में औरतों में कामेक्षा कम होती है जबकि इनकी यह इच्छा कभी-कभी भड़क उठती है।

Meredith F. Small के अनुसार औरतों की कामेक्षा सामान्य रूप से प्रकृति प्रदत है जबकि उनकी आवाज आज भी संस्कृति के अनुसार समाज में कम ही सुना जाता है। जिसके कारण लड़कियाँ-औरतें भी अवैध लैंगिक संबंध स्थापित कर लेती हैं। ये लड़कियाँ तथा औरतें अपने मर्द दोस्त की बाँहों में आकर तनावमुक्त हो चरम रतिआनंद प्राप्त करती हैं।

कुछ औरतें कामेक्षा के कारण मैथुन-सहवास करती हैं तो कुछ बिना कामेक्षा के ही, तो कुछ बाध्यता में। अब तो अनेक औरतें मैथुन या संभोग की बातें आसानी से बेहिचक अपने पति के अलावा अन्य लोगों से भी सफलता पूर्वक करती हैं। अनेक औरतों का मत है कि वीर्यस्खलन के समय तथा बाद में चरम रतिआनंद की प्राप्ति होती है। कुछ औरतें शिश्न द्वारा भगनांश (Clitoris) छू जाने के समय आनंदित होती हैं तो कुछ गर्भाशय-द्वार छू जाने के समय। कुछ औरतों की शिकायत है कि जब हम चढ़ायी पर होते हैं तो पति या दोस्त ढ़लान पर; इसी बात को एक औरत ने अपने अंदाज में बताया- भोजन करते समय जब मैं खाना प्रारंभ करती हूँ तो उससे पहले ही मेरे पति खाना खा चुके होते हैं और हाथ-मुँह धोने की तैयारी में होते हैं। साथ-साथ खाने का मजा ही कुछ और होता है। ''इसके मुताबिक इसके पति लगातार मैथुन ही करते आ रहे है; संभोग होता तो दोनों की भागीदारी समान होती।

आज संभोग-मैथुन एक भावना तथा मानवजीवन का एक अति कठिन भाग (Complex and complicated part of life) बन गया है।

## (B) उद्देश्य संबंधी लैंगिक विकृतियाँ

इसमें कामेक्षा का उद्देश्य ही बदल जाता है। इस श्रेणी में लोग जननेन्द्रिय। को आधार बनाना पूर्णतः छोड़ देते हैं तथा शरीर के अन्य भागों जैसे-स्त्री का स्तन, काँख (Armpit), जाँघ, बालों आदि को लैंगिक आधार बना उसी के माध्यम से वीर्यस्खलन कर अपने लैंगिक विकृति का इजहार करते हैं। एक औरत अपने पति के शिश्न को छोड़ हाथ-पैरों की उँगलियों, डिलडो आदि का प्रयोग कर अपने लैंगिक विकृति को प्रदर्शित करती है। इसके भी कई प्रकार हैं जैसे-परपीड़न, स्वपीड़न, अंगप्रदर्शन वृत्ति, नग्न दर्शन रति, विपरीत लिंगी वस्त्र धारण रति आदि।

जब लैंगिक विकृतियाँ गंभीर हो जाती हैं तो व्यक्ति मनः स्नायुविक विकृतियों (Neuroses) का शिकार हो जाता है। बाद में ये विकृतियाँ रोगी को शादी नहीं करने से लेकर बच्चा पैदा नहीं करने को मजबूर कर देती हैं। मनु-सतरूपा के समय से भी पहले से आने वाले जीनों को जो रोगी में भी विद्यमान होता है का अन्त करने पर उतारू हो जाते हैं।

सारे विवेचनों के बाद लैंगिक-विकृतियों को निम्न प्रकार वर्गीकृत किया जाता है:

1. अकामुकता (Asexuality)
   (अ) नपुंशकता (Impotency)
   (ब) कामशैत्य (Frigidity)
2. कामोन्माद (Erotomania = Satriasis + Nymphomania)
3. मुक्तसहवासिता (Promiscuity)
4. वेश्यावृत्ति (Prostitution)
5. बलात्कार (Rape)
6. कौटुम्बिक व्यभिचार (Incest)
7. गुदामैथुन (Sodomy)
8. मुखमैथुन (Sexual Oralism)
9. हस्तमैथुन (Masturbation)
10. समलैंगिकता (Homosexuality)
11. बालमैथुन (Pedophilia)

12. पशुमैथुन (Zoophilia)
13. अंग-प्रदर्शन-वृत्ति (Exhibitionism)
14. दर्शन कामुकता (Scotophilia)
15. वस्तुमैथुन (Fetishism)
16. परपीड़न (Sadism)
17. स्वपीड़न (Masochism)
18. विपरित लिंगी वस्त्र धारण रति (Eonism or Transverstism)
19. स्पर्श आसक्ति (Frotteurism)
20. नग्न चित्र दर्शन आसक्ति

## 1. अकामुकता

यह दो प्रकार का होता है:

**(अ) नपुंशकता-** जब किसी मर्द में कामेक्षा तथा काम-शक्ति सामान्य से कम हो जाती है या पूर्णतः नष्ट हो जाती है जिस कारण सहवास करना कठिन हो जाता है तो उसे नपुंशकता कहते हैं। थकान, चिन्ता, जीर्ण-रोग आदि के कारण भी व्यक्ति नपुंशक-सा हो जाता है। यह द्वन्द्वों, तंत्रिकातंत्र के रोगों मेरूदण्ड, जननेन्द्रिय के चोट के कारण भी हो सकता है। जननतन्त्र के रोगों के कारण भी संभव है। "Better nutrition for todays living" पत्रिका के अनुसार कुछ वर्ष पहले अकेले यूनाइटेड स्टेट्स (U.S.) में लगभग 250-300 लाख मर्द नपुंशकता के शिकार थे।

इसके प्रमुख मनोवैज्ञानिक कारण निम्न प्रकार है:

(a) भय- अवैध मैथुन के समय पकड़े जाने और दण्ड मिलने के भय या दिन में सहवास करने पर यह डर होता है कि घर-परिवार का कोई सदस्य देखेगा तो उसकी बेइज्जती हो जायेगी, इस डर से उस व्यक्ति में कुछ समय बाद नपुंशकता उत्पन्न हो सकती है। कुछ लोग पूर्व में किये हस्तमैथुन के दुःष्परिणाम स्वरूप काम-शक्ति के कम होने के भय से ग्रसित हो जाते हैं। फलतः उनमें हीन-भावना उत्पन्न हो जाती है और वे नपुंशकता के शिकार हो जाते हैं।

(b) अपने पत्नी से सामीप्य का अभाव- बहुत दिनों से पत्नी से अलग रहने या नजदीक रहते हुये झगड़ा-तकरार के कारण सामीप्य का अभाव हो तो भी नपुंशकता का उत्पन्न होना स्वभाविक है।

(c) बीमारी का डर- अपने पत्नी के गुप्तांग आदि से संबंधित बीमारियों के संक्रमण के डर से भी नपुंशकता संभव है। नपुंशकता के रोगियों के मूत्र में प्रायः फॉस्फेट पाया जाता है और मूत्र क्षारीय होता है। फॉस्फेट मूत्राशय में जमा रहता है जो मूत्र त्यागते समय प्रायः अन्त में आता है जिसे रोगी वीर्यस्राव समझता हैं।

डॉ. केन्ट साहब ने लाइकोपोडियम को प्रेम की शक्ति (Power of Love) के रूप में जिक्र किया है।

लक्षण-भेद के अनुसार औषधि निर्देशः

1. मर्दों में सहवास से नफरत होना- ग्रेफाइटिस, लाइकोपोडियम, सोरिनम, रोडोडेन्ड्रॉन आदि।
2. आनंदरहित सहवास के साथ सम्भोग से नफरत- एगारिकस, एनान्थेरम, कालाडियम, ग्रेफाइटिस, नैट्रम म्युर, प्लैटिना, सिपिया।
3. अत्यधिक आनंद सहित संभोग से नफरत- फ्लोरिक एसिड, नैट्रम म्युर, नाइट्रिक एसिड।
4. शिश्न में कष्टदायक उत्तेजना (कड़ापन) के साथ- अमोनियम कार्ब, ऑरम मेटालिकम, कैनाबिस इन्डिका, कैन्थरिस, इयुफोर्वियम (Enphorbium), फ्लोरिक एसिड, आयोडियम, काली कार्ब, काली आयोड, क्रियोजोटम, नैट्रम कार्ब, नैट्रम म्युर, नक्स वोमिका, ओपियम, फॉस्फोरिक एसिड, फॉस्फोरस, पिकरिक एसिड, प्लैटिना, प्लम्बम, पल्साटिला, सिपिया, साइलिसिया, स्टैफिसेग्रिया, स्ट्रॉमोनियम।
5. शिश्न में अपूर्ण उत्तेजना (कड़ापन) के साथ- एगारिकस, एग्नस कास्टस, बाराइटा कार्ब, कालाडियम, कल्केरिया, कैम्फर, कोबाल्टम, कोनिया मैकुलेटम, ग्रेफाइटिस, हिपर सल्फर, लाइकोपोडियम, नैट्रम कार्ब, नैट्रम

म्युर, नैट्रम फॉस, नुफर ल्युटियम, नक्स मॉस्केटा, नक्स वोमिका, पेट्रोलियम, फॉस्फोरिक एसिड, फॉस्फोरस, सेलेनियम, सिपिया, सल्फर।

- सहवास के समय शिश्न में अपूर्ण उत्तेजना (कड़ापन) होना।
- कैम्फर, कोनियम मैकुलेटम, फॉर्मिक रूफा, ग्रेफाइटिस, लाइकोपोडियम, फॉस्फोरिक एसिड, फॉस्फोरस, सिपिया, सल्फर।

6. नपुंशकता- एगारिकस, एग्नस, एलुमिना, एन्टिम क्रुडम, आर्जेन्टम नाइट्रिकम, बाराइटा कार्ब, व्यूफो राना, कालाडियम, कल्केरिया कार्ब, कल्केरिया सल्फ, कैम्फर, कॉस्टिकम, चाइना, कोबाल्टम, कोक्कुलस कैक्टि, कॉफिया, कोनियम मैकुलेटम, फेरम मेटालिकम, फ्लोरिक एसिड, ग्रेफाइटिस, हमामेलिस, हेलेबोरस, आयोडियम, काली ब्रोमेटम, लैकेसिस, लेसिथिन (Lecithin), लाइकोपोडियम, मैग्नेसिया कार्ब, मेडोरिनम, मर्क सॉल, मॉस्कस, नैट्रमम्युर, नैट्रम फॉस, नाइट्रिक एसिड, नुफर ल्युटियम, नक्स मॉस्केटा, नक्स वोमिका, ओनोस्मोडियम, ओपियम, फॉस्फोरिक एसिड, फॉस्फोरस, फाइटोलक्का, प्लम्बम, सोरिनम, पल्साटिला साबाडिला, सेलेनियम, सिपिया, स्टैनम मेटालिकम, स्टैफिसेग्रिया, सल्फर, थुजा, यूरेनियम नाइट्रिकम।
   - उत्तेजना के समय शिश्न का ढीला पड़ना- कालाडियम।
   - उत्तेजना के समय शिश्न का छोटा तथा ढीला पड़ना- एग्नस कास्टस।
   - नपुंसकता के साथ जीर्ण सूजाक के कारण मूत्रनली में सूजन तथा स्राव होना (Gleety- discharge from urethra with impotency)- एग्नस कास्टस।
   - नपुंसकता के साथ जीर्ण उजला स्राव मूत्रनली से होना (Chronic white discharge from urethra with impotency) एग्नस कास्टस, कालाडियम, कोबाल्टम।
   - नींद में कामोत्तेजना तथा कामेक्षा पर जगते ही नपुंशकता होना (Erection & sexual desire during sleep, with impotence when awake)- ओपियम।

7. दबी हुयी कामोत्तेजना (Diminished Sexual Passion)- एग्नस कास्टस, बाराइटा कार्ब, ग्रेफाइटिस, लाइकोपोडियम, साइलिसिया, स्टैफिसेग्रिया आदि।

**(ब) काम शैत्य-** स्वभावतः जिस कार्य में व्यक्ति को सुख की अनुभूति नहीं होती है, जिसके करने से दुःख-दर्द मिलता है, कष्ट होती है; जिसे करने की सुविधा उपलब्ध नहीं होती है, मानसिक ग्लानि होती है; उस कार्य से उसकी रूचि समाप्त हो जाती है। उस कार्य को वह किसी-न-किसी बाध्यता में ही कर सकता है। औरतों के लिए यौनक्रिया संपादित करना भी इसी तरह की एक क्रिया हो जाती है। ये औरतें यौन क्रिया से उदासीन हो जाती हैं मानो उसमें काम वासना, कामेक्षा ही खत्म हो चुकी हो। इस अवस्था में औरतों के इस मनोविकृति को काम-शैत्य (Frigidity) कहा जाता है। यह मर्दों के नपुंशकता-सी है। नपुंसकता के तुलना में यह अधिक पाया जाता है। इसके कारण स्त्रियाँ कामोत्तेजना का अनुभव नहीं करती हैं। इसके निम्नलिखित प्रमुख कारण हैं:

(a) पति का वैवाहिक मूढ़ (Marital Moran) होना- पति के अत्यधिक उग्र या उतावला होना तथा वह केवल अपनी ही संतुष्टि में रूचि रखना के कारण भी काम शैत्य उत्पन्न हो सकता है।

(b) शीघ्रपतन (Pre-ejaculation) के कारण- पति के शीघ्रपतन के शिकार होते ही उसकी पत्नी अपने कामुकता को दबाना चाहती है/ दबा देती हैं या व्यभिचारी हो जाती है या लैंगिक विकृतियों का शिकार हो जाती है। कामेक्षा का दमन करने वाली स्त्रियों को भी कामशैत्य हो जाता है।

(c) प्रारंभिक प्रशिक्षण की त्रुटियाँ- किशोरावस्था से पहले ही इज्जत तथा लोकलाज के डर से संभोग को वासना तथा पापकर्म समझा जाता है। प्रौढ़ता आने पर कामेक्षा के आते ही वह लड़की या स्त्री द्वन्द्व में जीने लगती है; एक तरफ उसे सम्भोग करने की उत्कट इच्छा होती है और दूसरी तरफ उसे पाप तथा लोकलाज का डर। उसमें अन्तर्बाधाएँ उत्पन्न

हो जाती हैं। परिणाम स्वरूप वह वैवाहिक जीवन में भी संवेगात्मक द्वन्द्वों के कारण कामशैत्य का शिकार हो सकती है।

## लक्षण-भेद के अनुसार औषधि निर्देशः

1. सहवास से नफरत (घृणा)- एग्नस कास्टस, कॉस्टिकम, क्लेमैटिस, ग्रेफाइटिस, काली ब्रोमेटम, लैकेसिस, मेडोरिनम, नैट्रम म्युर, पेट्रॉलियम, फॉस्फोरस, सोरिनम, रोडोडेन्ड्रॉन, सिपिया आदि।
    - मासिक स्राव के बाद- बर्बेरिस वल्गरिस, कॉस्टिकम, काली कार्ब, नैट्रम म्युर, फॉस्फोरस, सिपिया, सल्फ्युरिक एसिड।
    - आनन्द रहित होने के कारण- बर्बेरिस वल्गरिस, ब्रोमियम, कॉस्टिकम, फेरम मेटालिकम, फेरम म्युरियेटिकम, ग्रेफाइटिस, मेडोरिनम, नैट्रम म्युर, फॉस्फोरस सिपिया आदि।
2. कामेक्षाहीनता- एग्नस कास्टस, बाराइटा कार्ब, कॉस्टिकम, फेरम मेटालिकम, ग्रेफाइटिस, हेलोनियस, हिपर सल्फर, लाइकोफेडियम, मैग्नेसिया कार्ब, नैट्रम म्युर, फॉस्फोरिक एसिड, रोडोडेन्ड्रॉन, सिपिया आदि।

## 2. कामोन्माद

जब किसी औरत में अत्यधिक तथा अतिरंजित कामुकता हो जाती है, मानो उसे उन्माद ही हो गया हो तो उसे स्त्री का कामोन्माद (Nymphomania) कहते हैं तथा पुरूषों में इसके होने पर इसे पुरूषों का कामोन्माद (Satriasis) कहते हैं। इसके प्रमुख मनोवैज्ञानिक कारण निम्न प्रकार हैं:

(a) विभिन्न कुण्ठाओं की क्षतिपूर्ति- यह पाया जाता है कि जब कोई दम्पति किसी कुण्ठा, तनाव, चिन्ता आदि के शिकार होते हैं तो वे थोड़ा अधिक कामी हो जाते हैं। मेरी बड़ी भाभी के मायके की एक घटना इस प्रकार है- एक दम्पति का बड़ा लड़का स्वर्गवासी हो गया, उसके बाद लड़के की माँ की हालत चिन्ता जनक हो गयी। वह मानसिक रूप से पहले से ही कमजोर थी। उसकी हालत गंभीर देख उसके पति की हालत खराब हो चली थी। उसे लग रहा था कि एक तरफ बेटे का शोक है और दूसरी तरफ डर यह कि कोई दुर्घटना और न हो जाये।

इस क्रम में कुछ औरतों ने लड़के की माँ को समझाया-बुझाया "बेटा तो चला गया, अब पति का मुँह देखो, इसकी भी हालत बिगड़ चुकी है।" उसने एक बार ठीक से अपने पति का चेहरा देखा, हालत खराब देख जल्द ही उठी और पति से जाकर सबके सामने ही बोली "आप क्यों परेशान हैं, हम लोग फिर सोयेंगे तथा फिर बच्चा पैदा होगा, आप तनिक भी चिन्ता न करे; बच्चा चला गया यह हम लोगों के हिस्से में नहीं था, जब हम लोग हैं तो बच्चा होगा ही। आप अपनी हालत खराब कर लेगें तो मेरा क्या होगा?" और सचमुच अगला बच्चा होने तक दोनों कामोन्माद के शिकार-से थे।

(b) पुरूषत्व या स्त्रीत्व और प्रर्याप्रता की भावना को ऊँचा उठाना- यह भी पाया जाता है कि अनेक संकटों के बाद भी पुरूष, औरत को तथा औरत, पुरूष को यह बताना चाहती है कि संकट अपने जगह है और यह प्रकृति प्रदत मेरा गुप्तांग तो तुम्हारे लिए ही है, इसका उपभोग करो। सचमुच संभोग के बाद उसे अपने आप में गौरव होता है कि मैं इस बार भी इसे संतुष्ट किया था। मैंने इसे भी संतुष्ट किया। इससे उसमें अपने गुप्तांग के प्रति भावनाओं में अभीवृद्धि होती है।

(c) जीवन की समस्याओं से पलायन- जो लोग जीवन की अनेक चौतरफा समस्याओं से घिरे होते हैं, उनमें अन्त में समस्याओं से पलायन करने की प्रवृति उत्पन्न हो जाती है और वे एक मात्र रति क्रिया को ही अपने जीवन का लक्ष्य बना लेते हैं या भक्ति से तरफ चले जाते हैं यानी या तो वे संभोग को अपनाते है या समाधि को, या तो उसमें कामोन्माद उत्पन्न हो जाता है या धर्मोन्माद। कामोन्माद आते ही वे रतिक्रिया में लीन हो जाते हैं तथा अपने अनेक समस्याओं से उस समय के लिए मुक्ति पा जाते हैं। पलायन के समय कामोन्माद या धर्मोन्माद होने का कारण यह होता है कि दोनों में एकाग्रचित्तता की आवश्यकता होती है। बिना एकाग्रचित्तता के न संभोग संभव है न समाधि।

## उपचार (लक्षण भेद के अनुसार औषधि निर्देश):

(a) औरतों में कामोन्माद- एन्टिम क्रुडम, एपिस मेलिफिका, बाराइटा म्युर, बेलाडोना, कल्केरिया फॉस, कैनाबिस इन्डिका, कैनाबिस स्टाइवा, कैन्थरिस, सेड्रॉन (Cedron), चाइना, कॉफिया, डिजिटेलिस, डल्कामारा, फ्लोरिक एसिड,ग्रेटिओला ऑफिसिनालिस, हायोसियामस, काली ब्रोमेटम, लैकेसिस, लिलियम टिग, लाइकोपोडियम, मर्क सॉल, म्युरेक्स, नक्स वोमिका ओपियम, ऑरिगेनम, फॉस्फोरस, प्लैटिना, पल्साटिला, रैफनस (Raphanus). साबाडिला, स्टैफिसेग्रिया, स्ट्रॉमोनियम, टैरेन्टुला, वेराट्रम एलबम, जिंकम मेटालिकम।

- मासिकस्राव से पहले- कल्केरिया फॉस, फॉस्फोरस, स्ट्रॉमोनियम, वेराट्रम एलबम।
- मासिकस्राव के समय- हायोसियामास, काली ब्रोमेटम, प्लैटिना, सिकेली कॉर, वेराट्रम एलबम।
- मासिकस्राव स्वाभाविक रूप से नहीं आने यानी दबे हुये होने (Suppressed Menses) के समय- एन्टिम टार्ट, कैन्थरिस, चाइना, कोक्कुलस इन्डिका, हायोसियामस, म्युरेक्स, फॉस्फोरस, प्लैटिना, स्ट्रॉमोनियम, सल्फर, वेराट्रम एलबम, जिंकम मेटालिकम।
- मासिकस्राव दर्द युक्त तथा अत्यधिक (Metrorrhagia) के समय- मॉस्कस, म्युरेक्स, प्लैटिना, सिकेली कॉर।
- गर्भावस्था में- जिंकम मेटालिकम।
- जच्चे को (Puerperal-Nymphomania)- चाइना, काली ब्रोमेटम, प्लैटिना, वेराट्रम एलबम।
- अत्यधिक मासिकस्राव के साथ-प्लैटिना, सिकेली कॉर, स्ट्रॉमोनियम।

(b) औरतों में अत्यधिक कामेक्षा होना- कल्केरिया कार्ब, कल्केरिया फॉस, कैम्फर, कैन्थरिस, कोनियम, फ्लोरिक एसिड, ग्रटिओला (Gratiola), हायोसियामस, लैकेसिस, नक्स वोमिका, ऑरिगेनम, फॉस्फोरस, प्लैटिना, पल्साटिला, वेराट्रम एलबम आदि।

- रात में- बेलाडोना, जिंकम मेटालिकम।

- सिर दर्द के समय- सिपिया।
- अस्थिर- कल्केरिया फॉस, कैन्थरिस, लैकेसिस, प्लैटिना, सबाइना स्ट्रॉमोनियम, जिंकम मेटालिकम आदि।
- मासिकस्राव से पहले- कल्केरिया फॉस, फॉस्फोरस, वेराट्रम एलबम आदि।
- मासिकस्राव के समय- कैन्थरिस, हायोसियामस, लैकेसिस, लाइकोपोडियम, मॉस्कस, ऑरिगेनम, प्लैटिना, पल्सटिला आदि।
- मासिकस्राव के बाद- काली फॉस।
- वृद्ध औरतों में- मॉस्कस।
- कुमारियों में- कोनियम मैकुलेटम, प्लैटिना।

(c) कामोन्माद- एम्ब्राग्रिसिया, एपिस मेलिफिका, बाराइटा म्युर, कल्केरिया फॉस, कैनाबिस इन्डिका, कैन्थरिस, जिंसेंग, ग्रैटिओला, हायोसियामस, काली ब्रोमेटम, लिलियम टिग, मैन्सिनेला, म्युरेक्स, ऑरिगेनम, फॉस्फोरस, पिक्रिक एसिड, प्लैटिना, पल्साटिला, रोबिनिया, स्ट्रॉमोनियम, सल्फर, टैरेन्टुला, वेराट्रम एलबम आदि।

(d) कामुकविषाद (Sexual Melancholia)- एग्नस कास्टस, ऑरम मेटालिकम, सिमिसिफ्युगा, कोनियम मैकुलेटम, लिलियम टिग, नक्स वोमिका, पिक्रिक एसिड, प्लैटिना, सिपिया आदि।

(e) मर्दों में बढ़ी हुयी कामोत्तेजना- एनान्थेरम म्युरियेटिकम, बाराइटा म्युरियेटिकम, कल्केरिया कार्ब, कल्केरिया फॉस, कैनाबिस इन्डिका, कैन्थरिस, कोनियम, लाइकोपोडियम, लाइसिन, नक्स वोमिका, फॉस्फोरस, पिक्रिक एसिड, प्लैटिना, पल्साटिला, साइलिसिया, स्टैफिसेग्रिया, टुबरकुलिनम, जिंकम मेटालिकम आदि।

- शिश्न के तनावहीनता के साथ- कालाडियम, कोनियम मैकुलेटम ग्रेफाइटिस, लाइकोपोडियम।
- अत्यधिक- फॉस्फोरस, स्ट्रॉमोनियम, जिंकम मेटालिकम आदि।
- सहज- ग्रेफाइटिस, लाइकोपोडियम, नक्स वोमिका, फॉस्फोरस, पिक्रिक एसिड, प्लम्बम मेटालिकम, जिंकम मेटालिकम आदि।
- कामोन्माद के साथ- फॉस्फोरस, टैरेन्टुला।

## 3. मुक्तसहवासिता

बिना किसी नियम कानून का पालन किये सहवास करना ही मुक्त सहवासिता है। इसके अन्तर्गत विवाह पूर्व (Premarital) तथा विवाहेत्तर (Extramarital) कामुक संबंध तथा कामुक अपचार (Sexual Delinquency) आदि आते हैं। इन कामुक संबंधों का सीधा संबंध सामाजिक लोकरीतियों (Mores) से है। किन्से (Kinsey) साहब के अनुसार लगभग 83 प्रतिशत मर्द और 50 प्रतिशत औरतें विवाह पूर्व संभोग कर लेती हैं। पर आज सच्चाई कुछ और ही है। लगता है कि जो स्त्री-पुरूष विवाह पूर्व संभोग नहीं कर पाये हैं, वे अपवाद की श्रेणी में ही होंगे या अपरिहार्य कारणों से उन्हें मौका नहीं मिला होगा।

कामुक अपचार ऐसे क्षणिक मुक्त सहवासी कामुक संबंध है जो संभोग के बाद प्रायः समाप्त हो जाता है। 18 वर्ष से कम उम्र की युवतियाँ इसमें अपेक्षाकृत अधिक ग्रस्त होती हैं। जबकि इसके उपलक्ष में अनेक उपहार वे स्वीकार कर लेती हैं पर मूलतः यह संबंध अव्यापारिक प्रकृति के ही होते हैं, क्योंकि इस संबंध को बनाने का उद्देश्य उससे धन कमाना नहीं होता है। संभोग के बदले उपहार लेना या संभोग से पहले उपहार लेना जिससे उस स्त्री को पता चले कि उसका चहेता उसे मानता है या नहीं; उस स्त्री की नियत होती है।

विकृति जनक पारिवारिक संबंध इसका प्रमुख मनोवैज्ञानिक कारण है। जिन लड़कियों के माता-पिता मद्यपानता और मुक्त सहवासिता आदि के आदी होते हैं, जिनका परिवार विखरा (Broken Homes) होता है, जिन परिवार के बच्चों के प्रति अस्वीकार की भावना होती है, जो बच्चे स्वयं को उपेक्षित, अकेला तथा अवांछित महसूस करते हैं आदि के शिकार होते हैं; ऐसे बच्चे रोमांस की संवेदना तरंग (Thrill) से प्रेरित हो उपचार कर बैठते हैं। इस उपचार के क्रम के एक बार प्रारंभ होने के बाद ये बच्चे इसके आदी से हो जाते हैं। कुछ खास परिस्थितियों में कामुक व्यवहार के प्रति कठोर प्रतिबंध के कारण कामुकता का दमन भी हो जाता है, परिणाम स्वरूप ये विपरीत दिशा में बढ़ जाते हैं। लड़कियाँ कामशैत्य के शिकार हो जाती हैं और लड़के नपुंशकता का।

## 4. वेश्यावृत्ति

वेश्यावृत्ति का अर्थ कामुक क्रिया कलापों के माध्यम से धन कमाना है। कुछ स्त्रियों के लिए यह एक बहुत ही लाभकारी है। कुछ क्षेत्रों में वेश्यालय खुले रूप में कार्यरत थे जो आज भी हैं। लेकिन देहव्यापार पर रोक लगाने के कारण अब नाचने-गाने वालों का बोर्ड लगाकर देह व्यापार हो रहा है।

बात कुछ भी क्यों न हो वेश्यालय की वेश्याओं में कभी आने के साथ ही शहर-गाँवों में वेश्याओं-सी औरतों में वृद्धि हुयी है। जो मात्र दुःखदायी ही नहीं घृणित भी है। इनका उद्देश्य कामुक संबंधों से मात्र धन प्राप्त करना होता है, इस कारण कामुकता के समय ये कभी भी संवेगात्मक रूप से सक्रिय नहीं होती हैं और न ही चरम मैथुनान्द (Orgasm) का अनुभव करती हैं। मुक्त-सहवासिता की तरह ही अधिकतर वेश्यायें मानसिक मंदन, समाज विरोधी व्यक्तित्त्व तथा अन्य मनोविकृतियों से ग्रस्त होने के साथ-साथ मद्यपानता, मादक पदार्थों तथा दवाओं का सेवन करने से ग्रसित होती हैं।

एक औरत ने मुझे बताया था कि इस कार्य में मुझे अब मन लगने लगा है क्योंकि सबके जीवन का अंतिम लक्ष्य अब पैसा कमाना ही रह गया है। वकील साहब लोग अपनी बुद्धि बेंचते हैं, आप चिकित्सक गण अपनी इल्म बेंच रहे हैं, कुछ लोग सामानों को बेंचा करते हैं और हम लड़कियाँ अपने जिस्मों को चन्द समय के लिऐ किराये पर लगाकार लोगों को आनंदित करते हुये पैसा कमा अपना जीवन यापन करती हैं। जबकि एक दूसरी ने यह स्वीकारा कि मैं जानती हूँ कि यह समाज विरोधी कार्य है पर मुझसे कड़ी मेहनत नहीं होती है उस पर भी तरह-तरह की यातनायें, इन सबसे मजबूर होकर यह अच्छा लगने लगा है, ग्राहक भी आसानी से उपलब्ध हो जाते हैं पर हर जगह नौकरी कहां उपलब्ध हैं?

## 5. बलात्कार

किसी भी व्यक्ति द्वारा अवैध मैथुन करना ही बलात्कार है। सहवास में लड़की या औरत की कामेक्षा तथा सहमति होनी चाहिए साथ ही इनका वैद्य

होना भी जरूरी है यानी दबाव, नशे या पागलपन की हालत में सहमति व्यक्त नहीं की गयी हो। ध्यान देने की बात यह है कि यदि अपनी पत्नी भी जिसकी उम्र 15 वर्ष से कम न हो तथा अन्य लड़की या औरत जिसकी उम्र 16 वर्ष से कम न हो अन्यथा सहवास भी बलात्कार बन जाता है। जिसका कारण यह है कि औरत जिसकी उम्र 15 वर्ष से कम हो या अन्य लड़की या औरत जिसकी उम्र 16 वर्ष से कम हो भारतीय संविधान के अनुसार कामेक्षा तथा सहमति प्रदान करने योग्य नहीं मानी जाती है। बलात्कार की अधिकतर घटनायें नजदीकी शिश्तेदारों द्वारा की जाती हैं जो लोक-लाज के डर से उजागर नहीं होती हैं। किसी वेश्या जिसकी उम्र 16 वर्ष से कम हो की इच्छा तथा सहमति भी भारतीय संविधान के अनुसार अबैध मानी गयी है। 15 वर्ष के उम्र के बाद की वेश्याओं से भी उसकी इच्छा तथा सहमति जानने के बाद ही सहवास किया जा सकता है अन्यथा यह भी बलात्कार हो जाता है जिसे Constitute Rape कहा जाता है।

यह कामुक व्यवहार प्रायः समाज विरोधी परिस्थितियों में लोग अपना लेते हैं। बलात्कारी की उम्र प्रायः 20-25 वर्ष होती है पर बूढ़े बलात्कारियों की भी संख्या कम नहीं है। ये बलात्कारी समाज विरोधी व्यक्तित्त्व (Anti Social Personality) के होते हैं। कुछ अपराधी भी इस मनोविकृति के शिकार होते हैं। मनोविकृत (Psychotic) रोगी आक्रमण, बलात्कार आदि दुष्कर्मों में लिप्त होते हैं।

कुछ बलात्कारियों में इस दुष्कर्म को करने के बाद अपराध की भावना और तीव्र हो जाती है, जिससे वे चिन्तित हो जाते हैं। कुछ बलात्कारियों का इतिहास देखने से पता चलता है कि वे अपनी पत्नी से संतुष्ट नहीं होते है तो कुछ बलात्कारी अविवाहित, विधुर या नशे में बलात्कार करते हैं। कुछ असामान्य लोग अपने प्रतिद्वन्द्वी से बदले की भावना से उनके घर-परिवार, सगे-संबंधियों की लड़कियों या औरतों से बलात्कार कर बैठते हैं। कुछ बलात्कारी अकेले बलात्कार करते हैं तो कुछ सामूहिक रूप से। कुछ अपराधी तो पति-पिता या पुत्र के सामने ही बलात्कार कर बैठते हैं।

कभी-कभी तो बलात्कार के कारण ही लड़की या औरत की मौत हो जाती है तो कभी हत्या करने के बाद अपराधी बलात्कार किया करते हैं, तो कभी बलात्कार करने के बाद हत्या कर डालते हैं। हत्या करने के बाद बलात्कार करने का कारण संभवतः लड़की द्वारा विरोध आदि करना हो सकता है तथा बलात्कार के बाद हत्या करने का कारण यह हो सकता है कि लड़की बलात्कारियों को पहचानती हो जिसके कारण बलात्कार के परिणाम का डर-भय हो। भारतीय संविधान में बलात्कारियों को कठोर सजा का प्रावधान है जिससे सामान्य जन द्वारा यह दुष्कर्म सजा के डर से अपनाया नहीं जा सके।

हत्या के बाद शव के साथ मैथुन करने को शवमैथुन (Necrophilia) कहा जाता है। कभी-कभी अपने पत्नी के मुत्यु के बाद शव को अकेले पाकर विछिप्त जन मैथुन कर बैठते हैं तो कभी किसी खूबसूरत लड़की या औरत के शव को अकेले पाकर मनोविकृत रोगी मैथुन कर बैठता है।

कुछ वर्ष पहले की घटना है- एक अति सुन्दर स्त्री का शव अन्त्य परीक्षण (Postmortem) हेतु रखा हुआ था कि एक व्यक्ति उस शव के साथ मैथुन कर बैठा और उस शव के बगल में ही मैथुनावस्था में स्वयं अपनी जीवन लीला समाप्त कर लिया। इसका कारण यह था कि अति सुन्दर स्त्री के शव को देख वह उत्तेजित हो गया था तथा अपनी कामाग्नि शांत करने हेतु मैथुन किया पर उस औरत की मुत्यु किसी तेज जहर (Fast Poison) के कारण हुयी थी। वह व्यक्ति मैथुन के समय संभवतः चुम्बन किया होगा जिस कारण वह उस जहर से लक्षण प्रभावित हो अपना जीवन गवाँ बैठा। प्रकृति ने उसे शवमैथुन करने के अरोप में मृत्युदण्ड दिया। किसी अपराधी को भले ही न्यायालय से दण्ड मिले या न मिले पर प्रकृति के न्यायालय में कोई पैरवी नहीं चलती है वहाँ तो इंसाफ होता ही है।

## 6. कौटुम्बिक मैथुन

अपने निजी भाई-बहन, पिता-पुत्री, माता-पुत्र, जीजा-साली आदि के बीच यदि लौंगिक संबंध स्थापित हो जाता है जिन्हें सभ्यता-संस्कृति, संविधान निषिद्ध

करती है; को कौटुम्बिक मैथुन यानी अगम्यगमन के श्रेणीं में रखा जाता है। प्रायः यह पाया जाता है कि मानसिक रूप से असंतुलित लोग उक्त लैंगिक संबंध स्थापित कर लेते हैं जबकि यह एक अति घृणित दुष्कर्म है। इस कारण व्यक्ति के कुल खानदान के साथ-साथ परिजनों, सगे-संबंधियों की भी इज्जत जाती है तथा उसका आत्म-अवमूल्यन, व्यक्तित्त्व विघटन आदि होता है।

## 7. गुदामैथुन

इसे अंग्रेजी में विभिन्न Ukeksa Sodomy, Buggery, Sexual Analism, Anal-Intercourse से जाना जाता है। इसमें मनोविकृत व्यक्ति मैथुनक्रिया योनिमार्ग से न कर गुदा से करता है। इसके दो प्रकार हैं:

(a) स्त्री के गुदामार्ग का प्रयोग- इसका प्रयोग प्रायः विवाहित जन मासिकस्राव के समय या गर्भ-धारण के डर से कर डालते हैं। एक मनोविकृत व्यक्ति ने कहा "When front door is under repairing use back door"।

(b) पुरूष के गुदा मार्ग का प्रयोग- इसका प्रयोग प्रायः अविवाहित या विधुर लोग किया करते हैं। इसमें उन्हें एक लाभ यह हो जाता है कि लोग उन्हें जल्द शंका की नजर से नहीं देखते हैं। लोग समझते हैं कि वह अपने दोस्त के साथ है। यदि कोई लड़की या औरत होती तो लोग शंका की नजर से देखते। यह मानसिक विकृति औरत जाति को अस्वीकार करने के कारण उत्पन्न होती है। आज तो आश्चर्य इस बात से है कि पुरूष वेश्याओं की संख्या भी कम नहीं है जो गुदा मैथुन कराकर अपनी अच्छी कमाई कर लेते हैं।

सच्चाई यह है कि गुदामैथुन करने वाले तथा करवाने वाले दोनों ही प्रकार के लोग गंभीर मानसिक विकृतियों के शिकार हो अनेक शारीरिक रोगों से ग्रस्त हो अल्पजीवी हो जाते हैं। इन्डोनेशिया के पोनोरोगो में पुरूष, लड़कों से शादी रचाते हैं, स्त्री से सहवास पर मनाही है।

यदि कोई मर्द औरत के साथ भी गुदामैथुन ही करता हो (Anal-coition with a woman) तो इसके लिए होम्योपैथी में दो दवाएँ कॉस्टिकम तथा प्लैटिना हैं जिसका सेवन कराकर व्यक्ति को सामान्य बनाया जा सकता है।

## 8. मुखमैथुन

यह एक अति भयंकर मानसिक असंतुलन का पहचान है। इसमें जब एक पुरूष का शिश्न दूसरे पुरूष या स्त्री के द्वारा मुँह में रखकर चूसा जाता है, चुम्बन किया जाता है तो इसे पुरूष मुखमैथुन कहा जाता है तथा जब किसी स्त्री के योनीमार्ग को किसी दूसरी स्त्री या पुरूष के द्वारा चुम्बन किया जाता है या जिह्वा से भग्नासा (Ctitoris) को सटाया जाता है तो इसे स्त्री मुखमैथुन कहा जाता है। यह एक अतिघृणित दुष्कर्म है जिसके कारण आत्मअवमूल्यन तथा व्यक्तित्वविघटन अवश्य ही होता है।

आश्चर्य तो यह है जब अमेरीकी राष्ट्रपति विलियम जेफरसन क्लिंटन ने खुद ही न्यायालय में स्वीकार किया कि उन्होंने मोनिका लेविंस्की के साथ मुखमैथुन किया है। भगवान ही बचायें इस विश्व को ऐसे राष्ट्राध्यक्षों से। प्रकृति तो देर-सबेर इस विवाद का फैसला भी सुनायेगी जिसे विश्व की सारी जनता देखेगी, सुनेगी तथा समझेगी।

## 9. हस्तमैथुन

इसमें स्त्री-पुरूष अपनी कामेक्षा की पूर्ति अपने हाथों या अपने चहेते के हाथों के सहारे प्राप्त करते हैं। सामान्य सहवास नहीं कर सकने पर हस्तमैथुन कर अपनी कामाग्नि शांत करना एक तरफ सामान्य माना जाता है तो दूसरी तरफ इसका लत लगना मनोविकृतियों को उत्पन्न करता है। अनेक अविवाहित युवक-युवतियों जो हस्त मैथुन किया करते हैं, अपने आपको अपराधी मानते हैं। इसका प्रचलन अधिक होने का प्रमुख कारण यह है कि यह अकेले भी बिना किसी के मदद के सम्पन्न हो जाता है। इस क्रिया में उसे किसी से आग्रह-निवेदन करने की जरूरत नहीं पड़ती है, किसी के द्वारा बेइज्जत भी नहीं होना पड़ता है। ये लोग अत्यधिक काल्पनिक होते हैं। हस्तमैथुन करते समय कल्पना की दुनिया में विचरते हुये सहवास-सा महसूस करते हैं।

इसके निम्न प्रमुख कारण हैं:

(a) जननांगो पर खुजली होने के कारण उत्तेजित होना।

(b) अत्यधिक कसा हुआ कपड़ा पहनने के कारण उत्तेजित होना।

(c) सामान्य सहवास का अभाव।

(d) आनंद प्राप्ति हेतु।

(e) कामोत्तेजना पैदा करने वाले साहित्य पढ़ना तथा चित्र देखना।

(f) प्रेमी-प्रेमिका, या पति-पत्नी का पत्र पढ़ते या मोबाइल या टेलिफोन पर बातें करते समय उत्तेजित होना।

## उपचार (लक्षणभेद के अनुसार औषधी निर्देश):

1. औरतों का अत्यधिक प्रबल कामेक्षा के कारण हस्तमैथुन करना (Violent sexual desire increased, during her to masturgation)- जेल्सेमियम, ग्रैटियोला, नक्स वोमिका, ऑरिगेनम, फॉस्फोरस, प्लैटिना, रैफनस, जिंकम मेटालिकम आदि।

2. औरतों में हस्त मैथुन करने की प्रवृति (Disposition To Masturbation)- एम्ब्राग्रिसिया, एनान्थेरम म्युरियेटिकम, व्यूफो राना, कालाडियम, जेल्सेमियम, ग्रैटियोला, लैकेसिस, ऑरिगेनम, प्लैटिना, पल्साटिला, रैफनस, टुबरकुलिनम आदि।

3. मर्दों में हस्तमैथुन करने की प्रवृति- एनान्थेरम, व्यूफो राना, लैकेसिस, नक्स वोमिका, ऑरिगेनम, फॉस्फोरिक एसिड, फॉस्फोरस, पिक्रिक एसिड, प्लैटिना, स्टैफिसेग्रिया, स्ट्रॉमोनियम, टुबरकुलिनम, युस्टिलागो आदि।
   - मैथुनक्रिया में अत्यधिक रत रहने के बाद हस्तमैथुन करना- कार्बो वेज।
   - निद्रावस्था में हस्तमैथुन करना- प्लैटिना, कैम्फर, कार्बो वेज, थुजा।
   - हस्तमैथुन करने के लिए एकान्त स्थान खोजना तथा किसी की उपस्थिति नहीं चाइना (Aversion to company, desires solitude to practice masturbation)- व्यूफो राना, युस्टिलागों, ऑरिगेनम।

4. मर्दों में अपने गुप्तागों को हाथ से पकड़ने की प्रवृति- एकोनाइट, हायोसियामस, मर्क सॉल, स्ट्रॉमोनियम, सिना आदि।

5. हस्तमैथुन जन्य मनोविदलता (Masturbatic Dementia)- एग्नस कास्टस, कल्केरिया फॉस, कैन्थरिस, कॉस्टिकम, डामियाना, नक्स वोमिका, ओपियम,

फॉस्फोरिक एसिड, फॉस्फोरस, पिक्रिक एसिड़, स्टैफिसेग्रिया आदि।

6. हस्तमैथुन जन्य अचेतावस्था (Masturbatic Convulsion)- व्यूफो राना, कालाडियम, कल्केरिया कार्ब, डिजिटेलिस, इलैप्स कोरलिनस, काली ब्रोमेटम, लैकेसिस, नैजा, नक्स वोमिका, प्लैटिना, प्लम्बम मेटालिकम, सिपिया, साइलिसिया, स्ट्रॉमोनियम, सल्फर आदि।

7. हस्तमैथुन जन्य पक्षाघात (Masturbatic Paralysis)- चाइना, स्टैनम मेटालिकम।

8. जन्य कमजोरी (Masturbatic Weekness)- एवेना स्टाइवा, बेलिस पेरेनिस, चाइना, नैट्रम म्युर, फोस्फोरस, फॉस्फोरिक एसिड आदि।

रतिशक्ति की कमी तथा हस्तमैथुन के कारण पीठ का दर्द जिसके कारण रोगी अवश्य ही बैठ जाता हो या बिछावन में चला जाता है; कमर का दर्द आदि हो तो उसकी एक मात्र औषधि नक्स वोमिका ही है (If a person suffering from backache, must sit up or turn over in bed, lumbago, from sexual weakness, from masturbation then Nux Vomica in the remedy.)

## 10. समलैंगिकता

इसमें एक स्त्री दूसरी स्त्री से तथा एक मर्द दूसरे मर्द से लैंगिक संबंध स्थापित कर कामानंद को प्राप्ति करते हैं।

यह पुरूषों में तीन प्रकार का होता है:

A. सक्रिय समलैंगिकता (Active Homosexuality)- इसमें एक व्यक्ति अत्यधिक सक्रिय हो गुदामैथुन करता है।

B. निष्क्रिय समलैंगिकता (Passive Homosexuality)- इसमें व्यक्ति अपेक्षाकृत कम सक्रिय होता है तथा स्त्री-सा क्रिया कलाप अपनाते हुये गुदामैथुन करवाता है।

C. मिश्रित समलैंगिकता (Mixed Homosexuality)- इसमें वह सक्रिय हो गुदामैथुन करता है तो कभी अपेक्षाकृत कम सक्रिय हो गुदामैथुन

करवाता है इसी कारण इसे मिश्रित समलैंगिकता कहा जाता है।

इसका सबसे बड़ा कारण यह हो सकता है कि विपरीत लिंग के साथ रहने पर लोग शंका की नजर से देखेंगे पर समान लिंग के लोगों; स्त्री-स्त्री या पुरूष-पुरूष के साथ रहने पर कोई भी जल्द शंका नहीं करता हैं। कुछ लोग गर्भ धारण के डर से इसे अपना लेते हैं। यह भी मनोवैज्ञानिक कारणों से ही उत्पन्न होता है तथा लोगों को मानसिक रूप से भी असंतुलित करता है।

औरतों में भी समलैंगिकता जिस तरह बढ़ रही है जिसका लेखा-जोखा करना नामुमकिन लगता है। अमेरिका में न्यायपालिका ने औरतों के बीच वैवाहिक संबंध स्थापित करने की मंजूरी दे दी है।

गत दिनों लखनऊ में दो लड़कियों का आपस में लैंगिक संबंध था। एक ने दूसरी से शादी का प्रस्ताव रखा पर दूसरी ने घर वालों के प्रतिरोध के कारण शादी करने से इनकार कर दिया, फलतः पहली लड़की आत्महत्या कर ली। इस संदर्भ में दैनिक समाचार पत्र "हिन्दुस्तान" पेज नं.-10, दिनांक 04/04/2001 पटना के अंक में छपा था कि नीदरलैंड में समलैंगिक विवाह को कानूनी मान्यता सन् 1998 में दी गयी यह विश्व का पहला देश है जहाँ ऐसी मान्यता दी गयी है। अब तो अनेक देशों में इसकी मान्यता हेतु प्रयास भी चल रहा है। ज्ञात हो कि समलैंगिक विवाह को कनाडा, स्पेन, नीदरलैंड और बेल्जियम में वहाँ के शासन द्वारा वैद्य माना गया है।

समलैंगिकता की शिकार लड़कियाँ तथा औरतें प्रायः अत्यधिक उदास (Depressed) तथा जब-तब आत्महत्या करने की बातें सोचती रहती हैं। कभी-कभी ये आत्महत्या करने पर उतारू हो जाती हैं, तो कभी सफल भी हो जाती हैं। इनके विचार-व्यवहारों में असामान्यता पायी जाती है।

विश्व के अनेक कलाकार, नये पोशाक-परिधनों के निर्माण कर्ता, नमूना पेश करने वाले, अजायब घर चलाने वाले (Artists, Fashion Designers, Modelling and Museum Creators) लोग इसके शिकार होते हैं। कुछ पुरूषों में समलैंगिकता के समय विपरित वस्त्र धारण रति पायी जाती है यानी दो मर्दों

में एक मर्द का और दूसरा औरत का वस्त्र पहनकर गुदामैथुन करवाता है।

एक व्यक्ति जिन्हें मैं जानता हूँ का जिक्र प्रासंगिक लगता है, जो इस प्रकार है- उसके माता-पिता अलग-अलग रहते थे, ऐसा नहीं की उन लोगों में अलगाव था। उसके जमीन-जायदाद दो जगह होने के कारण एक जगह उसकी माता रहती थी दूसरी जगह उसके पिता। समय-समय पर उसके माता-पिता मिला करते थे। वह अपने माँ के साथ रहता था तो उसकी दो बहनें भी रहती थीं। उसकी बहनें प्रायः उसे अपनी समिज-सलवार, फ्राक आदि वस्त्र पहनाया करती थीं जिसके कारण हुआ यह है कि लड़के उसे चिढ़ाया करते थे फलतः वह अपनी बहनों से अलग रहना नहीं चाहता था। तदन्तर उसमें लड़कियों की तरह बात करने, रहने आदि-सी प्रवृति आ गयी। उसे मर्दों तथा लड़कों से बाते करते समय शर्म आने लगी, जबकि लड़कियों तथा औरतों के बीच वह सामान्य रूप से रहता था। बाद में वह गुदामैथुन कराने का आदी हो गया।

कॉलमैन साहब के अनुसार अभिन्न जुड़वों (Identical Twins) में समलैंगिकता सर्वाधिक पायी जाती है। इस पर वंश परम्परा (Genetic Faction) का प्रभाव पड़ता है। समलैंगिकता में पारस्परिक हस्तमैथुन (Mutual Masturbation) भी पाया जाता है।

इसके निम्नलिखित महत्त्वपूर्ण मनोवैज्ञानिक कारण हो सकते हैं जिनकी कुछ महत्त्वपूर्ण दवाएँ लक्षण भेद के अनुसार निम्न प्रकार हैः

- औरतों से नफरत के साथ समलैंगिकता (Aversion to women with homesexuality)- प्लैटिना।
- औरतों से नफरत- अमोनियम कार्ब, बैप्टिसिया, डायोस्कोरिया, लैकेसिस, नैट्रम म्युर, पल्साटिला, सल्फर आदि।
- औरतों में अपनी जाति के प्रति ही नफरत- रैफनस।
- औरतों में समलैंगिकता का प्रेमरोग (Love-Sick)- कल्केरिया फॉस, लैकेसिस, नैट्रम म्युर, फॉस्फोरस, प्लैटिना, सल्फर आदि।
- अपनी ही जाति (स्त्री या पुरूष) से प्यार करना तथा समलैंगिकता अपनाना (Love with one of the own sex, homosexuality,

Tribadism)- एनहालो नियम लेविनी (Anhalonium Lewinii) कल्केरिया कार्ब, कल्केरिया फॉस, हाइपोथालमस, लैकेसिस, नैट्रम म्युर, फॉस्फोरस, प्लैटिना, पल्साटिला, सल्फर, थियोप्रोपेराजिनम आदि।

- विपरित लिंग के प्रति धार्मिक नफरत (Religious aversion to the opposite sex) - लाइकोपोडियम, पल्साटिला, सल्फर आदि।
- विपरित लिंग के प्रति अतिघृणा तथा भय (Horror of the oppsite sex)- लाइकोपोडियम, पल्साटिला, सल्फर आदि।

## 11. बालमैथुन

इसे Infanto Sexuality भी कहा जाता है। सामान्यतया एक कामी व्यक्ति किसी वयस्क को अपने हवस का शिकार बनाता है लेकिन जब एक पुरूष किसी अबोध, अवयस्क बालक या बालिका को तथा एक प्रौढ़ स्त्री किसी छोटे-अवयस्क लड़के को अपने हवस का शिकार बनाती है तो उसे बालमैथुन कहा जाता है। इसमें कामी को एक विशेष लाभ यह होता है कि अन्य लोग उसे शंका की नजर से नहीं देखते हैं क्योंकि दूसरा अवयस्क होता है। कभी-कभी समलैंगिकता में भी बालक-बालिकाओं का कामीजन शिकार बना लेते हैं।

इस प्रकार यह दो प्रकार का होता है:

(a) समजाति बालमैथुन

(b) विषम जाति बालमैथुन

इसमें यह आवश्यक होता है कि दोनों में से एक प्रौढ़ यानी वयस्क हो। इसका एक कारण यह भी हो सकता है कि एक वयस्क मर्द, वयस्क लड़की या औरत से अपना लैंगिक संबंध स्थापित नहीं कर पाता हो चाहे उसका कारण जो भी हो, साथ ही अवयस्क लड़की आसानी से उसके चंगुल में आ जाती हो, इसी प्रकार के कारण एक वयस्क लड़की या औरत, अवयस्क अबोध लड़को के साथ लैंगिक संबंध स्थापित करने के हो सकते हैं।

## 12. पशुमैथुन

इसे Bestiality भी कहा जाता है। जब लैंगिक विकृति में यौनसमागम या

लैंगिक क्रिया-कलाप का साधन पशु को बनाया जाता है तो इसे पशुमैथुन कहा जाता है। इसमें कामी जन पशुओं के विभिन्न अंगों जैसे- नाक, कान, योनिमार्ग, गुदामार्ग आदि में अपने शिश्न को प्रवेश कराकर लैंगिकानंद प्राप्त करते हैं। इसी प्रकार कुछ मानसिक रूप से विकृत स्त्रियां भी पशुओं के शिश्न से लैंगिकानंद प्राप्त करने के साथ-साथ कभी-कभी उन पशुओं के जीभ से भी चटवाती हैं तथा आनंद प्राप्त करती हैं।

प्रायः यह भी पाया जाता है कि जो वयस्क लड़कियाँ या औरतें अच्छे नस्ल के कुत्तों को पालती हैं और अपने गोद में लेकर बिछावन में सोती हैं पशुलैगिकता के शिकार हो जाती है। साथ ही पशु-फार्मो में काम करने वाले स्त्री-पुरूष तथा चरवाहे इसके शिकार होते हैं।

## 13. अंगप्रदर्शनवृति

जब एक व्यक्ति अपने जनन-अंगों का प्रदर्शन कर दूसरों के सामने कर लैगिंकानंद प्राप्त करता है तो उसे अंगप्रदर्शनवृति कहते हैं एक व्यक्ति है जो कुएँ या सार्वजनिक स्थल पर ही प्रायः स्नान करता है तथा जब कोई लड़की या औरत उस रास्ते से गुजरती है तो वह अपनी तौलिया इस ढ़ंग से गिराता है कि वे लोग समझें कि इसकी तौलिया गलती से गिर गयी है। वह जल्द ही अपने अंग-प्रत्यंगो को दिखाकर ढ़कना चाहता है, इससे उसे लैगिक-आनंद की प्राप्ति होती है, ऐसा लगता है। एक दूसरा व्यक्ति जो प्रायः जब कभी भी किसी दूसरे परिवार के बच्चियों या औरतों को देखता है तो उसके सामने जाने से पहले अपने पैन्ट का चेन अवश्य ही खोल लेता है उससे उसे आनंद की प्राप्ति होती है।

औरतें भी इस मामले में पीछे नहीं हैं। जब कोई औरत उत्तेजित होती है और उसके गोद में बच्चा हो तो देखिये इनका कमाल-ये तुरन्त स्तन से कपड़ा हटा बच्चे को दूध पिलाना प्रारंभ कर देती है। बच्चे को दूध पिलाना नितांत आवश्यक तथा सामान्य कार्य है पर बुरा तो तब लगता है जब इनकी नजर चंचल हो कभी अपने स्तनों को देखती है तो कभी तिरछी नजर से अपने चहेते को देखती है, फिर अन्य लोगों के तरफ, कि कही कोई तीसरा

देख तो नहीं रहा है? कभी-कभी गुप्तांगों का प्रदर्शन करने में भी औरतें बहुत अधिक पीछे नही हैं।

कुछ लोग अंग प्रदर्शन के बाद हस्तमैथुन करते है क्योंकि अपनी उत्तेजना तथा तनाव को शांत करने का उनके पास दूसरा साधन उन्हें उपलब्ध नहीं होता है। अंगप्रदर्शन समजाति लैगिकता तथा बाललैगिकता में भी पाया जाता है।

## 14. दर्शन कामुकता

अंगप्रदर्शन वृति में मनोविकृत जन जननांगों को दिखाकर लैंगिक सुख का अनुभव करते हैं। उसी प्रकार दर्शन कामुकता में जननांगों देखकर मनोविकृत जन लैंगिक सुख का अनुभव करते हैं। यह भी स्त्री तथा पुरूष दोनों मे समान रूप से पाया जाता है। इसे कुछ लोग चक्षुमैथुन (Eye-Sex) भी कहते है। अँग्रेजी में यह Voyeurism, Inspectionism, Scopophili नामों से जाना जाता है। इसमें विकृति जन लैंगिगसुख की प्राप्ति आँखों से देख कर किया करते हैं।

गत वर्ष मैं अपने कलकत्ता प्रवास के दौरान दो मित्रों पंकज जी तथा प्रमोद कुमार मिश्रा जी के साथ जब विक्टोरिया भवन तथा इडेन गार्डन घूमने निकला था तो वहाँ नव युवक-युवतियों की जोड़ियों के साथ वृद्ध जोड़ियों की भी कमी नहीं थी। मैंने घूमने के क्रम में देखा कि अनेक वृद्ध ऐसे भी मिले जो अकेले बैठे-बैठे अपनी नजर अन्य जोड़ियों के काम-क्रीड़ा पर गड़ायें बैठे थे साथ ही अपनी कानें उनके कामुक वार्त्तालाप पर रखे थे। यह चक्षुमैथुन नहीं तो और क्या हैं?

आज हर जगह इस आसक्ति के रोगी देखने को आसानी से मिल जाते हैं। यदि कोई खूबसूरत लड़की/स्त्री किसी रास्ते से गुजरती है तो लोग उसे तिरछी नजर से इस प्रकार देखते हैं कि मानो उनकी नजर कपड़ों को छेदती हुयी उसके स्तनों को घायल करते हुये हृदय को बेध रही हो। पता नहीं उनके ये वाण-सदृष्ट तिरछी नजर सापों को मारने वाले घाव वाले बरछी से कम नहीं लगते हैं। उन्हें लगता है कि उनका इस बार का निशाना उसके दिल को अवश्य

ही घायल करेगा। कुछ अमीर नपुंशक लोग तो वेश्याओं को बुलाकर दूसरे लोगों से मैथुन करवाते हैं और मैथुन-संभोग करते हुये देख सुख की प्राप्ति करते हैं। ग्राम्यजीवन में देखने को मिलता है कि कुछ लोग गाय, भैंस, बकरी, गदही, कुतिया तथा अन्य पशु-पक्षियों को संभोग करते देख उत्तेजित हो जाते हैं तथा सुख की अनुभूति प्राप्त करते हैं तथा दूर जाकर अकेले में हस्तमैथुन करते हैं। यह प्रायः अविवाहित लोगों में अधिक पाया जाता है।

## 15. वस्तुमैथुन

इसमें विकृत पुरूष किसी चहेती लड़की या औरत का कपड़ा जैसे-ब्लाउज, ब्रा, पेटिकोट, सलवार आदि चुरा लाता है, उसे अपने हाथों से सहलाता है और उसी क्रम में उत्तेजित होने पर उन कपड़ों पर हस्तमैथुन कर वीर्यस्खलन कर उन कपड़ों को यथा स्थान रख आता है। अन्य वस्तुओं जैसेः चौकी-चारपाई के छेदों, तकिया आदि के सहारे लैंगिक सुख प्राप्त करता है। स्त्रियाँ डिलडो, बैगन, केला आदि वस्तुओं के सहारे लैंगिकसुख प्राप्त करती है।

वस्तुओं द्वारा लैंगिकसुख प्राप्त करना ही वस्तुमैथुन है, इसमें व्यक्ति अपने लैंगिक संबंध का आधार वस्तु को बनाता है न कि किसी सजीव को या योनीमार्ग को।

## 16. परपीड़न

मैथुन के समय एक व्यक्ति अपने सहयोगी को पीड़ा पहुँचाते हुये, कष्ट देते हुये, तंग करते हुये लैंगिकसुख प्राप्त करता है। सहयोगी के आह भरने पर उसके लैंगिकसुख में वृद्धि होती है। इस अवस्था में उसकी सहयोगी कभी घायल भी हो जाती है तथा कभी-कभी मौत की घटना भी सुनने को मिलती है।

परपीड़न बादी पुरूष डरपोक, स्त्रियोचित पुरूष (Feminine) और न्यून कामुकता के शिकार होते हैं। इनका एक मात्र उद्देश्य अपने काम-पात्र के तीव्र संवेगों को भड़का कर लैंगिकसुख प्राप्त करना होता है।

एक फ्रांसीसी व्यक्ति ''काउण्ट डोनेसन अलफोंसे फ्रैंकोस द सेड'' था जो

अभिजात्य घराने से आता था। वह लेखक भी था। उसके प्रेम करने का ढंग निराला था। वह अपनी प्रेमिका से मिलने जाते समय एक बैंग में चाबुक- मारने के लिए, लोहे के नाखून-माँस-पेशियों में गड़ाने के लिए आदि ले जाता था। वह प्यार करने से पहले कमरे के सभी जंगले (खिड़कियों)-दरवाजों को बंद कर अपनी प्रेमिका को अत्त्यधिक प्रताड़ित करता था। प्रेमिका के चीखने-चिल्लाने तथा दया की भीख माँगने पर वह खुश होता था तथा उसके बाद उसके साथ वह मैथुन करता था। उसी के नाम पर इस विकृति का नाम सैडिज्म (Sadism) रख दिया गया।

## 17. स्वपीड़न

जिस प्रकार परपीड़न में विकृत जन अपने लैंगिक सहयोगी को कष्ट देकर सुख प्राप्त करते हैं उसी प्रकार स्वपीड़न में व्यक्ति कष्ट पीड़ा सहकर लैंगिक सुख प्राप्त करता है। स्त्रियाँ ही प्रायः इसका शिकार होती हैं पर मर्द भी कम नहीं होते हैं।

कुछ औरतें अपने पति या लैंगिक सहयोगी से अपने स्तनों, गालों पर दाँतों से कटवाती हैं और लैंगिक चरमसुख (Orgasm) प्राप्त करती हैं। दाँतों से कटवाने में उन्हें कष्ट होता हैं जो सुखकर प्रतीत होती हैं। कुछ औरतें अपने चुचुक (Nipple) को चुसवाती, मसलवाती और सहलवाती हैं तथा उसके बाद उत्तेजित हो सहवास करती हैं।

ऑस्ट्रिया की रहने वाली एक औरत ''सेवेलिगर लियोपोल्ड फॉन सैकोर मैशोचे'' थी जो एक सम्भ्रांत परिवार से आती थी। इसकी प्रवृति बन गयी थी कि वह अपने पुरूष लैंगिक सहयोगी से अपने को उत्तेजित करवाती थी, निर्दयता पूर्वक व्यवहार करवाती थी और कष्ट होने पर उत्तेजित हो सहवास करती थी फलतः इस मनोविकृति का नाम उसी के नाम पर मैसोकिज्म (Masochism) रख दिया गया।

## 18. विपरित लिंगी वस्त्रधारणरति

इसकी विशेषयता यह होती है कि मर्द, औरतों का वस्त्र पहन कर और स्त्री, मर्द का वस्त्र धारण कर लैंगिक संबंध स्थापित करते हैं या मैथुन करते हैं।

"हैवलॉक एलिस" जब देखा कि मर्द, औरतों का वस्त्र पहनकर औरतों का काम करता तथा औरतों-सा व्यवहार करता है तो इसे "Eonism" कहा। केवालियर इवोन (Chevalier Eon) नामक व्यक्ति अपना अधिकांश समय औरतों-सा जीवन गुजारा। उसी के नाम से Eonism शब्द बनाया गया था।

एक लड़की मर्द के पोशाक में जलालपुर थाने के एक गांव माधोपुर के एक व्यक्ति के यहां नौकरी करती थी। वर्षों बाद उसके गर्भवति होने पर लोग यह जाने कि वह एक मर्द नहीं, औरत है। एक दूसरी औरत जिसे मैं जानता हूँ जो धोती-कुर्ता पहन मर्दों की तरह रहती थी। आज तमाम स्कूल-कॉलेजों में लड़कियाँ, लड़कों के भेस तथा लिवास में नजर आती हैं जिन्हें दूर से पहचानना थोड़ा कठिन होता है। लड़के भी लड़कियों की तरह केससज्जा तथा बिना मूँछ के अधिक दिखते हैं।

## 19. स्पर्शाशक्ति

इसमें एक व्यक्ति दूसरे को स्पर्श कर ही लैंगिकसुख प्राप्त करता है। सामान्य अवस्था में लैंगिक सुख संभोग द्वारा ही प्राप्त किया जाता है; जबकि इसमें व्यक्ति जान-बूझकर या अनजाने किसी दूसरे को स्पर्श कर लैंगिक सुख प्राप्त करता है। यह मर्द तथा औरतों दोनों में समान रूप से पाया जाता है। मैं एक व्यक्ति को जानता हूँ जिसका जिक्र उचित जान पड़ता है -उसे हाथ देख भविष्य बताने (Palmistry) के बहाने, लड़कियों-औरतों का हाथ देखना अधिक पसंद है। इस कार्य में वह उनके हाथों को अपने हाथ में लेता है, कभी-कभी गुदगुदी लगाता है तथा हाथ देखते-देखते चेहरा भी देखने लगता है अनेक बार वह इसी क्रम में बेइज्जत भी हुआ है कभी-कभी उसे वीर्य-स्खलन भी हो जाता है पर कभी-कभी वह अपने लक्ष्य को पाने में सफल भी हो जाता है।

भीड़-भाड़ वाले स्थलों पर अनेक लोग आसानी से मिल जायेंगे जिन्हें मात्र किसी का शारीरिक स्पर्श पाने की इन्तजारी होती है। एक व्यक्ति ने इसे व्यंग

के अंदाज में "Touchopathy" या Touch Therapy" तक कहता है। उसका मानना है कि किसी को स्पर्श करते ही पूरे शरीर में कम्पन-सा (Thrill) होता है, नशा-सा हो जाता है, अत्यधिक सुखकारी घड़ी होती है वह, फलतः अन्य कष्ट उस समय महसूस नहीं होते हैं।

एक अन्य व्यक्ति है जो जब किसी संगे-संबंधियों के घर जाता है तो उसके शरीर में दर्द प्रारंभ हो जाता है। उसका दर्द तभी जाता है जब कोई युवती उसके शरीर को अपने पैरों से रौंदती है। मजाक में वह जब-तब कह भी देता है- जानती हो, हाथ से मैं अपना बदन तुमसे क्यों नही दबवाता हूँ? कहीं तुम्हारे हाथ फिसल गये तो.....? सच्चाई यह है कि जब कोई युवती पैरों से उसके शरीर को दबाती है तो उसे लैंगिक सुख की प्राप्ति होती है।

स्पर्श आसक्ति से पीड़ित लोग किसी लड़का-लड़की या औरत के संपर्क में आने पर सट-सट कर बैठना चाहते या बैठते हैं। जिससे वे उत्तेजित हो जाते हैं तथा कुछ देर बाद ही उसका स्मरण करते हुये उसी के नाम पर हस्तमैथुन कर देते हैं।

## 20. नग्नचित्र दर्शन आसक्ति

कुछ लोग नग्न चित्रों को देख लैंगिक सुख प्राप्त करते हैं तो कुछ लोग लैंगिक-साहित्य को पढ़कर। इसके बाद ये विकृत जन प्रायः हस्तमैथुन या बलात्कार करते है।

मैथुनादि क्रियाओं में लिप्त रहने के कारण उत्पन्न होने वाले लक्षण तथा उनकी महत्त्वपूर्ण औषधियाँः

I. असामान्य मानसिक लक्षणों का उत्पन्न होना (Mental Symptoms from sexual excess)- वोमिष्टा, कल्केरिया कार्ब, कार्बोवेज, चाइना, कोनियम मैकुलेटम, आयोडियम, काली कार्ब, लाइकोपोडियम, मर्क सॉल, नैट्रम कार्ब, नक्स वोमिका, फॉस्फोरिक एसिड, फॉस्फोरस, पल्साटिला, सिपिया, साइलिसिया, स्टैफिसेग्रिया आदि।

- स्मरण शक्ति नष्ट होना- एग्नस कास्टस, एनाकार्डियम, आर्जेन्टम नाइट्रिकम, ऑरम मेटालिकम, चाइना, नैट्रम म्युर, नक्स वोमिका, फॉस्फोरिक एसिड, स्टैफिसेग्रिया।
- भुलक्कड़ होना- कालाडियम, नैट्रम फॉस, फॉस्फोरिक एसिड।
- कामुक उत्तेजना के कारण सिरदर्द तथा सिर की कमजोरी होना- चाइना, नक्स वोमिका, ओनोस्मोडियम, फॉस्फोरिक एसिड़ साइलिसिया।
- मैथुन के विषय में सोचने से चिन्ता- क्रियोजोटम।

**II.** सहवास के बादः

- चिन्ता- सिपिया
- चित्रभ्रम (Confusion) होना- वोमिष्टा, कल्केरिया कार्ब, कॉस्टिकम, मेजेरियम, फॉस्फोरिक एसिड, फॉस्फोरस, रोडोडेन्ड्रॉन, सेलेनियम, सिपिया।
- सुस्ती आना- नैट्रम म्युर।
- उत्तेजना- कल्केरिया कार्ब।
- चिड़चिड़ा होना- कल्केरिया कार्ब ,चाइना, काली कार्ब, नैट्रम कार्ब, पेट्रॉलियम, फॉस्फोरस, सिपिया, साइलिसिया आदि।
- व्यग्रता (restlessness after coition)- कल्केरिया कार्ब, कोपैवा आफिसिनालिस, डिजिटेलिस पेट्रॉलियम, सिपिया।
- खिन्न या उदाश होना (Sadness after coition) कल्केरिया कार्ब, कोनियम मैकुलेटम, नैट्रम म्युर, सिपिया, स्टैफिसेग्रिया।
- अचेतावस्था आना (Unconciousness after Coition)- एगारिकस, एसाफिटिका, डिजिटेलिस।

**III.** वीर्यस्खलन के बादः

- सुस्ती आना- कॉस्टिकम।
- डरना- एलो सोकोट्रिना, कार्बो एनिमेलिस।
- चिड़चिड़ा होना- लिलियम टिग, नक्स वोमिका स्टैफिसेग्रिया आदि।

- खिन्न या उदास होना (Sadness after emission)- नक्स वोमिका, पल्साटिला आदि।
- मूर्छित होना (Stupefaction after an emission)- कॉस्टिकम।
- रोना (Weeping after an emission)- हिप्पोजेइनम।

## (A) औरतों में

1. मैथुन के समयः
    - गर्भाशय में दर्द- फेरम फॉस, हिपर सल्फर, मर्क कॉर।
    - गर्भाशय मे कष्टदायक दर्द- पल्साटिला, सिपिया, मर्क कॉर।
    - गर्भाशय में खिचावयुक्त दर्द- प्लैटिना।
    - योनी में दर्द- आर्जेन्टम नाइट्रिकम, बर्बेकरिस वल्गारिस, कल्केरिया फॉस, हिपर सल्फर, काली बाइक्रोमिकम, काली कार्ब, कियोजोटम, लाइसिन, नैट्रम म्युर, प्लेटिना, रस टॉक्स, सिपिया, स्टैफिसेग्रियॉ, सल्फर, थुजा आदि।
    - जलन युक्त- काली वाइक्रोमिकम।
    - ऐंठन युक्त (Vaginismus)- कैक्टस, प्लेटिना।
    - डिम्बों में काटने-सा दर्द- पल्साटिला।
    - डिम्बों मे खिचाव युक्त दर्द- प्लैटिना।

2. मैथुन के बादः
    - योनी मे खुजली होना- एगारिकस, नाइट्रिक एसिड।
    - योनी मे जलन युक्त दर्द होना- क्रियोजोटम, लाइकोपोडिम।
    - योनी में धड़कन-सा (Pulsation) महसूस होना- नैट्रम कार्ब।
    - डिम्बों मे दर्द होना- एपिस मेलिफिका,
    - गर्भाशय में दर्द होना- प्लैटिना।
    - श्वेतप्रदर स्रवित होना- नैट्रम कार्ब, सिपिया।
    - जननांगों में दर्द होना- एपिस मेलिफिका, लैक केनाइनम, प्लैटिना, स्टैफिसेग्रिया, थुजा।

- दर्द युक्त मासिक स्राव अधिक होना (Metrorr hagia)- आर्जेन्टम नाइट्रिकम, अर्निका मॉन्ट, आर्सेनिक एलबम, हाइड्रास्टिस, क्रियोजोटम, सिपिया, टैरेन्टुला आदि।

3. हस्तमैथुन के बाद श्वेतप्रदर स्रवित होना- कैन्थरिस, आरिगेनम, प्लेटिना, पल्सटिला, आदि।
4. कामुक उत्तेजना के बाद श्वेतप्रदर स्रवित होना- (Leucorrhoea After Sexual Excitement)- कैन्थरिस ,ऑरिगेनम प्लैटिना, पल्साटिला।
5. कामेक्षा के समय डिब्बों मे दर्द- काली बोमेटम ।
6. गर्भाशय का स्थानच्यूत वाले रोगिणियों में मैथुन करने से राहत मिलना- मर्क साल।
7. योनी के ऐंठनयुक्त दर्द के कारण मैथुन नहीं करना- कैक्टस प्लैटिना
8. प्यार की आशाभग्नता या अपकृतार्थता के कारण उत्पन्न रोग- ऑरभ मेटालिकम, कल्केरिया फॉस, सिमिसिफ्यूगा, लैकेसिस, नैट्रम म्यूर फार्स्फोरिक एसिड, स्टैफिसेग्रिया आदि।
9. प्रेमरोग (Love-Sick)- एन्टिमोनियम क्रुडग, टिलिया यूरोपिया (Tilia Europea)।
10. ईष्या, गुस्सा तथा अंसगत वार्ता के साथ प्यार करना- हायोसियामस।
11. प्यार के गुप्त पश्चाताप करना- इग्नेसिया, नैट्रम म्युर, फार्स्फोरिक एसिड, फास्फोरस आदि।
12. कामेक्षा के समय जननांगों मे दर्द होना- काली ब्रोमेटम।
13. चरम मैथुनसुख (Orgasm):
    - देर से प्राप्त होना- बर्बेरिस वल्गरिस, ब्रोमियम।
    - सहजता से प्राप्त होना- स्टैनम मेटालिकम।
    - दर्द युक्त होना- नैट्रम म्युर।

- की चाहत होना- ब्रोमियम, कालाडियम।

14. योनी का सिकुड़ना- कैक्टस।
15. शरीर खुजलाने या नोचने से कामेक्षा का बढ़ना (स्पर्श करते ही)- स्टैनम मेटालिकम।
16. मैथुनादि क्रियाओं में लिप्त रहने के कारण गर्भाशय का सूजन होना- चाइना।
17. अत्यधिक कामेक्षा के कारण बन्ध्यता होना- काली ब्रोमेटम, ऑरिगेनम फॉस्फोरस, प्लैटिना।

## (B) मर्दों में

1. मैथुन या सहवास के समयः
    - शिश्न मे अपूर्ण उत्तेजना होना- कैम्फर, कोनियम मैकुलेटम, फॉर्मिका रूफा, ग्रेफाइटिस, लाइकोपोडियम, फॉस्फोरिक एसिड फॉस्फोरस, सिपिया, सल्फर आदि।
    - शिश्न में दर्दयुक्त उत्तेजना होना- हिपर सल्फर।
    - शिश्न में खुजली होना- सिपिया।
    - अण्डकोषों में जलन-सा दर्द होना- क्रियोजोटम।
    - ठंढ़ा वीर्यस्खलन होना- नैट्रम म्युर।
    - वीर्यस्खलन नहीं होना- कालाडियम, ग्रेफाइटिस, लाइकोपोडियम, लाइसिन, सोरिनम आदि।
    - वीर्यस्खलन अत्यधिक विलम्ब से होना- एगारिकस कल्केरिया कार्ब, फलोरिक एसिड, लाइसिन, नैट्रम म्युर, जिकंम मेटालिकम आदि।
    - वीर्य स्खलन जल्द होना- बर्बेरिस वल्गरिस, कोनियम मैकुलेटम जेल्सेमियम, ग्रेफाइटिस, लाइकोपोडियम, नैट्रम कार्ब, नैट्रम म्युर, फास्फोरिक एसिड, फॉस्फोरस प्लैटिना सेलेनियम, सिपिया, सल्फर जिंकम मेटालिकम आदि।

2. मैथुन के बादः
    - शिश्न के अग्र भाग (Glance) में संकुचन होना -कालाडियम।
    - शिश्न में दर्दयुक्त उत्तेजना- ब्रायोनिया, कालाडियम, ग्रैटियोला
    - शिश्न का सिकुड़ना- कालाडियम।
    - शुक्राणुओं के आने वाली नली (Spermatic Cord) में दर्द- थेरिडियॉन
    - वीर्यस्खलन होना- बाराइना कार्ब।
    - पुरूष जननेन्द्रिय मे धड़कन महसूस होना- नैट्रम कार्ब।
    - दुर्बलता होना- एगारिकस, डिजिटेलिस, नैट्रम फास, सिपिया, एसाफिटिडा।
    - पूरे शरीर मे कमजोरी होना- एगारिकस, कल्केरिया कार्ब, कोनियम मैकुलेटम, डिजिटेलिस, कल्केरिया कार्ब, काली फॉस नैट्रम म्यूर, फॉस्फोरिक एसिड, फास्फोरस, सलेनियम, सिपिया, साइलिसिया आदि।
    - आँखों मे कमजोरी होना - काली कार्ब।
3. कामुक उत्तेजना के बाद मिर्गी का दौरा पड़ना- कोनियम मैकुलेटम, प्लैटिना, स्ट्रॉमोनियम।
4. मैथुनक्रिया में अत्यधिक लिप्त रहने के कारण अण्डकोषों का छोटा होना- स्टैफिसेग्रिया।
5. मैथुन क्रिया मे अत्यधिक लिप्त रहने के कारण अण्डकोषों की थैली में आंनददायक खुजली होना- स्टैफिसेग्रिया।
6. अत्यधिक मैथुन के बाद मूत्राशय मे ऐंठन- नक्स वोमिका।
7. अत्यधिक मैथुन के बाद उत्पन्न होने वाली बीमारियाँ- एगारिकस, कल्केरिया कार्ब, कोनियम मैकुलेटम, काली फॉस, लाइकोपोडियम नैट्रम म्यूर, नैट्रम फॉस, नक्स वोमिका, फॉस्फोरिक एसिड, फॉस्फोरस, सेलेनियम, सिपिया, साइलिसिया, स्टैफिसेग्रिया, सल्फर आदि।
8. वीर्य स्खलन के बादः

- शुक्रानुओं के आने वाले नली (Spermatic cord) में दर्द होना- नैट्रम फॉस।
- चीटियों के चलने की अनुभूति होना- फास्फोरिक एसिड।
- अण्डकोषों मे दर्द होना- मैग्नेसिया म्युर, आक्जेलिक एसिड, फॉस्फोरिक एसिड।
- अण्डकोषों मे कष्टदायक दर्द (Aching Pain) होना- फॉस्फोरिक एसिड।

9. वीर्यस्खलन के समय अण्डकोषों मे दर्द होना- कैप्सिकम।
10. औरतों के साथ खेलने या बातें करते समय वीर्यस्खलन होना- कोनियम मैकुलेटम, फॉस्फोरस, सारसापैरिला, सलेनियम।
11. किसी औरत या लड़की के सामने आते ही वीर्य स्खलन होना- नक्स वोमिका, यूस्टिलागो ।
12. स्वप्न के साथ वीर्य स्खलन होना- काली कार्ब्र, पाइपर मेंथास्टिकम, सारसापैरिला।
13. कामुक उत्तेजना के समय चीटिंयों के रेगने की अनुभूति होना- मेजेरियम, टैरेन्टुला।
14. कामुक उत्तेजना के बाद अण्डकोषों में दर्द होना- आयोडियम, काली नाइट्रिकम, लाइसिन, स्टैफिसेग्रिया।
15. कामुक उत्तेजना के बाद शुक्राणुओं के आने वाले नली में दर्द होना- मैग्नेसिया म्युर, नक्स मॉस्केटा, सारसापैरिला।
16. कामुक उत्तेजना से मुर्छा (Convulsion) होना- व्युफो राना, लैकेसिस, प्लैटिना आदि।
17. संध्या समय कामुक उत्तेजना के समय रक्तस्राव होना- क्लेमैटिस इरेक्टा।
18. मैथुन रहित कामुक उत्तेजना के बाद शुक्राणुओं के आने वाले नली में कष्टदायक दर्द होना - मेग्नेसिया म्युर, नक्स मास्केटा, सारसापैरिला।

19. प्रचंड कामोत्तेजना होना- एलुमिना, एनान्थेरम म्युरियेटिकम, कैनाविस, इन्डिका, कैन्थरिस, कैमोमिला क्लेमैटिस, फ्लोरिक एसिड, जेल्सेमियम, ग्रेफाइटिस, हायोसियामस, काली आर्स, काली क्लोरिकम, मर्क कॉर, मेजेरियम, माइगेल, नैट्रम कार्ब, नाइट्रिक एसिड, ओपियम, फॉस्फोरस, पिक्रिक एसिड, प्लैटिना, प्लम्बम मेटालिकम, साइलिसिया, टुबरकुलिनम, स्ट्रॉमोनियम, जिंकम मेटालिकम आदि।

20. कामेक्षा दबने के कारण बीमारियों का होना या बढ़ना- एपिस मेलिफिका, कैम्फर, कार्बो वेज, कार्बोनियम ऑक्सिजेनाजेटम, कोनियम मैकुलेटम, हेलेबोरस, लिलियम टिग, लाइसिन, फॉस्फोरस, फॉस्फोरिक एसिड, पल्साटिला आदि।

अन्य मनोविकृतियों की तरह ही लैंगिक मनोविकृतियों के रोगियों की उचित चिकित्सा समय पर मानवता के हित में होनी चाहिए जिससे कि रोगी का हर कृत्य उसके परिजन, समाज, देश-प्रदेश या विश्व के लिए हो या स्वयं उसके हित में हो सके। वह एक सामान्य व्यक्ति की तरह जीवन-यापन कर सके। रोगी को विकृतियों से मुक्त करने में उचित सलाह भी समय-समय पर दिया जाना चाहिए।

# 18 असामान्य व्यवहार (Misbehaviour)

मानव द्वारा की जाने वाली संसार की सभी क्रियाओं में न्यूनता या अधिकता आने पर उसे असामान्य कहा जाता है। इसी तरह किसी व्यक्ति का व्यवहार सीमा पार करने लगे तो उसे असामान्य व्यवहार कहते हैं। यह सीमा न्यूनतम या अधिकतम दोनों हो सकती है।

सामान्य तथा असामान्य व्यवहार में विभेद करना कठिन है। जो कर्म एक खास जाति, धर्म, समय या स्थान पर रहने वालों के लिए सामान्य है वही दूसरे जाति, धर्म, समय या स्थान में असामान्य हो जाता है। जैसेः एक जाति-धर्म में भाई-बहन में शादी करना सामान्य है। हाँ, इसमें यह ध्यान रखा जाता है कि ये दोनों (वर-वधु) एक ही माँ के स्तन-पान न किये हों। यही कार्य दूसरे जाति धर्म में पूर्णतः असामान्य हो जाता है। सामान्य व्यवहार के सभी लोग एक-सा व्यवहार करते हैं पर उनमें न्यूनतम तथा अधिकतम सीमा होती है जिसके कारण ही सामान्यता में भी हल्की विभिन्नता नजर आती है। ये सामान्य लोग लगभग एक तरह का खाना, लिवास, रहन-सहन के ढंग आदि से अभ्यस्त होते हैं। इनमें कहीं भी विशिष्टता या अतिन्यूनता नहीं पायी जाती है। किसी जाति-धर्म-स्थान में माँस-मछली आदि खाना सामान्य है तो किसी में असामान्य। जहाँ एक तरफ साला, साली, ससुर, सास आदि शब्दों का प्रयोग वास्तविक मधुर संबंध दर्शाने के लिए किया जाता है वहीं दूसरी तरफ इन शब्दों का प्रयोग गाली के लिए भी किया जाता है। संबंध बताना पूर्णतः सामान्य क्रिया है जबकि गाली देना पूर्णतः असामान्य क्रिया है।

सामान्य शब्द का प्रयोग बनी-बनायी लीक पर चलने वालों के लिए किया जाता है जबकि असामान्य यानी सामान्य से कम (Sub-Normal) तथा सामान्य

से अधिक (Abnormal) लोगों के लिए प्रयुक्त होता; जो या तो सामान्य लोगों के भीड़ से ऊपर उठ गये या काफी पीछे रह गये। इन दोनों प्रकार के लोगों को अपना एक अलग लीक बनाकर चलना होता हैं। असामान्यता की भी एक सीमा होती है।

यदि कोई बड़ा आदमी पतित हो जाये तो उसके पतन की कोई सीमा नहीं होती है। यदि देश-विदेश या राज्य-स्तर के व्यक्ति के व्यक्तित्व का विघटन-पतन हो जाये तो उसके पतन की सीमा निर्धारित करना आसान नहीं होता है। यह ठीक है कि राज्य, देश, विदेश या अन्तर्राष्ट्रीय संगठनों का नेतृत्व करने हेतु उसे सामान्य से अलग होना ही पड़ेगा, उसके लिए एक अलग ऊँचा स्टेज तो बनाना ही पड़ेगा, उसके आगे माइक तो रखनी ही पडेगी, उसके ठहरने के लिए अलग व्यवस्था तो करनी ही पड़ेगी आदि क्योंकि वह एक सामान्य जन नहीं है; वह एक विशिष्ट जन है।

सामान्य जन तो यूँ ही जीये जाते हैं उन्हें किसी खास चीज की जरूरत नहीं पड़ती है, उनके लिए न स्टेज चाहिए न माइक, न ठहरने के लिए कोई खास जगह चाहिए, न सुरक्षा व्यवस्था; क्योंकि वह एक सामान्य जन है। असामान्य जन को यह बताना पड़ता है कि अब आप सो जाते, खाना खा लेते, टहल लेते आदि तो अच्छा होता, क्योंकि ये विशिष्ट सज्जन सामान्य नहीं है। जिस समय ये विशिष्ट-जन सामान्य जन से विशिष्टता की तरफ अग्रसर होते हैं तभी से जब सामान्य-जन सोते हैं तो ये लोग मनन, चिन्तन, पठन-पाठन भगवद्-भजन आदि क्रिया-कलापों में लिप्त होते हैं। एक सामान्य व्यक्ति की तुलना में इन्हें अधिक मेहनत करनी पड़ती है। यदि किसी घुड़दौड़ में सामान्य घोड़ें हों तो वह घुड़दौड़ कैसा ? घुड़दौड़ में जो अत्यधिक तेज यानी अतिविशिष्ट घोड़े थोड़ा आगे-पीछे पर लगभग एक साथ तथा निम्न कोटि के घोड़े सबसे पीछे होंगे। यही बात लगभग हर जगह होती है।

लगता है कि जब किसी व्यक्ति के व्यवहार से उस परिवेश के अन्य लोंगों को कष्ट होता है तो उस व्यक्ति के व्यवहार को ही असामान्य व्यवहार की संज्ञा दी जाती है। इस कष्ट का कोई निश्चित कारण नहीं होता है जिसके

कारण इस असामान्य व्यवहार को निश्चित करना कठिन हो जाता है। कष्ट के अनिश्चित कारणों की कोई सीमा भी नहीं होती है।

अपनी पत्नी के साथ एक सीमा के अन्दर सहवास करना सामान्य है जबकि अपनी पत्नी के साथ भी अमर्यादित ढंग से मिलने पर असामान्य कहा जाता है। खाना खाना एक सामान्य क्रिया है पर बहुत ही कम या बहुत ही अधिक खाना या न खाने वाली चीजों जैसे- मिट्टी, पेसिंल, कागज आदि को खाना पूर्णतः असामान्य है।

यह जग जाहिर है कि सामान्य से कम व्यवहारिक लोगों को कोई नहीं पूछता है क्योंकि ये लोग आज के आधुनिक जिंदगी के दौड़ में काफी पीछे हो जाते हैं जिसके कारण सामान्य जन इन्हें देख भी नहीं पाते हैं। सामान्य जन का काम चल जाता है। विशिष्ट लोगों के पीछे सामान्य लोग रहते हैं चाहे उसका कारण तथा जो भी हो।

कुछ असामान्य व्यवहार के रोगियों को देखा जाता है कि हँसने की बातों पर कुछ लोग रोते हैं तो कुछ रोने की बातों पर हँसने लगते हैं; कुछ लोग लगातार रोते रहते हैं तो कुछ लोग लगातार हँसते रहते हैं। डॉ.जी.डब्लू. किस्कर के अनुसार "मानव के वे व्यवहार और अनुभूतियाँ जो साधारणः अनोखी, असाधारण या पृथक होती हैं, असामान्य समझी जाती हैं (Human behaviour and experiences which are strange, unusual or different ordinarily are considered abnormal)".

असामान्य व्यवहार की कुछ विशेषतायें निम्न प्रकार हैं:

1. परिस्थिति के अनुरूप नहीं होना (Not appropriate to the situation)- असामान्य व्यवहार की सबसे बड़ी विशेषता है कि वह परिस्थिति के अनुरूप नहीं होता है। यदि कोई व्यक्ति सुखद समाचार सुन रोता हो और दुःखद समाचार सुन हँसता हो तो निश्चय ही उसका व्यवहार असामान्य माना जाता है।
2. सामाजिक कल्याण के लिए हितकर नहीं होना (Not helpful for the social welfare)- असामान्य व्यवहार की यह दूसरी विशेषता है। ऐसे

व्यवहार से समाज की उन्नति नहीं हो सकती है। यह भी पाया जाता है कि संकट की घड़ी में किसी को बचाने या मदद करने का प्रयास भी असामान्य लोग नहीं कर पाते हैं।

3. स्वयं अपने लिए भी हितकर नहीं होना (Not helpful for the individual himself)- यह असामान्य व्यवहार की तीसरी विशेषता है। ये लोग स्वयं अपनी विभिन्न आवश्यकताओं के प्रति भी उदासीन रहते हैं। जीवन की अनेक आवश्यकताओं की पूर्ति के लिए ये नौकरी, व्यापार आदि कुछ भी नहीं करते हैं। यदि समाज के अन्य लोगों द्वारा इन्हें सहारा नहीं मिले तो ये बहुत दिनों तक टिक नहीं सकते हैं। ये लोग सामाजिक परजीवी (Social Parasite) बनकर रह जाते हैं।
4. आस-पास के लोगों के साथ मिल-जुलकर नहीं रहना (To live unharnoniously with the people around)- यह असामान्य जन की चौथी विशेषता है। ये लोग अपनी संवेगात्मक अस्थिरता के कारण पड़ोसियों के साथ अपना संबंध बिगाड़ लेते हैं। ये मानसिक रोग के कारण समाज में सफलतापूर्वक अभियोजन नहीं कर पाते हैं।
5. सही या गलत का ज्ञान नहीं होना (No knowledge of right or wrong)- असामान्य जन को सही या गलत का भी ज्ञान नहीं होता है। इस कारण इनके अधिकतर कार्य गलत हो जाते हैं। ये लोग सामाजिक, धार्मिक, राजनैतिक नियमों- परम्पराओं, नैतिक आदर्शों आदि का सही रूप में सम्पादन तथा पालन कर रहे हैं या नहीं, इसका भी ज्ञान इन्हें नहीं होता है।
6. गलत कार्यों के लिए पश्चाताप का अनुभव नहीं करना (To have no feeling of remorse)- असामान्य जन की सबसे बड़ी विशेषता यह भी है कि ये लोग अपने गलत कार्यों के लिए पश्चाताप भी नहीं करते हैं। ये अपनी गलतियों को स्वीकार भी नहीं करते हैं और खुद अपनी गलतियों की तारीफ करते हुये कदापि थकते नहीं है; जैसे- "मैंने उन्हें बेइज्जत किया", "उसे मारा", "वहाँ डकैती किया", "इतने रूपये का घोटाला किया" आदि।

7. संवेगात्मक अस्थिरता (Emotional Instability)- असामान्य व्यवहार के रोगियों में संवेगात्मक अस्थिरता पायी जाती है। वे इस प्रकार के संवेगात्मक व्यवहार प्रदर्शित करते हैं जो उस परिस्थिति या परिवेश में नहीं करना चाहिए। छोटी-छोटी बातों पर ये घबड़ा जाते हैं तथा उघेडबुन में पड़ जाते हैं।
8. कुसमायोजी (Maladaptive)- ये रोगी वैसा व्यवहार करते हैं जिन पर समाज या धर्म द्वारा प्रतिबन्ध लगा रहता है। जैसेः देह-व्यापार, जातीय दंगों आदि में लिप्त रहना।

आश्चर्य तो तब होता है जब भारतीय सदनों (राज्य-सभा, विधान-सभा, विधान परिषद, संसद आदि) में भी प्रायः असंसदीय भाषाओं तथा हरकतों को अपनाया जा रहा है। यह एक सामान्य क्रिया है या असमान्य? यह एक विचारनीय है। अब तो संसदीय-भाषा तथा क्रिया कलाप ही असंसदीय हो गयी है तो संसदीय किसे कहा जायेगा? जब पैमाना ही गलत हो जाये, छोटा हो जाये तो नाप-तौल सही होने की उम्मीद करना ही बेइमानी होगी। चुनाव आयुक्त श्री जी. बी. कृष्णमूर्ति के अनुसार दसवीं "लोक सभा" में कुल 543 सांसदों में से 40 सांसद बलात्कार- जैसे अपराधों में संलिप्त थे साथ ही 350 सांसदों की पृष्ठभूमि आपराधिक थी। जब माननीय सांसदों की यह स्थिति है, कानून बनाने वाले ही तोड़ने वाले हैं यानी अब कानून तोड़ने वाले ही कानून बनाने वाले हैं तो आम जनता को भगवान  ही बचायें। फिर भी सामान्य, सामान्य ही रहेगा और असामान्य, असामान्य ही रहेगा।

## असामान्य व्यवहार के कारण निम्न प्रकार हैं

### (A) **सामाजिक कारण** (Sociological Factors)

व्यक्ति जिस परिवेश में अपना समय या जीवन गुजारता है उस परिवेश का उस व्यक्ति पर प्रभाव पड़ता है। सामाजिक वातावरण दोषपूर्ण होने पर उस व्यक्ति में असामान्य व्यवहार आ सकते हैं। ये सामाजिक कारण निम्नलिखित हो सकते हैं:

1. दोषपूर्ण समुदाय (Faulty Community)- दोषपूर्ण समाज में रहने वाले लोग न चाहते हुये भी असामान्य- से हो जाते हैं। इस असामान्यता का असर उनके रहन-सहन, चाल-चलन, बोली-विचार आदि पर भी पड़ता है। यह देखा जाता है कि जो लोग गाली-गलौज नहीं करते हैं यदि उन्हें भी गाली-गलौज करने वाले समाज में रख दिया जाये तो वे भी गाली देने लगते हैं। सभ्य लोग भी असम्य-सा व्यवहार करने लगते हैं। जिस परिवार में अनुशासन के संदर्भ में अत्यधिक छूट या कड़ाई होती है उस परिवार के बच्चे प्रायः असामान्य व्यवहार करते हैं।
2. सामाजिक बंचना (Social Deprivation)- ऐसा देखा जाता है कि जिन बच्चों का लालन-पालन उचित नहीं होता है या किसी कारणबस समाज में उन्हें इज्जत नहीं मिलती है वे असामान्य व्यवहार से ग्रसित हो जाते हैं, असामाजिक क्रिया या कुकर्म करने लगते हैं, उनका व्यक्तित्व विकृत हो जाता है। प्रायः देखा जाता है कि आर्थिक रूप से अत्यधिक सुदृढ़ परिवार तथा आर्थिक रूप से अत्यधिक कमजोर परिवार के बच्चे इसके शिकार हो जाते हैं।
3. दोषी पड़ोसी (Faulty Neighbourhood)- दूषित आचरण वाले पड़ोसियों के कारण भी असामान्य व्यवहार विकसित हो जाते हैं। गंदी बस्तियों में रहने वाले बच्चे प्रायः असामान्य व्यवहार करते हैं।
4. दोषपूर्ण विद्यालय (Faulty School)- जिस विद्यालय का वातावरण दोषपूर्ण होता है या जहाँ गंदी बस्तियों के बच्चे होते हैं उस विद्यालय के सामान्य बच्चे भी असामान्य व्यवहार करने लगते हैं। शिक्षकों द्वारा सही देख-भाल तथा अनुशासन नहीं अपनाने से बच्चों में असामान्य व्यवहार करने की आदत पड़ जाती है।
5. सांस्कृतिक विघटन (Cultural Disintegration)- सांस्कृतिक विघटन के कारण भी असामान्य व्यवहार पाया जाता है। असुरक्षा की भावना के कारण भी असामान्य व्यवहार हो सकता है। यह भी पाया जाता है कि किसी खास सांस्कृतिक परिवेश के लोग असामान्य हो जाते हैं।

6. सामाजिक तनाव (Social Tension)- जिस सामाजिक परिवेश में तनाव अत्यधिक होता है उस समाज के बच्चे भी असामान्य व्यवहार के शिकार हो जाते हैं।
7. दोषी परिवार (Faulty Family)- जिस परिवार में कलह होता रहता है, पति-पत्नी में झगड़ा होता रहता है, उस परिवार के बच्चे तनाव में जीते हैं फलतः वे भी कलहप्रिय हो जाते हैं।

## (B) **जैविक कारण** (Biological Factors)

जैविक विकास के असामान्य होने पर व्यक्ति में असामान्य व्यवहार आ जाते हैं, जैसेः

1. आनुवंशिकता (Hereditory)- यदि किसी परिवार में मर्द असामान्य होते हैं तो उस परिवार के लड़के असामान्य व्यवहार से ग्रसित हो जाते हैं तथा जब औरतें असामान्य होती हैं तो उस परिवार की लड़कियाँ उससे प्रभावित हो असामान्य हो जाती हैं माता-पिता, दादा-दादी, नाना-नानी आदि का असर बच्चों पर पड़ता है।
2. शारीरिक बनावत (Physical Constitution)- शारीरिक बनावट में रूप-रेखा, यौनसंबंध, स्वभाव, अन्तःस्रावी क्रियायें, रक्तप्रवाह आदि सम्मिलित होते हैं। शेल्डन साहब ने स्पष्ट तौर पर कहा कि गोल-आकृति (Endomorphic) तथा आयत आकृति (Mesomorphic) प्रकार के लोगों में उत्साह-विषाद मनोविकृतियाँ और लम्बे आकृति (Ectomorphic) वालों में मनोविदलता प्रायः विकसित हो जाता है।
3. ग्रंथितंत्र (Glandular System)- ग्रंथितंत्र व्यक्ति के समायोजन तथा असमायोजन को प्रभावित करता है। शरीर के विभिन्न अन्तःस्रावी ग्रंथियाँ संतुलित रूप से क्रियाशील है तो मानव का व्यवहार सामान्य होता है अन्यथा नहीं। अन्तःस्रावी ग्रंथियों के स्राव (हॉरमोन्स में अत्यधिक कमी या अधिकता) होते ही व्यक्ति में असामान्यता आने लगती है। कॉर्टिसोल हॉरमोन के समय से पहले रिसाव की स्थिति में व्यक्ति हिंसक भी हो सकता है जबकि डोपामाइन हॉरमोन असामान्य व्यवहार यानी क्रिया-कलाप के लिए जिम्मेवार होता है। टेस्टोसटरॉन

हॉरमोन लैंगिक गतिविधियों के लिए पूरी तरह जिम्मेवार होता है।

गलगण्ड (थाइरोयड ग्लैण्ड्स) की अत्यधिक क्रियाशीलता के कारण व्यक्ति में चिन्ता, चिड़चिड़ापन तथा घबराहट उत्पन्न हो जाती है और कम क्रियाशीलता में रसस्राव कम होते हैं फलतः वह व्यक्ति सुस्त और निकम्मा-सा हो जाता है। पीयूष-ग्रंथियों (पिट्यूटरी ग्लैण्ड्स) की अत्यधिक क्रियाशीलता के कारण व्यक्ति अत्यधिक लम्बा हो जाता है। शरीर की लम्बाई व्यक्ति के व्यवहार को भी प्रदर्शित करती है। ये लम्बे लोग प्रायः झगडालू, कामुक तथा आक्रामक प्रवृति के होते हैं। इनके अधिक लम्बाई के कारण अधिकतर लोगों की नजर इन पर जा टिकती है। इनके हर हरकतों पर लोगों की नजर आ ही जाती है फलतः थोड़ी भी गलती होने या करने पर अधिकतर लोगों की नजर पड़ जाती है। क्योंकि यह संभव नहीं है कि "ऊँट बाँध के किनारे से निकल जाये और लोग देखें भी नहीं"। पियुष-ग्रंथियों के क्रियाशील कम होने पर व्यक्ति नाटा हो जाता है जिससे उनमें हीनभावना आ जाती है।

4. तीव्र जैविक दबाव (Severe Biological Stress)- शारीरिक दोष, असुरक्षा की भावना, आवश्यकताओं की पूर्ति का अभाव आदि तीव्र दबावपूर्ण अवस्थायें व्यक्ति के व्यवहार को असामान्य बना देती हैं। इनके अतिरिक्त मस्तिष्क के कोषों के क्षतिग्रस्त होने पर भी व्यक्ति का व्यवहार असामान्य होने लगता है।

## (C) **मनोवैज्ञानिक कारण** (Psychologic Factors)

1. माता-पिता का अवांछनीय प्यार बच्चों को मिलना- माता-पिता का उचित प्यार बच्चों को मिलना चाहिए, जब भी प्यार आवश्यकता से अधिक या अत्यंत कम होता है तो बच्चों में असामान्य व्यवहार विकसित होते हैं। अतः माता-पिता आदि को चाहिए कि अपने बच्चों को जरूरत के अनुसार ही प्यार दें, उचित सलाह दें, उचित शिक्षा दें, समय पर खाना दें, समय पर खेलने की छूट दें आदि; तभी बच्चों का व्यवहार सामान्य हो सकता है। बच्चों के विकास पर उनके माता-पिता आदि के व्यवहार तथा विचारों का गहरा संबंध होता है। बच्चे अपने माँ, बाप

..ा परिवार के सदस्यों के आचरणों का प्रायः नकल करना चाहते हैं। ..लतः यदि इनके माता-पिता का व्यवहार असामान्य हो तो ये बच्चे भी असामान्य व्यवहार सीख लेते हैं।

. विकृत परिवार- ऐसे परिवार जिसमें प्रायः लड़ाई-झगड़ा, तलाक आदि होता रहता है उस परिवार के अधिकतर बच्चे असामान्य व्यवहारिक हो जाते हैं। डॉ. शॉ (Dr. Shaw) साहब के अनुसार अधिकांश बाल-अपराधी विकृत परिवार के बच्चे होते हैं।

## कुछ महत्त्वपूर्ण असामान्य व्यवहार के प्रकार तथा उनकी महत्त्वपूर्ण होम्योपैथिक औषधियाँ निम्न प्रकार हैं:

1. निन्दक यानी गाली देने वाला (Abusive)- एनाकार्डियम, बेलाडोना, हायोसियामस, लाइसिन, नक्स वोमिका, पेट्रोलियम, सेनेगा, सिपिया, वेराट्रम एलबम आदि।
2. ताना मारना, गाली देना जब तक कि उसके (स्त्री.) होठ नीले न पड़ जायें, उसकी आँखों में टकटकी न हो जाये तथा वह (स्त्री.) बेहोश हो गिर न जाये- मॉस्कस।
3. एकाएक टूट पड़ना (Abrupt)- नैट्रम म्युर, टैरेन्टुला आदि।
4. क्रोध करना, गुस्साना (Anger)- एकोनाइट, एनाकार्डियम, आर्सेनिक, ऑरम मेटालिकम, ब्रायोनिया, कैमोमिला, हिपर सल्फर, इग्नेसिया, काली कार्ब, काली सल्फ, लाइकोयोडियम, नैट्रम म्युर, नाइट्रिक एसिड, नक्स वोमिका, पेट्रोलियम, सिपिया, स्टैफिसेग्रिया, सल्फर आदि।
5. रोगी किसी भी प्रश्न का जबाब देना नहीं चाहता है- एगारिकस, आर्निका, कॉलोसिन्थ, ग्लोनायन, हायोसियामस, काली फॉस, नैट्रम म्युर,नक्स वोमिका, पल्साटिला, सिकेली काली फॉस, नैट्रम म्युर, नक्स कॉर, वोमिका, पल्साटिला, सिकेली कॉर, स्टैनम, स्ट्रीचिनम, सल्फर, सल्फ्युरिक एसिड आदि।
6. अपने ही (स्त्री.) प्रति शत्रुता (Antagonism with herself)- एनाकार्डियम, ऑरम मेटालिकम, काली कार्ब, लैक कैन आदि।

7. लालची (Avarice)- आर्सेनिक, लाइ
आदि।

8. (a) अपने दोस्तों से अतिघृणा करना- लिड
(b) अपने पति से अतिघृणा करना- ग्लोनायन,
(c) अपने परिवार के लोगों से अतिघृणा करना-
क्रोटैलस हॉरिडस, फ्लोरिक एसिड, नैट्रम कार्ब, सिपिया
(d) कुछ खास लोगों से अतिघृणा करना- एमोन म्युर,
कार्ब, नैट्रम कार्ब आदि।
(e) आसपास के लोगों से अतिघृणा करना- आर्सेनिक एलबम।

9. भोंकना यानी बिना मतलब के बोलते रहना (Barking)- बेलाडोना, कल्केरिया कार्ब, कैन्थरिस, स्टैनम मेटालिकम।

10. काटना या तीखा ताना माड़ना (Biting)- बेलाडोना, कल्केरिया कार्ब, कैम्फर, कैन्थरिस, कार्बोनियम सल्फ, क्युप्रम मेटालिकम, हायोसियामस, लैकेसिस, लाइसिन, फाइटोलक्का, स्ट्रॉमोनियम, वेराट्रम एलबम आदि।

11. रोगी सामानों को तोड़ना चाहता है- एपिस मेलिफिका, हुरा, स्ट्रॉमोनियम तथा टुबरकुलिनम।

12. मूर्खता पूर्ण व्यवहार करना (Childish Behaviour)- एपिस मेलिफिका, आर्जेन्टम नाइट्रिकम, बाराइटा कार्ब, बाराइटा म्युर, कार्बोनियम सल्फ, सिकुटा वाइरोसा, क्रोक्कस स्टाइवा, इग्नेसिया, नक्स मॉस्केटा, स्ट्रॉमोनियम आदि।

13. लोगों का मुस्कुराता चेहरा देखना नहीं चाइना- एम्ब्राग्रिसिया।

14. लोगों में दोष निकलाने वाला (Censorious, Critical)- आर्निका, आर्सेनिक, बाराइटा कार्ब, कॉस्टिकम, इपिकाक, लैकेसिस, लाइकोपोडियम, मेजेरियम, नक्स वोमिका, प्लैटिना, सिपिया, सल्फर, वेराट्रम एलबम आदि।

15. अस्त-व्यस्त रहना (Chaotic)- आर्सेनिक, बेलाडोना, बोभिष्टा, मर्क सॉल, फॉस्फोरस, फॉस्फोरिक एसिड, रोडोडेन्ड्रॉन, सेनेगा आदि।

16. विरोध करने की प्रवृति (Disposition to contradict)- ऑरम मेटालिकम, कैन्थरिस, कॉस्टिकम, हिपर सल्फर, लाइकोपोडियम आदि।

...ध बर्दास्त नहीं होना (Intolerant to contradict)- ऑरम ...म, ब्रायोनिया, कोक्कुलस इन्डिका, फेरम मेटालिकम, हेलोनियस, ...नेसिया, लाइकोपोडियम, नक्स वोमिका, सिपिया, साइलिसिया आदि।

18. लगातार गिनती गिनना- फाइसोस्टिग्मा।
19. गुर्राना (Croaking)- सिना, क्युप्रम मेटालिकम।
20. क्रूरता से पेश आना- एनाकार्डियम, नक्स वोमिका, प्लैटिना, स्ट्रॉमोनियम।
21. शाप देना, निंदा करना- एनाकार्डियम, आर्सेनिक, हायोसियामस, लैक केनाइनम, लिलियम टिग, लाइकोपोडियम, नाइट्रिक एसिड, नक्स वोमिका, टुबरकुलिनम, वेराट्रम एलबम आदि।
22. अन्य लोगों को (दाँत से) काटने की इच्छा- लाइसिन।
23. मृत्यु की इच्छा- ऑरम मेटालिकम, चाइना, लैक केनाइनम, लैकेसिस, मर्क सॉल, नैट्रम म्युर, रस टॉक्स, साइलिसिया, सल्फर आदि।
24. पागलपन- आर्सेनिक, बेलाडोना, हायोसियामस, काली ब्रोमेटम, लाइकोपोडियम, मर्क सॉल, नक्स वोमिका, स्ट्रॉमोनियम, टैरेन्टुला, वेराट्रम एलबम आदि।
25. जान से मारने की इच्छा- आर्सेनिक, आर्स आयोड, हिपर सल्फर, हायोसियामस, आयोडियम, नक्स वोमिका, फॉस्फोरस, प्लैटिना, स्ट्रॉमोनियम आदि।
26. किसी के द्वारा जान से स्वयं के मारे जाने की इच्छा- आर्सेनिक, बेलाडोना, स्ट्रॉमोनियम आदि।
27. सभी लोगों को चुम्बन करना- कैप्सिकम, क्रोक्कस स्टाइवा, फॉस्फोरस, स्ट्रॉमोनियम तथा वेराट्रम एलबम।
28. चोरी करने का पागलपन- एबिसिन्थियम, आर्टिमिसिया वल्गारिस, कुरार, नक्स वोमिका आदि।
29. बकबाद करना- हायोसियामस, लैकेसिस, स्ट्रॉमोनियम आदि।
30. निर्लज्ज होना- हायोसियामस, फॉस्फोरस, सिकेली कॉर, स्ट्रॉमोनियम, टैरेन्टुला, वेराट्रम एलबम आदि।
31. आत्महत्या करने की इच्छा- एनाकार्डियम, एन्टिमोनियम क्रुडम, एन्टिम टार्ट, आर्सेनिक, ऑरम मेटालिकम, ऑरम म्युरियेटिकम, कल्केरिया, कैप्सिकम, चाइना, सिमिसिफ्युगा, हिपर सल्फर, हायोसियामस, काली

ब्रोमेटम, लैक इक्लोरेटम, लैकेसिस, मर्क कॉर, नैट्र
लम्बम सोरिनम, पल्साटिला, सिपिया, स्पाइजेलिया, स्ट्रा
आदि।

इस पुस्तक के सभी अध्यायों में असामान्य व्यवहार का ही जिक्र कि गया है पर उनके कारण तथा प्रकार के अनुसार अलग-अलग अध्याय में जिक्र किया गया है। उपर्युक्त आधार पर यह कहा जा सकता है कि आज पूरे समाज में लगभग 99.99 प्रतिशत लोग मानसिक असंतुलन के शिकार हैं। कोई "Superiority Complex" का शिकार है तो कोई Inferiority Complex" का। अधिकत्तर लोगों का मानसिक संतुलन बिगड़ चुका है। कोई आशक्ति से पीड़ित है तो कोई विरक्ति से। हर व्यक्ति पहले मानसिक रूप से बीमार पड़ता है फिर शारीरिक रूप से ।

हर मानव के लक्षणों की तीन स्थितियाँ होती हैं:

(1) सामान्य से घट जाना - Subnormal
(2) सामान्य - Normal
(3) सामान्य से बढ़ जाना - Abrormal

एक व्यक्ति जब घूमने निकलता हो तो बिना मतलब की चीजों को खरीदता हो मानों उसे पागलपन हो गयी हो (Mania: purchages useless things) तो इसकी दवा कोनियम मैकुलेटम है यह एक Abnormal Condition हैं जबकि Subnormal Condition में व्यक्ति अति-आवश्यक सामानों को भी खरीदना नहीं चाहता है तथा अनायास ही प्राप्त कर लेना चाहता है, इसे Avarice कहते हैं तथा इसकी दवाएँ आर्सेनिक, लाइकोपोडियम, पल्साटिला तथा सिपिया हैं जिन्हें लक्षणानुसार दिया जाता है।

यदि किसी व्यक्ति को रूपये चुराने का पागलपन (Kleptomania) हो गया हो तो आप कल्केरिया कार्ब दे, अवश्य ही फायदा होगा, साथ ही किसी को अपनी ऊँगलियों को चूसने की आदत पड़ गयी हो तो भी कल्केरिया कार्ब उचित औषधि है।

हत्यारों के लिए बहुत सारी दवाएँ है- आर्सेनिक, हिपर सल्फर, हायोसियामस, आयोडियम, नक्स वोमिका, ओपियम, फॉस्फोरस, प्लैटिना, स्ट्रॅमोनियम, मर्क सॉल आदि जिन्हें लक्षण भेद के अनुसार दिया जाता है।

यदि कोई व्यक्ति हर बात में लोगों का साथ देना चाहता हो तो होम्योपैथी में दो महत्त्वपूर्ण औषधियाँ एनाकार्डियम तथा नाइट्रिक एसिड़ हैं। यदि किसी व्यक्ति को अपनी जिंदगी बोझिल लगता हो और वह निराशा के कारण मरना चाहता हो तो इस अवस्था के लिए ऑरम मेटालिकम तथा लैक केनाइनम ही उचित दवाएँ हैं; जबकि आत्महत्या करने का प्रदर्शन करता हो तो इसकी दवाएँ एकोनाइट तथा एपिस मेलिफिका ही हैं। साथ ही कोई व्यक्ति केवल मृत्यु का चिन्तन करता हो तो एकोनाइट तथा ग्रेफाइटिस अच्छी दवाएँ हैं। बीमारी की हालत में रोगी सोचता है कि अब तो मुझे मरना ही है, दवा लेना व्यर्थ है तो आर्सेनिक उपयुक्त औषधि है जबकि दवा खाना भी अस्वीकार कर दे तो इसकी दवा हायोसियामस ही है।

एक व्यक्ति है जो रात में विछावन छोड़ता है तथा दिन का शेष कार्य पूरा कर डालता है, कभी-कभी तो मवेशियों को चारा भी डाल देता है, तत्पश्चात आकर सो जाता है तथा प्रातः काल लोगों से पूछता है कि ''यह सारा कार्य किसने किया?'' तो लोग बता नहीं पाते हैं क्योंकि सारा कार्य उसने ही तो नींद में कर डाला था। निद्रावस्था में कार्य-अवधि प्रायः 15 मिनट से 30 मिनट की होती है, इस बीमारी को सोनाम्बुलिज्म (Somnambulism) कहते हैं। इसकी दवाएं एकोनाइट, नैट्रम म्युर, ओपियम, काली फॉस, फॉस्फोरस आदि हैं जिन्हें लक्षानुसार रोगी को सेवन कराने पर आशातीत सफलता मिलती है।

शंकालुओं के लिए भी होम्योपैथी मे काफी अच्छी दवाएं हैं जिन्हें यदि उन लोगों को दिया जाये तो शंका के कारण अपने जीवन को निराश बना बैठे हैं तो उनका जीवन सुधर जाये। इसके लिए एकोनाइट, आर्सेनिक, बाराइटा कार्ब, ब्रायोनिया, कैनाबिस इन्डिका, कॉस्टिकम, सिकुटा वाइरोसा, डिजिटेलिस, लैकेसिस, लाइकोपोडियम, पल्साटिला, रस टॉक्स, सिकेली कॉर, स्ट्रॅमोनियम, सल्फर आदि सफल औषधियाँ हैं। यदि कोई व्यक्ति बेवजह हँसता रहता हो

तो कैनाबिस इन्डिका, इग्नेसिया, स्ट्रॉमोनियम, मॉस्कस वगैरह तथा बेवजह रोता रहता हो तो एपिस मेलिफिका, पल्साटिला तथा सल्फर ही उपयुक्त औषधियाँ हैं जिन्हें लक्षणानुसार दिया जाता है। यदि किसी व्यक्ति के चेहरे पर मुस्कान आती ही न हो तो इसकी दवा एलुमिना है। यदि कोई व्यक्ति हमेसा पूजा-पाठ की बातें करता रहता हो मानो उसे आध्यात्मिक पागलपन (Religious Mania) हो तो उसके लिए एनाकार्डियम, हायोसियामस, लैकेसिस, लिलियम टिग, वेराट्रम एलबम आदि दवाएँ है जबकि पूजा-पाठ के नाम से चिढ़ जाता हो तो इसकी दवाएँ ऑरम मेटालिकम, नक्स वोमिका, इग्नेसिया, लाइकोपोडियम, सिपिया आदि है।

एक व्यक्ति को औरतों से सख्त नफरत हो तो क्या हम इसे मानसिक बीमारी नहीं मानेंगे? मुझे इस बात की शंका होगी कहीं-न-कहीं कोई गड़बड़ी है। संभव है या तो वह कभी बेइज्जत हुआ हो या नपुंशकता का शिकार हो। मैं इसे होम्योपैथी की नजर में बीमारी मानता हूँ। बात तो यह होनी चाहिए कि सभ्यता को ध्यान में रखते हुये सबसे मिलना चाहिए, चाहे मर्द हो या औरत। यह एक असामान्य अवस्था (Subnormal Condition) हैं। इसके लिए होम्योपैथी में मर्दों तथा औरतों दोनों के लिए (Indifferent to opposit sex) ग्रेफाइटिस, थुजा तथा सिपिया ही उपुर्यक्त दवाएं हैं जबकि असामान्य अवस्था (Abnormal Condition) में एक व्यक्ति हर किसी को चुम्बन करना चाहता हो तो इसके लिए कैप्सिकम, क्रोक्कस स्टाइवा, फॅास्फोरस, स्ट्रॉमोनियम तथा वेराट्रम एलबम अच्छी दवाएँ हैं।

यदि किसी औरत को मर्दों से बात करने में अत्यधिक आनंद आता हो लेकिन अपने पति को भी रतिक्रिया करने नहीं देती हो, पति के आग्रह करने पर हर बार टाल-मटोल करती हो तो मनोवैज्ञानिक विश्लेषण करने पर निम्न तीन बातें परिलक्षित होती हैं:

1. पति से मनमुटाव
2. गर्भधारण करने का डर
3. सहवास के समय या बाद में तकलीफ होना।

पहली तथा दूसरी परिस्थितियों को मनोवैज्ञानिक तरीकों से समझा बुझाकर काम निकालना पड़ेगा। तीसरी परिस्थिति के लिए एपिस मेलिफिका, प्लैटिना, स्टैफिसेग्रिया, फेरम मेटालिकम, फॉस्फोरस, हिपर सल्फर, क्रियोजोटम, लाइकोपोडियम, सल्फर, पल्साटिला, ओपियम, आर्जेन्टम नाइट्रिकम, सिपिया, ग्रेफाइटिस, नैट्रम म्युर आदि दवाएँ है जिनका प्रयोग लक्षणानुसार सफलतापूर्वक किया जाता है।

एक व्यक्ति को अत्यधिक प्यास लगती है पर जब वह पानी पीने लगता है तो बहुत थोड़ा ही पी जाता है फलःस्वरूप कुछ ही समय बाद पुनः उसे पानी पीने की इच्छा होती है और वह बार-बार थोड़ा ही पानी पी पाता है। स्पष्टतः उसकी तृप्ति नहीं होती है क्योंकि पानी पीना तो वह चाहता है लेकिन न जाने किस कारण इच्छानुकुल पानी नहीं पी जाता है। इसके लिए आर्सेनिक ही उचित औषधि है। यदि पानी पीने की इच्छा अधिक बलवती हो जाये और रोगी पानी अधिक मात्रा में पीने लगे तो इसकी दवा ब्रायोनिया आदि हैं। भूख लगने पर जब रोगी खाना खाना बैठे तो बहुत थोड़ा खाना खाने के बाद ही अनिच्छा हो जाये तो लाइकोपोडियम इसकी अच्छी दवा है जबकि लगे कि रोगी को राक्षसी भूख लगी रहती हो तो इसकी दवाएं अमोनियम कार्ब, आर्जेन्टम मेटालिकम, आर्सेनिक, आर्स आयोड, कल्केरिया, कल्केरिया फॉस, कल्केरिया सल्क, कार्बोनियम सल्फ, चाइना, सिना, फेरम मेटालिकम, ग्रेफाइटिस आयोडियम, लाइकोपोडियम आदि हैं।

यदि कोई औरत सबों का बेवकूफ बनाती रहती हो, हर किसी को कुछ भी कह सकती हो, अपने आप को राष्ट्रपति से कम नहीं समझती हो, साथ ही कुछ भी कहने पर कामादि से संबंधित बात समझ बैठती हो, उसकी नजर में हर व्यक्ति कामी, नीच तथा छोटा हो तथा इस कारण उससे घर-परिवार या बाहर का हर व्यक्ति चिढ़ा रहता हो ("Mental delusions as if, every thing about her were small; all persons physically and mentally inferior, but she physicially large and superior" - Dr. H.C. Allen). तो इसके लिए एक मात्र औषधि प्लैटिना है।

यदि किसी व्यक्ति को मानसिक आघात हो गया हो तो इसकी दवाएँ इग्नेसिया, काली फॉस, तथा नैट्रम म्युर है जबकि रोगी यदि पुराने गमों से इतना बोझिल हो कि किसी के द्वारा भी सान्तवना देने, समझाने-बुझाने पर गमों को याद कर चुप होने के बदले और अधिक रोने लगे तो इसकी एक मात्र दवा नैट्रम म्युर ही है। अतः सारे विवेचनों के आधार पर यह स्पष्टतः कहा जा सकता है कि इन मनोविकृतियों के द्वारा अधिकत्तर लोग ग्रसित होते जा रहे हैं उनका मानसिक असंतुलन बिगड़ता जा रहा है, फलतः लोग असामान्य व्यवहार के शिकार होते जा रहे है जिसे मात्र होम्योपैथी के मदद से जल्द ही ठीक किया जा सकता है।

# 19

# बुढ़ापे की मनोविकृतियाँ
# (Senial Psychoses)

जिसने बपचन में खेला नहीं, युवावस्था में विद्याध्ययन नहीं किया, जवानी में धनोपार्जन नहीं किया, वह बुढ़ापा में क्या करेगा? हाँ, एक कार्य तो आवश्यक ही कर सकता है वह है भाग्य को दोष देना, अपने परिजनों पर दोषारोपण करना या आत्महत्या करना, जिस प्रकार बाल्यावस्था, युवावस्था (जवानी) आती है उसी प्रकार यदि जीवन रहा तो बुढ़ापा भी आता है। बुढ़ापे में व्यक्ति की सभी ज्ञानेन्द्रियाँ अपना कार्य करना कम कर देती है या बन्द कर देती हैं। जो लोग बुढ़ापे के लिए तैयारी पहले ही कर लेते हैं यानी शांतिपूर्ण जीवन यापन करने की व्यवस्था कर लेते हैं उनका बुढ़ापा तो ढ़ंग से कटता है पर जो लोग बुढ़ापे से पहले ही इसकी तैयारी नहीं किये होते हैं वे अनेक मनोविकृतियों के शिकार हो जाते हैं। जो लोग बुढ़ापे में खुश तथा स्वस्थ्य होते हैं, उनकी लेखनी, विचार, चिन्तन आदि अत्यधिक प्रशंसनीय होते हैं इसके पीछे उनके पूरे जीवन का अनुभव, चिन्तन आदि होता है।

जो लोग वृद्धावस्था में मनोविकृतियों के शिकार हो जाते हैं वे अपने आपको समाज, घर-परिवार, तथा परिजनों से कटे-कटे रहते हैं क्योंकि उन लोगों को समय तथा परिस्थितियों का सामना करने या समझौता करने नहीं आता है। मानव-जीवन, बचपन से बुढ़ापे तक के समय को सात अवस्थाओं में विभक्त किया गया है, जो निम्न प्रकार है:

1. **शिशु अवस्था** **(Infantile Stage)**- इसमें बच्चा अपनी भावनाओं को पूर्णरूपेण भाषाबद्ध नहीं कर पाता है; उसके हर कार्य में किसी-न-किसी के मदद की आवश्यकता होती है।
2. **छात्रवस्था** **(Schooly Boy)**- इस अवस्था में वह विद्यालय जाता है और अध्ययनरत रहता है।

3. **प्रेमावस्था (Lover)**- इस अवस्था में व्यक्ति को प्रेम की अनुभूति होती है, वह किसी को चाहने लगता/लगती है। उसमें लैंगिक विकास विशेष रूप से होने लगता है। द्वितीय लैंगिक चिह्नों (Secondary Sex Character) का विकास होने लगता है। इस अवस्था में व्यक्ति चाहे-अनचाहे अपने प्रेमी/प्रेमिका या उससे संबंधित लोगों या उसके द्वारा दिये गये सामानों का जिक्र किया करता है।
4. **रक्षक (Soldier)**- इस अवस्था में व्यक्ति में रक्षा करने की भावना उत्पन्न होती है। वह एक सिपाही-सैनिक की तरह अपनी, अपने घर-परिवार, अपने समाज आदि की रक्षा करना चाहता है/रक्षा करता है।
5. **निर्णायक (Judge)**- इस अवस्था में आने पर व्यक्ति में एक निर्णायक-सी क्षमता आ जाती है। वह चाहता है कि अन्य लोग उसे समझें, जानें तथा विभिन्न मुद्दों पर उसकी भी सहमति लें। वह सचमुच एक न्यायाधीश की तरह हो जाता है; अच्छे को अच्छा और बुरे को बुरा कहने में उसे थोड़ी भी हिचक नहीं होती है; वह दूध का दूध और पानी का पानी कर देता है; चाहे उसे उसका परिणाम कुछ भी क्यों न भुगतान पड़े।
6. **बुढ़ापा (Old Age)**- इस अवस्था में व्यक्ति बूढ़ा हो जाता है। लोग भी उसे उसकी अवस्था को समझ उसे उचित आदर देते हैं पर कुछ शरारती तत्व चिढ़ाने से भी पीछे नहीं हटते।
7. **द्वितीयक बचपन (Secondary Childhood)**- यह मानव जीवन की अंतिम अवस्था है जिसमें व्यक्ति पुनः एक शिशु की तरह व्यवहार करने लगता है। वह अपनी भावनाओं को व्यक्त करने में अक्षम हो जाता है। उसके मुँह में दाँत नहीं होते हैं, मुँह से लार (Saliva) आदि चूने लगता है। उसे हर पल किसी न किसी के मदद की जरूरत होती है। एक अबोध बच्चे को जिस तरह पाखाना-पेशाब कराने से स्नान आदि कराने तक किसी की जरूरत पड़ती है, स्थान- परिवर्तन करने में भी किसी की जरूरत होती है ठीक उसी तरह एक अति वृद्ध व्यक्ति को भी अपने नित्यक्रिया आदि करने में किसी-न-किसी की जरूरत होती है।

इन वृद्धों की हर बात बच्चों-सी सरल होती हैं, ये भोले-भाले होते हैं, किसी दुर्भावना से प्रेरित नहीं होते हैं। इन्हें किसी दूसरे व्यक्ति की दुनिया से कोई मतलब नहीं होता है। ये बच्चों की तरह अपने आप में तल्लीन होते हैं। उपहार आदि मिलने पर बच्चों की तरह अतिखुश हो सबको दिखाते तथा अवगत कराते हैं। **उपर्युक्त विचार शेक्सपियर साहब** के हैं। इन सभी अवस्थाओं में विकृतियाँ आ सकती है।

कहा जाता है कि बुढ़ापा अपने आप में एक रोग है। जब व्यक्ति कमजोर होता है और पुरूवा (पूर्व से आने वाली) हवा चलती है तो उसे ठंढ़ लगती है और पछुवा (पश्चिम से आने वाली) हवा चलती है तो उसके होठ सूखने लगते हैं। आखिर कोई हवा तो चलेगी ही न?

बुढ़ापे में व्यक्ति को अपने परिजनों- प्रियजनों से हर तरह से मदद तथा पुत्र-पौत्रादि से सेवा-सुश्रुशा की उम्मीद रहती है लेकिन जब मदद, सेवा-सुश्रुशा उचित तरीके से समय पर नहीं मिलता है तो उसमें असुरक्षा की भावना, लोक-लाज का डर, गरीबी का डर, बच्चों की चिन्ता आदि आ जाती है जिनके कारण मनोविकृतियाँ उत्पन्न हो जाती हैं।

वृद्धावस्था में मनोविकृतियों के निम्नलिखित कारण हैं

(A) मनोवैज्ञानिक कारण,
(B) सामाजिक कारण तथा
(C) जैविक कारण

## (A) मनोवैज्ञानिक कारण

गरीबी में अमीरी का अहसास होना कष्टकर लगता है पर अमीरी में गरीबी की यादें सुखकर लगती हैं। ठीक इसी प्रकार जवानी में बुढ़ापे का अहसास होना कष्ट कर होता है जबकि बुढ़ापे में जवानी की यादें सुखकर होती हैं। यानी बुढ़ापे का अहसास होना ही अत्यधिक कष्ट दायक होता है। बुढ़ापे में वह अपने समस्याओं से किस प्रकार निपटता है; प्रतिक्रिया व्यक्त करता है? यह उसके व्यक्तित्व-संगठन तथा वातावरण पर पूर्णतः निर्भर करता है। यहाँ

निम्न कथन चरितार्थ होते हैं:

**"का वर्षा जब कृषि सुखानी, समय चुक पुनि क्या पछतानी?"**

**तथा,**

**"अब पछताये होत क्या, जब चिड़िया चुग गयी खेत?"**

इसीलिए तो कहा गया है "अग्र सोची सदा सुखी।" अर्थात् बुढ़ापे से पहले ही बुढ़ापे की तैयारी करनी होती है। दरवाजे बारात लगने पर बारातियों की व्यवस्था प्रारंभ करना मूर्खता नहीं तो और क्या है? प्यास लगने पर कुँआ खुदवाना प्रारंभ करना कहाँ की बुद्धिमानी है? दुर्भाग्यवश, यदि बुढ़ापा कष्टदायी हो ही जाये तो व्यक्ति को एक कर्मवीर की तरह लड़ना चाहिए; उससे निपटने का उपाय करना चाहिए। कष्टों का चिन्तन-मनन करने से कष्टों में बढ़ोत्तरी ही होती है।

मनोविकृति से पहले व्यक्तित्व की भूमिका- जिन लोगों का व्यक्तित्व अवांछनीय शील-गुणों से दबा होता है, वे वृद्धावस्था आने पर प्रायः मनोविकृति के शिकार हो जाते हैं। उनमें जिद्दीपन, बाध्यता, झक्कीपन, एकाकीपन, शंका, सामाजिक-अपर्याप्तता, समायोजन की कमी, विचारों में संकीर्णता आदि लक्षण पाये जाते हैं।

रीजेजमैन (Risesman) के अनुसार वृद्धावस्था में तीन प्रकार के व्यक्तित्व पाये जाते हैं जो निम्न प्रकार हैं:

**(a) असहाय (Anomic)**- इस श्रेणी में उन लोगों को रखा जाता है जिनके आंतरिकमूल्य स्पष्ट नहीं होते हैं। वे लोग न अपनी सहायता करते हैं और न ही उनके पास जीवन-सुरक्षा करने वाली परिस्थितियों को कायम रखने हेतु साधन-सुविधा होती है। उनका नैतिक तथा मानसिक ह्रास जल्द ही हो जाता है। उन्हें पहले ही हार स्वीकार कर लेने की आदत-सी होती है।

**(b) स्वशासित (Autonormous)**- इस श्रेणी के लोगों में आत्मोद्धार के मनोवैज्ञानिक साधन पाये जाते है। इसकी जीवनी-शक्ति प्रबल होती है

और ये सम्प्रदाय या विचार को समर्पित होते हैं। इनमें निरन्तर कुछ करते रहने की इच्छा होती है जिसके कारण ये शारीरिक रूप से वृद्ध ावस्था और उसके प्रतिबल के कारण हुये परिवर्तनों की अवस्था में भी सुरक्षात्मक कार्यों को करने में समर्थ होते हैं।

(c) **समायोजित** (Adjusted)- इस श्रेणी के लोग मूलतः कट्टरपंथी विचार के होते हैं। इनके व्यवहार में अभियोजनशीलता की कमी होती है। लेकिन अपनी शक्ति, सम्मान और नियमित वातावरण का निर्माण कर ये अपना जीवन-यापन सुचारू रूप से करते रहते हैं। यदि इन लोगों के जीवन की परिस्थितियों में अचानक परिवर्तन आ जाये तो ये उसका सामना नहीं कर पाते हैं और मानसिक विकृतियों के शिकार हो जाते हैं।

## (B) सामाजिक कारण

शहरी लोगों के अपेक्षा देहाती क्षेत्र के लोग कम प्रभावित होते हैं। इसके कारण शहरी लोगों की व्यस्तता, वृद्धों के प्रति उचित आदर का नहीं मिलना, कोलाहल, भीड़, आवेशपूर्ण तथा तनावपूर्ण वातावरण आदि हैं। प्रायः देहातों में बुजुर्गों को जो आदर और सम्मान मिलता है वह शहरों में कदापी संभव नहीं है। जिस कारण शहरी-वृद्ध अपने को तिरस्कृत, अवहेलित, परित्यक्त आदि महसूस करते हैं। फलतः इनमें मानसिक विकृतियाँ विकसित होने लगती हैं।

सेवानिवृत्ति के बाद प्रायः वृद्ध जन अपने आपको बेकार समझने लगते हैं क्योंकि ये मानते हैं कि अब ये खुद काम लायक नहीं है तभी तो सरकारी या गैर-सरकारी नौकरी से इन्हें घर भेज दिया जाता है। जिस कारण इन्हें अनेक समस्याओं से जूझना पड़ता है जिनमें तनख्वाह के बदले पेन्सन मिलना, दैनिक दिनचर्या से छुट्टी मिलने के कारण इन्हें विभिन्न प्रकार के मानसिक तनावों तथा दबावों का भी सामना करना पड़ता है। सेवानिवृत्ति के बाद इन्हें पुनः नये शिरे से दिनचर्या प्रारंभ करनी हाती है। यदि ये इसमें सफल हो जाते हैं तो जीवनयापन ठीक से कर लेते हैं पर असफलत होते ही मानसिक विकृतियों के शिकार हो जाते हैं। इस संदर्भ में लेखिका उषा प्रियंवदा की एक कहानी "वापसी" सटीक लगती है।

1. **वृद्धावस्था के विशेष शारीरिक कष्ट-** जवानी में अपने शक्ति-सामर्थ्यों तथा परिजनों के सहयोग के बाद वृद्धावस्था आते ही अनेक प्रकार की परेशानियाँ तथा भय नजर आने लगते हैं; जैसे- "बीमार पड़ने पर मुझे कौन देखेगा?" "मेरी सेवा-सुश्रुषा कौन करेगा ?" "मेरे मौत के बाद मुखाग्नि कौन देगा?" आदि। इन सबका कारण यह है कि वृद्धावस्था में मानसिक स्वास्थ्य के लिए शारीरिक या आँगिक परिवर्तनों की अपेक्षा वृद्ध ावस्था की वातावरण संबंधी प्रतिकूल परिस्थितियाँ अधिक खतरनाक होती हैं, जिनके कारण प्रतिबल तथा दबावों से लड़खड़ाकर मानसिक स्वास्थ्य विघटित हो जाता है।

अन्ततः उपरोक्त विवेचनों के आधार पर यह कहा जा सकता है कि वृद्धावस्था में मानसिक स्वास्थ्य को विघटित करने वाली प्रमुख परिस्थितियाँ निम्न प्रकार हैं:

2. **यौन-क्रियाओं और शारीरिक आकर्षण में कमी होना-** वृद्धावस्था में कामवासना अत्यधिक बढ़ जाती है या समाप्त हो जाती है जो जवानी की वासना से भिन्न होती है। दोनों ही अवस्थायें मानव-मस्तिष्क को प्रभावित करती हैं। फलतः उन्हें मनोविकृति हो जाती है। यदि पति-पत्नी में कोई एक जवान हो और दूसरा वृद्ध हो तो वृद्ध व्यक्ति में मनोविकृति का होना स्वाभाविकसा हो जाता है। पति-पत्नी में किसी एक की मौत हो जाये (प्रायः पत्नी की) तो पति अवश्य ही मनोविकृति का शिकार हो जाता है।

वृद्ध बलात्कारियों की संख्या नवयुवकों से कम नहीं है। एक बूढ़े बलात्कारी ने कहा था-

**"जबले नवही लोट- पोट। तबले बुढ़वा तीन चोट।।"**

उसकी यह उक्ति भोजपुरी में है। वृद्ध लोगों को आम लोग शंका की नजर से नहीं देखते हैं, फलतः ये मनोविकृत वृद्धजन अपने बुढ़ापे, सफेद-सफेद बालों आदि का लाभ उठाना चाहते हैं। ये भीड़-भाड़ वाले स्थलों, बस-ट्रेनों आदि में किसी भी लड़की या औरत को आसानी से कहते हुये मिल सकते हैं- "बेटी, आ जा; बैठ जाओ न, कब तक खड़ी

रहोगी?" भोली-भाली लड़कियाँ तथा औरतें इनके चंगुल में फंस जाती हैं और आकर बैठ जाती हैं। देखते-ही-देखते बूढ़ा पीठ सहलाने लगता है, और उसके बिना दाँतों वाले मुँह के होठ फड़फड़ाने लगते हैं, लपलपाने लगते हैं और उससे लार चूने लगती है। कभी-कभी तो ये बूढ़े सफल हो जाते है पर कभी-कभी इन्हें बेइज्जत भी होना पड़ता है।

जो लोग मर्द-औरत के संबंध को मात्र लैंगिकसंबंध ही मानते हैं, प्रायः वही लोग वृद्धावस्था में मनोविकृतियों के शिकार हो जाते हैं।

3. **अवकाश प्राप्त करना तथा आय कम होना-** प्रायः वृद्धों द्वारा कहते हुये सुना जाता है- "अब तो मुझे सरकार यानी नियोक्ता ने ही बूढ़ा घोषित कर नौकरी से हटा दिया, मुझे घर भेज दिया तो मैं तो बूढ़ा हो ही गया न?" सच्चाई यह है कि सेवानिवृत्ति से पहले वह व्यक्ति अधिक मेहनत तथा लगन से कार्यों को निपटाता था। कुछ लोग अपनी पद-प्रतिष्ठा बनाने या बनाये रखने के लिए या पारस्परिक संबंधों को तुष्ट करने के लिए, आत्म-प्रदर्शन, जीवन की आवश्यक आवश्यकताओं की पूर्ति के लिए नौकरी पर ही निर्भर रहते हैं लेकिन सेवानिवृत्ति के बाद उनकी इन आवश्यकताओं की पूर्ति नहीं हो पाती है। फलतः उसके मन में एक भावना घर करने लगती है कि "हम बूढ़े हो गये हैं, अब जल्द ही मेरा जीवन समाप्त हो जायेगा"। इन कारणों से सचमुच ही उनके शारीरिक तथा मानसिक स्वास्थ्य जल्द ही प्रभावित होने लगते हैं क्योंकि न ही लोग इन्हे पहले जैसा इज्जत देते हैं और न ही पहले-जैसी आमद होती है, न ही पहले-जैसा उनकी दिन-चर्या या रहन-सहन ही होती है।

4. **अयोग्यता और मृत्युभय-** वृद्धावस्था में व्यक्ति के शारीरिक तथा मानसिकशक्ति के ह्रास के कारण स्वास्थ्य खराब होने और किसी असाध्य जीर्णरोग से ग्रसित होने की चिन्ता का शिकार हो जाता है। इस कारण उसमें भय, शंका आदि उत्पन्न हो जाते हैं इनमें मृत्युभय सर्वाधिक है। मनुष्य के दानवीय कृत्यों के कारण उसमें मृत्युभय स्वभाविक जान पड़ता है। इस संदर्भ में एक घटना इस प्रकार है: एक शिक्षक जो सेवा-निवृत्ति से मात्र एक दिन पहले मरे या मार दिये गये, पता नहीं? एक हवा बही,

संभवतः उनके बड़े लड़के ने ही कुछ कर दिया हो क्योंकि उसमें अनुकम्पा के आधार पर नौकरी उसे ही मिली। उस इलाके के वे वृद्ध जन जो सेवा निवृत्त होने वाले थे अपने कुछ बच्चों पर से विश्वास खो बैठे थे तथा सतर्क रहने लगे थे। मुझे पूर्ण विश्वास है कि जब उक्त शिक्षक-पुत्र सेवानिवृत्ति के करीब होगा तो उसे वहीं चिन्ता सतायेगी जब-जब अपनी करतूत उसे याद आयेगी। ऐसा देखा जाता है कि जिस परिवार में जो लत लग जाती है वह पीढ़ी-दर-पीढ़ी चलती रहती है; चाहे वह अच्छाई हो, बुराई हो या कोई अन्य।

जनमानस के मस्तिष्क से मृत्युभय हटाने के लिए श्रीभद्धगवद्गीता में भगवान कृष्ण अर्जुन को समझाते हुये आत्मा, पुनर्जन्म तथा मोक्ष के संदर्भ में अध्याय-2, श्लोक संख्या-19-23 में कहते हैं:

**"य एनं वेत्रि हन्तारं यश्चैनं मन्यते हतम् ।**

**उभौ तौ न विजानीतो नायं हन्ति न हन्यते ।।** (19)

**न जायते म्रियते वा कदाचित् नायं भूत्वा भविता वा न भूयः ।**

**अजो नित्यःशाश्वतोयं पुराणो न हन्यते हन्यमाने-शरीरे ।।** (20)

**वेदा विनाशिनं नित्यं च एनमजमव्ययम ।**

**कथं स पुरूषः पार्थ कं घातयति हन्ति कम् ।।** (21)

**वासांसि जीर्णानि यथा विहाय नवानिगृह्वति नरोपराणि ।**

**तथा शरीराणि विहाय जीर्णान्यन्यानि संयाति नवानि देही ।।**(22)

**नैनं छिन्दन्ति शस्त्रणि नैनं दहति पावकः ।**

**न चैनं क्लेदयन्त्यापो न शोषयति मारूतः ।।** (23)

अर्थात्, जो इस आत्मा को मरने वाला समझता है तथा इसको मरा मानता है वे दोनों ही नहीं जानते हैं क्योंकि यह आत्मा न मरता है ओर न मारा जा सकता है ।।19।। यह आत्मा किसी काल में भी न जन्म लेता है और न मरता है अथवा न यह आत्मा हो करके फिर होने वाला है क्योंकि यह अजन्मा, नित्य, शाश्वत और पुरातन है। शरीर के नाश होने

पर भी यह नाश नहीं होता है।।20।। हे पृथापुत्र, अर्जुन! जो मनुष्य इस आत्मा को नाश रहित, नित्य, अजन्मा और अव्यय जानता है वह पुरूष कैसे किसी को मरवाता है और कैसे किसी को मारता है।।21।। जैसे मनुष्य पुराने वस्त्रों को त्यागकर दूसरे नये वस्त्रों को ग्रहण (धारण) करता है वैसे ही जीवात्मा पुराने शरीरों को त्याग कर दूसरे नये शरीर को प्राप्त होता है।।23।। इस आत्मा को शस्त्रादि नहीं काट सकते हैं और इसको आग जला नहीं सकती है तथा इसको जल गीला नहीं कर सकता है और वायु इसे सुखा नहीं सकता है।।24।।

साथ ही अध्याय-8 के श्लोक सं.(5) में लिखा गया है:

**"अन्तकाले च मामेव स्मरन्मुक्त्वा कलेवरम् ।**
**यः प्रयाति स मद्भवं याति नास्त्यत्र संशयः ।।**

अर्थात्, जो पुरूष अन्तकाल में मेरे को ही स्मरण करता हुआ शरीर को त्याग कर जाता है वह मेरे स्वरूप को प्राप्त होता है इसमें संशय नहीं है।

उपर्युक्त तथ्यों तथा श्रीमद्मगवद्गीता के अध्ययन से मानव में जब पुनर्जन्म तथा मोक्ष की धारणा उत्पन्न हो जाती है तो उसे मृत्युभय नहीं सताता है। उसे यह विश्वास हो जाता है कि मुझे मोक्ष तो मिलेगा ही जब भगवान गणिका, गिध, गज, अजामिल आदि का सुध ले सकते हैं तो मेरी क्यों नहीं? यदि किसी कारणवश मोक्ष नहीं मिलेगा तो पुनर्जन्म की तो गारंटी है, फिर शेष कार्य किया जायेगा। शिव-पार्वती का पति-पत्नी का रिश्ता तो जन्म-जन्म का था है और रहेगा- जैसी की मान्यता है। पुनर्जन्म होता है या नहीं? मोक्ष मिलता है या नहीं?- यह एक अलग बात है। इसका उद्देश्य मेरी समझ में मानव को नियंत्रित तथा संयमित करना है। यदि अवांछित कार्यों को व्यक्ति करेगा तो नरक जायेगा जबकि सद्गुणों से विभुषित कार्य करने पर उसे स्वर्ग मिलेगा। पुनर्जन्म, स्वर्ग (जन्नत) तथा नरक (जहन्नुम) की धारणा लगभग सभी धर्मों में किसी-न-किसी रूप में है। सनातन धर्म में मृत्यु के बाद श्राद्ध कर्मादि के

बाद पुनर्जन्म होता है या उसके कर्म-फलों के अनुसार उसे स्वर्ग या नरक ले जाया जाता है जबकि इस्लाम धर्म के अनुसार (जैसा कि एक मौलवी साहब ने मुझे बताया) रोज-ए-कयामत तक कब्र में उसे इन्तजार करना होता है। मृत्यु के बाद जब दफन करने वाले कब्र से चालिस कदम दूर चले जाते हैं तो कब्र में दो फरिश्ते डरावने शक्ल में आते हैं तथा मृतात्मा से निम्न चार प्रश्न (अरबी) करते हैं जिसका हिन्दी अनुवाद निम्न प्रकार है:-

(a) तुम्हारा दीन (धर्म) क्या है?
(b) तुम्हारा किताब क्या है?
(c) तुम्हारा नवी कौन है?
(d) तुम्हारा रब कौन है?

सही उत्तर पाने पर फरिश्ते मनुष्यवत हो जाते हैं। यदि सभी प्रश्नों के उत्तर मृतात्मा द्वारा ठीक ढंग से नहीं दिये जायें तो ये दोनों फरिश्ते उसे कष्ट देते हैं। बीस गज कफन का कपड़ा किताब-सा हो जाता है। उस कपड़े पर मृतात्मा के जीवन भर का क्रिया-कलाप लिखा जाता है। इस हिसाब-किताब को दिखा कर फरिश्ते कब्र से चले जाते हैं।

रोज-ए-कयामत के अल्लाह मियाँ के सामने पेशी होती है तत्पश्चात् कर्मफल के अनुसार उसे जन्नत (स्वर्ग) या जहन्नुम (नरक) भेज दिया जाता है।

मात्र वली (फकीर) लोगों की आत्मा अमर होती हैं। इनकी आत्मा जन्नत या जहन्नुम नहीं जाती है; आजाद रहती है। इनकी आत्मा एक शरीर का त्याग कर दूसरे शरीर को धारण करती है जैसा कि सनातन धर्म में पुनर्जन्म की कल्पना है।

**मृत्युभय दूर करने हेतु प्रत्येक धर्म ने अपने-अपने ढंग से सलाह दिया है। होम्योपैथी इसे एक मानसिक लक्षण मानती है जो मानसिक विकृतियों का एक प्रकार है। इसे पुस्तक के "भाग-एक" के "डर-भय" अध्याय में अच्छी तरह वर्णन किया गया है।**

5. **आत्म-अवमूल्यन-** वृद्धावस्था में अवकाश ग्रहण करने, आय में कमी होने; शारीरिक-शक्ति योग्यता, सौन्दर्य के कमी के कारण व्यक्ति में आत्म-अवमूल्यन की भावना उत्पन्न हो जाती है। ये अपने जीवन की कठिनाइयों, निराशाओं, तिरस्कारों से घबड़ा जाते हैं। स्वयं को कार्य करने योग्य नहीं समझते हैं जिससे उनमें पहले आत्म-अवमूल्यन होता है फिर अन्य मनोविकृतियाँ आने लगती हैं।

6. **एकाकीपन-** वृद्धावस्था में प्रायः सभी लोग अकेलापन महसूस करने लगते हैं। इसका कारण यह होता है कि उनके अधिकतर मित्र उन्हें छोड़ स्वर्ग सिधार चुके होते हैं। उनके बचपन के लंगोटिया यार (Chum) बहुत कम ही या नहीं नजर आते हैं, जिस कारण वे लोग अलग-थलग रहने लगते हैं। अपने बच्चों से भी वे घुलमिलकर बातें नहीं करते हैं जिस कारण वे तनाव में रहते-रहते मनोविकृतियाँ के शिकार हो जाते हैं। इस संदर्भ में एक कहानी याद आ रही है जो इस प्रकार हैः-

एक भक्त एक महात्मा जी के यहाँ गया। उसने महात्मा जी से अपने घर की अशांत कहानी सुनायी कि मेरे घर आजकल हर कोई हमारी अवहेलना कर रहा है तथा बताया कि मैं इन सबसे अत्यधिक दुःखी हूँ। महात्मा जी, भक्त की सारी बातें सुन उसे दूसरे दिन बुलाये। भक्त के आने से पहले ही महात्मा जी थोड़ा करू (सरसो) तैल तथा दूध मंगवाकर रख लिये थे। भक्त के आते ही महात्मा जी दो बाल्टियों में पानी मंगवाये तथा एक बाल्टी में तैल तथा दूसरे में दूध डालने का आदेश दिये। तत्पश्चात् दोनों को अलग-अलग एक-एक लकड़ी से मिलाते रहने का आदेश दिये। भक्त उनके आदेश का पालन किया। महात्मा जी, भक्त को शिक्षाप्रद तथा उपयोगी कहानी सुनाना प्रारंभ कर दिये। कहानी खत्म होते ही महात्मा जी दोनों बाल्टियों के जल का निरीक्षण करने का आदेश दिए। निरीक्षण करते ही भक्त महात्मा जी की बात समझ गया कि महात्मा जी दूध-सा आचरण तथा व्यवहार अपनाने को बताना चाह रहे थे। तत्क्षण महात्मा जी ने स्पष्ट किया- तुम अपने परिवार के सदस्यों, प्रियजनों, परिजनों आदि से घुल-मिलकर दूध-पानी का रिश्ता बना लो सारा कष्ट दूर हो जायेगा।

यदि तुम तैल-पानी-सा रहोगे, परिवार के सदस्यों तथा परिजनों पर तैल जैसा हावी रहोगे या रहना चाहोगे, सर्वोपरि बनना चाहोगे तो यह कष्टदायी होगा। महात्मा जी की बातें मान वह भक्त घर लौट परिवार के सदस्यों के साथ घुल-मिलकर रहने लगा। परिवार के हर सदस्य के सुख-दु:ख में शामिल होने लगा तथा चैन की नींद सोने लगा। अन्ततः वह मनोविकृतियाँ का शिकार होने से बच गया और स्वस्थ जीवन जीने लगा।

7. **असुरक्षा की भावना-** जो लोग वृद्धावस्था में प्रवेश करते हैं, शारीरिक रूप से कमजोर होने लगते हैं जिसके कारण उनमें विभिन्न प्रकार की असुरक्षा की भावना उत्पन्न होने लगती है,

धन, इज्जत, सामाजिक मान-प्रतिष्ठा की सुरक्षा की भावना उत्पन्न हो जाती हैं। फलतः ये लोग मनोविकृतियों के शिकार हो जाते हैं।

## (C) जैविक कारण

आनुवंशिक कारणों से भी मनोविकृतियाँ होती हैं। इस विषय पर विद्वानों में अब तक मतैक्य नहीं हो सका है। डॉ. कॉलमैन के अनुसार, मस्तिष्क में चयापचय (Metabolism) और वाहक नलियों या संवहन से संबंधित परिवर्तनों के साथ-साथ अभियोजन करने की क्षमता में कमी वृद्धावस्था की मनोविकृतियों के मुख्य कारण है।

विटामिन की $B_{12}$ की कमी के कारण भी चिन्ता, मनोभ्रंश आदि विकसित होने लगते हैं। प्रोटीन की कमी के कारण भी वृद्धावस्था में व्यक्ति मनोविकृतियों का शिकार हो जाता है। इसी तरह इस अवस्था में अन्तःस्रावी ग्रंथियों के ठीक से कार्य नहीं करने से भी उनमें मनोविकृतियाँ उत्पन्न हो जाती है।

नवीन शोधों के अनुसार, बहुत अधिक तनाव, मनोवैज्ञानिक प्रतिबल तथा अत्यधिक वशायुक्त भोजन करने से वृद्धावस्था में व्यक्ति मनोविकृतियों का शिकार हो जाता है। इस विकृति का एक प्रमुख कारण व्यवसायिक चिन्ता भी है।

वे बूढ़े लोग जो बिना किसी योजना के अपनी जिन्दगी गुजारने पर आमादा होते हैं प्रायः परेशानियों के शिकार हो जाते हैं। अधिकतर वृद्धजन सिर्फ बरामदे

के निवासी बनकर रह जाते हैं। जिन लोगों ने बुढ़ापे की जिन्दगी स्वस्थता के साथ गुजारने की कोशिश की वे आज भी अपनी जिन्दगी को योजनाबद्ध तरीके से अपने-आपको नियोजित कर शारीरिक तथा मानसिक रूप से स्वस्थ है और मनोवैज्ञानिक स्तर पर भी सही-सलामत हैं।

वृद्धावस्था की विकृतियाँ तथा कुछ सामान्य रोगों हेतु प्रयुक्त होने वाली कुछ महत्वपूर्ण होम्योपैथिक औषधियाँ निम्न प्रकार हैः

1. a. बुढ़ापाजन्य मनोविदलता (Senile Dementia)- एनाकार्डियम, ऑरम आयोड, बाराइटा एसिटिका, बाराइटा कार्ब, कल्केरिया फॉस, कोनियम मैकुलेटम, नैट्रम आयोड, फॉस्फोरस, सिकेली कॉर आदि।
   b. वृद्ध लोगों का विलाप करना (Moaning in old age)- बाराइटा कार्ब।
   c. पुनः बच्चा बनने का व्यामोह (The patient thinks that he is again a child)- सिकुटा वाइरोसा।
2. स्वप्न देखना (Dreams in aged)- एकोनाइट, आर्सेनिक एलबम, ओपियम, पैसिफ्लोरा, फॉस्फोरस।
3. अनिन्द्रा होना- बाराइटा कार्ब।
4. a. जल्द-जल्द होने वाला कामुक उत्तेजना यानी शिश्न में कड़ापन होना- कॉस्टिकम।
   b. शिश्न का निश्क्रीय होना- बर्वेरिस वल्गारिस।
   c. वीर्यस्खलन होना- बाराइटा कार्ब, कॉस्टिकम, नैट्रम कार्ब।
   d. कामुक लालसा (Sexual Passion)- फ्लोरिक एसिड, स्टैफिसेग्रिया, सल्फर।
5. a. वृद्ध औरतों में अत्यधिक कामेक्षा होना- मॉस्कस।
   b. वृद्ध औरतों में अनिद्रा के साथ गर्भाशय में उत्तेजना या गर्भाशय का च्यूत होना (प्रायः रजोनिवृति के बाद)- सेनेसियो ऑरियस।

6. सिर में चक्कर आना– एम्ब्राग्रिसिया, बाराइटा कार्ब, कल्केरिया फॉस, क्युप्रम मेटालिकम, रस टॉक्स तथा सिनापिस नाइग्रा (Sinapis Nigra)।

7. बुढ़ापाजन्य आँखों का सूजन (Senile-ophthalmia)– एलुमिन।

8. a. बुढ़ापाजन्य बहरापन (Senile deafness)– काली म्युर, मर्क डल्सिस, फॉस्फोरस।

   b. बुढ़ापा जन्य सुनाई कम पड़ना (Senile impaired hearing)– बाराइटा कार्ब, सिकुटा वाइरोसा, पेट्रोलियम।

9. a. सर्दी के साथ छाती का धड़कन होना (Coryza with palpitation esp. in aged)– एनाकार्डियम।

   b. सर्दी के साथ हल्का बुखार होना (Coryza with low type fever in old people)– बैप्टिसिया टिंकटोरिया।

10. a. नाक का खलड़ाउघार सूजन (Nasal Catarrh)– एलुमिना, अमोनियम कार्ब बाराइटा कार्ब, इयुपाटोरियम परफोलिएटम, काली सल्फ, क्रियाजोटम, मर्क आयोड फ्लैवस, तथा पॉथोस फिटिडस (Pothos Foetidus)।

   b. नाक से रक्तस्राव (Epistaxia) होना– एगारिकस, कार्बो वेज, हमामेलिस, सिकेली कॉर, सल्फ्युरिक एसिड।

11. जिह्वा का पक्षाघात होना– बाराइटा कार्ब।

12. a. कण्ठ तथा कण्ठनली में स्रावयुक्त सूजन (Catarrh of Larynx and Trachia)– अमोनियायकम गुम्मि, एन्टिम टार्ट, आर्सेनिक एलबम, बाराइटा कार्ब, हाइड्रास्टिस कानाडेन्सिस, सेनेगा।

   b. दमा-सी श्वसनक्रिया– एम्ब्राग्रिसिया, आर्सेनिक एलबम, बाराइटा कार्ब, कार्बो वेज, कोनियम मैकुलेटम, फेलान्ड्रिनम, सल्फर।

c. श्वसनक्रिया दुष्कर (कठिन) होना- बाराइटा कार्ब, चाइना, सेनेगा।

d. खडखड़ाहट उत्पन्न करने वाला श्वसन (Ratling Respiration) होना- अमोनियायकम गुम्मि, बाराइटा कार्ब, हिप्पोजेइनम, काली बाइक्रोमिकम, लाइकोपोडियम, सेनेगा आदि।

13. a. कोष्ठबद्धता (Constipation) होना- एलुमिना, एन्टिमोनियम कुडम, बाराइटा कार्ब, ब्रायोनिया, कल्केरिया फॉस, कोनियम मैकुलेटम, हाइड्रॉस्टिस, लैकेसिस, लाइकोपोडियम, नक्स वोमिका, ओपियम, फॉस्फोरस, फाइटोलक्का, सेलिनियम, सल्फर आदि।

b. अतिसार (Diarrhoea) होना- एन्टिमोनियम क्रुडम, वोमिष्टा, कार्बोवेज, चाइना, गम्बोजिया, ओपियम, फॉस्फोरस, सल्फर।

c. आँव-पेचिस (Dysentary) होना- वैप्टिसिया टिंक्टोरिया

14. a. मूत्राशय में स्रावयुक्त सूजन (Catarrh of Urinary Bladder)- एलुमेन, कार्बो वेज, सल्फर तथा टेरेबिन्थिना।

b. मूत्राशय का पक्षाघात होना- आर्सेनिक एलबम, कैनाबिस स्टाइवा, सिकुटा वाइरोसा, कोनियम मैकुलेटम, इक्विजेटम, जेल्सेमियम, काली फॉस, सिकेली कॉर, थुजा।

c. मूत्रत्यागने में रूकावट होना- सॉलिडागो विग्रा ऑर. (Solidago Vigra Aur)

d. बार-बार मूत्र त्यागना- बाराइटा कार्ब।

e. अनिच्छा पूर्वक मूत्र त्यागना (Enuresis)- एलियम सिपा, एलो सोकोट्रिना, अमोनियम बेन्जोइकम, आर्सेनिक एलबम, आर्जेन्टम नाइट्रिकम, ऑरम म्युरियेटिकम, बेन्जोइक एसिड, कैन्थरिस, सकुटा वाइरोसा, इक्विजेटम, जेल्सेमियम, आयोडियम, नाइट्रिक एसिड, नैट्रम आर्सेनिकेटम, सिकेली कॉर, सेनेगा, थुजा, टर्नैरा आदि।

f. कामग्रंथि बढ़ने (Prostatitis) के कारण अनिक्षा पूर्वक मूत्र त्यागना- एलियम स्टाइवा, एलो सोकोट्रिना, आर्निका मॉन्ट, चिमाफिला अम्बलेटा, सिकुटा वाइरोसा, आयोडियम, पारैरा ब्रेवा, सिकेली कॉर, सबल सेरूलेटा, थुजा आदि।

g. मूत्राशय की कमजोरी होना- आर्सेनिक एलबम, जेल्सेमियम।

15. खाँसी (Senile Cough) होना- एम्ब्राग्रिसिया, अमोनियायकम गुम्मि, अमोनियम कार्ब, एन्टिम आयोड, एन्टिम टार्ट, बाराइटा कार्ब, बाराइटा म्युर, कार्बो वेज, हायोसियामस, क्रियोजोटम,सोरिनम, माइरिस्टिका, रस टॉक्स, सेनेगा, साइलिसिया, स्टिक्टा जिंजिबर आदि।

a. प्रातः काल होने वाली पुरानी खाँसी- एलुमेन।

b. रात में होने वाली खाँसी- हायोसियामस।

c. हेमन्तऋतु यानी जाड़े में होने वाली खाँसी- अमोनियम कार्ब, क्रियोजोटम, सोरिनम।

d. खड़खड़ाहट युक्त खाँसी (Ratling Cough) होना- अमोनियायकम गुम्मि, हिप्पोजेइनम, काली बाइक्रोमिकम, सेनेगा आदि।

e. अत्यधिक बलगम निकलना- अमोनिययायकम गुम्मि, एन्टिमोनियम टार्ट, आर्सेनिक एलबम, बाराइटा कार्ब, क्रियोजोटम।

f. बलगम के साथ रक्त आना- एन्टिम आर्स, एन्टिम टार्ट, डिजिटेलिस, फेरम फॉस।

16. a. छाती के स्रावयुक्त सूजन के साथ बारी-बारी से दस्त होना- आमोनियायकम गुम्मि, एन्टिम टार्ट, बाराइटा कार्ब, चाइना, नैट्रम सल्फ, फेलान्ड्रिनम, सेनेगा,टुबरकुलिनम।

b. फुस्फुस का उपेक्षित सूजन (Neglected-inflammation of pleura)- नाइट्रिक एसिड।

c. फेफड़ों का पक्षाघात- एन्टिम टार्ट, आर्सेनिक, बाराइटा कार्ब, कार्बो वेज, चाइना, लाइकोपोडियम, ओपियम, फॉस्फोरस।

d. फेफड़ों का क्षय रोग (Phthisis Pulmonalis)- नैट्रम सल्फ।

17. a. हाथों में ठंड़ापन होना- बाराइटा कार्ब।
b. हाथ-पैरों का पक्षाघात होना- बाराइटा कार्ब, कोनियम मैकुलेटम, काली कार्ब आदि।

18. अचेतावस्था के साथ अंतरिया ज्वर (Intermittent Fever with Coma) होना - एलुमिना, ओपियम, नक्स मॉस्केटा।

19. a. भूरा-सा चमरे का रंग (Liver-Spot) होना- आर्सेनिक एलबम, ऑरम मेटालिकम, बाराइटा कार्ब, कार्बो एनिमेलिस,कोनियम मैकुलेटम, लैकेसिस, लाइकोपोडियम, ओपियम, सिकेली कॉर।
b. जला हुआ-सा (Death Spot) की तरह चमरे का रंग बदलना आर्सेनिक एलबम, ऑरम मेटालिकम, बाराइटा कार्ब, कोनियम मैकुलेटम, लैकेसिस, लाइकोपोडियम, ओपियम, सिकेली कॉर।
c. चर्म उद्भेदों (Skin-eruptions or petechiae) का होना-कोनियम मैकुलेटम।
d. एरिसिपलस (Erysipelas) होना- अमोनियायकम कार्ब।
e. चमरे की खुजली (Itching of skin) होना- मेजेरियम, बाराइटा एसिटिका।
f. सड़न यानी Gangrene होना- अमोनियायकम कार्ब, आर्सेनिक एलबम, एलियम सिपा, सिकेली कॉर, सल्फ्युरिक एसिड।
g. मर्द तथा औरतों में प्रजनन तंत्र की क्रिया- कलाप बन्द होते समय अत्यधिक पसीना होना (Hyperidrosis duning climacteric) हिपर सल्फर, जैबोरान्डि, टिलिया आदि।

20. a. पूरे शरीर का दुर्बल होना (Emaciation of old people)- एम्ब्राग्रिसिया, बाराइटा कार्ब, आयोडियम, लाइकोपोडियम, सिकेली कॉर, सेलेनियम।

b. कमजोरी होना- एम्ब्राग्रिसिया, ऑरम मेटालिकम, बाराइटा कार्ब, कोनियम मैकुलेटम, कुरार, नक्स मॉस्केटा, ओपियम, फॉस्फोरस, सिकेली कॉर, सेलेनियम, सल्फ्युरिक एसिड।

c. वृद्ध लोगों की क्रियाहीनता (Adynamia in aged)- बाराइटा कार्ब, कार्बोवेज, कोनियम मैकुलेटम, कुरार, इयुपाटोरियम पर्फोलियेटम, ग्लिसिरिन (Glycerin), नाइट्रिक एसिड, नक्स मॉस्केटा, फॉस्फोरस, सेलेनियम।

d. वृद्ध लोगों के सिर में चक्कर आना (Vertigo in old people)- एम्ब्राग्रिसिया, बाराइटा कार्ब, कल्केरिया फॉस, कुप्रम मेटालिकम, रस टॉक्स, साइनापिस नाइग्रा (Sinapis Nigra)

e. वृद्धलोगों का सिर दर्द (Headache of old people) एम्ब्राग्रिसिया, अमोनियायकम कार्ब, आयोडियम।

f. वृद्धावस्था के कारण हृदय की बीमारी (Senile heart disease) होना- आर्स आयोड, एन्टिमोनियम आयोड, एरालिया, नैफ्थालिन, रोसा, सन्गुनेरिया नाइट्रिकम।

g. बुढ़ापाजन्य क्षयज रोग (Senile Decay) होना- एग्नस कास्टस, आर्जेन्टम नाइट्रिकम, आर्सेनिक एलबम, बाराइटा कार्ब, कैनाविस इन्डिका, कोनियम मैकुलेटम, फ्लोरिक एसिड, आयोडियम, लाइकोपोडियम, ओफोरिनम ऑर्चिटिनम, फॉस्फोरस, थिसोसिनामिनम।

h. बुढ़ापाजन्य अन्य बीमारियाँ- एकोनाइट, एगारिकस, एग्नस कास्टस, एलो सोकोट्रिना, एम्ब्राग्रिसिया, अमोनियम कार्ब, अमोनियायकम गुम्मि, एनाकाडियम, एन्टिम क्रुडम, आर्जेन्टम नाइट्रिकम, आर्सेनिक एलबम, ऑरम मेटालिकम, बाराइटा कार्ब, कल्केरिया फॉस, कैनाबिस इन्डिका, कार्बो एनिमेलिस, कार्बो वेज, कॉस्टिकम, कोका, कॉल्चिकम, कोनियम मैकुलेटम, फ्लोरिक एसिड, आयोडियम, काली कार्ब, लाइकोपोडियम, नैट्रम म्युर, नाइट्रिक एसिड, ओफोरिनम, ओपियम, फॉस्फोरस, सिकेली कॉर, सेलेनियम, सेनेगा, ट्र्युक्रियम मेरम भेरम, थियोसिनामिनम, जिंकम मेटालिकम आदि।

इस विकृति से मुक्ति प्रदान करने हेतु ही सरकार तथा अन्य संस्थानों द्वारा वृद्धाश्रम, हेल्पेज इंडिया आदि का गठन किया गया है, असहाय वृद्धों को सरकार द्वारा वृद्धावस्था पेंशन दिया जा रहा है जो सराहनीय कदम हैं। इनमें सुधार की आवश्यकता है। सबसे महत्त्वपूर्ण बात यह है कि वृद्धों को समाज में उचित स्थान मिलना चाहिए तथा उनके जीवन भर का अर्जित अनुभव तथा ज्ञान से समाज के नये पीढ़ी को विज्ञ होना चाहिए तथा उससे आगे बढ़ेने का प्रयास किया जाना चाहिए।